危重症急性胃肠损伤学

主　编:江荣林　吕　宾

副主编:安友仲　雷　澍　王灵聪

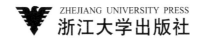
ZHEJIANG UNIVERSITY PRESS
浙江大学出版社

图书在版编目(CIP)数据

危重症急性胃肠损伤学 / 江荣林,吕宾主编.
—杭州:浙江大学出版社,2017.3
ISBN 978-7-308-16498-6

Ⅰ.①危… Ⅱ.①江… ②吕… Ⅲ.①胃肠病—险症
—诊疗 Ⅳ.①R573

中国版本图书馆 CIP 数据核字(2016)第 314089 号

危重症急性胃肠损伤学

江荣林　吕　宾　主编

责任编辑	张　鸽
文字编辑	林允照
封面设计	黄晓意
责任校对	潘晶晶　孙颜红
出版发行	浙江大学出版社
	(杭州市天目山路 148 号　邮政编码 310007)
	(网址:http://www.zjupress.com)
排　版	杭州星云光电图文制作有限公司
印　刷	浙江海虹彩色印务有限公司
开　本	787mm×1092mm　1/16
印　张	20.25
字　数	455 千
版 印 次	2017 年 3 月第 1 版　2017 年 3 月第 1 次印刷
书　号	ISBN 978-7-308-16498-6
定　价	85.00 元

《危重症急性胃肠损伤学》编委会

主　　编：江荣林　吕　宾

副 主 编：安友仲　雷　澍　王灵聪

学术秘书：朱美飞　黄立权

编 委 会：(按姓氏拼音排序)

安友仲　北京大学人民医院

包海标　浙江中医药大学附属第一医院

蔡丹莉　浙江中医药大学附属第一医院

蔡国龙　浙江医院

蔡利军　浙江中医药大学附属第一医院

陈　进　浙江医院

陈　琨　浙江大学金华医院

崔　巍　浙江大学医学院附属第二医院

邓　杰　浙江舟山医院

方　堃　浙江中医药大学附属中西医结合医院

方　强　浙江大学医学院附属第一医院

龚仕金　浙江医院

郭　丰　浙江大学医学院附属邵逸夫医院

郭力恒　广东省中医院

胡　炜　浙江省杭州市第一人民医院

黄立权　浙江中医药大学附属第一医院

江荣林　浙江中医药大学附属第一医院

康红军　解放军 301 医院

雷　澍　浙江中医药大学附属第一医院

李　茜　浙江省人民医院

李　彤　浙江大学医学院附属第一医院

林荣海　浙江省台州医院

楼天正　浙江省丽水市人民医院

陆娟英　浙江省立同德医院海盐分院

陆　军　浙江中医药大学附属第二医院

吕　宾　浙江中医药大学附属第一医院
毛敏杰　浙江中医药大学附属中西医结合医院
孟立娜　浙江中医药大学附属第一医院
潘景业　温州医科大学附属第一医院
阮荣娟　浙江中医药大学附属第一医院
邵学平　湖州师范学院附属第一医院
施云超　嘉兴学院附属第一医院
宋于康　温州医科大学附属温岭医院
孙仁华　浙江省人民医院
孙　昀　安徽中医药大学附属第二医院
陶福正　浙江省台州市中西医结合医院
王兰芳　浙江中医药大学附属第一医院
王灵聪　浙江中医药大学附属第一医院
王秋雁　浙江中医药大学附属广兴医院
吴建浓　浙江中医药大学附属第一医院
谢　波　浙江大学湖州医院
徐林根　浙江中医药大学附属第一医院新昌分院
徐琦琦　浙江中医药大学附属第一医院
徐　毅　浙江中医药大学附属第一医院
薛念余　浙江大学宁波医院
严　静　浙江医院
杨向红　浙江省人民医院
应利君　浙江大学绍兴医院
张　庚　浙江省立同德医院
张琳琳　安徽省立医院
张伟文　浙江大学衢州医院
张永健　浙江省立同德医院海盐分院
张赟华　浙江省诸暨市中医院
章飞友　浙江省兰溪市中医院
赵媛媛　浙江大学宁波医院
郑春美　浙江中医药大学附属第一医院
智屹惠　浙江中医药大学附属第一医院
周大勇　安徽中医药大学附属第一医院
朱建华　浙江大学宁波医院
朱美飞　浙江中医药大学附属第一医院

序一

  重症医学是负责危及生命的急性疾病或创伤患者诊断与治疗的多学科临床医学专科，在诊疗过程中强调各个器官功能的相互影响及其支持治疗。

  在多器官功能障碍综合征的发病机制中，曾有观点认为胃肠道是始动因素，其重要性不言而喻。近年来的研究表明，在包括危重病在内的各种急慢性疾病发病过程中，肠道菌群至关重要。然而，重症医学对于胃肠道功能至今仍缺乏有效的评估方法。例如，序贯性器官功能衰竭（SOFA）评分是在临床上广泛用于器官功能评价的工具，但是，尽管 SOFA 评分对于循环、呼吸、肾脏、肝脏、凝血和中枢神经系统分别提出了简单可行的临床评价指标，但唯独缺乏胃肠道功能的评价方法。究其原因，胃肠道功能涉及营养、代谢、内分泌、感染、免疫等诸多方面，难以通过某个单独指标来进行综合反映。

  基于上述原因，深入研究危重症与胃肠道之间的相互影响及其对疾病诊断与治疗的提示意义，有助于进一步了解危重症的发病机制，发现并制定有效的治疗措施，从而改善危重症患者的临床预后。由江荣林教授和吕宾教授共同主编的《危重症急性胃肠损伤学》即是一次有益的尝试。

北京协和医院内科 ICU 主任

2017 年 2 月 15 日于北京

序二

    随着社会发展、人口老龄化,以及各类危重症患病率增加,相应的救治学科——重症医学也应运而生了,并得到了快速发展。在重症医学领域,多种生命监测系统、生命支持系统及抢救技术被应用于临床实践中,大大提高了危重症疾病的抢救成功率。危重症的主要问题是:疾病本身会影响多脏器、可导致多脏器功能障碍,其中循环、呼吸、肾脏等功能的损伤已有大量的基础和临床研究,并有相应技术、设备应用于临床以进行功能监测和维护。胃肠道同样也是危重症损伤的靶器官,胃肠道具有消化、吸收、分泌、免疫、运动等多种功能,而且肠道集聚了大量细菌,正常状态下与人体和谐相处,起到助于健康的作用,但是一旦胃肠道受损,肠道将成为人体感染的细菌库,是导致感染的主要原因。所以,如果能维护好胃肠道功能,对于危重症的抢救将起到重要的作用。但是,由于胃肠道功能复杂,对于胃肠损伤和功能监测的技术尚较为缺乏、对胃肠道功能障碍的认识尚有待进一步提高。

    吕宾教授、江荣林教授长期从事消化病和重症医学的临床和科研工作,他们组织编写了《危重症急性胃肠损伤学》,从基础到临床,从诊断到防治、护理,并展示了中医治疗和护理在危重症急性胃肠损伤中的独特作用,内容全面、翔实,既有当今医学发展成果的阐述,又有编者临床经验和研究结果的介绍,对于读者全面了解危重症对胃肠道的影响和防治大有裨益。

第二军医大学长海医院消化内科主任

2017 年 2 月 20 日于上海

前　言

近年来,重症医学已得到快速的发展,各类脏器功能支持技术如 CRRT、PICCO、小潮气量通气、俯卧位通气、IABP 及 ECMO 等的应用使危重症患者的生命得到了较好的维护,但对胃肠功能损伤(障碍)的认识和有效处理仍是重症医学亟须解决的问题。

胃肠功能十分复杂,包含消化、吸收、运动、屏障、免疫、内分泌等功能,缺一不可。目前,我们对其的认识尚十分肤浅,对其的诊断和有效处理尚有很大不足,但胃肠功能又是危重症患者十分重要的病理生理状态之一,是这些患者最终能否顺利康复的非常关键的环节。因此,维护和改善危重症患者的胃肠功能已成为重症医学必不可少的重点之一。

按照欧洲危重症医学会(ESICM)腹部问题工作组 2012 年发布的定义,目前将原称呼为"胃肠功能障碍""胃肠功能衰竭""肠衰竭"等名词统称为"急性胃肠损伤(Acute Gastrointestinal Injury,AGI)",其中包括胃肠道本身疾病所致的 AGI(原发性 AGI)和胃肠外其他器官组织严重疾病所致的 AGI(继发性 AGI)。通常在重症医学领域尤其关注后者即继发性AGI,这是由于胃肠外的其他组织器官发生严重疾病而致全身病理生理状态发生重大改变,继发性地导致 AGI 的发生,而 AGI 又会促进和加重患者原发疾病的进展。因此,认识胃肠功能,认识 AGI 的发生发展过程以及其有效的诊治方法,对于危重症患者的预后具有重要意义。

目前,西医对 AGI 的认识远不及对其他脏器功能的认识,对 AGI 的诊疗手段也十分有限,疗效不确切。中医对 AGI 的认识历史久远,包括"痞满""泄泻""血证"等,《内经》和《伤寒论》中对此均有较详细的阐述,强调辨证施治的原则,对 AGI 患者采用相应的中医药治疗措施,取得了较好的疗效。故在危重症患者 AGI 的诊治中应推荐采用中西医结合的方法,取长补短,共同改善患者疾病的进程和预后。

虽然重症医学和消化病学都十分关注危重症患者的胃肠功能,但一直缺乏相关专业书籍,缺乏系统性阐述危重症患者 AGI 发生、发展的规律。

本书即是从以上诸点考虑,经来自全国各地几十位专家两年余积极努力,不断修正,从重症医学和消化病学的角度,从西医和中医两方面,系统阐述了危重症患者 AGI 的发生、发展、诊断和治疗措施,相信对重症医学和消化病学专业人士有所裨益,对进一步研究危重症AGI 有所帮助。

本书在编写过程中,编委们对撰写框架和内容进行了反复酝酿,结合最新的医学成就和各类指南、共识,尽可能全面涵盖危重症患者 AGI 的全部内容,还突出了中医对本病的认识和中医药治疗措施的应用,对与胃肠功能紧密相关的肠内营养和护理措施也做了详细的阐述，以利于全面掌握危重症 AGI 的特点和处理。故本书适用于重症医学、消化病学、护理学等专业人员的学习，也适用于医学院校学生（包括硕士、博士研究生）的学习。

本书在内容上力求系统全面，语句上力求精练简洁，配图上力求详尽明了。

本书的编写得到了浙江大学出版社张鸽等老师的热情指导，也得到了浙江中医药大学附属第一医院的诸多老师们的大力支持和积极帮助，并得到了浙江省中医药管理局浙江省中医药防治重大疾病攻关计划"危重患者胃肠功能障碍的中西医结合防治临床研究（2012ZGG001）"、浙江省自然科学基金项目"丹参酮对脓毒症肠黏膜上皮细胞紧密连接蛋白的影响（LY14H290006）"、浙江省"2012 中西医结合重点学科建设项目（2012－XK－A12）"和国家中医药管理局"十二五重点专科建设项目"的资助，在此表示衷心的感谢。

尽管在本书编撰过程中各位编者都付出了巨大的努力和辛勤的劳动，对稿件进行了多次认真讨论和反复修改，尽可能把危重症 AGI 的基本概念和最新研究成果呈现给广大读者，但限于水平，谬误之处在所难免，恳请各位专家和广大读者来信、来函批评指正，以利于今后的修订。

浙江中医药大学附属第一医院

2017 年 3 月 10 日于杭州

目　录

第一篇　概　论

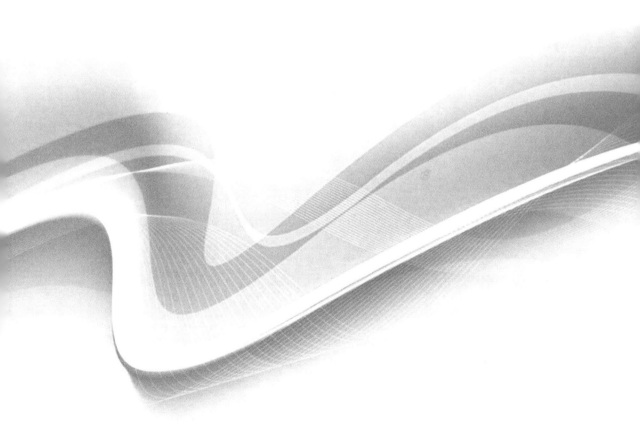

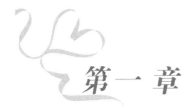

第一章

重症医学概论

重症医学(又称危重症医学),是科技发展和社会进步的结果。首先,科技发展使得人们对多种生命功能指标的监测成为可能;社会进步使得人类寿命不断延长,但老年人的器官功能储备下降;再者,社会经济发展使得政府和群众对于危重症患者救治的保障支付能力提高;此外,人的生命价值日益受到重视,常见疾病与灾害瘟疫及重大突发公共卫生事件均极大地促进了重症医学的发展。

随着社会的发展和人口老龄化的加剧,危重症患者越来越多,包括各种危重症所导致的多器官功能障碍等,需要专业化的急救抢救团队应用现代化的仪器设备及先进的医疗理念对危重症患者进行及时、迅速、有效、积极的诊断和治疗。而现代医学的发展使医学分工越来越细,工作专业性越来越强,但这也导致了另一个问题,即对危重症患者经常出现的涉及多个专业的病症较难综合考虑。重症医学科(Intensive care unit,ICU)即是这样一个综合抢救的平台,它的专业性和综合性都比较强,整合了麻醉、内科(尤其是呼吸科、心内科、神经内科、肾内科)、外科、护理等多个专业的高端技术。ICU的特点是患者病情危重,医疗设备高端、贵重,医护人员专业性强以及处理急危重症的能力强。对于由各种原因导致一个或多个器官与系统功能障碍,危及生命或具有潜在高危因素的患者,及时提供全面、系统、持续、严密的医学监护和救治技术,利用先进的抢救仪器设备对危重症患者进行集中救治。

本章介绍了重症医学发展历史、重症医学临床特点和重症医学脏器功能监测,以及重症医学常见急救技术,使读者对危重症领域的工作特点有更好的了解。

第一节 重症医学发展历史

重症医学是一个以危重症医学为专科、专门从事危重症救治的临床基地,是来自临床各科中危重症患者和手术后高危患者的集中管理单位。由于不同的危重症具有不同的基本病因,使得危重症患者会被分散到不同的医学科室,导致临床上对危重症缺乏统一的救治策略。而ICU的诞生则直接推动了危重症医学的发展,其更关注患者在危重症状态时的特点和所面临的共同威胁及损害,使许多过去认为已无法救治的患者得以存活或延长其生存时间。高科技医疗仪器设备的发展亦为医学科研和临床诊治技术的飞跃提供了强有力的基础。根据医学现代化的要求和医院发展的规律,ICU已是必不可少的医疗单位,它是危重症患者的集中场所,由临床医生采用高尖技术和医疗仪器设备进行监护、诊断和治疗,并将"危重症监护(Critical care)"的概念应用于有急性生命威胁的各种疾病和综合征患者的抢救、治疗和护理工作中,并取得了显著效果。

ICU的中文译名目前尚不统一,香港将其译为"深切治疗病房",大陆一般将其译作"监护病房"或"加强治疗病房",但"care"包含了"看护"和"治疗"的含义,因此,将ICU译作"加强监护治疗病房"可能更确切一些。ICU专科在中国大陆被正式命名为"重症医学科",在日常的医疗卫生工作中,尤其是在地震、重大传染病等重大公共卫生事件中发挥了十分重要的作用,同时也促进了ICU专业的迅速发展。事实上,ICU正以实施广泛和密切的生理功能监测,并据此进行判断和治疗为特色,所从事的是最富有活力并居医学发展前沿的危重症医学,具有极大的开拓性,能够从理论到临床不断推陈出新,完成了许多普通病房难以完成的事情。危重症医学作为一门新兴的医学学科、ICU作为一个独立的医疗单元,已成为现代化医院的重要标志。

一、ICU系统的建立和发展

1852年,Florence Nightingale在克里米亚战争期间,就把有希望救活的重伤人员安置在最靠近护士站的地方,以加强巡视和及时救治,并主张把术后的患者安置在近手术室的小房间内,待其度过恢复期后再送回病房。

1863年,护理先驱南丁格尔在医院手术室旁设立了"手术后患者恢复病房",以为患者进行护理的时候提供住所,这不但被称为护理学和医院管理上的革命,而且,也被传统观念认为是ICU的起源。南丁格尔曾撰文:"在小的乡村医院里,把患者安置在一间由手术室通出的小房间内,直至患者恢复或至少从手术的即时影响中解脱的情况已不鲜见。"这种专门为术后患者开辟的"小房间"即被认定为ICU的雏形。随着医院的发展,医院规模逐步扩大,病房的功能也逐渐增加。

1923年,Dandy在美国Hopkins医院为脑外科患者开辟了"术后恢复室",不但促进了医学专业化的发展,而且使较为危重的患者得到了集中管理。1930年,Kirschner在德国创建了"手术恢复室与ICU混合型病房"。

第二次世界大战前,Dandy和Cushing建立起第一个24小时管理的术后恢复病房。第二次世界大战期间,在欧洲以及军队中逐步建立起创伤单位。1942年,开辟了烧伤病房(Burns Unit);1943年,建立了休克病房;1945年,建立了产后恢复室。

1952年,丹麦哥本哈根发生脊髓灰质炎大流行,随后该病席卷世界,大量患者因并发呼吸衰竭而死亡。美国洛杉矶医院用50多台"铁肺"(呼吸机)抢救呼吸衰竭的患者;同期为了救治大量呼吸肌麻痹的患者,高级麻醉师Ibsen在丹麦哥本哈根医院里组织其包括医疗等多个专业的专家队伍,在高水平的实验室配合下建立起一个共有105张病床的抢救单位,给患者进行人工气道持续手法通气及后期Engstrom呼吸器的应用,使病死率由87%下降至40%以下。这个多学科的和先进的医疗单位就是现代完善的ICU的最早尝试。随后多家医院相继开设了ICU,并激发了危重症医学的崛起,这是医学发展史上的一个里程碑。

几年后,Frank 和 John 在美国又建立起一个新型的心脏外科监护病房,病房里设置了计算机监护系统,系统工程师成了监护队伍的一部分,护士队伍也得到了发展,他们对 ICU 内应用的特殊技术有专门的经验,并在 ICU 内各岗位担任具体工作,这导致护理学分支重症监护护理学的产生。1958 年,美国巴的摩尔医院麻醉科医生 Safar 也建立了一个专业性的监护单位,并正式将其命名为"危重症监护病房"。

危重症医学学科的发展与相关学会的建立及其推动作用密不可分。1972 年,美国在 28 位医生的倡导下创立了危重症医学学会(Society of Critical Care Medicine,SCCM),旨在建立一个有自己的临床实践方法、人员培训计划、教育系统和科研的学科,逐步提出并完善了以血流动力学、组织氧代谢监测为基础的高级生命支持治疗措施。随后,1980 年在日本学者 Nishimura 和菲律宾学者 Gomez 倡导下成立了西太平洋危重症医学会(Western Pacific Association of Critical Care Medicine,WPACCM)。1982 年,欧洲成立了欧洲危重症医学会(European Society of Intensive Care Medicine,ESICM),并对危重症医学所涉及的各种复杂临床病症,如脓毒症(Sepsis)、多器官功能障碍综合征(Multiple organ dysfunction syndrome,MODS)等,从基础到临床,提出了一些新认识和可行的干预措施。这些都标志着危重症医学作为一门新兴的学科跻身于当今医学科学之林。

至 1992 年,仅美国已大约有 7434 个这样的治疗单位。随着 ICU 的发展,根据医院各临床专科危重症患者的需要,至今 ICU 常见的分类有呼吸监护病房(Respiratory care unit,RCU)、冠心病监护病房(Coronary care unit,CCU)、外科监护病房(Surgical intensive care unit,SICU)和内科监护病房(Medical intensive care unit,MICU)。在少于 200 张病床的小型医院中,一般只有中心性的 ICU。现在,美国有专门执照的危重症监护医生,其中 2/3 是内科医生,其余是麻醉科、儿科和外科医生。由于在这些内科医生中,约 90% 是肺科医生,大多数人尚未有过其他科室的专业训练或在其他专门的 ICU 培训的经历,因而在 1990 年,美国危重症监护学会建议资格委员会要求参加工作的医生必须有数个月的外科 ICU 轮岗培训。

中国医疗机构的重症监护病房(ICU)发展起步较晚。1960 年,一些站在医学发展前沿的学科带头人提出了相应建议。1970 年以后,北京、天津的一些医院创建了"三衰病房""集中观察室"等治疗危重症的单元,已经逐渐开始实现将危重症患者集中在专门设立的区域或病房内集中管理的发展模式。1982 年,在曾宪九教授的指导下,陈德昌教授在中国医学科学院北京协和医院建立了国内第一张具有现代意义的 ICU 病床。1984 年,北京协和医院正式建立加强医疗科(危重症医学科)。随着经济的发展及卫生部颁布的三级医院等级评审标准的出台,极大地促进了中国危重症医学的发展,国内大医院相继建立了 ICU,并根据中国医疗体制特点,较多的医院均建立了以抢救为主的综合性或中心 ICU,以将涉及多个学科的危重症患者放在同一个医疗单位进行监护抢救。随着各专业学科的快速发展,在大型医院中,由于危重症患者数目多,一些专科 ICU 亦相继建立和发展,如外科 ICU、内科 ICU、冠心病 ICU、急诊 ICU 等。

20 世纪 90 年代末期,在中国老一辈危重症学家的积极倡导和大力推动下,中国危重症医学学科建设步入了快速发展的轨道。1997 年,中国病理生理学会危重症医学专业委员会成立,为中国危重症医学的全面发展迈出了坚实的第一步。2005 年 3 月,中华医学会重症医学分会正式成立,为进一步确立中国危重症医学学科地位以及持续快速发展注入了新的活力。在此期间,在老、中、青危重症医学工作者的共同努力下,中国危重症医学学科从小到大、从单一临床到基础与临床紧密结合、从国内研讨到国际广泛交流与合作,逐步呈现出良好的发展势头,并初步得到了国际同行的认可。2006 年 8 月,第 14 届亚太国家和地区危重症医学大会(Asia Pacific Association of Critical Care Medicine,APACCM)在中国北京举行,充分体现了在近年来中国危重症医学水平的快速发展和提高,并已融入国际危重症医学大家庭。2008 年 7 月 4 日,重症医学被国家标准委员会列为国家学科分类标准中的二级学科,代码为 320.58;卫生部于 2009 年初将"重症医学科"正式列入《医疗机构诊疗科目名录》(卫医政发〔2009〕9 号),并发布了《中国 ICU 设置与管理规范》(卫医政发〔2009〕23 号)。重症医学的学科内涵有了长足的发展,目前已成为有完整理论体系、明确医疗任务、科研方向和自身专业特点的医学专业学科,为重症救治的规范化、系统化以及重症患者死亡率的显著降低,起到了非常重要的作用。

二、危重症监护学和 ICU

危重症监护学(Critical Care Medicine,CCM)的定义是最大限度地确保患者的生存及随后生命的质量而采取及时的、高质量的和大量医学监护的一种医学监护模式。

20 世纪 80 年代,有学者估计在美国每年 200 万死亡者中大约有 1/3 是在"他的真正死亡时间到来"之前死亡的,而且其中有 1/3 可以通过改进复苏技术的现代急症医学而获救。以"复苏"概念作为基础的危重症救治,必然包含有"紧急或即时的复苏"到"延长或强化的复苏"的经过。21 世纪初期,脊髓灰质炎使呼吸衰竭成为"不能生存"的同义词。但是,"铁肺"却成功救活了不少患者,使医学界看到了希望,也认识到了抢救设备和专业技术的重要性。在逐步了解各种循环、呼吸危重症发生的基础上,创造了新仪器及开展了一系列生命支持技术,比如,气管内插管或气管内切开术、胸外心脏按压术、心脏除颤术、心电监测、起搏器的发明和安装、床边心导管术、血气分析、先进的人工呼吸机的发明及应用等。随着抢救复苏术的不断完善,延长生命支持的能力亦不断得到提高,使简单的"复苏"发展成为 60 年代所提出的"CCM"新概念。而自从 1963 年第一个"CCM 进修医生培训班"在匹兹堡出现以来,之后不久便成立了"重病监护学会"。

抢救危重症患者的两个主要环节是急症抢救和危重症监护,它们之间既存在着若干密切的联系,但又有本质的区别。急救医学的任务及工作重点在于现场抢救、运送患者及医院内急诊三部分。CCM 主要以重症监护病房(ICU)为工作场所,接受由急诊科和院内有关科室转来的危重症患者。因此,危重症患者的抢救工作的第一阶段主要是院外现场急救系统工作。第二阶段的工作是从急诊室开始的,对于在现场初步被处理过后送来的患者,应按照医院急诊治疗规范进一步稳定病情,再根据病情需要分别送入手术室或 ICU 进行继续诊治;对于部分已住院患者,若其出现危急变化,则需行病床上复苏,相当于此阶段急诊室的工作;手术后危重症患者需进入 ICU 继续治疗,亦属于此阶段。而病情稳定的患者离开 ICU 后到普通病房继续接受治疗和康复,则属于第三阶段的工作。

三、ICU 的特点和任务

所有的 ICU 均有如下特点：救治极危重的患者，拥有高尖科技和贵重的医疗仪器设备，有熟练掌握这些现代化仪器设备的专门医疗护理人员队伍。

危重症监护早期的焦点在于心肺损害的问题。"Intensive Care"原意是强化或长时间的生命支持，以"心肺复苏"（Cardio-pulmonary resuscitation，CPR）为基础，从基本生命支持（Basic life support，BLS）到高级生命支持（Advanced life support，ALS）；此外，也包括了紧急呼吸复苏、紧急心脏复苏至延续的或强化的呼吸复苏和心脏复苏。因而可以赢得时间，使患者自然地或通过药物和外科治疗来恢复器官功能，从而使传统观念所认为的"临床终末期"或"临床死亡"的患者得以逆转。

1980 年，Shoemaker 等也指出，"危重症监护"这个概念已超越了在传统医学中与生命威胁有关的所有内容。之所以将其命名为危重症的"监护"，就是它有赖于对生命器官衰竭生理学机制的客观评价，使治疗手段得以发展，并使解决生命威胁问题而设立的生命支持系统能发挥最大效能。该学科的精髓为：自危重症患者由第一阶段复苏起，直至将其运送到 ICU 或手术室内手术的全过程，对其开展严格有效的"监护"。

临床实践面对的问题基本可分为"病"与"症"两类，现代临床医疗实践的方向为"病""症"兼治。"病"为"单因而多果"，即有明确病因，但往往具有多种不同的临床表现。如冠心病的病因是冠状动脉狭窄导致心肌供血不足，临床可表现为胸闷、气短，或上肢放射痛，或急腹症，甚至无症状；糖尿病的病因是胰岛素绝对或相对不足，临床可表现为脑血管疾病、视网膜疾病、白内障、冠心病、肾功能损害、多发疖病、下肢溃疡等。"症"则为"多因而单（近似）果"，即多种病因可导致一组临床近似甚至相同的病理生理表现。发热、昏迷、休克、弥漫性血管内凝血（Disseminated intravascular coagulation，DIC）、急性呼吸窘迫综合征（Acute respiratory distress syndrome，ARDS）等，均是常见之"症"。中世纪之前，全球医学主要是"对症"处理，往往事倍功半。自文艺复兴以来，特别是 19 世纪末至 20 世纪中叶，西方现代医学对病因学的知识获得了长足发展，对"因"治疗使现代医学对众多疾病的诊治事半功倍。对"因"治疗明显优于对"症"治疗，但并非所有疾病的病因都能迅速被明确并得到控制。某些疾病的原发病虽可能被控制，但并发症却可能迁延使带病生存者增多，或导致患者死亡。这是医学进步的结果，也对现代医学提出了挑战：一方面，某些疾病一旦发生，其病理生理过程将呈"瀑布样"级联反应而迅速危及生命，仅针对病因治疗可能来不及挽救生命；另一方面，许多治疗手段可能同时伤害器官功能，尤其对于器官储备功能低下的老年患者，故临床常见"疾病治疗（手术）成功，患者却死亡"的现象。须知一切治疗的目的都是"治病救人"，"治病"是手段，"救命"才是目的。但目前许多治疗手段利弊并存，甚至在"治病"的同时不经意间有"杀人"的不良结局。病因虽被祛除或控制，但患者器官功能甚至生命却受到损害。好医生应"扬利抑弊"，在治愈疾病的同时最大限度地减少"副损伤"，从而保护机体器官功能。同时"急则治标、缓则治本"，当疾病引起的病理生理反应危及生命时，首先应对"症"治疗以迅速控制病情进展、保护器官功能，从而为更有效的对"因"治疗赢得时机、创造条件。20 世纪后半叶以来,许多对"症"医学的专业诸如麻醉、急诊、急救、重症医学等迅速崛起。它们与传统的兄弟学科一起,"标""本"兼治,挽救了众多患者的生命。重症医学医生须有广博的"病""症"知识,善于与各科合作。经历了 SARS、禽流感、汶川大地震等一系列重大突发公共卫生事件后,重症医学在我国进入快速发展期,医护队伍也迅速壮大。但是,许多今天的 ICU 医生可能昨天还从事其他专业,因此,相比于硬件设备的更新提高,作为软件的医护队伍水平亟待提高。

作为"治症"的重症医学与传统的"治病"学科区别何在呢? 传统学科往往侧重于"祛邪",即治疗特定原因、累及特定器官的疾病;而重症医学则更强调了解疾病对多器官功能的影响及机体对病因的反应是否损害了内环境稳态,即机体与病因间互动的病理生理机制。急危重症患者的病情变化犹如多米诺骨牌:病因是前几张牌,而多器官功能损害则是后续骨牌。当疾病初起或尚未引起器官功能损伤失衡时,对"因"治疗、即扶起刚倒的最初几张骨牌,可能止住后续连锁倒伏而达到治病救命的效果;一旦一长串骨牌已倒下,从头扶起骨牌的速度往往不及后面骨牌倒伏速度,顾此失彼,结果"病"治好了,作为疾病载体的"人"却牺牲了。

重症医学的精髓是器官功能平衡,关键是保持细胞代谢内稳态。重症医学的"症"关键何在呢? 在于机体器官功能的平衡,即中医所谓的"阴阳"。器官功能障碍的实质是构成器官的细胞代谢的损伤失衡。一切新陈代谢活动都离不开循环和氧合,因此,代谢损伤的防护和修复关键在于保护和恢复有效的组织灌注和氧合。同时,所谓"器官功能障碍",在某些时候,其实质是机体的一种主动防御机制。当机体骤然面临危重疾病打击时,有时是竭尽全力与其抗衡,有时则是暂避其锋芒,降低细胞代谢,屏蔽部分器官功能,在新水平上重建器官间的新平衡,维持相对内稳态,等待时机,"徐徐"康复或带病生存。需要指出的是,"正常"仅是一个相对概念,不同的年龄、基础状况、基础疾病及疾病不同阶段都有各自"最适"的"正常"标准,即所谓内稳态平衡。不能奢求 90 岁患者与 40 岁患者具有同样的"正常"目标,也不能要求脑血管意外患者与严重肝硬化患者达到同样预后标准。在一个适宜水平上达到机体多(各)器官功能相对平衡,即是维持机体内稳态,亦即"阴阳平衡"。实际上,死于急性疾病的患者大多并非死于病因,而是死于机体对病因不适当反应所致器官功能损伤及损伤所致各器官功能间失衡,即内稳态破坏。由此可理解,近年"镇痛镇静""允许性低热卡摄入""肺保护性通气策略"等一系列新概念的提出与衍变,正强调了对机体代谢及内环境平衡因势利导的保护和恢复。

四、ICU 使用价值的评价

美国马萨诸塞州总医院 18 张病床的内科监护病房于 1977—1982 年所收治的 6680 例患者中,ICU 患者的病死率为 7.9%,而全医院包括 ICU 在内的病死率则为 13%。此外,Safar 的另一项资料显示,1973 年在美国俄勒冈州医院中,当各科独立的 ICU 被一个多专业的 ICU 取代后,衰竭患者的病死率从 30% 降到了 10%。这是因为在 ICU 中不同状况的患者可随时接受到麻醉医生、内科医生或外科医生的及时处理。

如何提高 ICU 的使用价值,一直是医学界研究的重点。1986 年,Knau 等总结了美国 13 家医院中病死率最低的 ICU 的四条经验,即:必须采用规范的治疗途径;有一个具有相当权威的,可以处理出入院政策和协调各个医务人员工作的,有能力的领导者;护士要有相当高的专业水平,掌握重症监护技术和熟练使用各种医疗设备;护士和医生有十分强有力的协调关系。总之,危重症医学是目前医学界最新的学科,ICU 已成为医院中不可缺少的治疗单位。"监护"是 ICU 的精髓,集中处理危重症患者的任务,决定了它的多专业性。因此,规范化管理各专业,对 ICU 的发展具有十分重要的意义。

1980 年,美国危重症协会协调会议曾按功能和治疗水平的不同,将国内的 ICU 由低到高分为 4 个等级。但由于Ⅰ级过于简单,难以视为 ICU,故 ICU 实际上仅存在 3 个级别,即Ⅱ～Ⅳ级。Ⅰ、Ⅱ级 ICU 由于没有设立专职的 ICU 医生,ICU 的干预治疗能力非常有限,显然无法收容急性生理和慢性健康状况评分Ⅱ(APACHEⅡ)、简化的急性生理评分(SPAS)评分较高的较危重的患者,只能勉强收治危重症患者以进行危重症管理,并有可能带来严重后果。伴随医疗法律及医疗保险的高速发展以及医疗市场的激烈竞争,Ⅰ、Ⅱ级 ICU 将被逐渐淘汰。

ICU 的人力配备始终是 ICU 建设中的重要问题。我国 ICU 起步晚,发展水平参差不齐,有时 ICU 仅仅是作为医院评级的摆设,因而,ICU 及危重症医学的发展无从谈起。而 ICU 的创建者们也无法拿出一个完善的理论体系及建设模式,甚至无法确定 ICU 的人员配备的结构和数量,而治疗干预评分系统(Therapeutic intervention scoring system,TISS)原来是通过干预的复杂度来评估患者病情的危重程度,现在主要用于评估工作人员的工作负荷及人力资源配备依据,将其作为我国目前 ICU 建设的一个理论依据具有重要作用。

五、ICU 的组织和建设

(一)ICU 的模式

目前,ICU 存在多种模式,如专科 ICU 或综合 ICU,以及全时服务的 ICU 或部分时间服务的 ICU。专科 ICU 往往隶属于某一专科,故一般来说,其对本专科问题有较强的处理能力;部分时间服务的 ICU 通常仅在正常工作时间有专职人员负责,其他时间则由患者原所在科的值班人员处理,这种 ICU 可以减少 ICU 专业人员的配备。但从危重症医学发展的需要来看,这两种形式均不够完善。作为一个独立的专业,目前 ICU 更倾向于向综合性的、全专业化的方向发展。但在起步阶段,如果条件不成熟,也不妨先从专科或非全时服务 ICU 开始,或将专科 ICU 作为综合 ICU 的补充。在我国,各地区、各医院的条件差别很大,因此,各类 ICU 均有其合理存在的基础,很难而且也不应当强求某一固定模式。无论何种模式的 ICU,必须以实践危重症医学为己任,离开这一宗旨就不称其为 ICU 了。

(二)人员训练

ICU 的医护人员要求具有强健的体魄、能适应紧张的工作、有较高的业务素质、较强的责任感和无私奉献的精神。在许多国家,ICU 医护人员在入岗前均需接受专业培训并取得资格证书。目前,不少 SICU 主要由麻醉医生管理,此与 SICU 形成的历史和 SICU 内大量的处理与复苏、循环和呼吸的问题有关,而这些问题无疑是麻醉医生所擅长的,但并非由此即可以说麻醉医生可以完全胜任 SICU 工作,因为危重症医学毕竟不是麻醉学,所涉及的问题更复杂和广泛。目前,在先进国家和我国的部分医学院校中,已专门设有危重症医学教育课程,一代新的专业化 ICU 专家——"Intensivist"已经出现,并开始承担起 ICU 的重任。

（三）ICU 的规模和建制

ICU 的床位数一般约占医院总床位数的 1％～3％,但主要应根据本院实际的危重症患者的人数来确定。在一个 ICU 单元内,床位数以 8～10 张为宜,超过 12 张床位应另设 ICU 单元,否则将影响其有效性。不管何种模式的 ICU,做到"在任何时间内平均一个患者配备一个护士"始终是 ICU"追求"的目标,根据这个原则,患者与护士之比约为 1:4.25。与普通病房相比,这个比例确实很高,但这是由患者的病情和医护人员沉重的工作负荷所决定的,因此,应尽可能保证该比例,否则会导致 ICU 护理质量下降。任何一个 ICU 都会遇到患者不平衡的问题,普遍的看法并不主张在 ICU 患者暂不充足时将医护人员调离,因为从整体的角度来看,他们的工作负荷并不轻。我国目前规定 ICU 病床与护士之比为 1:3,病床与医生之比为 1：0.8,但由于各种原因,大多数 ICU 难以达到该比例,仍需要进一步充实。

（四）ICU 的职责及与专科间的关系

专业化的 ICU 是完全独立的科室,ICU 医生将全权负责 ICU 内患者的医疗工作。但与此同时,ICU 又是高度开放的、与专科联系最广泛和密切的科室,因此,专科医生应参与并协助 ICU 的治疗,特别对专科问题,后者负有直接和主要的责任。一般要求专科医生每天至少一次巡视本专科的患者,并向 ICU 医生提出要求和建议;ICU 医生也有义务将病情和治疗计划详细地向专科医生报告,以取得理解和支持。无论在何种情况下,当 ICU 医生请求专科医生会诊时,专科医生均应及时到场。对待 ICU 切忌两个极端:一是缺乏信任,指手画脚,事事干预;二是完全依赖,将患者弃之不管。这两种态度都是源于对 ICU 的功能缺乏了解。

（五）ICU 患者收治指征

目前还没有十分具体的 ICU 收治指征,主要凭借医生的经验判断。毫无疑问,ICU 收治的是那些有严重并发症或有发生严重并发症的潜在风险的危重症患者。但并非所有危重症患者都有收治指征,他们只限于确能受益于加强治疗从而获得治愈可能的危重症患者。而目前的医学观念尚认为不可救治的病例,如晚期肿瘤、脑死亡、临终状态等均不应进入ICU。强调此点将直接涉及资源使用的合理性和 ICU 利用的有效性。无原则地扩大收治范围,将意味着不能确保那些真正可以从 ICU 获益的危重症患者得到收容和救治。

（六）患者的收治与转出

任何需要进入 ICU 的患者原则上均应仅由 ICU 医生会诊后决定,或由专门的抢救组的负责人决定。反之,在 ICU 医生认为患者应当转出时,任何专科均不得以任何借口拒收患者。对 ICU 的收治与转出制度必须有明确规定,否则就无法保障 ICU 有限的床位得到正常周转和合理利用。

（七）ICU 的医务人员要求

ICU 医生可来自麻醉科、急诊科、外科或内科。最佳方案是挑选有较丰富的临床工作实践经验、良好的医学基础知识、能熟练应用各种精密仪器、善于钻研及创新的中青年专业人员作为专科医生。

ICU 护士的筛选是十分严格的。危重症患者多病情变化快,随时有危及生命的可能,而能够 24h 观察和直接得到第一手临床资料的只有护士;当病情突然改变时,患者的生命仅在几秒、几分钟内即可通过瞬间诊断和处理被挽救,这常常被认为是护士的职责。这种迅速的判断能力是以丰富的临床知识结构为基础的。ICU 医生所得到的关于患者病情发展、是否需要修正治疗方案的大量信息均来自护士。因此可以说,ICU 护士是危重症患者管理最直接、最主要的人员之一,ICU 病房内有一批优秀的临床护士对医生及患者来讲都是十分重要的。

ICU 护士多来自外科、麻醉科、急诊科和内科。不论对于 ICU 专科科研工作的设置还是发展来讲,一批训练有素的护理人员是非常难得的,应相对专业化、固定化,因此,ICU 骨干护士的相对固定及反复的强化训练必须受到重视。

ICU 护士不仅要有多专科医疗护理及急救基础知识,更要强调对病情系统的认识,还应掌握各种监护仪器的使用和管理、监测参数和图像的分析及其临床意义。从某一其他专科抽调来的骨干护士,可以先进行多专科的轮转学习,再进行 ICU 的强化训练,然后在实践工作中逐渐达到 ICU 护士标准。

ICU 护士应当是技术全面、应变工作能力强、在临床实践及护理科研方面起重要作用的专职监护人员。其素质标准为:①有为护理事业奋斗的献身精神及开拓精神;②有一定的人体健康与疾病的基础病理生理学知识;③有较广泛的多专科护理知识和实践经验;④善于创新及应用逻辑思维、发现问题及总结经验;⑤实际工作及接受新事物能力较强;⑥操作敏捷,善于钻研,工作细致耐心。

目前,国内尚未有 ICU 护士的培训中心,现有的 ICU 护士无专业证书,待遇方面也无相应改变,这与国际危重症护理学的发展要求是有差距的。在欧洲,英国 ICU 护士从专科学校毕业后再须进行 6~12 个月的 ICU 专业训练;奥地利、瑞典、丹麦的 ICU 专业培训时间分别是 9 个月、1 年和 1 年半,结业者授予 ICU 护士证书,待遇方面则优于普通病房护士。

ICU 病房尚应设呼吸治疗师若干名,负责全部患者的呼吸机使用和气道管理。ICU 病房还可以设化验员 1 名,负责常规化验检查;设技术员 1 名,负责贵重仪器的维修、保护及病房内部分消毒工作。

现代医学十分强调早期康复的概念。当 ICU 的危重患者度过最危重阶段而生命体征基本稳定时,即应由 ICU 内专职或兼职的康复师开展早期康复训练,包括呼吸功能锻炼、肢体功能锻炼、思维意识功能锻炼等,使患者尽早脱离各类机械的支持,早日转至普通病房并与 ICU 的康复训练贯连起来,达到使患者尽早康复的目的。

参考文献

[1]刘大为.重症医学的发展与面临的挑战[J].中华外科杂志,2006,44(17):1153-1155.

[2]刘大为.重症医学在突发灾难救治中的作用[J].中华内科杂志,2008,47(10):798-799.

[3]中华医学会重症医学分会.中国重症加强治疗病房(ICU)建设与管理指南(2006)[J].中华外科杂志,2006,44(17):1156-1157.

[4]郭晓东,彭碧波,杨贵荣,等.重症医学的起源、发展及展望[J].中华灾害救援医学,2015,3(6):306-309.

[5]黄英姿,邱海波.重症医学的发展与规范化建设[J].临床外科杂志,2013,21(3):153-155.

[6]Vincent JL. Critical care-where have we been and where are we going? [J]. Crit Care,2013,17(S2):S663-S665.

第二节 重症医学临床特点

临床危重症(Critical emergency)是指患者的病情在多因素作用下,发展到了严重危险阶段的综合表现。其特点为:病情迅如闪电,突然发生,变化迅速,瞬间即可危及生命,患者预后较差。治疗的目的为:以抢救患者的生命为主,器官支持为重;尤其重视"发病后1小时"(生命黄金1小时)内急救和"首次10分钟"(白金10分钟)内的急救处理。赶在"时间窗"内尽快实施目标性治疗;救命第一,先稳住病情,再弄清病因;注重器官功能,防治多器官功能障碍。对有生命危险的危重症患者的处理思路为:"先开枪,后瞄准",先救人,再治疗,而切不可遵循先治病、再救人的常规模式。

一、危重症患者的就诊特点

(一)疾病谱特点

随着城市化进程的加快和机动化水平的提高,二十世纪四五十年代到九十年代,我国车祸发生数增加了50多倍,死亡人数增加了77倍,车祸死亡率平均年增长速度为12.9%。在我国的"死因顺位"中,创伤已从1957年的第9位上升至目前的第4位。从有关研究资料来看,在入院的危重症病种排列中,外伤以35.7%高居首位:国内曾有研究结果显示,车祸导致死亡者26例,占全部死亡病例的24.6%,进一步体现了创伤常见、多发、病死率高的特点。另外,外伤患者以男性青壮年居多,<40岁者达78.6%。男性青壮年是社会主要生产劳动力,是家庭的支柱,其死亡或病残是影响社会安定的一个重要的潜在性隐患。另外,疾病谱研究显示,位于第2至5位的危重症病种分别是神经、循环、消化系统疾病和中毒,其中神经系统疾病以脑血管意外多见;循环系统疾病以急性心肌梗死、心律失常、心力衰竭多见;消化系统疾病以上消化道大出血多见;中毒以酒精、有机磷农药、镇静安眠药中毒多见。

(二)就诊高峰

危重症全年就诊有2个高峰,分别是7—9月和11—1月,这可能与外伤于7、8、9月和1、2月较多,神经、循环、消化系统疾病多发于冬春季节和寒冷天气易发生煤气中毒有关。全天的就诊高峰在18:00—23:00。

二、危重症患者的用药特点

(一)以静脉给药为主,多途径给药

危重症患者的用药途径多选择静脉给药,辅以肌肉注射;患者行心肺复苏时,采取气道内、骨髓腔内给药等多种给药方式。

(二)用药常需个体化

危重症患者的用药应根据其病因的差别和病情的轻重有所区分,且危重症患者常涉及

老人和儿童。因此,需要对给药剂量、给药间隔、给药浓度等进行充分的个体化处理。

(三)使用药物品种多,发生药物相互作用的概率大

危重症患者常同时或在短期内接受多种药物治疗,这就加大了各种药物之间产生相互作用的概率。

(四)病情严重,发生药物不良反应的概率大

危重症患者病情危重,常常伴随多器官功能的障碍或衰竭,从而影响药物的体内过程,增大了发生药物不良反应的概率。

(五)用药反应监测难

部分危重症患者伴有昏迷或神志不清,导致其对药物治疗的反应不能主诉。器官功能的改变或合并用药影响到某种药物在体内的代谢过程,但医护人员不易观察到药物的不良反应,因为医护人员有时由于抢救或护理工作量大而没有足够的时间精力去观察药物治疗的反应。

三、危重症患者的抗生素应用特点

危重症患者多伴有其他基础疾病,机体抵抗力差,感染控制不佳可引发脓毒症、多器官功能障碍综合征及多器官功能衰竭(Multiple organ failure,MOF),死亡率高。一项关于重症肺炎细菌性感染的相关病死率调查表明,社区获得性肺炎住院患者的病死率为25%,而医院获得性肺炎则为20%~50%。对于重症感染的患者,传统抗生素治疗采取"逐代升级,分别袭击"的治疗方法;而临床研究证明,这种治疗措施往往不能及时而有效地控制重症感染,会使炎症加重,病情恶化。在诸项死亡危险因素中,抗生素使用不当列为第一位。此外,随着危重症患者病情的加重,营养状态每况愈下,机体抵抗力、免疫力日益降低,此时即使更换强有力的抗菌药物治疗,也未必能改善预后和降低重症肺炎的病死率。Ibrahim 等研究发现,起始抗生素治疗不当,其死亡率为61.9%,显著高于接受恰当抗生素治疗者。Luna 等发现,起始接受不当抗生素治疗的患者的预后比未接受治疗者更差。Kollef 等发现,如果初始抗生素治疗不当,根据病原学检查结果改变治疗方案并不能降低患者死亡率。2001 年 3 月,在比利时布鲁塞尔召开的第 21 届急诊医学及加强监护国际研讨会上,与会专家提出了抗生素的降阶梯治疗(De-escalation therapy)策略,为严重细菌感染的治疗提供了最佳方案。降阶梯治疗是一种经验性抢救重症感染性疾病的抗感染治疗方案,这种经验性治疗以患者临床表现、感染的严重程度、本地区细菌流行病学状况以及药敏资料为依据。初始抗感染治疗即选用广谱强效抗生素,以尽量覆盖可能导致感染的病菌,48~72h 后根据微生物学检查和药敏结果调整抗生素,再做针对性抗菌治疗。其目的在于:"重拳猛击",对严重致命性感染进行恰当、有效的起始抗生素治疗。所选用的抗生素应是快速杀菌型的,以阻断感染的快速进展及由此引发的 MODS。微生物学调查结果是确立降阶梯治疗的基础,一旦明确了致病菌及其药敏结果,即可有针对性地降级使用窄谱抗生素,以降低细菌耐药的发生。降阶梯治疗避免了因细菌耐药而造成的抗生素反复调试,保证抗感染治疗的最佳疗效,特别适用于感染严重或危及生命的患者，在其抵抗力明显低下、感染来势凶险、无药敏结果时，可减少或避免反复及盲目地调换抗生素，或多种联合用药的毒副作用。通常抗生素的经验性治疗疗程应尽可能限为 1 周，防止继发深部真菌的感染。因此，开始降阶梯治疗前就要留取培养标本，一旦明确病原菌后，应该立即更换敏感的窄谱抗生素。降阶梯治疗应强调用药的早期性和及时性，抗生素的使用延迟≥24h，是患者死亡率高的独立危险因素。

四、重症医学理论的发展特点

(一)脓毒症及相关概念的再认识

脓毒症(Sepsis)是危重症患者在临床上极为常见的一种并发症。脓毒症病情凶险，病死率高，全世界每年大约 1000 人中就有 3 人发生脓毒症和感染性休克，同时这一数字还呈现出不断增长的趋势，以每年 1.5%～8.0% 的速度上升。近年来，抗感染治疗和器官功能支持技术取得了长足的进步，但病死率仍高达 30%～70%，且治疗费用高。为此，2002 年 10 月，欧洲重症监护医学会(European Society of Intensive Care Medicine，ESICM)、美国危重症医学会(Society of Critical Care Medicine，SCCM)和国际感染论坛(International Sepsis Forum，ISF)在西班牙巴塞罗那共同发起了拯救 Sepsis 的全球性行动(Surviving sepsis campaign，SSC)，同时发表了著名的巴塞罗那宣言。巴塞罗那宣言作为 SSC 第一阶段的标志，呼吁全球的医务人员、卫生机构和政府组织高度重视脓毒症和感染性休克，提出了 5 年内将脓毒症患者的病死率降低 25% 的行动目标。

2015 年 5 月 24 日，在上海召开的中华医学会第 9 次全国重症医学大会上，美国重症医学会主席 Craig Coopersmith 教授在题为"为什么要重新定义 Sepsis?"的演讲中引爆了一颗"重磅炸弹"——Sepsis 定义 3.0 版(Sepsis 3.0)!

有关专家组达成共识，患者的炎症反应是关键，而 Sepsis 不仅仅是一种全身性炎症反应。20 多年来，Sepsis 的诊断都是以全身性炎症反应综合征(Soluble immune response suppressor，SIRS)作为标准，但 SIRS 往往忽视了机体的抗炎反应和对于炎症的适应性反应。此外，以 SIRS 为标准的传统定义太过宽泛，特异性太低了。举个例子，笔者最近得了细菌性感冒，前天去公园跑步，跑完后心率超过 100 次/min，呼吸频率也接近 30 次/min 了，根据以往的标准，笔者应该被刻上"Sepsis"的烙印，随后被送进 ICU，身上插满管子进行治疗而不是在这里给大家分享"Sepsis 3.0"。在临床上也因为这样给了许多符合"Sepsis"标准的患者过度医疗。专家组经过讨论，认为 Sepsis 应该指情况糟糕的感染，这种感染情况可导致器官衰竭(Organ failure，OF)，而 OF 是导致 Sepsis 患者预后较差的重要因素。因此，Sepsis 3.0 是过去重症 Sepsis 的定义，即机体对于感染的失控反应所导致可以威胁生命的 OF。由此可见，对于符合 2 条及以上 SIRS 标准但未出现 OF 的感染患者将不被诊断为 Sepsis。专家组认为，相对于治疗感染患者，治疗具有 OF 等死亡风险的感染患者才是重点。无论 OF 和感染孰先孰后，只要两者并存即可诊断为 Sepsis。专家组将 Sepsis 2.0 中的 21 条诊断指标进行数据分析，从而筛选出预测 Sepsis 患者不良预后最有效的指标，结果有 3 个指标脱颖而出，即:呼吸频率(Respiratory rate，RR)、格拉斯哥昏迷评分(Glasgow coma score，GCS)、收缩压(Systolic blood pressure,SBP)。这 3 个指标被专家组命名为快速序贯性器官功能衰竭评估(Quick sequential organ failure assessment,qSOFA)评分,将 qSOFA、SIRS、SOFA 进行大数据分析,分析哪种指标能更精确地预测 Sepsis 患者预后,结果发现 qSOFA 优于其他两者,而且 qSOFA 是重症监护中非常容易获取的数据。

在定义 OF 时,专家组认为 qSOFA 评分是现在普遍被大家接受,也是反映患者严重程度相对精确的量表。专家组建议当 qSOFA 评分≥2 时,可以认为患者出现 OF,也就是说 Sepsis 3.0＝感染＋qSOFA 评分≥2。

(二)改善组织氧代谢的目标与时间

提高氧输送,改善组织的氧供一直是危重症患者支持性治疗的基础。自从"高于正常水平的氧输送"的观念被提出后,有关提高氧输送对患者预后的影响方面的研究如雨后春笋,但结果却不尽然。2002 年,Shoemaker 等在分析了多个研究结果之后,再次提出,在高危患者尚没有发生器官功能衰竭之前,维持高于正常水平的氧输送可以降低患者死亡率;而对于已经出现器官功能衰竭的患者,提高氧输送并不能降低死亡率。Rivers 等对严重感染和感染性休克的早期目标性治疗的研究被认为具有代表意义,即确定每一步骤的具体目标,并在发病 6h 内逐步完成这些目标,可使死亡率降低 16%。从这些工作中不难看出,改善组织氧供是重要的基础工作。在此基础上,注重时间性对疗效有明确的影响。

(三)应激剂量糖皮质激素的补充性治疗

在重症医学的临床实践中发现,过多炎性介质的作用导致了下丘脑-垂体-肾上腺轴功能的改变及靶器官出现对糖皮质激素的阻抗。"相对性肾上腺皮质功能不全"概念的提出在很大程度上明确了补充外源性糖皮质激素的理论基础及应用原则。但大剂量、短时间应用外源性糖皮质激素并不能改善严重感染或感染性休克患者的预后,甚至可能加速病情的恶化;而小剂量、较短时间补充外源性糖皮质激素可能有助于感染性休克的恢复,有可能降低死亡率。这一理论认知改变了医生对于危重症患者激素应用的观点。

(四)炎症反应与对凝血机制的再认知

SIRS 的发生发展过程与凝血机制都表现为:有众多介质或因子参与的,所谓"瀑布样"反应过程。临床上常能看到伴有凝血功能异常改变的严重感染,而出现弥散性血管内凝血(Disseminated intravascular coagulation,DIC)则被认为是感染严重程度的标志。凝血机制的启动,近年来被认为是 SIRS 的组成部分。在干预炎症介质的研究没有取得突破性进展之前,对于不同凝血因子的干预成为针对严重感染研究的一部分。但一项关于重组人体活化蛋白 C 的国际性多中心临床研究表明,其并不能明显降低严重感染患者的死亡率。

(五)强化胰岛素治疗和代谢支持

营养代谢的改变多年来一直被认为是危重症的特点之一。正常的营养代谢状态是生命的基础,补充营养物质也是多年来针对危重症患者营养不良治疗和研究的重要课题。这些代谢功能的改变和所谓特殊代谢底物的失衡,可能正是影响预后的关键所在,所以在治疗方案上出现了由营养支持向代谢支持,再向代谢治疗的转变。通过补充谷氨酰胺来降低危重症患者的感染发生率以及死亡率,这可能不仅是谷氨酰胺保护了肠道黏膜屏障功能,还可能是强化了胰岛素治疗,严格控制危重症患者血糖在正常水平,从而使危重症患者的血行性感染发生率和死亡率有所降低。但临床研究发现,对大多数的危重症患者来说,补充谷氨酰胺并不能改善临床预后。近年来经过进一步的临床研究发现,将危重症患者的血糖水平控制在 6~10mmol/L,可能更有利于患者病情的康复。

(六)肺保护策略的实施

急性呼吸窘迫综合征(Acute respiratory distress syndrome,ARDS)是危重症的重要组成部分,可严重影响患者的生命。对 ARDS 病理生理机制认识的转变明显地影响了机械通气方式的变化,并将肺保护作为机械通气的重要策略。将潮气量设定为 6mL/kg 的机械通气,与 12mL/kg 相比,可明显降低死亡率。虽然之后的一些研究对其作用机制,例如,肺脏得到保护是由于改变了容量还是压力有所争论,但应用肺保护策略可改善预后的结果已经被 ARDS 网络协作组完成的大规模临床研究工作所证实。小潮气量减少了潮气性肺损伤的程度,但仍然有一部分肺泡在潮气同期的过程中发生塌陷和反复开放,从而导致肺的剪切伤。进一步的研究发现,应用肺复张策略(Recruitment maneuver,RM)可以改善由 ARDS 导致的肺不均一性改变。所以,在小潮气量通气的基础上应用 RM 并加用相应 PEEP 的治疗正在被临床学者们所重视。近年来甚至有许多学者提出了进一步减少潮气量的超小潮气量策略,即将潮气量设定为 4mL/kg,可能有助于降低肺组织的损伤。

(七)血液净化治疗

血液净化治疗包括持续或间断血液滤过、血液透析、血液灌流、血浆置换等多种方法。虽然其中部分方法已经在临床应用多年,但理论和方法学的发展,赋予了这些危重症治疗措施的新生命。对于体内某些特异性致病物质以及炎症因子的清除作用,受到了众多学者的关注。当前,多项研究工作正在把血液净化的作用机制和对患者预后的确切影响呈现得更加清晰。稳定机体的内环境,改善器官或细胞以发挥其相应的功能,已经被大多数学者所认可。

参考文献

[1]刘松桥,陈辉,邱海波.开创临床医学的未来:重症医学发展的十大趋势[J].中华重症医学电子杂志,2015,1(1):3-9.

[2]Jones D A, DeVita M A, Bellomo R. Rapid-response teams[J]. N Engl J Med, 2011,365(2):139-146.

[3]Angus D C, Kelley M A, Schmitz R J, et al. Caring for the critically ill patient. Current and projected workforce requirements for care of the critically ill and patients with pulmonary disease: can we meet the requirements of an aging population? [J]. JAMA, 2000, 284(21):2762-2770.

[4]Wong H R, Cvijanovich N Z, Anas N, et al. Developing a clinically feasible personalized medicine approach to pediatric septic shock[J]. Am J Respir Crit Care Med, 2015, 191(3):309-315.

［5］Hayanga A J，Aboagye J，Esper S，et al. Extracorporeal membrane oxygenation as a bridge to lung transplantation in the United States：an evolving strategy in the management of rapidly advancing pulmonary disease［J］. J Thorac Cardiovasc Surg，2015，149(1)：291-296.

［6］Celi L A，Mark R G，Stone D J，et al. "Big data" in the intensive care unit. Closing the data loop［J］. Am J Respir Crit Care Med，2013，187(11)：1157-1160.

［7］Caironi P，Cressoni M，Chiumello D，et al. Lung opening and closing during ventilation of acute respiratory distress syndrome［J］. Am J Respir Crit Care Med,2010,181(6)：578-586.

［8］Elseviers M M，Lins R L，Van der Niepen P，et al. Renal replacement therapy is an independent risk factor for mortality in critically ill patients with acute kidney injury［J］. Crit Care，2010，14(6)：R221.

［9］Prowle J R，Bellomo R. Continuous renal replacement therapy：recent advances and future research［J］. Nat Rev Nephrol，2010，6(9)：521-529.

［10］Parikh K，Davis A B，Pavuluri P. Do we need this blood culture? ［J］. Hosp Pediatr，2014，4(2)：78-84.

［11］Del Sorbo L，Pisani L，Filippini C，et al. Extracorporeal Co2 removal in hypercapnic patients at risk of noninvasive ventilation failure：a matched cohort study with historical control［J］. Crit Care Med，2015，43(1)：120-127.

［12］Hoeper M M，Wiesner O，Hadem J，et al. Extracorporeal membrane oxygenation instead of invasive mechanical ventilation in patients with acute respiratory distress syndrome［J］. Intensive Care Med，2013，39(11)：2056-2057.

［13］Nieman G F，Gatto L A，Bates J H，et al. Mechanical Ventilation as a Therapeutic Tool to Reduce ARDS Incidence［J］. Chest，2015，148(6)：1396-1404.

［14］Neto A S，Simonis F D，Barbas C S，et al. Lung-protective ventilation with low tidal volumes and the occurrence of pulmonary complications in patients without acute respiratory distress syndrome：a systematic review and individual patient data analysis［J］. Crit Care Med，2015，43(10)：2155-2163.

［15］Schneider A G，Bellomo R，Bagshaw S M，et al. Choice of renal replacement therapy modality and dialysis dependence after acute kidney injury：a systematic review and meta-analysis［J］. Intensive Care Med，2013，39(6)：987-997.

［16］Wilson J G，Liu K D，Zhuo H，et al. Mesenchymal stem (stromal) cells for treatment of ARDS：a phase 1 clinical trial［J］. Lancet Respir Med，2015，3(1)：24-32.

第三节 重症医学脏器功能监测

危重症患者病程中易合并多器官功能损伤,准确评估危重症患者疾病的严重程度和各器官的功能状态,对指导和修正临床治疗方案具有重要的意义。针对不同危重症患者疾病严重程度的评估,我们常用急性生理和慢性健康状况评分(Acute physiology and chronic health evaluation,APACHE)Ⅱ、序贯性器官功能衰竭评估(Sequential organ failure assessment,SOFA)评分、适用于创伤患者的简明损伤定级(Abbreviated injury scale,AIS)评分等。临床上脏器功能监测方法如下。

一、神经系统

神经危重症监测目的在于神经保护。监测颅脑血流动力学的指标有:颅内压(Intracranial pressure,ICP)、颅内容积代偿能力(Intracranial volume compensation,IVC)、脑顺应性(Brain compliance,BC)、脑灌注压(Cerebral perfusion pressure,CPP)等。评估颅脑代谢的指标有:颈静脉球血氧饱和度(Jugular bulb oxygen saturation,$SjvO_2$)、脑动静脉氧含量差(Arterio venous oxygen content difference,$AVDO_2$)、近红外线光谱技术(Near-infrared spectroscopy,NIRS)-局部脑氧饱和度(Regional cerebral oxygen saturation,$rScO_2$)、脑组织氧分压监测(Brain tissue partial pressure of oxygen,PbO_2)、脑脊液微透析等。监测通气和气道的指标有:是否存在气道反射障碍、神经肌肉功能障碍、神经源性肺水肿等。监测脑损伤的指标有:是否存在水钠平衡、血糖、体温调节异常。检查神经系统的指标有:可按系统检查依次对皮质、脑干、脊髓功能进行评估;可按认知功能检查,依次对脑神经、肌力、感觉、腱反射及其他进行评估。评估高级神经活动的指标有:"意识状态评估"、格拉斯哥昏迷评分(Glasgow coma scale,GCS)。其中意识状态评估根据患者意识障碍程度分为:嗜睡,昏睡,昏迷(又分为浅、中、深昏迷);GCS根据患者睁眼反应,对声音呼唤反应及对疼痛刺激反应进行评估。对ICU患者的神志评估,需关注镇静镇痛和谵妄程度;对其疼痛的评估,常用的工具有视觉模拟评分法(Visual analogue scale,VAS)、数字评分法(Numerical rating scale,NRS)、面部表情评分法(Faces pain scale,FPS)、疼痛行为评分(Behavioral pain score,BPS)、机械通气患者的重症疼痛观察工具(Critical-care pain observation tool,CPOT)等;对其镇静状态的评估,常用的观察工具有Ramsay评分、Riker镇静躁动评分、焦虑自评量表评分(Self rating anxiety scale,SAS)、肌肉活动评分(Muscle activity score,MAAS)、脑电双频指数(Bispectral index,BIS)、疼痛镇静评分、镇静程度评估表(Richmond agitation-sedation scale,RASS)等。对谵妄的诊断主要靠病史和临床检查,对谵妄的评估可用"ICU谵妄诊断的意识状态评估法(CAM-ICU)"。常用的神经影像评估工具有:CT、MRI、PET-CT以及经颅多普勒超声显像。常用的神经电生理评估工具有:脑电图(Electroencephalogram,EEG)、脑诱发电位(Brain evoked potentials,BEP)、脑干听觉诱发电位(Brainstem auditory evoked potential,BAEP)、视觉诱发电位(Visual evoked potential,VEP)以及体感诱发电位(Somatosensory evoked potential,SEP)等,其中 BAEP 应用较广。

二、呼吸系统

呼吸监测的目的常常是保证患者安全,尤其对于呼吸衰竭的患者,但对患者的预后是否有影响并不明确,常用监测指标主要包括气体交换监测、肺功能监测、呼吸力学监测等。

气体交换监测指标如下。①血气分析:是反应肺部气体交换的金标准;②血氧定量测定:包括氧化血红蛋白、碳氧血红蛋白、高铁血红蛋白等指标;③脉搏氧饱和度测定;④呼气末二氧化碳测定;⑤经皮血气监测。

肺功能监测指标如下。①氧合指标:分流分数、动脉血氧分压、肺泡氧分压及氧合指数;②通气指标:无效腔(Vd/Vt)和呼吸力学监测等。

呼吸力学监测指标如下。①呼吸相关的压力指标:平台压(Pplat)、阻断压($P_{0.1}$)、食道内压、平均气道压、经肺压(PL)、经胸壁压(PW)、经呼吸系统压(Prs)、内源性呼气末正压(PEEPi)、胸膜腔压等;②容量流量指标:吸气潮气量、呼气潮气量、呼气末肺容积、深吸气量及流量-容量曲线监测;③肺和胸壁的弹性阻力:通过顺应性检测来反映,顺应性包括肺顺应性、胸壁顺应性、呼吸系统顺应性、静态顺应性、动态顺应性、频率依赖顺应性等,其中肺顺应性检测方法有大注射器法等;④呼吸系统阻力:分为弹性阻力和非弹性阻力,非弹性阻力包括气道阻力、惯性阻力、重力、肺组织和胸廓的变形力等;监测气道阻力方法包括气道阻断法、食道压监测法、气道压力检法法、吸气末停顿法和体积描记法;⑤呼吸做功:呼吸肌做功(WOB)、吸气做功(Wi)、呼气做功(Wex)、评价呼吸肌功能状态;⑥功能残气量;⑦电阻抗显像(EIT)。

另外,临床上还用相关评分对肺功能进行评估,如 Murray 急性肺损伤评分,强调了肺损伤从轻到重的连续发展过程,是对肺损伤程度进行评估的量化工具。临床肺部感染评分(Clinical pulmonary infection score,CPIS)综合了临床、影像学和微生物学标准来评估肺部感染的严重程度,对肺炎的诊治评价有很大的意义。

三、心血管系统

血流动力学的监测目标是维持充分的脏器灌注,监测方法有:有创及无创血压,中心血管压力,肺动脉导管,脉波指示剂连续心排血量(PiCCO),收缩压变异率(Systolic pressure variation,SPV),脉压变异率(Pulse pressure variation,PPV),每搏量变异率(Stroke volume variation,SVV),经胸壁超声心动指示剂稀释法,多普勒超声心动图,电阻抗测心排血量(Cardiac output,CO),根据 Fick 定律测 CO,终末脏器灌注监测技术(正交极化光谱成像,NIRS)。对心脏的评估工具有:美国纽约心脏病协会(New York Heart Association of America,NYHA)制订的心功能分级[1928 年制订,美国心脏学会(American Heart Association,AHA)于 1994 年对心功能分级进行补充],美国心脏病学会(American College of Cardiology,ACC)及 AHA 于 2002 年制订的心力衰竭新指南;心脏功能 Killp 分级(只适用于急

危重症急性胃肠损伤学

性心肌梗死的心力衰竭)。

四、消化系统

由于胃肠功能复杂,缺乏正式的定义与分级,使胃肠功能障碍治疗缺乏临床客观监测指标,限制了对其功能的评估。对胃肠功能障碍的描述是指发生在 ICU 之外的大部分胃肠道诊断,而建议在 ICU 内使用"急性胃肠损伤"这一概念。目前,用于评估胃肠功能维持的方法有:①胃肠功能衰竭评分和基于 SOFA 评分的洛桑肠衰竭评估(Lausanne intestinal failure evaluation,LIFE);②1999 年公布的胃肠功能障碍(FGID)罗马标准(Ⅱ),其特点是以症状为基础的诊断性分类系统;③目前,最常用的是欧洲危重症学会腹部疾病工作组(WGAP)于 2012 年制订的急性胃肠功能损伤(AGI)定义和分级标准(Ⅰ~Ⅳ级)。

肝功能评估的方法有:①Child-Turcotte 分级是肝功能分级最常用的方法,特点是简单、实用;②Child-Pugh 肝脏疾病严重程度分级,较 Child-Turcotte 分级考虑得更全面,不会受某一指标过大的影响;③肝性脑病分级,可用于评估肝功能对中枢的影响。

五、泌尿系统

慢性肾功能损害以慢性肾脏疾病(Chronic kidney disease,CKD)分期为主,而 ICU 更常见急性肾损伤(Acute kidney injury,AKI),AKI 的诊断分级有:RIFLE 分级、急性肾损伤网络(Acute kidney injury newwork,AKIN)分级和提高肾脏病整体预后工作组(Kidney disease:improving global outcomes,KDIGO)分级。2002 年,急性透析质量倡议(Acute dialysis quality initiative,ADQI)小组第二次会议提出了急性肾衰竭(Acute renal failure,ARF)的 RIFLE 分级诊断标准,基于血肌酐、肌酐清除率和尿量标准,将 ARF 分为 3 个级别[危险(Risk)、损伤(Injury)、衰竭(Failure)]和 2 个预后级别[肾功能丧失(Loss)、终末期肾病(End stage renal disease,ESRD)]。2004 年,美国肾脏病协会(American Society of Nephrology,ASN)、国际肾脏病学会(International Society of Nephrology,ISN)、ADQI 和欧洲危重症医学会(European Society of Intensive Care Medicine,ESICM)的肾脏病和急救医学专家成立 AKIN,在 2005 年提出采用 AKI 替代 ARF,并在 RIFLE 分级基础上对 AKI 的诊断及分级标准进行了修订。该标准提高了 AKI 的诊断敏感性,强调"排除尿路梗阻和各种原因引起的可逆性尿量减少",并在"运用了相应的逆转治疗措施"后方可进行 AKIN 标准分级;排除了由于容量不足或其他可逆因素引起的氮质血症;强调了诊断须在 48h 之内的时间窗等。2010 年,英国肾脏病协会第五次会议提出了 KDIGO 分级诊断标准,协调了 RIFLE 和 AKIN 分级诊断标准,该标准分为诊断标准和分级标准,要求先诊断、后分级。2012 年 3 月,KDIGO 发布了"KDIGO 急性肾损伤临床实践指南",运用了 GRADE 评级,提出 AKI 的诊断、预防、用药、肾脏替代治疗(Renal replacement therapy,RRT)等方面的建议。

六、血液系统

临床上血液系统除须观察有无白细胞减少、中性粒细胞减少、粒细胞缺乏外,尤其须关注是否存在 DIC。2001 年,国际血栓与止血学会(International Society on Thrombosis and Haemostasis,ISTH)DIC 专业委员会提出了显性 DIC 计分诊断法,其包括:①风险评估;②进行全面的凝血指标检测;③积分凝血试验结果;④将各项中的分数相加;⑤在结果判定方面,若积分≥5 分,则符合典型 DIC,可用于急、慢性 DIC 和感染因素所致 DIC 的诊断。2012 年,中国专家提出了 DIC 新的诊断与治疗方法,其特点为:①突出微血管体系在 DIC 发生中的地位;②重申 DIC 不是一个独立的疾病,而是众多疾病复杂病理过程的中间环节;③阐述 DIC 的终末损害多为微循环障碍导致的器官功能衰竭;④指出 DIC 的发病机制虽然复杂,但始终是以机体凝血系统活化为始动因素,从而引发凝血因子消耗和纤溶亢进的病理生理过程。

七、内分泌系统

危重症相关皮质醇不足是近年来备受关注的热点问题之一。2008 年,Meyer 等提出危重症相关皮质醇不足(Critical illness-related corticosteroid insufficiency,CIRCI)概念,建议使用大剂量促肾上腺皮质激素(Adreno-cortico-tropic-hormone,ACTH)试验评估有无肾上腺皮质不全,但其具有局限性,须寻找更准确的方法。危重症时低促甲状腺激素(Thyroid stimulating hormone,TSH)、低 T_3 和低 T_4 较为常见,被称为非甲状腺性病态综合征(Non-thyroidal illness syndrome,NTIS),现有证据表明,针对危重症患者 NTIS 而采用替代性治疗,反而无益。此外,危重症时由于机体应激而导致儿茶酚胺大量释放,虽然胰岛的胰岛素分泌也显著增加,但仍不能使血糖得到良好控制,使血糖明显增高。

参考文献

[1]Iacobone E, Bailly-Salin J, Polito A, et al. Sepsis-associated encephalopathy and its differential diagnosis [J]. Crit Care Med,2009,37(Suppl 10):S331-S336.

[2]Reintam Blaser A, Malbrain M L, Starkopf J, et al. Gastrointestinal function in intensive care patients: terminology, definitions and management——recommendations of the ESICM working group on abdominal problems[J]. Intensive Care Med,2012,38(3):384-394.

[3]Hoste E A, Bagshaw S M, Bellomo R, et al. Epidemiology of acute kidney injury in critically ill patients: the multinational AKI-EPI study[J]. Intensive Care Med,2015,41(8):1411-1423.

[4]Billings F T, Shaw A D. Clinical trial endpoints in acute kidney injury[J]. Nephron Clin Pract,2014,127(4):89-93.

[5]Vincent J L, Moreno R, Takala J, et al. The SOFA (Sepsis-related Organ Failure Assessment) score to describe organ dysfunction/failure[J]. Intensive Care Med,1996,22(7):707-710.

[6]Le Gall J R, Lemeshow S, Saulnier F. A new Simplified Acute Physiology Score (SAPS II) based on a European/North American multicenter study[J]. JAMA,1993,270(24):2957-2963.

第四节　重症医学常用急救技术

一、心肺脑复苏

针对心搏呼吸骤停者所采取的抢救措施称为心肺复苏（Cardiac pulmonary resuscitation，CPR）。随着 CPR 技术的进步，许多心跳呼吸骤停的患者能够恢复自主呼吸和血液循环，而脑功能恢复情况却成为影响预后的关键因素，进而有学者提出了心肺脑复苏（Cardiac pulmonary cerebral resuscitation，CPCR）的概念，旨在强调脑保护和脑复苏在抢救心搏呼吸骤停患者时的重要性。

（一）心搏骤停的原因

除心脏本身的病变外，休克，缺氧，严重的水、电解质平衡和代谢紊乱，中毒和呼吸系统疾病等均可导致心搏骤停，可归纳为 6 个"H"和 5 个"T"（见表 1-1）。

表 1-1　心搏骤停的常见原因

6 个 H		5 个 T	
Hypovolemia	低血容量	Toxins	中毒
Hypoxia	低氧血症	Tamponade(Cardiac)	心脏压塞
Hydrogenion	酸中毒	Tension pneumothorax	张力性气胸
Hyperkalemia/Hypokalemia	高钾或低钾血症	Thrombosis(Coronary/Pulmonary)	冠状动脉/肺动脉栓塞
Hypoglycemia	低血糖	Trauma	创伤
Hypothermia	低体温		

（二）心搏骤停的四种类型

心搏骤停的四种类型包括：心室颤动（Ventricular fibrillation，VF）；无脉搏室性心动过速；无脉搏电活动（None pulse electrical activity，NPEA）；心室停搏。

其中，心室颤动和无脉搏室性心动过速称为可电击性心律，其发病率高，抢救成功率相对较高；非可电击性心律包括心室停顿和无脉搏电活动，复苏效果差。

（三）心搏骤停的生存链

（1）尽早识别与激活急救反应系统（Emergency medical service system，EMSS）。

（2）尽早实施 CPR；强调胸外心脏按压，对未经培训的普通目击者，鼓励其在急救人员的电话指导下仅做胸外按压的 CPR。

（3）如有指征者，应快速除颤。

（4）开展有效的高级生命支持（Advanced life support，ALS）。

（5）实施综合的心搏骤停后处理（以上流程详见图 1-1）。

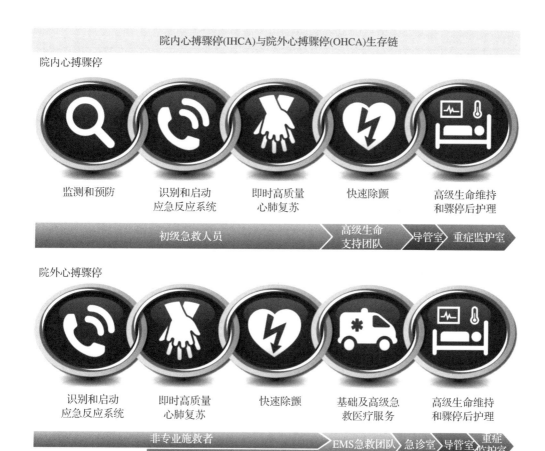

图 1-1　心搏骤停的生存链

（引自：Neumar R W，Shuster M，Callaway C W，et al. 2015 American Heart Association Guidelines Update for Cardiopulmonary Resuscitation and Emergency cardiovascular care［J］. Ciculation，2015，132（Suppl 2）：S315-S367.）

（四）心肺复苏的三个阶段

传统上，心肺复苏包括基本生命支持、高级生命支持和复苏后处理三个阶段。

1.基本生命支持

基本生命支持指心搏骤停发生后就地进行的抢救，抢救现场可能在医院内，也可能在医院外。其包括对心搏呼吸骤停的识别、心肺复苏（CPR）和除颤。抢救顺序为：C（Circulation，胸外按压）→A（Airway，开放气道）→B（Breath，人工呼吸）（适用于成人、儿童和婴儿，但不包括新生儿）。

强调高质量的 CPR，根据《2015 AHA 心肺复苏及心血管急救指南更新》的要求，修改如下（见表 1-2）：①以 100～120 次/min 的速率实施胸外按压；②胸骨下陷深度至少达 5cm，不超过 6cm；③按压后保证胸骨完全回弹；④胸外按压时应最大限度地减少中断；⑤给予患者足够的通气（30 次按压后行 2 次人工呼吸，每次人工通气时间超过 1s，每次通气时须使胸部隆起）。

表 1-2　基本生命支持人员高质量 CPR 要点

内　容	成人和青少年	儿童 （1 岁至青春期）	婴儿 （不足 1 岁除新生儿以外）
现场安全	确保现场对施救者和患者均是安全的		
识别心搏骤停	检查患者有无反应；无呼吸或仅是喘息（即呼吸不正常）； 不能在 10s 内明确感觉到脉搏；10s 内可同时检查呼吸和脉搏		
启动应急反应系统	如果您是独自一人且没有手机，则离开患者启动应急反应系统并取得 AED，然后开始心肺复苏；或者请其他人去，自己则立即开始心肺复苏；在 AED 可用后尽快使用	有人目击的猝倒 对于成人和青少年，遵照左侧的步骤 无人目击的猝倒 给予 2min 的心肺复苏，离开患者去启动应急反应系统，并获取 AED；回到该儿童身边并继续心肺复苏；在 AED 可用后尽快使用	
没有高级气道的按压-通气比	1 或 2 名施救者（30：2）	1 名施救者（30：2） 2 名施救者（15：2）	
有高级气道的按压-通气比	以 100～120 次/min 的速率持续按压，每隔 6 秒给予 1 次呼吸（频率为 10 次/min 呼吸）		
按压速率	100～120 次/min		
按压深度	至少为 5cm *	至少为胸部前后径的 1/3，大约 5cm	至少为胸部前后径的 1/3，大约 4cm
手的位置	将双手放在胸骨的下半部	将双手或一只手（对于很小的儿童可用）放在胸骨的下半部	1 名施救者（将 2 根手指放在婴儿胸部中央，乳线正下方） 2 名施救者（将双手拇指环绕放在婴儿胸部中央，乳线正下方）
胸廓回弹	每次按压后使胸廓充分回弹；不可在每次按压后倚靠在患者胸上		
尽量减少中断	中断时间限制在 10s 以内		

注：* 对于成人的按压深度不应超过 6cm；AED 指自动体外除颤器；CPR 指心肺复苏。

（引自：Neumar R W，Shuster M，Callaway C W，et al. 2015 American Heart Association Guidelines Update for Cardiopulmonary Resuscitation and Emergency Cardiovascular Care[J]. Circulation，2015，132（Suppl 2）：S315-S367.）

2.高级生命支持

高级生命支持指由专业医务人员对心搏呼吸骤停的患者进行的现场抢救或在向医疗单位转送途中进行的抢救,此阶段已有可能借助一些仪器和药品实施更有效的抢救,如进行电除颤,建立人工气道和人工通气,开放静脉通路和应用复苏药物等。

3.复苏后处理

2015年美国心脏协会心肺复苏及心血管急救指南整合及修改了基本生命支持和高级生命支持的流程,提出心搏骤停后处理的新概念,更强调多学科合作的有机整合性以及综合处理的重要性。其主要包括以脑复苏或脑保护为核心的全身支持和治疗,治疗方案中应包括低温疗法,优化的目标包括血流动力学监测和治疗、呼吸治疗、抽搐/肌阵挛控制、血糖控制,以及针对肺栓塞及急性冠状动脉综合征的多学科处理等。

二、气管插管

气管内插管(Endotracheal intubation)是通过口腔或鼻孔经喉把特制的导管插入气管内,是人工气道的一种形式。气管内插管在麻醉、急诊急救和ICU应用较多,是临床医师必须掌握的一种急救技术,其中较常用的是经口气管插管。

(1)经口气管插管适应证包括:①上呼吸道梗阻;②气道保护机制受损;③气道分泌物潴留;④实施机械通气。

(2)经口气管插管禁忌证或相对禁忌证包括:①张口困难或口腔空间小,无法经口插管;②颈部无法后仰(如疑有颈椎骨折)。

(3)经鼻气管插管适应证包括:①除紧急抢救外,其余均同经口气管插管;②口内手术;③有解剖畸形或上气道有病不能直接窥喉者;④术后需较长时间机械通气者;⑤经口气管插管困难者。

(4)经鼻气管插管禁忌证或相对禁忌证包括:①凝血功能障碍者;②严重鼻内结构紊乱者;③颅底骨折者;④脑脊液漏者;⑤紧急抢救,特别是院前急救。

三、血液净化技术

血液净化技术起源于血液透析,随着新技术的发展和临床治疗的需要,血液透析的概念已扩大、演化为血液净化,治疗对象从最初单一的肾脏病领域发展到临床各个学科。现在的血液净化(Continuous blood purification,CBP)技术包括血液透析、血液滤过、血液透析滤过、血液灌流、血浆置换、腹膜透析、免疫吸附等。它的作用已远远超出了当初单纯清除血液中有害物质的概念,而是同时具有维持其他重要器官功能及调整机体内环境平衡的作用。但血液净化的治疗效果受临床实施过程中的多种因素影响,包括治疗时机、剂量及模式等,目前并没有统一的肾脏替代治疗标准,不同的疾病状态须采用个体化的治疗策略。在危重症患者的处理中以血液滤过较为常用。

(一)血液滤过原理

血液滤过(Hemofiltration,HF)乃是模仿正常人肾小球滤过和肾小管重吸收的原理,以对流方式清除体内过多的水分和中、小分子量溶质(<5000Da),包括许多炎性介质和细胞因子;而血液透析主要通过弥散的方式来清除水与小分子量溶质(<500Da),如肌酐等。与血液透析相比,血液滤过所需的时间较长,但具有对血流动力学影响小、中分子量物质清除率高等优点,因此,在ICU内通常采用血液滤过而非血液透析。

(二)血液滤过适应证

血液滤过适应证包括:①高血容量性心功能不全,急性肺水肿。②严重酸碱及电解质紊乱(代谢性酸中毒、代谢性碱中毒、高钠或低钠血症、高钾血症)。③药物中毒,尤其是多种药物的复合中毒。④急性、慢性肾衰竭有以下任一情况时,即低血压或血液透析时循环不稳定,血流动力学不稳定,伴有多脏器功能衰竭。⑤尿毒症性心包炎、皮肤瘙痒、周围神经病变等。病变与中分子量毒素有关,可采用血液滤过的方式来清除中分子毒素。⑥肝性脑病、肝肾综合征。⑦急性呼吸窘迫综合征(Acute respiratory distress syndrome,ARDS)。⑧多器官功能衰竭。

(三)血液滤过禁忌证

血液滤过无绝对禁忌证,但出现如下情况时应慎用:①药物难以纠正的严重休克或低血压;②严重心肌病变导致的心力衰竭;③严重心律失常;④精神障碍不能配合血液净化治疗。

(四)血管通路的建立

1.暂时性血管通路

暂时性血管通路是指在短时间内能够建立起来并能立即使用的血管通路,一般能维持数小时乃至数月以满足患者在短期内实施血液净化的治疗,临床上应用较多。其中,中心静脉导管是各种血液净化疗法的血管通路之一,主要有单腔、双腔和三腔导管,目前双腔导管在临床上最为常用。这类导管常由聚亚胺脂材料制成,导管置入的部位有颈内静脉、股静脉和锁骨下静脉。选择原则是最大限度地降低感染率,减少血栓的形成,降低置管难度且不影响机体功能。为了避免导管相关的血栓形成和后期发生的血管狭窄,在成年人中应尽可能地不用锁骨下静脉作为血管通路,在新生儿及幼小儿童中应尽可能不用股静脉作为血管通路。

(1)中心静脉置管适应证包括:①有透析指征的急性肾损伤(急性肾衰竭)患者;②急性药物或毒物中毒需要急诊进行血液净化治疗的患者;③有可逆因素的慢性肾衰竭基础上的急性加重患者;④内瘘成熟前需要透析的患者;⑤因内瘘栓塞或感染须建立临时通路来过渡的患者;⑥因病情需要须实施临时血液透析的腹膜透析、肾移植患者;⑦其他原因须行临时血液净化治疗的患者。

(2)中心静脉置管无绝对禁忌证,相对禁忌证包括:①广泛腔静脉系统血栓形成;②穿刺局部有感染;③凝血功能障碍;④患者不合作。

(3)术前评估的项目包括:①患者能否配合;②有无可以供置管用的中心静脉(颈内静脉、股静脉及锁骨下静脉);③是否根据患者的条件选择合适的体位和穿刺部位;④是否在条件许可时尽量采用超声定位或超声引导下穿刺;⑤置管操作是否由经过培训的专业医生完成。

2.永久性血管通路

永久性血管通路是指在血液透析中能够使用数月乃至数年的血管通路,适用于维持性血液透析患者,主要包括直接动-静脉内瘘和移植血管的动-静脉内瘘,少部分为长期留置的中心静脉插管和不用穿刺针的 T 形管式血管通路。

附:血液净化技术的方法和原理

血液净化(Blood purification)是清除机体内水分和溶质的技术的总称,是在肾脏替代治疗技术基础上逐步发展而来的。其中,一次血液净化时间≥24h 者称为连续性血液净化技术(Continuous blood purification technology,CBPT)。CBPT 最早出现于 20 世纪 70 年代末期。早期的 CBPT 在临床上主要用于重症肾衰竭患者的治疗,故又称为连续性肾脏替代治疗技术(Continuous renal replacement therapy,CRRT)。随着技术的不断发展,又扩展到对多脏器功能衰竭、严重创伤、感染、急性肾衰竭、急性胰腺炎、中毒等危重症的救治。通过从体外输入大量的置换液(可高达 140L/d),连续不断地将患者体内有害物质进行直接、快速地清除,从而提高危重症患者的生存率。

CBPT 使用之初只是为了提高重症肾衰竭患者的治疗效果,但随着对它研究的不断深入,发现其具有如下特点:①稳定的血流动力学;②持续、稳定地控制氮质血症及电解质和水的代谢;③不断清除循环中的毒素和中分子量物质;④按需提供营养及药物治疗。这些优势为危重症患者的救治提供了非常重要的、赖以生存的内稳态的平衡。故 CBPT 已逐步应用到了严重的水、电解质及酸碱失衡,中毒,高热中暑的救治中,并被广泛应用于各种疾病所致的全身炎性反应综合征(包括急性胰腺炎、脓毒性休克及重症烧伤)的治疗中。由于 CBPT 在临床上所表现出来的广泛使用价值及具有确切、稳定的医疗效果,故现已成为 ICU 医师必须常规掌握的一门技术,并将其作为在医疗质量管理中要求 ICU 医师所必须掌握的技术之一,也在一定程度上反映了医院处理危重症水平的高低。CBPT 有着较高的社会效益,使得更多的患者在此项技术中受益,并提高了患者的生存率。

CBPT 的特点有:①血流动力学稳定性好,几乎不改变血浆渗透压;②很好地控制了氮质血症和酸碱、电解质平衡;③不断、快速地清除循环中的过多液体、毒素和中分子量物质;④通过连续超滤使体内的液体可调节的余地很大,容易实行深静脉营养和静脉给药。

当然,CBPT 同样可以出现血液净化常见的一些并发症,如低血压、过敏、空气栓塞等。有些高分解代谢患者,由于血钾升高明显,单纯滤过或血液滤过的效果不能满足机体的要求,可能会产生高钾血症。

CBPT 常用方法包括肾脏替代治疗、血液灌流、免疫吸附、内毒素吸附和血浆置换等。

由于治疗原理和方法的差异,各种常用方法有各自的适应证。近年来,随着人工材料和工程技术的进步,血液净化技术发展迅速,派生出来的新治疗模式越来越能适应不同疾病状态的治疗需求,使其应用范围逐步扩大。其适应证已从过去的肾脏替代拓展到多种非肾性疾病状态,如全身感染、全身过度炎症反应综合征(如严重创伤、重症急性胰腺炎早期等)、水和电解质紊乱、药物过量、中毒及横纹肌溶解等。血液净化技术已经成为危重症救治常用的治疗手段之一。

一、溶质清除机制

(一)弥散

弥散的动力来自半透膜两侧的溶质浓度差,可以透过半透膜的溶质从浓度高的一侧向浓度低的一侧移动,最终使两侧浓度逐渐达到相等。血液透析主要通过弥散机制来清除溶质。

弥散的速度主要取决于溶质分子自身的布朗运动,即分子的热运动。相同条件下布朗运动的剧烈程度与分子的质量呈负相关,即分子量越小,布朗运动越剧烈。因此,弥散机制更有利于小分子物质的清除。

(二)对流

当半透膜两侧的液体存在压力差时,液体就会从压力高的一侧流向压力低的一侧,液体中的溶质也会随之穿过半透膜,这种溶质清除机制即为对流。半透膜两侧的压力差称为跨膜压,是对流的原动力。血液滤过清除溶质主要凭借对流机制。

对流机制中溶质清除的动力来自跨膜压,影响溶质清除的因素有滤过膜的面积、跨膜压、筛过系数和血流量等。中分子量物质可凭借对流机制予以清除。

(三)吸附

溶质分子可以通过正负电荷的相互作用或范德华力同半透膜发生吸附作用,是部分中分子量物质清除的重要途径之一。这种吸附作用与溶质分子的化学特性及半透膜表面积有关,而与溶质分子浓度无关。炎症介质、内素素、部分药物和毒物可通过滤膜的滤过和吸附两种机制予以清除。吸附的介质通常有活性炭和树脂,尚可在树脂上结合抗原或抗体而成为免疫树脂。当吸附介质的吸附作用达到饱和状态后,清除效率也会随之下降。吸附作用达到饱和状态所需的时间可能同溶质分子的特性和滤膜表面积有关。血液灌流即是通过吸附的原理实现的。

(四)血浆置换

血浆置换(Plasma exchange,PE)的原理是将患者血液引入血浆分离器,再将分离出的血浆弃去,并补回一定量的血浆,借以清除患者血浆中抗体、激活免疫反应的介质和免疫复合物。PE通常用于治疗自身免疫性疾病、严重高胆红素血症、毒(药)物中毒、严重溶血、热射病等。

二、血液净化技术

(一)常用血液净化治疗模式

常用血液净化治疗模式见表1-3。

表1-3 常用血液净化治疗模式

常用治疗模式	缩 写
连续动脉静脉血液透析	CAVHD
连续静脉静脉血液透析	CVVHD
连续动脉静脉血液滤过	CAVH
连续静脉静脉血液滤过	CVVH
连续动脉静脉血液滤过透析	CAVHDF
连续静脉静脉血液滤过透析	CVVHDF
高通量血液透析	HFD
高容量血液滤过	HVHF
低效延时每日透析	SLEDD
血液灌流	HP
血浆滤过吸附	PFA
血浆置换	PE
人工肝支持系统	ALSS

1. 血液透析

血液透析(Hemodialysis,HD)时,血液和透析液间的物质交换主要在滤过膜的两侧完成,弥散作用是溶质转运的主要机制(见图1-2)。在动静脉压力差或血泵的驱动下,少许对流机制也参与溶质清除。按照驱动血液循环的动力区分,HD包含连续动脉静脉血液透析(Continuous arterial venous dialysis,CAVHD)和连续静脉静脉血液透析(Continuous venous venous dialysis,CVVHD)(见图1-3)。CAVHD是利用动脉静脉的压力差驱动体外循环,通过滤过膜完成溶质和水的交换。1987年,Uldall等借助血泵作为血流的驱动力量,首次应用单针双腔静脉管道进行静脉静脉通路血液透析模式。HD模式的特点是对尿素氮、肌酐、钾、钠等小分子量物质清除效率高,但对炎症介质等中分子量物质清除能力较差。

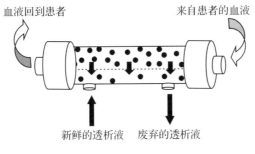

图1-2 血液透析原理

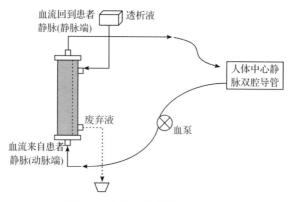

图1-3　连续静脉静脉血液透析

2.血液滤过

血液滤过(Hemofiltration，HF)是利用高通量滤过膜两侧的压力差，通过超滤的方式滤出水分，同时以对流的机制清除溶质(见图1-4)，包括连续动脉静脉血液滤过(Continuous artery venous hemofiltration，CAVH)和连续静脉静脉血液滤过(Continuous veno venous hemofiltration，CVVH)(见图1-5)。驱动力分别来自动静脉压力差或静脉静脉之间的血泵。CAVH以自身动静脉压力差作为驱动力，具有自限性，当动脉压下降时，超滤量就会相应减少。该技术的优点是所需设备简单，耐受性好，但缺点是对溶质清除能力有限，且对于危重症患者伴有血流动力学不稳定患者，其在应用时受到限制。在休克代偿期，动脉血压并不能代表有效循环血容量，也限制了自身调节超滤率的能力。CAVH需要分别留置股动脉静脉导管，其中动脉导管护理比较繁复。相比之下，CVVH不需放置长时间动脉导管，一般采用单针双腔导管的方式(也有分别留置两条单腔静脉导管的情况)；CVVH以血泵作为血液循环的动力，能更精确地调控液体出入量，确保维持危重症患者生命体征的稳定。因此，CAVH已被CVVH所取代。

CVVH置换液的补充有前稀释法和后稀释法两种模式。前稀释法所需要的抗凝剂量也相对减少，但预先稀释了被处理的血液，溶质清除效率也因此而减低；后稀释法时，被处理的血液先通过超滤浓缩，然后再补充置换液，这种方法的溶质清除效率较高，但管道内凝血的发生率较高。

HF和HD对溶质清除的主要机制不同，对不同分子量溶质的清除效率也不一样。HD模式有利于小分子量物质[分子量(Molecular weight，MW)<300道尔顿(Dalton，Da)]的清除，而HF模式有利于中分子量物质(MW 500～50000Da)的清除。因此，应根据治疗目标恰当地选择治疗模式：为减轻全身炎症反应或治疗挤压综合征的，则应选择HF；为纠正高钾血症或氮质血症的，则应选择HD。

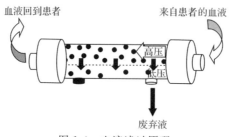

图1-4　血液滤过原理

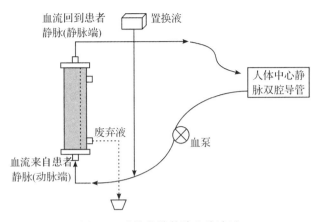

图 1-5　连续静脉静脉血液滤过

3.血液滤过透析

血液滤过透析(Hemodiafiltration,HDF)包括连续动脉静脉血液滤过透析(Continuous arteriovenous hemodiafiltration,CAVHDF)和连续静脉静脉血液滤过透析(Continuous ve-no-venous hemodiafiltration,CVVHDF)(见图 1-6)两种模式。HDF 是在 HF 的基础上发展而来的,弥补了 HF 对小分子溶质清除效率低的不足。

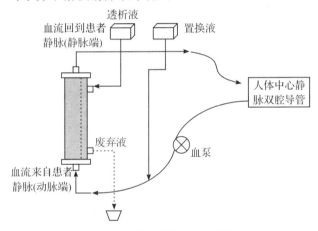

图 1-6　连续静脉静脉血液透析滤过

4.高通量血液透析

高通量血液透析(High-flux hemodialysis,HFD)是在 HD 的基础上改进的透析模式,通过增加透析膜的孔径和透析量来提高对溶质的清除效力。同常规的 HD 相比,HFD 对截留分子量以下的各种溶质有较高的清除效率。但在实施过程中会增加某些风险,主要包括致热源入血,大量白蛋白、可溶性维生素及微量元素的丢失等。

5.高容量血液滤过

高容量血液滤过(High volume hemofiltration,HVHF)是指置换液速度大于35mL/(kg·h)的血液滤过。有研究表明,增加 CVVH 的置换液速度能改善 Sepsis 动物的血流动力学和脓毒性休克时升压药的用量,因而提出了 HVHF 的治疗模式。为提高溶质清除效率,血管通路的血流量需达到 250~300mL/min。该模式对中、小分子量的物质清除能力大为提高,在严重全身性感染患者的救治中可能优于普通的 CVVH。

6.低效延时每日透析

低效延时每日透析(Slow extended daily dialysis,SLEDD)是指利用 HD 的设备,降低治疗时的血流速度(100～200mL/min)和透析液流量(100～300mL/min),延长治疗时间到8～24h。同常规的 HD 相比,SLEDD 有较好的心血管耐受性和液体调节能力,适用于老年人、心功能不全者、少尿型肾功能不全者或需要调节液体平衡者。

7.血液灌流

血液灌流(Hemoperfusion,HP)采用血液体外分流的技术,将患者动脉血流经管道引向灌流器,血液经过灌流器时受到吸附剂或其他生物材料的作用而得到净化或生化处理,灌流后的血液再经管道返回静脉。其原理是由于材料的分子化学结构和极化作用,许多材料表面带有不同基团,在正负电性的作用下或在分子间力的作用下,许多物质可被表面材料所吸附。若将材料制成具有孔道结构的颗粒,有丰富的大孔、中孔及微孔,大孔和中孔主要是溶质的通道,大量的微孔具有一定的孔径和孔容,形成相当大的比表面积,这种具有微孔结构的球型吸附剂,一般采用微囊包膜。血液中的溶质直接与其接触,并到达吸附剂表面,经弥散机制通过微囊进入吸附剂的大中孔道,最后才进入微孔,在静电作用或范德华力作用下被吸附。若吸附剂表面固定了抗原、抗体,则利用生物亲和力也能吸附血液中相应的抗体、抗原。血液和吸附剂直接接触,溶质分子通过生物亲和力、静电作用力和范德华力被吸附剂吸附的过程称为 HP。由于吸附材料的不断改进,树脂吸附剂的血液灌流器的应用并不仅限于临床肾病的范围内,近年来已广泛应用于药物或毒物中毒、急性肝衰竭、皮肤病等危重症疾病的课题中。

(1)药物、毒物中毒:巴比妥类药物,其他药物如格鲁米特、安定、氯氮等都带有三环或杂环结构,对中性树脂有很高的亲和力,在血液灌流中常可达到很高的清除率。近年来,国际及国内临床上应用血液灌流抢救了很多的有机磷类农药中毒、毒鼠强等有机氮化合物、百草枯等毒物中毒患者。

(2)清除代谢废物:树脂吸附剂血液灌流对尿毒症患者血中的尿酸、肌酐、中分子量的代谢毒物,以及肝衰竭患者血中的芳香氨基酸类、硫醇有机酸酚类和中分子量的代谢药物也有显著的吸附作用。

(3)联合应用:在某种特殊的情况下,血液灌流可以与血液透析联合使用。如某些中毒导致急性肾衰竭或在原有的肾衰竭基础上又发生了急性药物中毒的,便可考虑联合应用。

(4)血液灌流的其他适应证:近年来,HP 在清除胆红素、治疗急性肝功能衰竭方面的作用引起人们的极大注意。在危重症的救治中,吸附剂能有效清除循环中的细胞因子、炎症介质和内毒素,从而达到弱化炎症反应、平衡免疫系统的效果。

8.血浆滤过吸附

1998 年,Tetta 等提出血浆滤过吸附(Plasma filtration adsorption,PFA)模式,该模式首先以血浆吸附滤过器分离出血浆,将血浆引入吸附装置以去除内毒素、炎症介质等有害物质,再将血浆重新输回体内。该模式可以应用于 SIRS 或 Sepsis 的治疗。

9.血浆置换

血浆置换(Plasmapheresis,PE)的原理是应用膜滤过的方法,将患者的血液分离为血浆和细胞成分,弃去患者的血浆,而将细胞及其他保留成分和与废弃血浆等量的健康人血浆和白蛋白等一起输回患者体内,借以清除病理性物质。PE 常用于治疗自身免疫性疾病,如 SLE、自身免疫性溶血性贫血、重症肌无力等。

10.人工肝支持系统

人工肝支持系统(Artificial liver support system,ALSS)是一个体外的机械、理化或者生物装置,通过它来模拟肝脏的解毒功能,清除各种有害物质,补充必需物质,改善内环境,暂时替代了已衰竭肝脏的部分功能,为肝细胞再生及肝功能恢复创造了条件,或者为肝移植争取了等待时机。

人工肝的治疗有生物型和非生物型两种方法。生物型人工肝还没有达到临床广泛大量应用的状态,非生物型人工肝已在国内广泛使用并被证明是确实有效的方法,成为目前治疗肝衰竭急需、必备的治疗方法之一。

人工肝的治疗模式有 PE、血浆胆红素吸附(Plasma bilirubin absorpsion,PBA)、HP、分子吸附再循环系统(Molecular adsorbent recirculating system,MARS)、白蛋白透析[(Albumin dialysis,AD),其中包括单次白蛋白通过透析(Single pass albumin dialysis,SPAD)、连续白蛋白净化系统(Continuous albumin purification system,CAPS)等方法]、血浆透析滤过(Plasmadiafiltration,PDF)等。血液滤过(HF)、血液透析(PD)、连续性血液透析滤过(CHDF)等在广义上也可列为人工肝治疗的范围。其中,血浆置换是非生物型人工肝中最基本、最有效的方法。根据患者肝衰竭的原因和情况,选择血浆置换单独应用或联合其他治疗模式来进行。这些方法均从某一方面或多方面模拟肝脏的功能,起着维持内环境稳定的重要作用。

(二)滤　器

滤器的基本结构有平板型和空心纤维型之分。滤过膜宜采用生物相容性良好的高分子材料制成的半透膜(见图 1-7)。对滤过膜的要求应包括以下几点:①无毒,无致热源,生物相容性好;②孔径均匀,有确切的截留分子量;③滤过率高;④理化性能稳定。目前常用的材料包括纤维素、聚丙烯腈(PAN)、聚砜(PS)、聚甲基丙烯酸甲酯(PMMA)等。

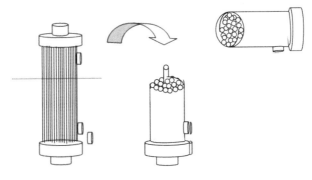

图 1-7　滤器断面图

(三)置换液配置和输入

1.置换液的配置

原则上说,置换液的成分应当尽可能接近人的细胞外液。可应用的碱基包括乳酸盐、柠檬酸盐、醋酸盐及碳酸氢盐,由于前三者需要在肝脏中代谢成碳酸氢盐,因此,在肝功能不全或乳酸性酸中毒患者的应用中受到限制。在危重症医学领域,碳酸氢盐作为置换液碱基的应用最为广泛。

常用的商品置换液有改良 Port 配方和 Kaplan 配方。比如,【A 液】:生理盐水 3000mL＋5％葡萄糖液(Glu)1000mL＋10％氯化钙 10mL＋25％硫酸镁 3.2mL(依患者血钾水平加入适量 10％氯化钾溶液 5～10mL);【B 液】:5％碳酸氢钠 250mL。以上 2 组液体采取不同的通道同步输入。又比如,【A 液】:生理盐水 1000mL＋10％氯化钙 20mL;【B 液】:0.45％氯化钠 1000mL＋5％碳酸氢钠 250mL。自行配制时应当遵循以下原则:①无菌,无致热原;②电解质浓度应保持在生理水平,为纠正患者原有的电解质紊乱,可根据治疗目标进行个体化调节;③缓冲系统可采用碳酸氢盐、乳酸盐或柠檬酸盐;④置换液或透析液的渗透压要保持在生理范围内,一般不采用低渗或高渗配方。

2. 置换液的输入

(1)前稀释(Predilution):置换液输入点在滤器前的动脉管路。优点是减少滤器凝血,滤器寿命较长,超滤率大;缺点是经过滤器的血液被稀释,置换液用量需增加 15％。前稀释适用于以下情况:①超滤率(UFR)大于 10mL/min 且需要大量超滤和高容量血液滤过时,可以减少及预防血液浓缩而导致的滤器凝血;②患者红细胞压积大于 40％;③有出血倾向的患者,应减少抗凝剂用量。

(2)后稀释(Postdilution):置换液在滤器后的静脉管路输入。优点是无血液稀释,可以减少置换液量,溶质清除率高。缺点是 UFR 有限,可能增加凝血危险,滤器寿命较短。适用于所有无特殊需要的 CRRT 治疗。

(四)抗 凝

当血液接触体外管路和滤器后,可激活凝血因子,引起血小板活化和黏附,在滤过膜及管路的表面形成血栓,从而影响管路中血液流动的阻力和溶质的清除效率,或可导致严重的栓塞并发症。因此,在血液净化治疗过程中,应采取恰当的抗凝措施。目前所采用的抗凝策略有三种:全身抗凝、局部抗凝和无抗凝。

对于无出血风险的危重症患者,可采用全身抗凝的治疗方法。全身抗凝一般采用普通肝素或低分子肝素持续给药。普通肝素首次负荷剂量为 2000～5000U,静脉输注,维持剂量为 500～2000U/h;或首次负荷剂量为 25～30U/kg,静脉输注,然后以 5～10U/(kg·h)的速度持续静脉输注。需每隔 4～6 小时监测 1 次 APTT,据此调整普通肝素用量,一般将 APTT 维持在正常值的1～1.4 倍。低分子肝素全身抗凝的出血风险相对较低,为保持抗凝效果,持续给药时抗 Xa 活性需维持在 0.25～0.35U/mL。

对接受血液净化治疗的高出血风险患者,应采用局部抗凝,无局部抗凝条件时可采用无抗凝策略。一般认为,有活动性出血、血小板<60×10⁹/L、INR>2、APTT>60s 或 24h 内曾发生出血者,均应被视为高出血风险者。局部抗凝可采用普通肝素法或柠檬酸盐法。①普通肝素法:即在滤器前持续输注普通肝素,并在滤器后输鱼精蛋白,利用鱼精蛋白能在0.5～1min 内同肝素迅速结合形成稳定的复合物,同时失去抗凝活性的特点,实现体外抗凝。普通肝素一般以 1000～1666U/h 的速度行滤器前持续输注,并在滤器后以 1mg:100～130U(鱼精蛋白:普通肝素)的比例持续输注,并根据 ACT 监测的结果调整用量,保持滤器前血液 ACT>250s,外周血 ACT<180s。②柠檬酸盐法:柠檬酸盐可以螯合钙,致使血中钙离子浓度降低,从而阻止凝血酶原转化为凝血酶,达到抗凝目的。这是目前最安全、有效的局部抗凝方法,对全身凝血功能的影响最小,适用于必须抗凝但又有较大出血风险的患者。一般采用柠檬酸三钠溶液,以 40～60mmol/h 的速度行滤器前输入,同时在滤器后或外周血中补充氯化钙或葡萄糖酸钙溶液(见图 1-8),根据滤器后血液中的游离钙浓度监测来决定钙溶液用量,要求保持静脉标本滤器后血滤管路的游离钙浓度为 0.20～0.40mmol/L,动脉标本外周静脉或动脉游离钙浓度为 1.00～1.20mmol/L。根据游离钙浓度调整柠檬酸盐或葡萄糖酸钙的输注速度,其具体的参考方案见表 1-4 和表 1-5。

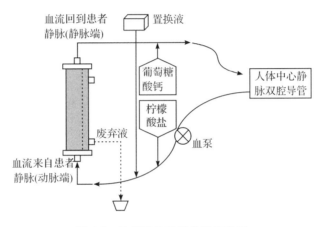

图 1-8 柠檬酸盐局部抗凝示意图

表 1-4 根据静脉标本游离钙浓度调整柠檬酸盐输注速度的方案

静脉标本游离钙浓度(从滤器后静脉取血部位取血)	ACD-A 输注速度调整
<0.20mmol/L	降低 5mL/h
0.20～0.40mmol/L	维持不变
0.41～0.50mmol/L	增加 5mL/h
>0.50mmol/L	增加 10mL/h

表 1-5 根据动脉标本游离钙浓度调整葡萄糖酸钙输注速度的方案

动脉标本游离钙浓度(从外周静脉或动脉取血)	10%葡萄糖酸钙输注速度调整
>1.45mmol/L	降低 6.1mL/h
1.21～1.45mmol/L	降低 3.1mL/h
1.00～1.20mmol/L	维持不变
0.90～1.00mmol/L	增加 3.1mL/h
<0.90mmol/L	推注 3.1mL/kg 后,增加 6.1mL/h

注:ACD-A 指柠檬酸盐。

由于柠檬酸盐主要经肝脏代谢,对于肝功能障碍的患者,应根据其严重程度,或禁用,或适当减慢柠檬酸盐输注速度,以防造成体内蓄积。

无抗凝策略容易发生管路凝血,可以采用下述措施以减少管路内凝血:①向预冲液中加入5000~20000U的肝素;②治疗过程中,以生理盐水冲洗管路,1次/h,100mL/次,但应注意无菌操作,防止外源性感染;③减少血泵停止时间和次数;④尽可能避免管路中进入空气;⑤保证充足的血流量,尽量避免抽吸现象的发生;⑥提高血流速度(200~300mL/min);⑦尽可能选用生物相容性好的滤膜。

三、危重症患者的血液净化治疗

(一)急性肾衰竭

急性肾衰竭(Acute renal failure,ARF)是指由任何原因引起的肾泌尿功能急剧减退,以致机体内环境严重紊乱的临床综合征。SIRS和休克导致的肾脏低灌注,以及药物和毒物的肾毒性是危重症患者并发ARF的常见原因。临床上主要表现为氮质血症、高钾血症和代谢性酸中毒,常伴有少尿或无尿。血液净化治疗ARF主要有两个目的:①对症治疗包括维持水、电解质和酸碱平衡,纠正氮质血症等;②对因治疗通过清除过多炎症介质来减轻炎症反应程度,对抗休克,改善肾脏灌注,或通过清除体内过量药物或毒物,减轻肾毒性。

对于合并ARF的危重症患者,应早期接受血液净化治疗。根据肾脏功能RIFLE分级标准,在危险-损伤(Risk-injury)阶段即开始治疗,能促进肾功能恢复和改善预后。

不同血液净化模式对危重症ARF患者预后影响无显著差别。然而,危重症患者常会发生血流动力学不稳定、第三间隙液体潴留,而CVVH对患者血流动力学影响较小,有利于液体量的控制和使中分子量的炎症介质得以清除,因此,临床上多采用CVVH模式,治疗剂量不应低于35mL/(kg·h)。

(二)全身炎症反应综合征

重症急性胰腺炎、严重创伤、烧伤等是全身炎症反应综合征(Systemic inflammatory response syndrome,SIRS)的常见病因。在SIRS的发病过程中,大量产生和释放的促炎细胞因子可引起休克、DIC,严重时可致MODS。血液净化技术可以从循环中清除大量炎症介质,包括促炎细胞因子、补体激活产物及花生四烯酸代谢产物等,从而减轻全身炎症反应。目前,血液净化技术所应用的滤过膜截留分子量一般为$(3\sim5)\times10^4$Da,大多数炎症因子单体的分子量在3×10^4Da以下,因此,这些炎症因子可以从循环中被滤出。为提高中分子量的溶质清除效率,治疗SIRS时一般选择高治疗剂量的血液滤过(HVHF)或血液透析滤过(HDF)等,以对流机制清除溶质。研究表明,滤过膜对中分子量的炎症介质的吸附作用在清除炎症介质中也有重要作用,但由于滤过膜的吸附作用极易饱和,为了保持溶质清除效果应注意更换滤器。虽然多项临床和实验研究提示,血液净化能有效降低循环中炎症介质水平,改善临床指标,但目前尚无大型、多中心的随机、对照研究证实其对SIRS患者预后所产生的影响。

(三)液体过负荷

液体过负荷、药物治疗无效时,可以选择血液净化技术。充血性心力衰竭、心肺转流手术、急性呼吸窘迫综合征(ARDS)及重症急性胰腺炎(SAP)等是液体过负荷常见疾病或原因。当充血性心力衰竭时或心肺转流术中及术后,显著的心脏前负荷加重,可导致心肺功能障碍,肾灌注下降,从而使交感神经兴奋和肾素-血管紧张素-醛固酮系统激活,进一步加重心脏的前、后负荷,形成恶性循环。血液净化技术能安全可靠地清除体内过多的水,迅速降低心脏前负荷,改善肝、肾等重要脏器灌注,同时使肾素-血管紧张素-醛固酮系统得到抑制,改善心脏后负荷,有利于心功能恢复。在 ARDS、SAP 及 SIRS 等疾病状态下,可因肾素-血管紧张素-醛固酮系统的激活和毛细血管渗漏等病理生理改变,使细胞外液量增加,体液分布异常,严重影响组织氧输送和氧摄取。此时,血液净化一方面可清除炎症介质,减轻全身炎症反应,改善毛细血管通透性;另一方面还能清除过多的水,配合胶体液治疗,可减轻组织水肿,改善组织细胞氧合的程度。对治疗药物难以奏效的液体过负荷,可选择连续静脉静脉血液滤过(CVVH)、低效延时每日透析(SLEDD)或缓慢连续性超滤(SCUF)等持续模式。

(四)严重的电解质及酸碱紊乱

血液净化可迅速纠正重度高钠血症、低钠血症、高钾血症或严重代谢性酸中毒,但治疗时应注意,对于慢性低钠或高钠血症患者,纠正速度不宜过快。文献提供的治疗指征分别有:血钠$<115\text{mmol/L}$ 或 $>160\text{mmol/L}$,血钾$>6.5\text{mmol/L}$,pH<7.1。

(五)重症急性胰腺炎

重症急性胰腺炎(Severe acute pancreatitis,SAP)初期的病理生理学改变主要是 SIRS,可较早出现毛细血管渗漏、休克、水电解质和酸碱平衡紊乱、腹腔内高压,甚至腹腔间隔室综合征(Abdominal compartment syndrome,ACS)。针对 SIRS,血液净化治疗有利于减轻胰腺及远隔组织器官的炎症损伤,稳定内环境,进而有利于 ACS 的治疗。对于无手术指征的 SAP 患者,在发病 72h 内接受 HF[不低于 35mL/(kg·h)]可改善其临床症状,提高非手术治疗的成功率,降低死亡率。

此外,SAP 合并严重水、电解质和酸碱平衡紊乱或 ARF、MODS 时,都有血液净化治疗的指征。

(六)挤压综合征和横纹肌溶解

当患者发生挤压综合征和横纹肌溶解时,大量释放入血的毒素和肌红蛋白可以引起全身炎症反应综合征和急性肾功能损伤,上述物质均可被血液净化所清除。治疗应尽早开始,应采用高通透性滤器,行 HVHF 治疗,或可采用血浆吸附治疗。

(七)药物过量和中毒

血液透析联合血液灌流在药物和毒物中毒救治中的疗效已得到了广泛认可。循环中的有机磷农药和各种毒鼠药,以及抗癫痫药、镇静催眠药、抗生素类、洋地黄类及抗肿瘤化疗等都可被血液透析联合血液灌流技术予以清除。鉴于这一治疗机制,治疗分布容积高的药物或毒物中毒时,更应强调尽早行血液净化,并适当延长治疗时间。倘若治疗停止过早,组织中的药物或毒物会因转移回血液循环内而发生反跳现象。

(八)肝功能不全

各种原因引起的重型肝炎、肝功能不全或肝衰竭常伴有内环境紊乱和体内毒性物质蓄积,抑制肝细胞再生。人工肝治疗可提供正常肝脏的解毒、合成及分泌等功能,为肝细胞再生或进行肝移植手术提供契机。

四、创伤急救

现代人类生命健康的三大杀手有:创伤、肿瘤和心血管疾病。和平时期创伤的主要原因是交通事故。多发性创伤涉及多部位、多脏器,伤情严重而复杂,初诊时的误、漏诊率高。

(一)创伤死亡原因

第一个时期是创伤发生后数秒到数分钟之内。在这个创伤早期,通常是严重的脑或高位脊椎损伤,心脏、主动脉或其他大血管破裂。由于这些严重的创伤只有小部分患者能抢救成功,预防是减少这类创伤相关死亡的唯一办法。

第二个时期是创伤发生后数分钟到数小时。这个时期的死亡通常是由于硬膜下或硬膜外血肿,血胸,实质脏器的破裂(肝或脾),骨盆骨折,或其他伴随出血的创伤。快速评估和及时解决这些问题是创伤后救治的“黄金时间”。

第三个时期发生在创伤后数天到数周。通常是由于脓毒症和伴随多脏器功能衰竭而导致死亡。

(二)创伤后救治的“黄金时间”

创伤后数分钟至数小时内,与第二个死亡高峰期重合。强调急诊救治的重要性,在创伤后的数小时内成功处理患者,可以使患者的死亡率、致残率降至最低。

(三)创伤急救的原则

创伤急救的原则为优先处理原则,其包括:不必因诊断不明确而延误有效治疗的原则;对急性创伤患者的评估,在一开始时是不需要非常详细的病史的。

(四)现场的五项基本技术

通气、止血、包扎、固定、搬运是外伤现场的五项基本技术。在外伤现场救护时,救护的效果好坏,在很大程度上与及时准确的现场急救处理、安全迅速的转运密切相关。正确的现场急救能减轻伤者的痛苦,预防和减少并发症,为医院的进一步治疗奠定良好的基础。

(1)通气:保证呼吸道通畅,确保有效通气。

(2)止血:控制活动性出血,利于抗休克。

(3)包扎:保护创面组织,保护器官及防止再损伤。

(4)固定:维持骨关节相对稳定,防止出血及再损伤。

(5)搬运:争取时间,予以初期生命支持,为后续治疗提供条件。

（五）必须掌握的抢救技术

对创伤患者进行初级和二级评估；建立患者的通气道并实施人工呼吸；若为成人和婴儿，则经口腔/鼻腔气管插管；脉搏血氧含量和呼出气中二氧化碳含量的测定；环甲膜切开术；对休克患者的评估和处理，特别是威胁生命的出血的识别；深静脉穿刺术/静脉切开术；胸腔穿刺和胸腔置管行胸腔减压术；心包填塞的识别和心包穿刺；胸外伤在临床和影像学上的识别；腹腔灌洗，超声和 CT 对腹部病变的评价；合并颅脑损伤患者的评估和治疗，包括 Glasgow 昏迷指数的使用和 CT 在颅脑损伤中的应用；头颅和面部外伤的体格检查；脊髓保护，以及脊髓损伤的临床和影像学评估；骨骼肌肉系统损伤的评估和处理；烧伤面积和深度的评估以及容量复苏。

（六）多发性创伤的定义

多发性创伤是指在同一致病因素作用下，使两个或两个以上解剖部位或脏器受到严重损伤，其中有一处是危及生命的或合并休克的创伤。因此，凡具有以下两条或两条以上的，均可诊断为多发性创伤。①颅脑外伤：颅骨骨折、颅内血肿、脑挫伤或裂伤以及颌面部骨折；②颈部损伤：大血管损伤或颈椎损伤；③胸部损伤：多发肋骨骨折，血气胸，心、肺、气管、纵隔、横膈和大血管损伤；④腹部损伤：腹腔内实质、空腔脏器损伤，出血，后腹膜血肿；⑤脊柱骨折伴有神经损伤；⑥骨盆骨折伴有休克；⑦上肢长骨干、肩胛骨骨折；⑧下肢长骨干骨折；⑨四肢广泛撕脱伤；⑩泌尿、生殖系损伤：肾、膀胱、子宫、尿道以及阴道破裂等。

（七）严重多发伤应遵循的抢救要点

查体遵循"CRASH PLAN"的原则，尽可能不漏诊；予以安全、必要的辅助检查。其中各字母代表的含义如下：

C＝Cardiac（心脏）；R＝Respiratory（呼吸）；A＝Abdomen（腹部）；S＝Spina（脊髓）；

H＝Head（头颅）；P＝Pelvis（骨盆）；L＝Limb（四肢）；A＝Arteries（动脉）；N＝Nerve（神经）。

（八）严重多发性创伤抢救程序

严重多发性创伤抢救程序为"VIPCO"程序。

（1）V（Ventilation）：保持呼吸道通畅，通气和给氧。

（2）I（Infusion）：输血，输液，扩容抗休克。

（3）P（Pulsation）：监护心搏，维护心泵及心肺复苏。

（4）C（Control）：控制出血。

（5）O（Operation）：手术。

（九）限制性液体复苏

限制性液体复苏（Limited fluid resuscitation，LFR）适用于有活动性出血休克的患者，尤其适用于胸部和腹部创伤为主、伴有活动性出血所致的休克而不能迅速进行手术止血者。收缩压维持在 80～90mmHg，保证重要脏器的基本灌注，并尽快止血，尽量缩短限制性液体复苏的时间,出血控制后再进行积极复苏。对于合并颅脑损伤的多发伤患者、老年患者及高血压患者,应避免限制性液体复苏。

(十)损伤控制性手术

严重创伤患者,特别是所谓的"死亡三角"患者(顽固性低体温、顽固性代谢性酸中毒、凝血障碍),必须实施"损伤控制性手术(Damage control surgery,DCS)",从而迅速结束手术,再送患者至 ICU 以做进一步复苏,待病情稳定后行确定性手术。DCS 是近 20 年来创伤外科领域提出的极有实用价值的外科概念,包括采用简便、可行、有效、损伤较小的应急救命手术来处理致命性创伤,进一步通过复苏和计划分期手术来处理非致命性创伤的处理模式。其包括初始简化手术→复苏→确定性手术。

DCS 具体内容有:①立即手术,用最简单的方法控制出血和污染;②ICU 的加强监护治疗,包括复苏、纠正低体温、纠正凝血障碍和代谢性酸中毒,呼吸支持,防治 MODS;③当患者病情允许时行确定性手术。

参考文献

[1]冯欣蕖,崔华中,韩溟,等.急危重症就诊特点分析[J].岭南急诊医学杂志,2005,2:104-105.

[2]王莹,任线萍.急危重症患者护理安全用药管理[J].中外医疗,2011,30:127.

[3]王春亭,王可富.现代重症抢救技术与临床应用[M].北京:人民卫生出版社,2012.

[4]吕红娟,肖瑾,徐培坤,等.重型颅脑损伤监护的研究进展[J].中国微创外科杂志,2010,10(9):848-850.

[5]刘科,唐文渊.颅脑外伤脑氧监测技术应用新进展[J].国际神经病学神经外科学分册,2003,30(1):22-24.

[6]周建新.神经外科重症监测与治疗[M].北京:人民卫生出版社,2013.

[7]邱海波,黄英姿.ICU 监测与治疗技术[M].上海:上海科学技术出版社,2009.

[8]Bigatello L M.麻省总医院危重病医学手册[M].杜斌,译.北京:人民卫生出版社,2012.

[9]刘大为.临床血流动力学[M].北京:人民卫生出版社,2013.

[10]马晓春.欧洲危重病学会(2012)急性胃肠损伤共识解读[J].临床外科杂志,2013,21:159-161.

[11]中华医学会血液学分会·血栓与止血学组.弥散性血管内凝血诊断与治疗中国专家共识[J].中华血液学杂志,2012,33:978-979.

[12]胡豫.2012 版弥散性血管内凝血诊断与治疗中国专家共识解读[J].临床血液学杂志,2013,26:149-150.

[13]邱海波,于凯江,杨毅.ICU 主治医师手册[M],2 版.南京:江苏科学技术出版社,2013.

[14]中华人民共和国卫生部.血液净化标准操作规程(2010 版)[S].北京:国家卫生计生委医政医管局,2010.

[15]Ibrahim E H, Sherman G, Ward S, et al. The influence of inadequate antimicrobial treatment of bloodstream infections on patient outcomes in the ICU Setting[J]. Chest, 2000, 118(1):146-155.

[16]Luna C M, Vujacich P, Niederman M S, et al. Impact of BAL data on the therapy and outcome of venti-

lator-associated pneumonia[J]. Chest,1997：111(3):676-685.

[17]Kollef M H，Ward S. The influence of mini-BAL cultures on patient outcomes：implications for the antibiotic management of ventilator-associated pneumonia[J]. Chest,1998,113(2):412-420.

[18]Drossman D A. The functional gastrointestinal disorders and Rome Ⅱ process[J]. Gut, 1999, 45(Supple 2):S1-S5.

[19]Bellomo R，Ronco C，Kellum J A，et al. Acute renal failure——definition,outcome measures,animal models,fluid therapy and information technologyneeds：the Second International Consensus Conference of the Acute Dialysis Quality Initiative (ADQI) Group[J]. Crit Care,2004,8(4):204-212.

[20]Mehta R L，Kellum J A，Shah S V，et al. Acute Kidney Injury Network：report of an initiative to improve outcomes in acute kidney injury[J]. Crit Care,2007,11(2):31.

[21]Lewington A，Kanagasundaram S. Renal Association Clinical Practice Guidelines on acute kidney injury [J]. Nephron Clin Pract,2011,118:349-390.

[22]Taylor F B Jr.，Toh C H，Hoots W K，et al. Towards a Definition，Clinical，and Laboratory Criteria，and a Scoring System for Disseminated Intravascular Coagulation[J]. Thromb Haemost,2001,86:1327-1330.

[23]Meyer N J，Hall J B. Relative adrenal insufficiency in the ICU：can we at least make the diagnosis? [J]. Am J Respir Crit Care Med,2006,174:1282-1284.

[24]Travers A H，Rea T D，Bentley J，et al. Part 4：CPR Overview. 2010 American Heart Association Guidelines for Cardiopulmonary Resuscitation and Emergency Cardiovascular Care[J]. Circulation,2010,122(Suppl 3):S676-S684.

[25]Berg R A，Hemphill R，Abella B S,et al. Part 5：adult basic life support：2010 American Heart Association Guidelines for Cardiopulmonary Resuscitation and Emergency Cardiovascular Care[J]. Circulation,2010,122(Suppl 3):S685-S705.

[26]Bellomo R，Ronco C，Kellum J A，et al. Acute renal failure-definition, outcome measures, animal models，fluid therapy and information technology needs：the Second International Consensus Conference of the Acute Dialysis Quality Initiative (ADQI) Group[J]. Crit Care,2004,8(4):204-212.

[27]Kidney Disease：Improving Global Outcomes (KDIGO) Acute Kidney Injury Work Group. KDIGO Clinical Practice Guideline for Acute Kidney Injury[J]. Kidney inter,2012,2(Suppl 5):S132-S138.

[28]American College of Surgeons. Advanced Trauma Life Support program for doctors. Student Course Manual 7th edition[M]. Second Impression. Chicago,USA：American College of Surgeons,2004.

[29]Neumar R W，Shuster M，Callaway C W，et al. 2015 American Heart Association Guidelines Update for Cardiopulmonary Resuscitation and Emergency Cardiovascular Care[J]. Circulation,2015,132(Suppl 2):S315-S367.

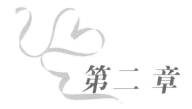

第二章

胃肠生理功能

胃肠的生理功能十分复杂,主要是对食物的消化吸收作用,但其具有的内分泌功能和屏障功能也具有十分重要的作用。人体主要通过食物的消化吸收以补充能量代谢的需要;胃肠的内分泌功能除对胃肠本身的功能具有重要影响外,还对其他组织器官如肝脏、胆囊、胰腺甚至远处的器官产生影响。因此,了解胃肠的生理功能进而努力维护正常的胃肠生理功能是重症医学十分重要的方面。本章从胃肠的运动功能(如胃的运动功能、小肠的运动功能、结直肠的运动功能),消化功能(如胃的消化功能、小肠的消化功能、结直肠的消化功能),内分泌功能(如胃肠道内分泌细胞、胃肠激素),屏障功能(如胃屏障功能、肠道屏障功能),以及微生态(如胃肠微生态、肠道正常菌群的生理功能、肠道正常菌群的检测方法、肠道微生态与人类疾病)五方面,对胃肠的生理功能进行了阐述,为下一章节的危重症急性胃肠损伤的发病机理和诊断做了铺垫。

第一节 胃肠的运动功能

胃肠运动的主要功能是:①有序地运送机体所摄入的食物,使食物通过胃肠道,最终将未消化吸收的食物残渣排出体外;②研磨食物,并使其与消化液混合,从而使所摄入的食物转变为易于溶解的、可被吸收的营养物质;③使食物与管腔黏膜吸收表面相接触的物质不断地进行更换,从而提高食物的吸收效率。

一、胃的运动功能

(一)胃的肌电运动

胃平滑肌细胞静息电位的幅值较低、波幅较大,实测值为$-60\ MV \sim -50MV$。在静息电位的基础上可记录到一种自发性的、缓慢的、节律性的去极化波,称为慢波。胃慢波的起搏点位于胃体近端1/3和中1/3连接处,即胃大弯的纵行肌内。慢波呈环形由近端向远端扩布,胃大弯侧的扩布速度较胃小弯侧稍快。胃体的扩布速度缓慢($0.5cm/s$),而胃窦远端的扩布速度则增加至$4cm/s$。每一次慢波并不伴有胃平滑肌收缩,当慢波平台期出现动作电位的叠加时,就会发生平滑肌的收缩,动作电位的频率、振幅、持续时间决定了肌肉收缩的力度和持续时间。

（二）胃的运动功能

在食团进入胃腔时，胃就开始产生运动，称为消化期运动；在胃排空到下一次进食之间，胃也发生特征性的运动，称为消化间期运动。

胃在消化期和消化间期具有不同的运动功能。消化期胃运动的主要作用是：①容受和储存食物；②对食物进行机械性消化，使胃内的食物团和胃液充分混合以形成糊状的食糜，并将食糜以适当的速度逐步推入十二指肠。消化间期胃运动的主要作用则是清除胃内残留物。胃的头区运动较弱，其主要功能是接纳和贮存食物，调节胃内压力以促进液体排空。胃的尾区有明显的运动，其主要功能是混合、磨碎食物，形成食糜，并加快固体食物的排空。

1. 消化期胃的运动

（1）容受性舒张：是胃容纳食物的主要运动形式。当人们咀嚼和吞咽食物时，食物通过咽、食管等处感受器的刺激，反射性地通过迷走神经的作用，引起胃头区肌肉的舒张，使胃腔的容量由空腹时的 50mL 左右增加到进食后的 1.0～1.5L，而胃内压力无明显升高，使胃的容量能适应大量食物的涌入，并停留在胃内。胃壁肌肉的这种活动称为容受性舒张。其生理意义是使胃更好地完成容受和储存食物的功能，这种舒张可以防止胃内压力突然升高导致胃内容物迅速排到十二指肠，或因食管下括约肌张力不全而引起胃内容物反流。

（2）紧张性收缩：有助于保持胃内一定的基础压力。紧张性收缩是消化道平滑肌共有的运动形式，它可以使胃腔内保持一定的压力，有助于胃液渗入食物内部，促进化学性消化；同时还可使胃保持一定的形状和位置，防止胃下垂。

（3）蠕动：是胃向十二指肠排放食糜的动力。胃的蠕动出现于食物进入胃内 5min 后，是一种起始于胃的中部，向幽门方向推进的收缩波，约 15～20s 出现 1 次。每个蠕动波到达幽门需要约 1min 的时间，因此，当前一个蠕动波还在进行中时，后一个蠕动波已开始，常将其形容为"一波未平，一波又起"，蠕动波起始时较弱，在传播途中逐渐加强，速度也逐渐加快。蠕动波一直传播到幽门，并将 1～2mL 的食糜送入十二指肠。胃蠕动的这种作用也被称为幽门泵。其生理意义是使胃研磨进入胃内的食物团，以及使胃液与食物充分混合，形成糊状的食糜，从而将食糜逐步推入十二指肠。

2. 消化间期胃的运动

胃空腹状态下并非静止，胃腔内压力呈周期性变化。人胃在空腹时呈现出以间歇性强力收缩伴有较长静息期为特征性的周期性运动，并向肠道方向扩布。胃在消化间期的这种运动称为移行性复合运动（Migrating motor complex，MMC）。MMC 是胃肠道消化间期特征性的周期性运动。MMC 每一个周期为 90～120min，可分为四个时相。

（1）Ⅰ相：运动静息期。此时只能记录到慢波电位，不出现胃肠收缩，持续时间为 45～60min。

（2）Ⅱ相：少锋电位期。此时可记录到少量不规则的峰电位，胃肠出现散发的蠕动，持续时间为 30～45min。

（3）Ⅲ相：强烈收缩期。此时每个慢波电位上均叠加成簇的峰电位，胃肠出现规则的高振幅收缩，持续时间为 5～10min，这种强力的收缩波起到了"清道夫"的作用，并使人产生饥饿的感觉。

(4)Ⅳ相:过渡期。从Ⅲ相转至Ⅰ相之间的短暂时期,持续时间约为5min。胃的MMC起始于胃体的上1/3处,其收缩波以5～10cm/min的速度向远端扩布,90min后可到达回肠末端。其生理作用是将空腹时吞下的唾液、胃黏液、上次进食后遗留的残渣、脱落的细胞碎片和细菌等清除干净,因此,起到"清道夫"的作用。如果消化间期胃肠运动减弱,则可引起消化不良和肠道细菌过度繁殖等情况。

(三)胃的排空

胃排空包括胃对液体、固体、不消化固体食物的排空。

1.胃对液体食物的排空

胃对液体食物的排空速度很快,特别是摄入液体后的几分钟,而第一个20min的速度是第20～120min的3倍,故胃内残留液体和时间呈对数曲线改变的关系。

胃对液体食物的排空速度除受到胃内营养物质的影响外,主要受胃底张力、胃-十二指肠压力差的调控。幽门括约肌、胃窦运动、胃-十二指肠协调运动也参与了液体食物排空速度的调节。

2.胃对固体食物的排空

胃对固体食物的排空速度缓慢,主要取决于食物溶解度和食物被分裂成直径为0.5mm或更小颗粒的速度,即与远端胃蠕动和终末胃窦收缩的作用相关,胃窦-十二指肠协调运动、远端胃张力性收缩也参与了固体食物排空速度的调节。

固体和液体混合食物的排空,先是大部分液体食物排空,再是少量液体和固体混合形成食糜后排空。

3.胃对不消化固体食物的排空

不消化固体食物大于2.5mm直径时,其排空发生在固体和可消化固体食物排空后,消化期胃运动出现MMCⅢ相时,强烈协调的胃-十二指肠收缩和幽门松弛使不消化的固体食物排入近端小肠。

(四)胃的运动调节

胃的运动既受神经因素调节,也受体液因素调节。近端胃平滑肌具有稳定的跨膜电位,缺乏自发的电活动,肌肉的张力性收缩是由微小的缓慢去极化所造成的,受到外来因素的控制。远端胃平滑肌在静息电位的基础上可发生自发去极化,形成3次/min的慢波,而随之的动作电位决定肌肉的收缩,慢波则控制胃运动的节律。胃平滑肌的收缩通常发生在慢波出现后的6～9s,动作电位出现后的1～2s。胃的慢波起源于胃大弯上部,沿纵行肌向幽门传播。肌细胞去极化的范围越大和持续时间越长,则胃平滑肌收缩就越强。胃蠕动的频率受胃平滑肌细胞的慢波控制,一般为3次/min。

胃容受性舒张和顺应性主要受迷走抑制性神经控制。迷走抑制性神经兴奋时,其末梢释放的神经递质是血管活性肽或一氧化氮。迷走兴奋性神经末梢释放的神经递质是乙酰胆碱,可促进近端胃平滑肌收缩。迷走兴奋性神经是胃远端运动的主要调控因素,其兴奋时,可使胃的慢波和动作电位的频率增加,从而使胃的收缩频率和强度增加。交感神经兴奋时,胃的收缩频率和强度则下降。迷走抑制性神经、交感神经对胃远端运动的作用较弱。

许多胃肠激素也会影响胃的运动。胃泌素抑制近端胃收缩,胃泌素和胃动素均可促使胃电节律加快,胃窦收缩增强,从而促进胃排空;胆囊收缩素、铃蟾肽均可促进胃窦收缩;生长抑素、胰高血糖素、抑胃肽和促胰液素等能抑制胃的运动。

二、小肠的运动功能

(一)小肠的肌电运动

同胃一样,小肠平滑肌在静息电位基础上也产生慢波,起源于近胆管入口处的十二指肠纵行肌肉。小肠上段的慢波节律较高,越往下越慢,起始点频率为 12 次/min,而回肠为 8 次/min,这种阶梯式节律慢波决定了小肠的运动形式。慢波并不导致小肠平滑收缩,只有在小肠平滑肌去极化超过固有阈值,钙离子快速进入细胞内产生动作电位时才使小肠平滑肌发生收缩。

(二)小肠的运动形式

小肠肠壁的外层是较薄的纵行肌,内层是较厚的环形肌,二者均参与小肠的运动,但相互关系比较复杂,特别是相邻部位肌肉的收缩在时间和空间上的组合构成了小肠运动的多种形式。其生理作用是使肠内容物充分混合并将其向前推进。

1. 餐后小肠运动

进食后消化间期周期即被阻断,出现分节运动和蠕动,同时黏膜肌收缩产生小肠绒毛的运动。

(1)紧张性收缩:是消化道平滑肌共有的运动形式,也是小肠其他运动形式的基础。小肠的紧张性收缩在空腹时即存在,就餐后显著加强,其生理意义是使小肠平滑肌保持一定的紧张度,从而有助于保持肠道内一定的压力,不仅使小肠保持一定的形状和位置,还有利于消化液向食糜中渗透,促进肠内容物混合,使食糜与肠黏膜紧密接触,有利于吸收的进行。当小肠紧张性降低时,肠壁给予小肠内容物的压力减小,食糜与消化液混合不充分,食糜的推进速度也减慢;反之,当小肠的紧张性升高时,食糜与消化液混合充分而加快,食糜的推进速度也加快。

(2)分节运动:是小肠特有的一种运动形式,是一种以肠壁环形肌为主的节律性收缩与舒张的运动,主要发生在食糜所在的一段肠管上。进食后,有食糜所在的一段肠管上,每隔一定距离的若干部位的环形肌同时收缩,将肠管内的食糜分割成若干节段。随后,原来收缩处舒张,原来舒张处收缩,使原来每个节段的食糜分成两半,相邻的两半又各自合拢形成若干新的节段,如此反复进行,将食糜不断分开又不断混合。分节运动在空腹时几乎不出现,进食后逐渐加强。分节运动的意义是使食糜与消化液充分混合,并增加食糜与肠壁的接触面积,为食物的消化和吸收创造了有利条件。此外,分节运动还能挤压肠壁,有利于血液和淋巴的回流,这些都为营养物质的吸收创造了良好条件。

小肠的分节运动是由小肠平滑肌细胞的慢波所控制的,小肠各段的慢波频率不同,上端的频率较高,随着其向远端延伸,慢波的频率逐渐降低。在整体情况下,小肠上端慢波频率较高的肠段可控制小肠下端频率较低的肠段活动,在小肠的全长上形成数个慢波频率平台。例如,十二指肠慢波的频率约为 11 次/min,回肠远端的频率约为 8 次/min,这种活动梯度有助于食糜向小肠远端推进。

(3)蠕动:小肠的蠕动是一种由环形肌和纵行肌相互协调进行的连续收缩,可发生于小肠的任何部位,并向小肠的远端传播,小肠蠕动的速度很慢,速度为 0.5～2.0cm/s,通常在传播 3～5cm 后自行消失,每个蠕动波只把食糜推进一段短距离(约数厘米),通常叠加在节律性分节运动之上,二者经常并存,蠕动的意义在于使经分节运动作用后的食糜向前推进,到达一个新肠段后,再开始分节运动。

进食时,吞咽动作或食糜刺激十二指肠使小肠出现一种传播速度很快、传播距离较远的蠕动,称为蠕动冲。它可在几分钟内把食糜从小肠始端一直推送到小肠末端。有时还可推送入大肠,其速度为 2～25cm/s。在十二指肠与回肠末端常常出现与蠕动方向相反的逆蠕动。食糜可以在这两段内来回移动,其作用是防止食糜过早地通过回盲瓣进入结肠,有利于食糜的充分消化和吸收。

2.空腹小肠运动

空腹状态时,小肠平滑肌的电活动和收缩活动呈周期性变化,即 MMC。MMC 的每一个周期为 90～120min,小肠 MMC 的生理意义是:防止结肠内的细菌在消化间期逆行迁入回肠;将小肠内的残留物(如食物残渣、脱落的细胞碎片)清除到结肠内;使小肠平滑肌在非消化期或进食期间仍能保持良好的功能状态。迷走神经兴奋可使 MMC 的周期缩短,切断迷走神经后,MMC 消失并会造成食物在肠内滞留。胃动素也与 MMC 的产生有关,给进食动物注射胃动素可诱发额外的 MMC。

(三)小肠运动的调节

小肠运动是由肠腔内食糜的机械扩张刺激所引起的壁内神经丛反射的结果。在整体情况下,小肠蠕动还受外来神经及胃肠激素的影响。

1.肠神经系统和外来的交感和副交感神经的调节作用

(1)壁内神经反射:当机械和化学刺激作用于肠壁感受器时,通过局部反射可引起小肠蠕动。切断支配小肠的外来神经,蠕动仍可继续进行,说明肠管的壁内神经对小肠运动起主要的调节作用。肠壁内在神经系统,即肠神经系统(Enteric nervous system,ENS),由肠壁内的肌间神经丛和黏膜下神经丛共同组成,ENS 含有大量的感觉、整合和运动神经元,胃肠运动的整合很大部分是在 ENS 作用下进行的。应用免疫细胞化学技术证实,小肠平滑肌的肌间神经丛中主要有两类神经元:一类神经元含有血管活性肽、腺苷酸环化酶激活肽、一氧化氮合酶等,它们可以是中间神经元或抑制性运动神经元;另一类神经元含乙酰胆碱、速激肽(如 P 物质)等,它们可以是中间神经元或兴奋性运动神经元。这些神经元通过自身末梢释放的递质,调节小肠平滑肌的活动。

(2)自主神经的调节:控制肠道运动的外来神经主要由自主神经系统组成,包括交感和副交感神经。其中,副交感神经主要由迷走神经完成,它的细胞体位于脑干内,其神经纤维止于肌间神经丛和黏膜下层,主要神经递质为乙酰胆碱。迷走神经可刺激胃肠运动,若行迷走神经切断术后,胃的运动受损甚至消失。交感神经主要来自脊髓的胸腰段,这部分的神经分支到达交感神经节后,节后纤维终止于肌间神经丛,其最主要的神经递质是去甲肾上腺素,该物质通过刺激交感神经可抑制胃肠运动。一般来说,副交感神经兴奋时可增加小肠运动,而交感神经兴奋则产生抑制作用。但上述效果又依赖于小肠平滑肌所处的状态。如果小肠平滑肌的紧张性很高,则无论是副交感神经还是交感神经均能使之抑制;相反,当小肠平滑肌的紧张性很低时,则副交感神经和交感神经都能增强其活动。

2.体液的调节作用

小肠的壁内神经丛和平滑肌对化学物质具有广泛的敏感性,多种体液因素可直接作用于平滑肌细胞上相应的受体或通过壁内神经丛介导,调节小肠平滑肌的运动。促胃液素、缩胆囊素、胰岛素、5-羟色胺等可增强小肠蠕动,而促胰液素和胰高血糖素等可抑制小肠蠕动。

三、结直肠的运动功能

(一)结肠的肌电活动

结肠肌电活动有三种形式:慢波、电震荡活动及峰电位活动。

慢波起源于纵行平滑肌,它在结肠并不固定,频率自升结肠至乙状结肠近端的变化为 $9\sim13$ 次/min,频率自乙状结肠远端到直肠的变化为 $3\sim6$ 次/min。

电震荡活动是频率为 $20\sim45$ 次/min 的高频活动,因同时伴有长时间的收缩,又称为收缩电复合波。

峰电位活动可伴有慢波和收缩电复合波,在慢波基础上的峰电位活动为短促峰电位突发,无移行性,与局部收缩有关;在收缩电复合波基础上发生的峰电位活动为持续性峰电位暴发,可由近端向远端移行,是推进性运动的主要动力。

(二)结肠的运动形式

结肠的运动特点:结肠运动少而缓慢,对刺激的反应也较迟缓,这些特点与大肠主要是吸收水分和暂时贮存粪便的功能相适应。结肠的运动有多种不同的形式,主要的作用是混合和推进结肠内容物,主要的运动形式是混合运动和推进运动。

1.袋状往返运动

袋状往返运动可使大肠内容物不断混合,空腹时多见,常出现一种非推进性的袋状往返运动。这种运动形式是由环形肌的不规则收缩引起的,它使结肠呈现为一串结肠袋,结肠袋中的内容物向前、后两个方向做短距离移位,对内容物尽可能地起到缓慢的搓揉作用,不能向前推进食物残渣。

2.分节推进运动、多袋推进运动

进食后或副交感神经兴奋时,结肠的环形肌有规则地收缩和舒张,像小肠一样发生分节运动。如果在一段较长的结肠壁上同时发生多个结肠袋收缩,并将其内容物向下推移,则称为多袋推进运动。这两种运动均可推动食物残渣向前推进。

3.蠕　动

蠕动可使肠管阶段性闭合和排空,某些则表现为稳定向前的收缩波和舒张波。收缩波前方的肌肉舒张,后方的肌肉保持收缩状态,使该段肠管闭合和排空,可以使肠内容物缓缓向前推进。

4.集团蠕动

进食数小时后,结肠还会发生一种进行很快且前进很远的蠕动,称为集团蠕动。这是一种进行很快且移行很远的强烈蠕动,约发生 $3\sim4$ 次/d。集团蠕动常自横结肠开始,表现为一系列的多袋运动或蠕动,它使结肠内压力明显升高,可将一部分大肠内容物一直推送到结肠下端,甚至推入直肠,引起便意。集团蠕动也常见于进食后 10min,由胃-结肠反射所致。

(三)排便的生理过程

食物残渣在大肠内经过细菌的发酵和腐败作用,并经结肠的运动和黏膜对其水分的吸收后,形成粪便。

结肠内的粪便积聚到一定程度,就发生排便。排便是一个复杂的生理反射过程,称为排便反射。排便反射是一个复杂的综合动作,它包括不随意的低级反射活动和随意的高级反射活动。粪便一般积存在降结肠至乙状结肠中,不进入直肠。

直肠通常是处于空虚状态的。当肠蠕动将粪便推入直肠时,粪便充满直肠刺激肠壁感受器,发出冲动经盆神经和腹下神经传入腰骶部脊髓内的低级排便中枢,同时上传至大脑皮层而产生便意。若环境许可,大脑皮层即发出兴奋性冲动,兴奋传入腰骶部脊髓内的低级排便中枢,由低级排便中枢发出冲动,沿盆神经传出,产生排便反射,使乙状结肠和直肠收缩,肛门括约肌舒张,同时还要有意识地先进行深吸气,使声门关闭,增加胸腔压力,使膈肌下降、腹肌收缩,增加腹内压力,促进粪便排出体外。如果有便意而周围环境不允许排便时,则大脑皮层可发出抑制性冲动,暂时抑制排便反射,随意收缩肛管外括约肌,制止粪便排出。肛门外括约肌的紧缩力比内括约肌大 30%～60%,因而能制止粪便由肛门排出,这可拮抗排便反射,经过一段时间,直肠内粪便又返回乙状结肠或降结肠,这种结肠逆蠕动是一种保护性抑制。但是,长时间或经常抑制便意,可使直肠对粪便的压力刺激的敏感性降低。如粪便在大肠内停留时间过久,水分被过多的吸收而变得干硬,则易产生排便困难,这是引起便秘的原因之一。

参考文献

[1]姚泰.生理学[M].2 版.北京:人民卫生出版社,2010.

[2]朱建森,成志锋,李雨泽,等.Ghrelin,CGRP,NT 对胃肠作用的研究进展[J].现代生物医学进展,2013,13:3191-3193.

[3]莫剑忠,江石湖,萧树东.江绍基胃肠病学[M].2 版.上海:上海科学技术出版社,2014.

[4]李泽培,邱野,彭燕.Cajal 间质细胞与胃肠动力关系的研究进展[J].胃肠病学与肝病学杂志,2014,23:983-986.

[5]吴时胜,张飞.胃肠动力、功能性疾病的神经胃肠病学研究[J].中国实用神经疾病杂志,2014,17:95-96.

[6]Wan S W,Halim M A,Rudholm-Feldreich T,et al. Neuropeptide S inhibits gastrointestinal motility and increases mucosal permeability through nitric oxide[J]. American J Physiol,2015,309:625-634.

[7]Tomblom H, Simrén M, Abrahamsson H. Gastrointestinal motility and neurogastroenterology[J]. Scandinav J Gastroenter,2015,50:685-697.

[8]Maurer A H. Gastrointestinal Motility,Part 1:Esophageal Transit and Gastric Emptying[J]. J Nucl Med,2015,56:1229-1238.

[9]Maurer A H. Gastrointestinal Motility,Part 2:Small-Bowel and Colon Transit[J]. J Nucl Med,2015,56:1395-1400.

第二节 胃肠的消化功能

人体细胞代谢需要营养物质,这些营养物质来自摄入的食物,包括蛋白质、脂肪、碳水化合物、维生素和矿物质,还包括膳食纤维。营养物质在消化道内被分解为可吸收的小分子物质的过程,称为消化。胃肠道主要的消化功能是将摄入胃肠道的食物,与含有多种酶类的消化液接触,使食物颗粒分解消化至分子形式,后者被吸收入血液,将未被消化、吸收的食物残渣和其他废物排出体外。

胃肠道对营养物质的消化有两种形式:一种是机械性消化,即通过胃肠道肌肉的收缩和舒张作用,将食物研磨碎,使之与消化液充分混合,同时把食物不断地向消化道的远端推送;另一种是化学性消化,即通过消化腺分泌消化液,消化液中的酶分别把蛋白质、脂肪和淀粉分解为可吸收的小分子物质。上述两种消化方式同时进行、相互配合、共同作用,为机体的新陈代谢提供源源不断的养料和能量。

一、胃的消化功能

胃是消化道最膨大的部分。成人胃的容量约为 1～2L,具有贮存和初步消化食物两方面的功能。食物由食管进入胃内后,经过胃的机械性和化学性消化作用,食团逐渐被胃液水解和胃运动研磨,形成食糜。

(一)胃的机械消化功能

胃通过运动对食物进行机械性消化。消化期运动包含受纳、混合、研磨、排空四个部分。食物一进入胃腔,近端胃即发生容受性舒张。胃的容受性舒张能够使胃腔容量由空腹时的 50mL,增加到进食后的 1.5L。胃的容受性舒张使胃能够容纳大量食物,胃内压力变化却不大,防止食糜过早地排入十二指肠,有利于食物在胃内的充分消化。胃充盈食物后,胃的紧张性收缩增强使胃内压升高,有助于胃液渗入食物和促进胃排空。此外,还有助于保持胃的正常形态和位置,防止胃下垂。食物进入胃约 5min 后,胃开始出现蠕动,起始于胃体中部,逐步向幽门方向推进。胃蠕动初起时较弱,传播过程逐渐加强加快,接近幽门时更加明显,每次可将一部分食糜推入十二指肠。当蠕动波超越胃内容物到达胃窦终末时,由于胃窦终末有力收缩,部分内容物将被反向地推回,经过多次这样的往返运动,食物与胃液充分的混合并反复研磨,形成直径为 0.1～0.5mm 的颗粒,称之为食糜,与液体一起通过幽门排入十二指肠。胃蠕动有利于食物的化学消化,并可以将食糜逐步推进幽门部,以一定的速度推进十二指肠。食糜在胃内停留的时间约为半小时至数小时,其停留时间取决于食糜颗粒的大小、膳食的组成等因素。机体摄入脂肪餐后胃排空减慢,是因为脂肪能强烈而较持久地刺激促胰液素和胆囊收缩素的释放。

进餐后 1.5～2h,胃以 MMC 的形式进行运动,将残留在胃内的食糜,乃至不能被研磨为小颗粒的异物排入十二指肠,并使人产生饥饿的感觉。进餐可终止 MMC,如果此时不就餐,则 MMC 可重复而有规律地出现。

(二)胃的化学消化功能

胃对食物的化学性消化功能是通过胃黏膜层内的多种外分泌腺细胞分泌胃液来实现的。

1.胃液的生理作用

胃黏膜含有两类分泌细胞:外分泌细胞和内分泌细胞。外分泌细胞组成消化腺,包括:贲门腺(分布于胃与食管连接处的宽 1～4cm 的环形区内,为黏液腺,分泌黏液);泌酸腺(分布在占全胃黏膜约三分之二的胃底和胃体部,主要由壁细胞、主细胞和黏液颈细胞组成,三者分别分泌盐酸、胃蛋白酶原和黏液);幽门腺(分布在幽门部,主要分泌碱性黏液)。胃液的主要成分就是这三种腺体分泌的混合液。内分泌细胞分散于胃黏膜中,如分泌胃泌素的 G 细胞、分泌生长抑素的 D 细胞等。

食物进入胃内时,胃的腺体即分泌胃液,胃液有两大作用:将食物消化至较能吸收状态和杀灭随食物进入的大部分细菌。胃液是一种纯净无色的酸性液体,pH 为 0.9～1.5。正常成人每日分泌胃液的量约为 1.5～2.5L,主要的成分有水、盐酸、胃蛋白酶、黏液、内因子和碳酸氢钠。水能够溶解、稀释食物,使食物碎粒混悬在水中,以利于运送、溶解、水解、乳化和吸收。

盐酸由泌酸腺的壁细胞所分泌。胃液中盐酸以两种形式存在,大部分呈游离态,称游离酸;另一小部分与蛋白质结合,称结合酸,两者合称总酸。正常成人的总酸分泌量高达 20～25mmol/h。一般认为,盐酸的排出量可反映胃的分泌能力,与壁细胞的数量成正比关系,与壁细胞的功能状态也有一定的关系。胃液中氢离子浓度最高可达 150mmol/L,比空腹时盐酸排出量(基础胃酸排出量)高 0～5mmol/h。在食物或某些药物刺激下,盐酸排出量可比细胞胞质氢离子浓度高约 300 万倍。因此,壁细胞分泌 H^+ 是逆浓度梯度的主动运输过程,需要消耗能量。氢离子的分泌是靠细胞顶膜上的质子泵来实现的。质子泵兼有转运氢离子、钾离子和催化 ATP 水解的功能。质子泵每降解一分子 ATP 就可驱动一个氢离子从胞质进入胃腔,同时驱动一个钾离子从胃腔进入胞质。氢离子和钾离子的交换是一对一的,因而是电中性交换。

胃内盐酸具有多种生理作用:①激活无活性的胃蛋白酶原,使之转变为有活性的胃蛋白酶,并为胃蛋白酶提供适宜的酸性环境;②促使食物中蛋白质变性,使其更易消化吸收;③杀灭随食物进入胃内的细菌,对维持胃及小肠的无菌状态具有重要意义;④可促进胰液、胆汁和肠液的分泌,为小肠内的消化创造有利条件;⑤所形成的酸性环境有助于小肠对铁和钙的吸收。所以,若盐酸分泌过少则会产生消化不良、贫血等症状;相反,若盐酸分泌过多,则对人体也是不利的。盐酸对胃和十二指肠黏膜有侵蚀作用,因此,胃酸分泌过多是导致溃疡病病发的重要原因。因质子泵已被证实是由各种因素引起胃酸分泌的最后通路,所以,临床上常选用选择性抑制质子泵的药物来抑制胃酸分泌。

消化道内存在的糖类消化酶包括由唾液腺分泌的唾液淀粉酶和由胰腺分泌的胰淀粉酶。唾液淀粉酶催化反应所需的最适 pH 为 6.7～7.0,在酸性环境下将失去酶活性。通常咀嚼食物的时间较短,当唾液淀粉酶随食物团进入胃内后,便很快失去作用,因此,胃内消化淀粉的能力有限。

蛋白质的消化起始于胃。胃蛋白酶原,主要来源于主细胞,而颈黏液细胞、贲门腺和幽门腺的黏液细胞也能产生胃蛋白酶原。胃液中所含的胃蛋白酶,对机体启动蛋白质的消化极其重要。胃蛋白酶原并无活性,在盐酸的作用下,胃蛋白酶原转变成具有活性的胃蛋白酶,当 pH<3.5 时酶活性增强,而当 pH>4 时则酶活性显著减弱。胃蛋白酶水解蛋白质产生多肽,完成胃内蛋白质的化学性消化。胃液中的胃蛋白酶可以水解苯丙氨酸、酪氨酸、亮氨酸等氨基酸组成的肽键。但胃内的消化是不完全的,仅可将一部分蛋白质水解为多肽。

甘油三酯的消化也起始于胃,涉及的消化酶包括由唾液腺分泌的舌脂肪酶和由胃黏膜分泌的胃脂肪酶,可将甘油三酯水解为甘油二酯和脂肪酸,这两种酶的活性在酸性环境下最高,因此,两者也被称为酸性脂肪酶。胃脂肪酶作用的适宜 pH 环境为 3.0~6.0,舌脂肪酶为 4,但在 pH 为 6.0~6.5 时仍有活性,说明它们不仅在胃内发挥作用,而且在小肠中也有一定活性。

黏液的主要成分是糖蛋白,是由胃黏膜表面上皮细胞、泌酸腺的颈黏液细胞、贲门腺和幽门腺共同分泌的。黏液有较高的黏滞性和形成凝胶的特性,覆盖在胃黏膜表面,可形成厚约 $500\mu m$ 的凝胶层,有润滑作用,可以防止粗糙食物对胃黏膜的机械性损伤。胃黏膜的非泌酸细胞分泌的碳酸氢盐和黏液,不能单独有效地保护胃黏膜不受胃腔内胃酸和胃蛋白酶的损伤,但两者联合作用则可形成"黏液-碳酸氢盐屏障",可有效保护胃黏膜。这是因为黏液的黏稠度是水的 30~260 倍,可明显减慢氢离子和碳酸氢根离子在其中的扩散速度。而且当氢离子从胃腔内向上皮细胞扩散时,在黏液层不断地与由上皮细胞分泌并向胃腔扩散的碳酸氢根离子相遇而发生中和,形成跨黏液层的 pH 梯度。靠近胃腔侧的黏液层 pH 一般在 2.0 左右,而靠近上皮细胞侧的 pH 则为 7.0 左右。黏液深层的中性 pH 环境,还能使黏膜表面的胃蛋白酶丧失活性。正常时,胃酸及胃蛋白酶不会侵蚀和消化胃黏膜,除了胃黏液-碳酸盐屏障的保护作用外,胃黏膜屏障也起着一定的保护作用。由胃上皮细胞顶部的细胞膜和相邻细胞的紧密连接所构成的脂蛋白层的胃黏膜屏障,可以防止氢离子侵入胃黏膜。

内因子是胃黏膜壁细胞分泌的一种糖蛋白。它有两个活性部位:一个可与胃内的维生素 B_{12} 结合,形成复合体;另一个可与远端回肠黏膜上的特异性受体结合,从而促进维生素 B_{12} 的吸收。当胃壁细胞受损或减少时,内因子分泌减少,可造成维生素 B_{12} 缺乏而发生巨幼红细胞性贫血。

2. 胃液分泌的调节

空腹时,胃液不分泌或很少分泌,称为基础分泌。进食是胃液分泌的自然刺激因素,它通过神经-体液来调节胃液的分泌。影响胃酸分泌的主要内源性物质有乙酰胆碱、促胃液素、组胺和生长抑素。消化期胃液分泌的调节按感受食物刺激的部分分为头期、胃期和肠期三个时期。进食时这三个时期的分泌活动几乎是同时开始和相互重叠的。其中胃的头期分泌是来自头部感受器的刺激所引起的胃液分泌,常用假饲实验进行研究。头期胃液分泌包括迷走神经直接作用和迷走-促胃液素作用两种成分。头期分泌量约占进食后分泌量的 30%,酸度及胃蛋白酶含量均很高。此外,头期胃液分泌与食欲和情绪有很大的关系;食欲和情绪好时,分泌量较大。

二、小肠的消化功能

小肠内的消化是整个消化过程最主要的阶段。在小肠内,食物既受到小肠运动的机械性消化,又受到胰液、胆汁和小肠液的化学性消化。食物经过小肠后,基本被完全消化。

(一)小肠的机械性消化功能

消化间期小肠运动活力弱,只有间期较长的消化间期 MMC,其起源于胃,也可始于上段小肠。当胃内的食糜进入十二指肠后,小肠的紧张性收缩能力显著加强,使小肠平滑肌保持一定的紧张度,从而有助于保持肠道内一定的压力,使小肠保持一定的形状和位置,有利于消化液向食糜中渗透,促进肠内容物混合,并使食糜与肠黏膜紧密接触,有利于吸收的顺利进行。当小肠紧张性降低时,肠壁给予小肠内容物的压力小,食糜与消化液混合不充分,食糜的推进速度也减慢;反之,当小肠的紧张性升高时,食糜与消化液混合充分而加快,食糜的推进速度也加快。

食糜行经小肠时,通过机械性和化学性刺激使神经-体液机制发挥作用,打断 MMC,而产生节段性收缩,使食糜来回移动,能与消化液充分混合,并有足够的时间与黏膜相接触,利于小肠的消化和吸收。

进食后,有食糜所在的一段肠管上,每隔一定距离的若干部位的环形肌同时收缩,将肠管内的食糜分割成若干节段。随后,原来收缩处舒张,原来舒张处收缩,使原来每个节段的食糜分成两半,相邻的两半又各自合拢形成若干新的节段,如此反复进行,将食糜不断分开又不断混合。分节运动在空腹时几乎不出现,进食后逐渐加强。分节运动的意义为使食糜与消化液充分混合,并增加食糜与肠壁的接触,为消化和吸收创造有利条件。此外,分节运动还能挤压肠壁,有利于血液和淋巴的回流,这些都为营养物质的吸收创造了良好的条件。

小肠的蠕动是一种由环形肌和纵行肌相互协调进行的连续收缩,可发生于小肠的任何部位,并向小肠的远端传播,小肠蠕动的速度很慢,速度为 $0.5\sim2.0$ cm/s,通常在传播 $3\sim5$ cm 后自行消失,每个蠕动波只把食糜推进一段短距离(约数厘米),通常叠加在节律性分节运动之后,两者经常并存,蠕动的意义在于使分节运动作用后的食糜向前推进,待其到达一个新肠段后,再开始分节运动。

进食时,吞咽动作或食糜刺激十二指肠,将促使小肠出现一种传播速度很快、传播距离较远的蠕动,称为蠕动冲。它可在几分钟内把食糜从小肠始端一直推送到小肠末端。有时还可推送入大肠,其速度为 $2\sim25$ cm/s。在十二指肠与回肠末端常常出现与蠕动方向相反的逆蠕动。食糜可以在这两段内来回移动,其作用是防止食糜过早地通过回盲瓣进入结肠,有利于食糜的充分消化和吸收。

(二)小肠的化学性消化功能

小肠的主要功能是继续消化和吸收来自胃内的食糜和其中的营养素。小肠腺分泌的小肠液和胰腺外分泌腺分泌的胰液、肝脏代谢产生的胆汁对食物的化学性消化发挥着重要的作用。

小肠壁的肠腺分泌黏液、激素、电解质和酶类。小肠中有两种腺体：一种是位于十二指肠黏膜下的十二指肠腺,分泌的液体 pH 为 8.2～9.3,内含大量黏蛋白,主要作用是中和进入十二指肠的胃酸,黏液涂层位于肠黏膜细胞表面使其免受胃酸的侵蚀,并在黏膜表面形成抵抗机械损伤的屏障;另一种是分布在整个小肠黏膜层内的小肠腺,主要分泌小肠液。

神经系统和体液因素都参与小肠分泌的调节。食糜对肠黏膜的局部机械刺激和化学刺激都可以通过壁内神经丛的局部反射引起小肠液的分泌。食糜的量越大,则小肠液的分泌量也就越多。促胰液素、血管活性肽等胃肠激素也刺激小肠液的分泌。

小肠自身每天分泌的肠液量约为 1.0～3.0L,pH 约为 7.6,呈弱碱性。小肠液、胆汁与胰液混合后,能激活脂肪酶和各种胰消化酶,这些酶在适当的 pH 下,在空肠内对碳水化合物、脂肪和蛋白质进行消化。进入小肠的内容物在经机械性和消化液中酶类的化学性消化过程后,成为可吸收的小分子物质,如碳水化合物分解成双糖和单糖;蛋白质分解成氨基酸和肽;脂肪被乳化成一酰甘油酯和脂肪酸。食物中的糖、蛋白质、脂肪只有水解后才能被小肠吸收。

1. 糖的消化

消化道内存在的糖类消化酶有唾液腺分泌的唾液淀粉酶和胰腺分泌的胰淀粉酶,两者均为 α-淀粉酶。这两种酶的活性相同,但相对分子质量、碳水化合物含量和电泳度不同。唾液淀粉酶催化反应所需的最适 pH 为 6.7～7.0,在酸性环境下将失去酶活性,当唾液淀粉酶随食物团进入胃内后,其活性受到碱性的唾液和胃黏液的保护。胰淀粉酶是小肠腔内有消化活性的淀粉酶,它在分泌时就有活性,无须激活就可发挥作用。它发挥作用的适宜 pH 为 7.0 左右,能水解淀粉分子内部连接单糖分子的 α-1,4 糖苷键,但对连接支链的 α-1,6 糖苷键、直链淀粉末端的 α-1,4 糖苷键及邻近 α-1,6 糖苷键的 α-1,4 糖苷键则无水解作用。因此,淀粉经小肠内的淀粉酶消化后的水解产物是麦芽糖、麦芽寡糖及 α-极限糊精,这些产物将在小肠黏膜上皮细胞的刷状缘上消化。

小肠黏膜上皮细胞的刷状缘上含有几种寡糖消化酶,包括淀粉糖化酶、异麦芽糖酶、蔗糖酶、乳糖酶等。根据水解特性可将它们分成两类。一类可水解 α-糖苷键,包括淀粉糖化酶、蔗糖酶和异麦芽糖酶。这些酶都可以水解麦芽寡糖非还原端的 α-1,4 糖苷键,从寡糖链裂解下单个的葡萄糖。其中淀粉糖化酶对 5～9 个葡萄糖单位的麦芽糖水解活性较高,异麦芽糖酶和蔗糖酶对麦芽糖和麦芽三糖作用较强。异麦芽糖酶还可以水解 α-1,6 糖苷键,将 α-极限糊精裂解为麦芽糖和麦芽寡糖。另一类可水解 β-糖苷键,仅有乳糖酶一种,可水解乳糖分子中葡萄糖与半乳糖之间的 β-1,4 糖苷键。

2. 蛋白质的消化

经胃内消化的多肽和其他未被消化的蛋白质进入小肠后,在胰液和肠黏膜刷状缘的蛋白酶和肽酶的作用下,进一步水解成氨基酸和寡肽,因此说小肠是蛋白质消化的主要部位。

蛋白质在小肠腔内的消化主要依赖于胰腺分泌的各种蛋白酶。它们刚分泌时都是以无活性的酶原形式存在,进入小肠后在不同物质的作用下被激活。按其水解部位的不同,可分为内肽酶和外肽酶两类。内肽酶包括胰蛋白酶、糜蛋白酶和弹性蛋白酶,这类蛋白酶主要水解蛋白质分子内部的肽键。其中含量最多的是胰蛋白酶。胰蛋白酶主要水解碱性氨基酸组成的肽键;糜蛋白酶主要水解芳香族氨基酸组成的肽键;弹性蛋白酶主要水解脂肪族氨基酸组成的肽键。外肽酶包括氨基肽酶和羧基肽酶,前者可以将肽链羧基端的中性氨基酸(芳香族和脂肪族氨基酸)的肽键水解;后者可将羧基端碱性氨基酸的肽键水解。小肠腔中的蛋白质在内肽酶和外肽酶的协同作用下被水解为氨基酸和含有 2~6 个氨基酸残基的寡肽。而这些寡肽在位于纹状缘上或细胞质中的肽酶作用下被水解为可以吸收的氨基酸和 2~3 个氨基酸的小肽。

3.脂肪的消化

脂肪的消化主要在小肠。胃内水解产生的脂肪酸进入十二指肠后可刺激胆囊收缩素(CCK)和促胰液素的释放;其次,脂肪酸进入十二指肠后,在肠内 pH 条件下大部分变成解离状态,使其在油-水界面上的表面活性大为增加,这有利于甘油三酯在小肠上部维持稳定的乳化状态;此外,脂肪酸还可促进辅脂酶与甘油三酯乳化颗粒表面结合,从而有利于胰脂肪酶的消化作用。胰液中消化脂肪的酶主要是胰脂肪酶,其最适 pH 为 7.5~8.5,在胆盐和辅脂酶的协助下,与磷脂酶、胆固醇酯酶一起将甘油三酯、磷脂、胆固醇酯水解为脂肪酸、甘油一酯、溶血性磷脂、胆固醇。辅脂酶是脂肪酶的辅因子,对胆盐微胶粒有较强的亲和力,有助于胰脂肪酶锚定于脂滴表面,发挥其分解脂肪的作用,并防止胆盐将胰脂肪酶从脂肪表面清除出去。

三、结直肠的消化功能

结直肠没有重要的消化功能,食糜经过小肠之后已经被基本消化吸收完全。结肠主要作用是吸收肠内容物中的水分和无机盐,参与机体对水、电解质平衡的调节;吸收由结肠内微生物合成的维生素 B 复合物和维生素 K;浓缩残糜,形成、储存和排泄粪便。

进食后约 4h,食物残渣到达末端回肠并经回盲瓣缓慢进入结肠。随着回盲瓣的开启或关闭,小肠内容物进入结肠或结肠内容物被阻止反流入回肠。结肠的运动特点:结肠运动少而缓慢,对刺激的反应也较迟缓,这些特点与大肠主要是吸收水分和暂时贮存粪便的功能相适应。结肠的运动有多种不同的形式,主要的作用是混合和推进结肠内容物。空腹时常出现一种非推进性的袋状往返运动。这种运动形式是由环形肌的不规则收缩引起的,它使结肠呈现一串结肠袋,结肠袋中的内容物向前、后两个方向做短距离移位,对内容物起缓慢的搓揉作用,不能向前推进食物残渣。进食后或副交感神经兴奋时,结肠的环形肌有规则地收缩和舒张,像小肠一样发生分节运动。如果在一段较长的结肠壁上同时发生多个结肠袋收缩,并将其内容物向下推移,称为多袋推进运动,这两种运动均可推动食物残渣向前推进。结肠蠕动可使肠管阶段性闭合和排空,表现为一些稳定向前的收缩波和舒张波。收缩波前方的肌肉舒张,后方的肌肉保持收缩状态,使该段肠管闭合和排空,可以使肠内容物缓缓向前推进。进食数小时后,结肠还会发生集团蠕动。这是一种进行很快且移行很远的强烈蠕动,约发生 3~4 次/d。集团蠕动常自横结肠开始,表现为一系列的多袋运动或蠕动,它使结肠内压力明显升高,可将一部分大肠内容物一直推送到结肠下端,甚至推入直肠,引起便意。

结肠内的微生物完成残余物质的降解，尤其是尚未消化或未吸收的蛋白质和胆盐。小肠未完全吸收的碳水化合物进入结肠后，经细菌发酵成为短链脂肪酸，在健康人和疾病时可作为结肠细胞的能源。胆盐在结肠内的去结合和去羟化作用，可使健康人每天从粪便丢失的胆盐和肝内合成中达到平衡。

结肠分泌黏液和电解质，后者主要为碳酸氢钠，用于中和结肠微生物所产生的终末产物；前者则保护结肠黏膜和润滑粪便。结肠缓慢、较弱的蠕动波使其内容物缓慢地向前推进并使水和电解质得以有效再吸收。

肠腔内未消化的食物、无机物、水和微生物形成粪便，后者含75％的水和25％的固体。由于肠道微生物降解胆汁和形成化学物质而使粪便成为棕色并有气味。一般而言，胃肠道每天约产生150mL气体，其被吸收入门静脉和经肝脏解毒或经肛门排出。食物残渣量和其所含胆汁酸也能刺激结肠的蠕动，故多食含纤维的食物可防止便秘。

结肠产生间歇性的强烈的蠕动波将肠内容物大幅度地向前推进，约在餐后12h，食物残渣到达直肠。腹部肌肉收缩产生腹内压力促进结肠排空，直肠肌肉的反射性收缩和肛门内括约肌的松弛促使粪便排出。

参考文献

[1]姚泰.生理学[M].2版.北京:人民卫生出版社,2010.

[2]莫剑忠,江石湖,萧树东.江绍基胃肠病学[M].2版.上海:上海科学技术出版社,2014.

[3]薛菲,陈燕.膳食纤维与人类健康的研究进展[J].中国食品添加剂,2014,208-213.

[4]李静,孙剑勇.肠道菌群调节在消化系统疾病治疗中的应用[M].胃肠病学,2014,19:692-694.

[5]Parada J,Aguilera J M. Food microstructure affects the bioavailability of several nutrients[J]. J Food Sci,2007,72:21-32.

[6]Mao L,Miao S. Structuring Food Emulsions to Improve Nutrient Delivery During Digestion[J]. Food Engineering Reviews,2015,7:439-451.

[7]Luo Q,Boom R M,Janssen A E. Digestion of protein and protein gels in simulated gastric environment[J]. Food Sci Technol,2015,63:161-168.

第三节　胃肠的内分泌功能

从胃贲门到直肠下段的黏膜上皮和腺体中有种类繁多的内分泌细胞。由于胃肠道黏膜的面积巨大,这些细胞的总量超过其他内分泌腺细胞的总和。因而,胃肠道是体内最大、最复杂的内分泌器官。它们分泌的多种具有调节胃肠道或胃肠外功能的生物活性物质统称为胃肠激素。

一、胃肠道内分泌细胞

20 世纪 30 年代,费尔特发现了一类透明细胞弥散地分布于各种组织,尤其是在胃肠道和胰腺中。60 年代,Pearse 发现这类细胞都具有摄取胺前体物质使其脱羧而转变为胺类或肽类物质的能力,故称这类细胞为摄取前体胺脱羧细胞(APUD 细胞)。APUD 细胞除了大部分存在于胃肠道和胰腺中,还与神经系统有密切关系,存在于垂体、下丘脑、松果体、交感神经系统等处。我们将这些主要广泛分布于胃肠道组织的内分泌细胞称为胃肠道内分泌细胞。

(一)胃肠道内分泌细胞的形态

胃肠道内分泌细胞,大多单个地夹于其他上皮细胞之间,呈不甚规则的圆锥形。基底部附于基膜,并有基底侧突与邻近细胞相接触。胞质中含有一些粗面内质网与高尔基复合体。细胞最显著的形态特点是底部胞质中含有大量的分泌颗粒,故又称基底颗粒细胞。分泌颗粒的大小、形状与电子密度依细胞类型而异。在 HE 染色切片上,胃肠内分泌细胞不易辨认;用铬或银盐浸染,少数种类的细胞可因其分泌颗粒具有嗜铬性、嗜银性或亲银性而被显示。目前,主要用免疫组织化学方法来显示这些细胞。

胃肠道内分泌细胞绝大部分具有面向管腔的游离面,称为开放型。少数细胞的顶部被相邻细胞覆盖而未露出腔面,称为封闭型。开放型细胞,呈锥形或长形,细胞顶部与消化管腔相邻并有微绒毛,基部有分泌颗粒。顶部的微绒毛有感受作用,能对食糜成分发生反应导致细胞释放激素。不同的开放型细胞对食糜的不同成分发生反应。例如,G 细胞主要感受蛋白质分解产物的刺激而释放胃泌素;S 细胞主要感受胃酸的刺激而释放促胰液素;I 细胞主要感受脂肪类物质的刺激而释放胆囊收缩素。这些细胞与口腔的味觉细胞相似,可称它们为胃肠道的"味觉细胞"。而闭合型细胞,多呈圆形,与消化管腔有一定的距离,无微绒毛伸入消化管腔,其分泌活动与食糜的性质和组成的关系不大,它们可感受消化管内的压力变化以及细胞局部和周围微环境的化学成分变化。例如,迷走神经末梢释放的乙酰胆碱,可刺激胰岛内的 B 和 PP 细胞,使它们分别释放胰岛素和胰多肽。

(二)胃肠道内分泌细胞的种类

对于胃肠道内分泌细胞,可以从形态、所产生的激素种类及生理作用等不同角度进行分类。但因为至今对某些胃肠内分泌细胞所分泌的激素和激素的生理作用未完全知晓,故目前一般根据细胞的形态,主要是胞质内分泌颗粒的超微结构特点以及含有的激素对细胞进行分类。目前,已知18种胃肠道和胰腺内分泌细胞,除了A、B淋巴细胞仅见于胰腺组织外,另有16种胃肠道内分泌细胞(见表2-1)。

表 2-1　胃肠道内分泌细胞

细胞类型	部　位		产　物
	胃	肠	
D 细胞	胃底、幽门	空肠、回肠、结肠	生长抑素
D_1 细胞	胃底、幽门	空肠、回肠、结肠	血管活性肠肽(VIP)
EC 细胞	胃底、幽门	空肠、回肠、结肠	5-羟色胺(5-HT)、P 物质
ECL 细胞	胃底		组胺
G 细胞	幽门	十二指肠	胃泌素
I 细胞		十二指肠、空肠	胆囊收缩素-促胰酶素(CCK-PZ)
IG 细胞		空肠、回肠	肠促胃液素
K 细胞		空肠、回肠	抑胃多肽(GIP)
L 细胞		空肠、回肠、结肠	肠高血糖素
Mo 细胞		空肠、回肠	胃肠动素
N 细胞		回肠	神经降压素
P 细胞	胃底、幽门	空肠	铃蟾肽
PP 细胞	胃底、幽门	结肠	胰多肽
S 细胞		十二指肠、空肠	促胰液素
TG 细胞		空肠	羧基端促胃液素
X 细胞	胃底、幽门		不明

目前,细胞的形态及功能比较明确的胃肠道内分泌细胞如下。

1. D 细胞

消化道从贲门到直肠黏膜内均有 D 细胞,以胃幽门部位居多,自肠上段到下段逐渐减少。胃窦部的 D 细胞为开放型,胃体和胃底的 D 细胞为闭合型。分泌颗粒较大,呈圆形或卵圆形,直径约为 260~370nm,颗粒有弱嗜锇性,电子密度较低,有紧包的界膜。D 细胞分泌生长抑素。

2. D_1 细胞

D_1 细胞分布在整个胃肠道中,以胃、空肠和回肠部位居多,先前认为 D_1 细胞为 D 细胞的一种变型,故以此命名。D_1 细胞的分泌颗粒直径约为 140~190nm,颗粒的核心呈强嗜银性和中等嗜锇性。免疫组织化学显示,它可能分泌血管活性肠肽。

3. EC 细胞

EC 细胞分布在整个胃肠道中,是消化道数目最多的内分泌细胞。主要分布于大、小肠黏膜和胃窦幽门黏膜中;胃体、胃底黏膜可有少量 EC 细胞,胃底的 EC 细胞为闭合型,幽门和十二指肠的 EC 细胞为开放型。光镜下,EC 细胞的分泌颗粒直径约为 250~300nm,形状多样,呈嗜铬性及亲银性。EC 细胞是少数能在 HE 切片中观察到的内分泌细胞。根据 EC 细胞分泌颗粒含有激素的不同,有人将 EC 细胞分为 3 个亚型:EC_1 细胞,或称肠型 EC 细胞,主要分布于大、小肠黏膜,主要分泌 P 物质;EC_2 细胞,或称十二指肠型 EC 细胞,主要分布于十二指肠黏膜,分泌胃动素;ECn 细胞,又称胃型 EC 细胞,主要分布于胃窦幽门处,只产生 5-羟色胺。

4. ECL 细胞

ECL 细胞仅分布于胃底胃体腺的深部,这种细胞是闭合型的小细胞,多为不规则形,它的分泌颗粒直径约为 450nm,呈强嗜银性,内有不规则核心。ECL 细胞分泌组胺。

5. G 细胞

G 细胞主要分布于胃幽门部、十二指肠黏膜及 Brunner 腺上皮内,空肠黏膜亦有少量 G 细胞。它的分泌颗粒呈圆形,有些则呈不规则形,直径约为 200~400nm,呈轻度嗜银性,电子密度不一致。胃幽门部集中了人体最大量的 G 细胞。G 细胞分泌的胃泌素有大胃泌素(G_{34})和小胃泌素(G_{17})之分,胃泌素对壁细胞的泌酸功能有强烈的刺激作用。

6. I 细胞

I 细胞多见于十二指肠和上段空肠的隐窝和绒毛上皮内,亦可见于肠上皮化生的胃上皮内。I 细胞是开放型细胞,分泌颗粒呈圆形,直径约为 250nm,内有致密核心,分泌胆囊收缩素。

7. IG 细胞

IG 细胞多分布于小肠上段,分泌肠促胃液素。分泌颗粒呈圆形,有些则呈不规则形,直径约为 175nm,核心呈中高嗜锇性,电子密度高。

8. K 细胞

K 细胞大多数分布在十二指肠和空肠中,偶见于回肠。分泌颗粒大,多数为圆形,有些则呈不规则形。分泌颗粒中心呈嗜锇性,周边呈嗜银性,分泌抑胃多肽。

9. L 细胞

L 细胞分布于空肠、回肠和结肠中,而以回肠部位居多,分泌颗粒为圆形,直径约为 260nm,核心呈高电子密度,与界膜之间无晕。L 细胞分泌肠高血糖素。

10. Mo 细胞

Mo 细胞与 S 细胞及 K 细胞一样,主要分布于近段小肠中,分泌颗粒呈小圆形,直径约为 185nm,核心呈嗜锇性,有紧包的界膜。它会分泌胃动素,促进胃肠蠕动。

11. N 细胞

N 细胞主要分布于回肠和远端空肠中,数目较少。N 细胞是开放型细胞,分泌颗粒呈圆形,大小较一致,直径约为 300nm,核心呈中高电子密度。单从分泌颗粒形态而言,它与 L 细胞无法区分,在胃肠道和胰腺的神经内分泌肿瘤中可见到不等量的 N 细胞。N 细胞分泌神经降压素。

12. P 细胞

因它们和肺的 P 细胞相似而得名。P 细胞为闭合型细胞,分泌颗粒较小并呈圆形,直径约为 100~140nm,核心呈中等电子密度。P 细胞分布于人胃和十二指肠,数目较少,可分泌铃蟾肽。

13. PP 细胞

PP 细胞因其分泌胰多肽而得名,消化道内的 PP 细胞主要分布于大肠中,其他部位很少。分泌颗粒的核心呈致密或中等电子密度,有时在核心和界膜之间有晕。其形态与胰腺内 PP 细胞相同。

14. S 细胞

S 细胞主要分布于十二指肠和空肠中,位于不同部位的 S 细胞形状不同,胃窦处的 S 细胞多呈梨形,小肠的 S 细胞为锥体形,大多数是开放型细胞。分泌颗粒呈圆形或不规则形,直径约为 200nm,核心呈高电子密度。S 细胞分泌促胰液素,可刺激胰导管上皮细胞分泌水和碳酸氢盐,导致胰液分泌量剧增。

15. TG 细胞

TG 细胞在人体中主要分布在空肠。TG 细胞分泌颗粒较大,直径约为 300nm,分泌颗粒的核心呈中等电子密度,有时在核心和界膜之间有晕。TG 细胞只对羧基胃泌素/胆囊收缩素抗血清产生反应,故称为端胃泌素(Terminal gastrin,TG)细胞,分泌羧基端促胃液素。

16. X 细胞

X 细胞为圆形或卵圆形,呈嗜银性。它均匀地分布在胃黏膜内,也偶见于胰腺,分泌颗粒为圆形或不规则形,直径约为 250nm。X 细胞功能尚不清楚。

(三)胃肠道内分泌细胞的分布特点

胃肠道内分泌细胞常以单个细胞的形式夹杂在胃肠道上皮(腺体、绒毛和隐窝上皮)内,有时亦可三五成群。含有不同产物的细胞可分布在同一部位。胃底黏膜内 ECL 细胞占内分泌细胞的大多数,此外,还有 D_1 细胞和 P 细胞,但人 X 细胞却很少。在哺乳类动物的胃幽门部,G 细胞占幽门部内分泌细胞总数的 40%~60%,EC 细胞占 20%~40%,D 细胞占10%~30%,其余几种细胞(包括 PP 细胞、I 细胞和 P 细胞)只占不到 10%。小肠上段是 S 细胞、I 细胞、K 细胞和 Mo 细胞的主要存在部位,但仍以 EC 细胞占多数。在整个空肠和回肠中,D 细胞较多,L 细胞也较多。N 细胞只分布在小肠下段。D 细胞和 K 细胞常集中在肠腺深部。S 细胞分布在肠隐窝上部和肠绒毛处。其余几种细胞分散在黏膜各处,但以肠隐窝内居多。结肠内分泌细胞的分布是没有特点的,以 EC 和 L 细胞居多。十二指肠黏膜是胃肠道不同类型内分泌细胞密集之处,含有 IG、D、S、I、M、K、EC 等细胞。

二、胃肠激素

1902 年,由贝利斯和斯塔林提出的促胰液素是第一个被发现的胃肠激素。20 世纪 60年代以来,由于蛋白质化学的进展,加上放射免疫测定技术(RIA)、免疫细胞化学技术(ICC)等新技术的应用,所发现和提纯的激素数量远远超过前 60 年内所发现的总和。已确定了所有胃肠激素的分子结构都是肽类。到目前为止,已经报告的胃肠激素多达 60 余种,其中化学结构完全清楚的有 13 种。

胃肠激素是指胃肠道和胰腺组织等处的细胞释放出的生物活性物质,包括多种激素和肽类物质,大多为多肽,分子量为 2000~5000Da。胃肠激素这一名词并不恰当,因为它们不仅存在于胃肠道,还存在于神经组织和胰腺内。它们不仅有激素作用,还有作为神经递质和调质的作用。如脑-肠肽是一种既存在于脑也存在于胃肠道内的调节肽。

一般来说,一种内分泌细胞只合成一种肽,偶尔也合成两种肽,例如,G 细胞合成胃泌素和脑啡肽。此外,有的内分泌细胞先合成长链和分子量大的多肽,即前体肽(或称前激素),然后再裂解成小分子量的肽激素。如大胃泌素(G_{34})含 34 个氨基酸残基,它可裂解成小胃泌素(G_{17}),只含 17 个氨基酸残基。有的胃肠道内分泌细胞含有胺类物质,如 5-羟色胺和组胺。

(一)胃肠激素的分类

胃肠激素按其化学结构归类,主要可分为 8 个族(见表 2-2)。

表 2-2　胃肠激素的分类

类　别	实　例
胃泌素族	胃泌素(GAS) 胆囊收缩素(CCK)
促胰液素族	促胰液素[SEC(Secretin)] 胰高血糖素(Glucagon) 血管活性肠肽(VIP) 抑胃肽(GIP)
胰多肽族	胰多肽(PP) 酪酪肽(PYY) 酪神经肽(NPY)
P 物质族	P 物质(SP) K 物质(神经激肽 A)(NKA) 铃蟾肽(BN) 胃泌素释放肽(GRP)
胰岛素族	胰岛素(Insulin) 胰岛素样生长因子Ⅰ(IGF-Ⅰ) 胰岛素样生长因子Ⅱ(IGF-Ⅱ)
生长因子族	表皮生长因子(EGF) 血小板生长因子(PDGF) 成纤维细胞生长因子(FGF) 转化生长因子-α(TGF-α) 转化生长因子-β(TGF-β)
阿片肽族	脑啡肽(Enkephalin) β 内啡肽(Endorphin) 强啡肽(Dynorphin)
降钙素族	降钙素(CT) 降钙素基因相关肽(CGRP) 淀粉素(Amylin)
其他胃肠激素	胃动素(Motilin) 神经降压素(NT) 生长抑素(GHRIH) 甘丙素(GAL) 胰抑素(PS)

(二)胃肠激素的作用方式

食物是引起胃肠道内分泌细胞分泌激素的自然刺激物,不同的食物成分对不同内分泌细胞的刺激强度不同。内、外环境的改变引起胃肠道内分泌细胞释放出相应的调节肽(包括胃肠激素和脑-肠肽等),胃肠激素可通过5种途径对靶细胞发挥作用。

1.内分泌途径

内分泌途径是指内分泌细胞释放出的胃肠激素通过血液循环到达靶细胞的途径,与其他激素的作用途径相同。通过此途径的胃肠激素又称为循环激素,它们包括胃泌素、胆囊收缩素、促胰液素、胰多肽、抑胃肽、胰岛素、胰高血糖素、胃动素、肠高血糖素、神经降压素和生长抑素等。循环激素在进食或其他适宜刺激后,血液中激素的水平会升高;激素的靶细胞效应可用注射外源性激素来复制。但如果注射剂量过大,将引起许多靶细胞、靶器官发生反应,这只能说明该激素的药物作用或生物活性,而不是激素的生理作用。神经降压素和生长抑素虽受生理性刺激而释放,但目前尚不明确这两种激素在血液中的含量是否足以引起生理效应。

2.旁分泌途径

旁分泌途径是指内分泌细胞释放出的激素进入细胞外液,扩散至其邻近的靶细胞以发挥作用的途径。进食后,这类激素的血液浓度并不升高。旁分泌途径的激素只起局部效应。例如,胃窦内的D细胞有很长的胞质突起,一直延伸至邻近的G细胞。D细胞所释放出的生长抑素就作用于G细胞,抑制G细胞释放胃泌素。生长抑素似乎不可能以内分泌途径对体内各种靶器官同时发挥抑制作用,主要以旁分泌途径起着局部作用。

3.神经分泌途径

神经分泌途径是指神经细胞和末梢释放的调节肽以神经递质的方式作用于靶细胞的途径。在自主性神经系统中,除了胆碱能和肾上腺素能神经外,还有肽能神经,其末梢释放出的一些调节肽,如CCK-8、血管活性肽、P物质、生长抑素和铃蟾肽等。例如,血管活性肽就是一种抑制性递质,它抑制血管平滑肌和胃肠平滑肌的收缩,也抑制胃酸分泌,但它能刺激肠液和胰液的分泌。这些作为递质的调节肽是在神经细胞体内合成,然后沿着轴突运送到神经末梢而被释放出来的。

4.神经-内分泌途径

神经-内分泌途径是指神经细胞所释放出的调节肽,先进入血液循环,然后再被血流带至靶器官或靶细胞而发挥作用的途径。这些调节肽多为脑-肠肽,如促甲状腺素释放激素(TRH)、P物质、CCK、脑啡肽和胃泌素等。

5.外分泌途径

外分泌途径是指胃肠道和胰腺组织的内分泌细胞所释放出的激素,可以进入胃肠腔或消化腺的管腔再达靶细胞的途径,故这一途径又称为腔分泌。具有腔分泌的激素有:胃泌素、促胰液素、血管活性肠肽、胰多肽、P物质、神经降压素和胆囊收缩素等。目前,已知胃泌素进入消化管内对胃肠道黏膜有营养作用;但其他激素分泌进入消化管腔内起什么作用,至今尚不完全清楚。

在大多数情况下,胃肠激素主要通过上述途径之一发挥作用,但有的可通过几条途径起作用。例如,胆囊收缩素和血管活性肠肽,它们有内分泌、神经分泌和外分泌等途径。

(三)胃肠激素的一般作用

1.调节消化腺分泌

胃肠激素作用的靶器官有胃腺、胰腺、肝细胞等。其影响可分为兴奋和抑制两方面。例如,胃泌素促进胃酸分泌、促胰液素促进胰液分泌、血管活性肠肽促进肠液分泌等。常见的胃肠激素对胃液和胰液分泌的作用见表2-3。

表2-3　胃肠激素对胃液和胰液分泌的作用

兴奋作用	抑制作用
促胰液素、胃泌素释放肽、铃蟾肽、胆囊收缩素、胰 HCO_3^-、促胰液素、血管活性肠肽、P物质	生长抑素、抑胃肽、神经降压素、表皮生长因子、酪酪肽、胰抑素

2.调节消化管运动

调节消化管运动的靶器官有胃肠平滑肌、括约肌及胆囊。如胃泌素、铃蟾肽可促进胃收缩;胆囊收缩素可促进胆囊收缩等。常见的消化道运动调节见表2-4。

表2-4　常见的消化道运动调节

器 官	兴奋作用	抑制作用
胃	LES、胃泌素、胃泌素释放肽、P物质、胃动素、CCK	VIP、抑胃肽、抑胃肽、脑啡肽、促胰液素、酪酪肽
胆囊	CCK	生长抑素、胰多肽
小肠	胃动素、胃泌素、P物质	VIP、生长抑素、脑啡肽
结肠	CCK	VIP、酪酪肽

3.调节机体代谢

食物消化时,胃肠道释放抑胃肽(GIP)强烈刺激胰岛素分泌,从而调节吸收入血的营养物质。

4.营养作用

促胃液素能刺激胃的泌酸部位黏膜和十二指肠等处的黏膜生长;胆囊收缩素能促进胰腺外分泌组织的生长。胃肠激素这种促进消化道组织的生长作用称之为营养作用。

5.细胞保护作用

生长抑素具有广泛的细胞保护作用,它能防止氧自由基对胃黏膜的损伤,使细胞存活率、乳酸脱氢酶漏出和谷胱甘肽氧化酶活性恢复正常。神经降压肽对实验性溃疡有保护作用,对肝细胞亦有保护作用。

6.调节其他激素的释放

抑胃肽有促胰岛素分泌的作用,促胰液素、胆囊收缩素也有促胰岛素分泌的作用;而甘丙素和降钙素基因相关肽有抑制胰岛素分泌的作用。生长抑素具有抑制多种激素分泌的作用;铃蟾肽能刺激胃泌素的释放。

7.调节胃肠道血流、调节食欲作用

血管活性肠肽有广泛的血管扩张作用;神经降压肽可引起小肠血管舒张和血压降低;生长抑素能减少内脏及门静脉血流量。胃动素和脑啡肽能刺激食欲;而胆囊收缩素在中枢神经系统内可抑制摄食;酪神经肽既能引起血管收缩,又能刺激摄食。

8.激素介导肿瘤发生

近来发现胃肠激素如表皮生长因子和铃蟾肽等因对肿瘤细胞的促生长作用而受到关注。人类多种肿瘤存在 EGF 受体的过度表达,如胰腺癌、胃癌、食管癌、前列腺癌、膀胱癌、非小细胞肺癌、卵巢癌、乳腺癌等。EGF 正成为肿瘤治疗的一个靶点。

(四)胃肠激素的生理学作用

1.胃泌素

胃泌素(Gastrin)主要功能为刺激胃酸分泌,以利胃蛋白酶活化,并进行分解蛋白质的作用。刺激胃泌素分泌的讯号包括:首先是胃体积膨胀,通常为进食后的刺激,尤其是食物中含有蛋白质或肽类及氨基酸;其次是血钙浓度过高和迷走神经刺激。抑制胃泌素分泌的讯号包括胃酸浓度、生长素释放抑制素、胰泌素、抑钙素等。若胃酸浓度太高,这对胃泌素是一种负反馈,为最主要的抑制讯号。胃泌素的生理作用有:①使胃腺的壁细胞分泌胃酸;②促使主细胞分泌胃蛋白酶原,参与消化;③促进胃黏膜组织生长的作用;④增加肠胃平滑肌收缩频率的功能,促进胃的血液循环,帮助消化吸收;⑤刺激胰泌素的分泌,为胃中食糜进入十二指肠进行消化做准备。

2.促胰液素

促胰液素(Secretin)为史上首个被发现的激素,它的产生可由多种因素刺激,其中最强的刺激信号是盐酸(胃酸)。这种激素可作用于胰腺导管和胆管系统,使其分泌水和碳酸氢盐,从而产生中和胃酸的效果。

3.胆囊收缩素

胆囊收缩素(Cholecystokinin,CCK)是一种肽类激素,可以促进脂肪与蛋白质的消化。胆囊收缩素是由小肠的 I 细胞所合成、分泌;它会导致胰腺和胆囊释放消化酶与胆汁。胆囊收缩素也是一种食欲抑制剂。

4.胰高血糖素

胰高血糖素(Glucagon)又称升糖素,是一种由胰脏胰岛 α 细胞分泌的激素。胰高血糖素促进分解代谢,生物作用包括:①促进肝的糖原分解和糖异生,使血糖增加;②促进脂肪和过多氨基酸分解,并加强脂肪酸氧化导致酮体生成增多——称为糖异生,可将额外的氨基酸转换成简单碳水化合物,并将不同形式的食物转换成能量运用。促进分泌的因素包括低血糖、氨基酸和交感神经。抑制分泌因素包括胰岛素、生长抑素。

5.生长抑素

生长抑素(Somatostatin,SS)属于肽类激素,是神经激素。主要由下丘脑、胃肠道和胰腺组织分泌,分布于胃底、胃窦和肠道中的 D 细胞。生长抑素可以抑制垂体分泌生长激素,它对胃、肠、胰腺内外分泌功能以及对胃运动有明显抑制作用。可抑制各种胃肠激素的分泌,抑制胃酸、胃蛋白酶原、胰酶、胰碳酸氢盐和唾液淀粉酶的分泌,抑制胃肠道和胆管的运动,抑制小肠吸收葡萄糖、氨基酸、甘油三酯和钙离子等,抑制生长激素和促甲状腺素的释放。在某些情况下也会抑制泌乳激素;减少某些胃肠激素(如胃泌素、肠抑胃泌素等)的分泌。SS 的分泌会受进食的影响,尤其是脂肪餐。总之,生长抑素是消化功能的抑制因子。

6.胃动素

胃动素(Motilin)由 Mo 细胞分泌,分布于小肠,近年来的研究指出,MMC(消化间期移行复合波)的发生和移行主要受到肠道神经系统和胃肠激素的调节。一氧化氮可能是 MMC Ⅰ相(静息期)的控制者,胃动素通过作用于肠道神经系统中的胃动素神经元,可触发 MMC Ⅱ相的发生。

7.胰多肽家族

(1)胰多肽(Pancreatic polypeptide,PP):由胰腺的 PP 细胞分泌,蛋白质是刺激 PP 分泌的最强因素,其次是脂肪、糖类。PP 的释放均为迷走-胆碱能依赖性的,十二指肠酸化、内源性 CCK 释放,可以作为刺激 PP 释放的主要激素,使 PP 值显著升高。胰岛素使 PP 升高是通过低血糖兴奋迷走神经所致的。生长激素可抑制 PP 释放和餐后 PP 水平。

PP 具有如下生理效应:①抑制胆囊收缩素和胰酶的排放。②抑制餐后胰液和胆汁分泌。③对五肽胃泌素引起的胃酸分泌有抑制作用。④PP 会抑制血浆胃动素的分泌,增加食管下括约肌的压力,抑制胃体部肌电活动。

(2)神经肽 Y(Neuropeptide Y,NPY):是一种广泛存在于中枢和外周组织中并维持内环境稳态的激素。在中枢组织中的 NPY 能够促进食欲,并因此成为节食药物的靶点。但是,外周组织中的 NPY 存在于壁内神经系统的交感和副交感神经中。NPY 在外周能诱导血管收缩、血管平滑肌细胞增殖,导致血脂升高、糖耐受,使机体释放脂肪细胞因子。

(3)酪酪肽(PYY):PYY 主要由结肠和直肠的 L 细胞以内分泌和旁分泌两种方式分泌,脂肪是最强的刺激物。在消化道中,PYY 具有抗分泌作用,包括抑制胰腺外分泌,抑制胃酸分泌,抑制胰岛素和胰高血糖素的分泌,它还抑制胃肠道运动以及小肠的肌电活动。也有人认为,它对肠道表皮细胞的增殖有刺激作用。PYY 是一个调节摄食的饱感信号。

总之,胰多肽族三成员的释放都与进食有关。

8.P 物质及其有关肽类

(1)P 物质(Substance P):是广泛分布于神经纤维内的一种神经肽。P 物质在刺激迷走神经或胃肠神经丛后,可作为神经递质被释放,与机体镇痛等有关。同时,作为胃肠激素而被释放入血。进食能引起血中 P 物质增高,促进胃肠平滑肌收缩,对促进小肠、大肠蠕动特别明显。

(2)K 物质(Substance K):又名神经激肽 A,广泛分布于中枢和外周组织中,参与镇痛、呼吸、循环、消化、泌尿和行为等多种生理功能调节。在胃肠道中,K 物质能引起胃肠平滑肌收缩,促进消化道运动,其作用强于 P 物质。

(3)铃蟾肽/胃泌素释放肽(Bombesin,BN/Gastric-releasing peptide,GRP):在人类体

内,与铃蟾肽相对应的是 GRP。在中枢组织中,GRP 作为神经系统的递质起作用;在胃肠道中,GRP 刺激各种胃肠激素的释放,主要是刺激 G 细胞释放胃泌素,同时刺激胰酶分泌,刺激胆囊收缩,调节胃肠运动,刺激 CCK、胃动素、SP 等激素的释放,促进消化道正常黏膜组织的生长等。而最重要的是,它能促进各类细胞特别是肿瘤细胞的增殖,有望成为肿瘤治疗的一个靶点。

9. 生长因子族

生长因子族(Growth factor family,GFF)包括表皮生长因子(Epidermal growth factor,EGF)和转化生长因子-α(Transforming growth factor-α,TGF-α)。

在人的甲状腺、胰腺、十二指肠、空肠等处的 EGF 含量较多。TGF-α 在各种组织中的含量都较低,但在皮肤和胃肠表皮细胞中含有较高的浓度。两者可刺激多种细胞的增殖,主要是表皮细胞、内皮细胞,对胃肠道有明显的保护作用。

10. 降钙素基因相关肽

降钙素基因相关肽(Calcitonin gene-related peptide,CGRP)广泛分布于中枢、外周和其他系统中。在消化道中,CGRP 也很广泛,包括消化道各部分和各消化腺。CGRP 可影响消化道的血管舒缩、胃肠分泌和运动。CGRP 是很强的胃酸分泌抑制剂,也会抑制胰腺外分泌。可使食管 LES 和胃平滑肌舒张,延缓胃排空,抑制胆囊收缩,对小肠的运动,总的来说也呈现抑制作用。CGRP 是已知最强的扩血管物质。目前认为,CGRP 对胃肠黏膜有保护作用。

11. 神经降压素

神经降压素(Neurotensin,NT)存在于脑组织和胃肠道中,由开放型的 N 细胞分泌。N 细胞约 85% 存在于胃肠道中,主要分布于末端回肠黏膜内,空肠次之。大约 10% 的 NT 存在于中枢神经系统中,以下丘脑和脑垂体中的浓度最高。NT 对胃肠道的作用是多方面的,它明显抑制胃酸分泌,包括胃酸和胃蛋白酶的分泌,也抑制胃肠运动。很多导致吸收不良的疾病都伴有血中 NT 的升高。

参考文献

[1]萧树东,徐国铭.中华胃肠病学[M].北京:人民卫生出版社,2008.

[2]陈元方.胃肠激素概述[J].中华消化杂志,1996,16(1):45-47.

[3]朱文玉.几种胃肠激素的研究进展[J].中华消化杂志,1996,16(2):97-99.

[4]陈晓宇,贾友苏,陈晓蓉.胃肠神经内分泌细胞的形态与功能研究进展[J].蚌埠医学院学报,2002,2(5):468-469.

[5]Thomas R P, Hellmich M R, Townsend C M, et al. Role of gastrointestinal hormones in the proliferation of normal and neoplastic tissues[J]. Endocr Rev, 2003, 24: 571-599.

第四节　胃肠的屏障功能

一、胃屏障功能

胃屏障功能是指各种损伤因素所引起的胃黏膜局部或全身的保护反应。这种保护反应是一个动态过程，美国 Wallace 将胃屏障功能分成 5 级。第 1 级包括分泌到胃腔内的保护性物质，如碳酸氢钠、黏液、免疫球蛋白及有关抗菌物质(乳铁蛋白)和表面活性磷脂等；第 2 级是指黏膜特殊的具有保护作用的形态学特征，如细胞的紧密连接能显著抵抗 H^+ 的逆向扩散；第 3 级为黏膜的微循环，包括体液、血液、神经介质及其调节等；第 4 级是指黏膜的免疫系统，包括肥大细胞、巨噬细胞和 T 淋巴细胞等；第 5 级则是黏膜损伤后上皮和腺体的修复和生长。各级防御机制相互调节，共同维护胃黏膜的完整性。

(一)黏液-碳酸氢盐屏障

黏液-碳酸氢盐屏障是胃黏膜保护的第一道防线。胃黏膜表面有一层厚度约 $400\mu m$ 的紧贴上皮细胞的连续的黏液凝胶，黏液是由胃表面黏液细胞分泌的。黏液细胞有强大的修复和更新能力，平均每隔 3~5 天更新 1 次。黏液的主要成分为糖蛋白。黏液和坏死细胞、细胞碎片和血液成分(主要为纤维蛋白)混合形成黏液样罩膜，此层将胃腔与胃黏膜上皮细胞分开，与 HCO_3^- 一同构成屏障作用。HCO_3^- 主要由胃黏膜上皮细胞分泌，在黏液层形成一个 pH 梯度，能够有效防止食物、胃酸和胃蛋白酶对胃黏膜的损害。环氧化酶产生的保护性的前列腺素和一氧化酶释放的一氧化氮，两者都可刺激 HCO_3^- 分泌。神经介质的释放，如 VIP、乙酰胆碱和褪黑素，也能刺激 HCO_3^- 分泌。

(二)胃黏膜屏障

胃黏膜屏障主要包括胃黏膜特殊形态学特征和损伤后的上皮细胞快速迁移、增生修复能力。胃腔内 H^+ 进入胃黏膜上皮组织，只有跨细胞通道和细胞旁通道。胃黏膜上皮细胞胃腔面的细胞膜由脂蛋白构成，且胃黏膜上皮细胞膜，其腔面膜的通透性比底膜的通透性小，避免了 H^+ 进入细胞内，进而影响细胞内环境的稳定。细胞旁通道则由于胃黏膜上皮细胞间的紧密连接而处于封闭状态。这些形态学特点使得胃黏膜上皮细胞免受 H^+ 逆流损害。

胃黏膜是机体中细胞更新较快的组织之一，衰老的细胞通过细胞凋亡的途径被清除，并通过位于胃颈部的干细胞增殖分化进行补充，由于不需要细胞繁殖分裂，因此，大大加快了黏膜上皮缺损的修复，这一过程称为"快速上皮整复"。如细胞凋亡过度而细胞增殖受抑必将破坏黏膜的完整性，最终造成黏膜损伤，如应激性黏膜损伤的发生即与此有关。

(三)胃黏膜血流量

胃黏膜血流不仅可以向黏膜上皮细胞提供营养物质和氧，同时还带走组织中多余的

H^+,送来足够的 HCO_3^-,对细胞内的代谢和酸碱平衡的维持起重要作用。胃黏膜血流和全身酸碱平衡状态对胃黏膜屏障的防御功能起着十分重要的作用。

(四)前列腺素

前列腺素(Prostaglandin,PG)是胃黏膜合成的具有细胞保护作用的防御因子,PG 的细胞保护作用包括:促进胃黏膜和碳酸氢盐分泌,促进表面活性磷脂的释放,改善胃黏膜血流量,促进黏膜上皮的更新和修复,抑制胃肠道运动过强,抑制肥大细胞脱颗粒和白细胞黏附,刺激大分子合成,稳定溶酶体,维持胃黏膜中巯基物质的含量,清除氧自由基等。PG 合成的关键酶是环氧合酶(Cyclooxygenase,COX),该酶分为 COX-1 和 COX-2。由 COX-2 合成的PG 与胃黏膜损伤后修复及抗炎作用有关。

(五)生长因子

多种生长因子与黏膜修复有关。表皮生长因子(EGF)与胃层和胃黏膜细胞膜上的受体相结合而发生增殖效应,是最重要的生长因子。EGF 对胃黏膜修复的可能机制是:激活鸟氨酸脱羧酶;增加黏膜脱氧核糖核酸 DNA 合成;抑制胃酸分泌,促进胃黏膜黏液糖蛋白的合成及分泌;增加胃黏膜血流量。转化生长因子-α(TGF-α)在胃肠道参与调节黏膜上皮的更新和黏膜损伤的修复过程中起作用,特别是损伤后 6h。TGF-β 可以促进肉芽组织形成。碱性成纤维细胞生长因子(Basic fibroblast growth factor,bFGF)不仅对成纤维细胞具有生长刺激作用,而且也是一种强烈的促血管生成剂,具有很强的促血管再生作用。肝细胞生长因子(Hepatocyte growth factor,HGF)能显著地促进胃黏膜上皮细胞的增殖,其作用可能远比EGF 强。三叶因子家族(Trefoil factor family,TFF)可使受损黏膜周围完好上皮细胞向损伤黏膜表面迁移、覆盖或明显增加可溶性黏液的分泌量并增加其黏度,通过与黏糖蛋白的相互作用或交联,从而增强胃肠道黏膜防御屏障的保护能力。胃肠道发生溃疡时,三叶因子表达量增多。血小板源性生长因子(Platelet derived growth factor,PDGF)可促进血管生成,从而进一步促进腺体组织形成,加速溃疡愈合。非甾体类抗炎药可通过影响 PDGF-AB 等生长因子的表达而使溃疡愈合延迟。血管内皮生长因子(Vascular endothelial growth factor,VEGF)特异性地作用于血管内皮细胞,具有维持血管正常状态和完整性,提高血管通透性,促进血管生成的作用,在组织修复、血管再生方面起重要作用。Midkine 因子(MK),是一个新发现的生长因子,与肝素结合生长相关分子/多效营养因子一起组成一个新的蛋白质家族;在胃溃疡的愈合期,MK 表达增加并伴随肉芽组织的形成,故推测 MK 在深部胃溃疡的愈合过程中有一定的促进作用。

(六)胃肠激素

除了前面所述的表皮生长因子和转化生长因子-α 外,有多种胃肠激素参与了胃黏膜的保护。生长抑素可以明显减少胃液分泌,降低胃液酸度,还可以阻断组胺引起的胃酸分泌,减少 H^+ 的损害;生长抑素还可减轻细胞脂质过氧化,参与胃黏膜的局部防御机制。胃泌素可防止乙醇、应激等引起的胃黏膜损伤及 DNA 合成抑制,这与它对胃黏膜的营养作用及增殖调节作用有关。CCK 是一种在生理状态下调节胰蛋白酶分泌、胆囊收缩和肠道运动的胃肠肽。实验发现,内、外源性 CCK 可阻止鲁米那所导致的胃黏膜损伤,表明了 CCK 是内源性胃黏膜保护系统的重要组成部分。降钙素基因相关肽和 VIP 可扩张胃黏膜血管,增加胃黏膜血流量,从而防止乙醇所致的胃黏膜损伤。

(七)一氧化氮

一氧化氮(NO)即血管内皮舒张因子,可降低黏膜对损伤的易感性,促进上皮修复,抑制细胞凋亡,维持胃黏膜上皮的完整性。生理状态下,胃黏膜的血管系统可合成并释放 NO,调节血管壁平滑肌的基础张力,从而实现其对黏膜血流动力学的调节作用。此外,胃黏膜细胞可表达高水平的一氧化氮合酶活性,它合成的 NO 可明显促进黏液及黏蛋白合成,增加黏液层的厚度。胃黏膜发生损伤,内源性 NO 介导了溃疡边缘组织的充血反应及肉芽组织中的血管生成作用,而且可促进黏膜细胞的增殖,维持黏膜的修复及重建功能。内外源性 NO 对肥大细胞可发挥稳定剂的作用,防止其脱颗粒,亦可防止或明显减轻某些胃黏膜损伤的发生。

(八)黏膜免疫

胃黏膜免疫屏障在黏膜保护中具有十分重要的意义。黏膜免疫系统是相对独立于全身免疫系统之外,又与全身免疫系统密不可分的系统。黏膜免疫往往由两大功能构成:免疫诱导部位及免疫效应部位。胃黏膜免疫系统具有其独特的性质,例如,抗原的提呈主要依靠 M 细胞、淋巴细胞分化过程中的迁移以及局部调控因子,以 Th$_2$ 样因子为主;胃黏膜免疫产生的抗体主要为 IgA 型。这些特点与其屏障作用密切相关。肥大细胞不仅发挥着重要的免疫作用,且与胃肠黏膜保护密切相关。肥大细胞参与了很多病理效应,如对食物的超敏反应。另一方面,它也在防御寄生虫及病原微生物的感染方面发挥了保护作用,促肥大细胞的稳定可使胃肠道免受致病因子的损伤。因此,肥大细胞既有积极的、又有消极的作用。

(九)其他保护机制

1.表面活性磷脂

胃黏膜表面和胃黏液中的活性物质甘油糖脂和磷脂是胃黏膜保护机制组成成分之一。胃黏液中的磷脂可组成一道疏水性屏障,使磷脂单分子层与胃黏膜表面之间形成很强的吸附力。磷脂在胃黏液中与黏蛋白等其他成分一起或单独阻碍胃腔内 H$^+$ 逆弥散,发挥胃黏膜屏障作用。

2.乳铁蛋白

乳铁蛋白(Lactoferrin,LF)是哺乳动物宿主一线防御系统的主要成分,炎症刺激可使其表达上调。LF 是消化道炎症局部潜在的抗炎蛋白。

3.热休克蛋白

热休克蛋白(Heat shock protein,HSPs)是应激反应中对细胞起保护作用的应激蛋白,并有助于细胞恢复正常的结构和机能。最新研究发现,阿司匹林及应激损害后,可诱导 HSPs 70mRNA 过度表达,保护胃黏膜,减轻应激损伤,并促进应激诱导的胃黏膜损伤的愈合。

4.肠运动功能

生理状态下,肠道的排空功能可促进机体清除消化腔内的脱落上皮、食物残渣、微生物等有害物质,有利于保持肠道环境的平衡,减少肠道黏膜的损伤,如消化间期运动复合波Ⅲ相目前被认为是机体"自净"功能的一种表现。肠运动功能异常可造成机体对损害因素消除能力的下降。

5.其他激素

促甲状腺素释放素(Thyrotropin releasing hormone,TRH)参与迷走神经对胃功能的调节。低剂量的 TRH 诱导对乙醇型胃黏膜损伤的细胞有保护作用;大剂量的 TRH 可诱导和加重胃出血。迷走神经通过 TRH 的中枢性刺激作用而影响胆碱激活的细胞保护机制(如 PG、改善胃黏膜血流量等)及致溃疡因子(组胺、酸、胃蛋白酶、胃运动等)的释放。

机体产生损伤的机制是多种多样的,那么黏膜保护机制也不可能单一,但是各种机制必定是协调的、相互关联的。

二、肠道屏障功能

肠道屏障是指肠道能够防止肠内的有害物质(如细菌和毒素)穿过肠黏膜进入人体内其他组织、器官和血液循环的结构和功能的总和。正常肠道屏障功能一般分为机械屏障、生物屏障、免疫屏障与化学屏障这几个有机组成部分。

(一)机械屏障

肠道机械屏障由肠黏膜表面的黏液层、肠上皮本身及其紧密连接、上皮基底膜、黏膜下固有层等组成。

生理状态下,肠道杯状细胞及肠上皮细胞分泌的黏蛋白形成一种疏水的弹性凝胶层被覆在肠黏膜表面,保护肠黏膜免受化学性和机械性损伤。黏蛋白是一类糖蛋白,有细菌结合的特异位点,使常驻菌有序地嵌入上皮细胞间,能有效阻止条件致病菌与肠上皮结合,使其处于黏液层,以利于肠蠕动时被清除。

肠上皮主要由吸收细胞和杯状细胞组成。吸收细胞为具有吸收功能的柱状细胞,是小肠上皮中最多的一种细胞,它的侧面和质膜在近肠腔侧与相邻的细胞连接而形成紧密连接的复合体,只允许水分子和小分子水溶性物质有选择性地通过,起着机械屏障作用。杯形细胞多为柱状或圆锥形,其分泌物对肠壁有重要的化学性和机械性保护作用。杯状细胞具有一定的吞噬细菌的能力,并可分泌溶菌酶、天然抗生素肽、人类防御素-5 和人类防御素-6,在抑制细菌移位、防治肠源性感染方面日益受到重视。杯状细胞分泌黏液糖蛋白,可阻抑消化道中的消化酶和有害物质对上皮细胞的损害;并可包裹细菌;还与病原微生物竞争抑制肠上皮细胞上的黏附素受体,抑制病菌在肠道的黏附定植,从而可预防小肠细菌过度增生和肠源性感染。细胞间连接有紧密连接、缝隙连接、黏附连接及桥粒连接等,在机械屏障功能中以紧密连接最为重要。紧密连接主要由紧密连接蛋白组成,包括咬合蛋白、闭合蛋白家族、带状闭合蛋白家族、连接黏附分子等。紧密连接可防止肠腔内物质自由经过细胞间隙,穿过上皮细胞层。

黏膜下固有层内的 B 淋巴细胞转化为浆细胞后可分泌 S-IgA,被分泌到肠腔起局部黏膜免疫作用。树突细胞、巨噬细胞、肌纤维母细胞、嗜酸性粒细胞、肥大细胞等也参与这种屏障功能。

广义的机械屏障还包括肠道的运动功能,肠道的运动使细菌不能在局部肠黏膜长时间滞留,从而起到肠道自洁作用。

(二)生物屏障

肠道是人体最大的细菌库,寄居着比人体细胞数还要多的细菌,99%左右为专性厌氧菌,如乳酸杆菌、双歧杆菌等,还有较少的需氧菌与兼性厌氧菌。正常情况下,这些菌群之间保持着稳定的比例,与宿主的微空间结构形成一个相互依赖、又相互作用的微生态系统。其中厌氧菌贴附于肠黏膜上皮,被糖衣包被,比较稳定,称为膜菌群。其余细菌游离于肠腔内,称为腔菌群。膜菌群有抵御腔菌群附着或定植于肠上皮的能力,称之为"定植抗性",构成了肠道生物屏障。

这些细菌通过分泌的黏附素,在肠黏膜上黏附定植,构成菌膜屏障,可以竞争抑制肠道中致病菌(如某些肠道兼性厌氧菌和外来菌等)与肠上皮结合,抑制它们的定植和生长;也可分泌醋酸、乳酸、短链脂肪酸等,降低肠道 pH 与氧化还原电势及与致病菌竞争利用营养物质,从而抑制致病菌的生长。这些益生菌还可以激活肠道免疫系统,促进胃肠道相关淋巴组织的增生,增加 S-IgA 等抗体的分泌,增强肠道免疫功能。同时,肠道益生菌提高营养素的消化吸收效率,改善机体的营养代谢状况。有些共生菌可调节一些对肠道屏障功能起重要作用的基因表达,如正常菌群增加了结肠上皮细胞中的细胞保护性蛋白(如 HSP_{25} 和 HSP_{27})的表达。肠道菌群和人类共同进化,参与到营养物质的吸收、肠黏膜屏障结构的形成、血管的形成及肠道上皮细胞的成熟、分化,以及某些物质代谢的解毒中。

(三)免疫屏障

肠道免疫屏障包括细胞免疫和体液免疫。淋巴细胞是免疫系统的主要成分,事实上肠道黏膜含淋巴细胞数量远高于其他淋巴组织,约 25%为淋巴组织。肠道拥有人体最大的黏膜相关淋巴样组织——肠相关淋巴组织(Gut associated lymphoid tissue,GALT)。GALT 涉及两种不同表型的淋巴细胞,即上皮内淋巴细胞(Intraepithelial lymphocyte,IEL)和固有层淋巴细胞(Intrinsic layer lymphocyte,ILL)。IEL 在受到刺激时,可分泌白介素(IL)、干扰素(IFN-α、IFN-γ)等多种细胞因子,中和外来抗原,也产生不同的细胞毒作用,来对抗致病原和促进损伤后肠道愈合。ILL 是免疫效应细胞,主要功能是细胞杀伤作用,包括 B 淋巴细胞、浆细胞、T 淋巴细胞、巨噬细胞、嗜酸性粒细胞和肥大细胞,分布在血管和淋巴管丰富的结缔组织中;也有体液免疫的作用,其中 70%~90%的浆细胞产生 IgA,而 18%的浆细胞则产生 IgM。

肠道还有一种特殊的防御结构——派尔集合淋巴小结(Peyerpatches),在成人中平均可达 200 个,可调节肠道途径所遇到的抗原,使得分泌型免疫球蛋白 A(S-IgA)含量明显增加,并启动黏膜的 IgA 免疫。人类肠道每天分泌 3~5g S-IgA,S-IgA 进入肠道能选择性地包被革兰氏阴性菌,形成抗原-抗体复合物,阻碍细菌与上皮细胞受体相结合,同时刺激肠道黏液分泌并加速黏液层的流动,可有效地阻止细菌对肠黏膜的黏附,它是防御致病菌在肠道黏膜附着和定植的第一道防线。在创伤、感染、休克等应激状态下,GALT 呈现出选择性抑制状态,使 S-IgA 分泌减少,增加了细菌黏附机会进而发生易位。

(四)化学屏障

胃肠道分泌的胃酸、胆汁、各种消化酶、溶菌酶、黏多糖、糖蛋白和糖脂等化学物质构成了肠道的化学屏障。胃酸能杀灭进入胃肠道的细菌,抑制细菌在胃肠道上皮的黏附和定植;溶菌酶能破坏细菌的细胞壁,使细菌裂解;黏液中含有的补体成分可增加溶菌酶及免疫球蛋白的抗菌作用;其中,肠道分泌的大量消化液可稀释毒素,冲洗及清洁肠腔,使潜在的条件致病菌难以黏附到肠上皮上。

参考文献

[1]房殿春,彭志红.胃黏膜屏障功能研究概况[J].现代消化及介入诊疗,2007,12(1):48-52.

[2]李成龙,屠伟峰.胃黏膜屏障保护机制的研究进展[J].广东医学,2008,29(2):334-336.

[3]杨桂彬,胡伏莲.胃肠道屏障的生理基础[J].中国临床营养杂志,2008,16(5):302-305.

[4]胡翔,贺德.肠黏膜生物屏障研究进展[J].中国医学工程,2010,18(2):173-176.

[5]王兴鹏,黄晓曦.全国肠道屏障功能障碍的基础与临床专题研讨会纪要[J].中华消化杂志,2006,26
(9):619.

[6]叶强,欧希龙.应激致肠道屏障功能损伤的机制[J].现代医学,2011,39(5):619-622.

[7]徐鹏辉,高杰英,陈德蕙,等.肠上皮内淋巴细胞对肠上皮屏障功能的影响[J].军事医学科学院院刊,
2005,29(4):301-304.

[8]于泳,郑鹏远.肠道细菌、肠黏膜屏障与肠功能障碍[J].胃肠病学和肝病学杂志,2013,22(2):121-122.

[9]Laine L,Takeuchi K,Tarnawski A. Gastic mucosal defense and cytoprotection:bench to bedside [J].
Gastroenterol,2008,135(1):41-60.

[10]Baumgart D C,Dignas A U. Intestinal barrier function [J]. Curr Opin Clin Nutr Metab Care, 2002, 5
(6): 685-694.

[11]Meddings J. The significance of the gut barrier in disease[J]. Gut, 2008, 57(4): 438-440.

[12]Cerutti A,Rescigno M. The biology of intestinal immuno globulin responses [J]. Immunity, 2008, 28
(6): 740-750.

第五节　胃肠的微生态

一、胃肠微生态

微生态系统是由正常微生物群与其宿主的微环境(组织、细胞、代谢产物)两类成分组成。研究人体正常微生物群的结构、功能及其与宿主相互依赖和相互制约关系的科学称为微生态学。肠道微生态系统种类繁多,数量庞大,在人体营养吸收、代谢,肠道和免疫系统的发育等重要生理过程中起着重要作用,是人体最重要的微生态系统。它主要包括了三大类肠道菌群:①与机体共生的生理性菌群;②与宿主共栖的条件致病菌;③侵入性病原菌群。肠道微生态系统功能多样,不仅能调节肠黏膜免疫,维持肠道稳态,还与多种疾病的发生发展密切相关。

(一)胃肠道微生态组成

成人胃肠道黏膜表面积约为 $300m^2$,是机体与外界环境发生相互作用的最大器官。据估计,人体胃肠道内细菌数量超过成年人体细胞总和(见图 2-1)。从基因组角度来看,一个健康成年人肠道微生物的全部基因组远超人类自身基因组的总和,其总基因组的大小估计是人类基因组的 100 倍。

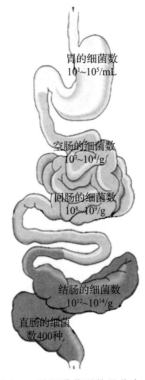

胃的细菌数
$10^1 \sim 10^5/mL$

空肠的细菌数
$10^3 \sim 10^4/g$

回肠的细菌数
$10^8 \sim 10^9/g$

结肠的细菌数
$10^{12} \sim 10^{14}/g$

直肠的细菌数400种

图 2-1　胃肠道菌群数量分布

(引自:Biedermann L, Rogler G. The intestinal microbiota: it's role in health and disease[J]. Eur J Pediatr, 2015, 174:151-167.)

胃肠道内微生物自宿主出生后就开始定植(见图 2-2),并伴随宿主的生长而逐渐成熟,属于相对稳定的生态系统。婴儿的肠道微环境与母体有密切关系,一岁左右,肠道微生物发展至成熟状态,菌群结构接近成人。胃内微生物可分为腔菌群和膜菌群两大类,健康成人胃液具有杀灭细菌的功能,因此,胃液细菌总量极少,通常在 $10^1 \sim 10^5 /mL$,绝大多数为死亡菌。宿主的不同的生理状态如胃液的 pH、胃黏膜的病理改变、机体免疫状态、胃动力失常、胃手术以及抗生素的应用等,均可影响胃内微生物种类及数量,其中胃 pH 的变化是最主要的影响因素。

"人类肠道宏基因组计划组"(Metagenomies of the Human Intestinal Tract,MetaHIT)展开了一系列针对人肠道菌群的宏基因组研究,结果显示,肠道中的细菌基因组是控制人体健康的"人类第二基因组"。肠道菌群与宿主营养、免疫、行为发育等方面的关系十分密切。只有当人体自身基因组、人体共生微生物基因组及所处环境三者之间处于一个动态平衡状态时,才能保持人体的健康状态。

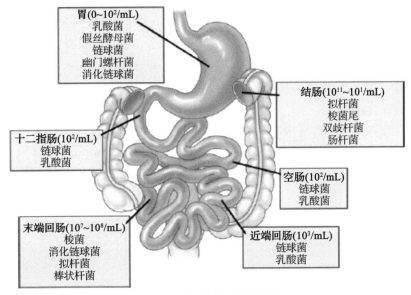

图 2-2　胃肠道菌群类型分布

(引自:秦环龙.临床疾病的肠道微生态改变与微生态制剂的应用[A].中华医学会肠外肠内营养学分会 2009 全国肠外肠内营养学学术会议论文集[C];2009.)

1.胃微生态构成

胃腔菌群主要来源于口腔及咽部菌群,随进餐或唾液吞咽进入胃腔。因此,腔菌群的构成与口咽部菌群构成类似,主要有链球菌、乳酸杆菌、微球菌、葡萄球菌、韦荣氏菌属及口腔类杆菌等。当胃液 pH<4 时,绝大多数细菌被杀死,因此,胃腔菌群被认为并非常驻菌群。

当胃液 pH>5 时,多种复杂菌群则迅速增殖,引起严重的微生态失衡。如果胃液 pH 每天下降至 4 以下 1~2 h,则足以阻止腔菌群的定植和过度增殖。胃黏膜菌群除幽门螺杆菌外,其他胃黏膜菌群的研究较少。仅有的一些研究表明,健康成人胃黏膜可分离出需氧的链球菌、微球菌、葡萄球菌和厌氧的乳酸杆菌、双歧杆菌以及白色念珠菌和类酵母菌等。但绝大多数菌数量较少,检出比例低。其原因是胃酸具有杀菌作用,大部分外籍菌群都将被杀死而难以在胃黏膜上定植。

2.肠道微生态构成

肠道微生物菌群可分为如下三大类。

(1)人体肠道正常菌群或原籍菌群:是肠道菌群的主要构成者,为专性厌氧菌,如双歧杆菌、乳杆菌、类杆菌等。其种类和数量在人体处于健康状态时,保持相对稳定和平衡,被称为正常菌群或原籍菌群(Normal bacteria flora),它们是机体内环境中不可缺少的组成部分,大多数与人体形成了共生关系。一方面,人体选择性地让某些微生物定植于肠道,并为其提供适宜的栖息环境;另一方面,肠道微生物群产生的代谢产物又会随着血液与营养分子一起运送到各个细胞组织中,每个细胞的生理活动都会受到肠道菌群代谢物的影响,它参与人体的多种代谢,与肠道屏障功能的完善密切相关。人体肠道内有益菌的种类和数量的多少,在一定程度上可以反映出人体的健康状态。

(2)与宿主共栖的条件致病菌:肠道非优势菌群,以兼性需氧菌为主,如肠球菌、肠杆菌、拟杆菌等,正常情况下不会对人体产生危害,但过度生长或发生易位时就会引起微生态失调。

(3)侵入性病原菌群:较典型的有害菌包括铜绿假单胞菌、葡萄球菌、艰难梭菌等,可与宿主竞争养分,与潜在病原体产生细菌协同作用,在宿主体内产生毒素或致癌物,甚至导致内源性疾病或机会性感染。

肠道微环境存在明显的个体差异,可因不同个体和年龄段、饮食变化而有所不同,但是优势菌群相对固定,且肠道菌群的生物功能大致相同(见图 2-3)。

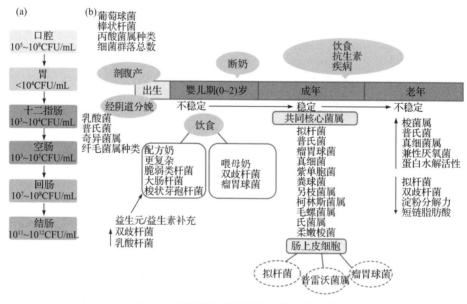

图 2-3　胃肠道菌群种类随年龄变化分布

(引自:Power S E, O'Toole P W, Stanton C, et al. Intestinal microbiota, diet and health[J]. Brit J Nutr,2014,111:387-402.)

（二）人体肠道正常菌群的种类和数量

人的胃肠道栖息的共生细菌大约重 1.5kg，种类大约 30 个属，达 800～1000 多种。肠道菌群主要由厌氧菌、兼性厌氧菌和需氧菌组成，其中专性厌氧菌占 97％以上，而仅类杆菌及双歧杆菌就占细菌总数的 90％以上。由于胃酸、胆汁作用及小肠液流量大、蠕动快，因而胃、十二指肠、空肠细菌的种类及数量极少，主要为革兰阳性需氧菌，如链球菌、葡萄球菌和乳酸杆菌。回肠末端由于肠液流量少、蠕动减慢，导致细菌数逐渐增加，主要含乳酸杆菌、大肠埃希菌、类杆菌和梭状芽孢杆菌等；至结肠处，细菌数明显增加，主要含双歧杆菌、类杆菌和乳酸杆菌等，且大多为厌氧菌。

随着宏基因组学技术的发展，来自欧洲的人类肠道宏基因组计划（MetaHIT）和美国的人类微生物组计划（HMP）更加全面、精确地分析了人类正常肠道微生物的构成。人体肠道中具有 1～3 种基本的菌群形态，形成各自的肠道生态系统，这些生态系统控制和调节着人体基本的新陈代谢，其中优势菌群主要为：以乳杆菌、支原体、芽孢杆菌、梭菌和链球菌为代表的厚壁菌门，以拟杆菌为主的拟杆菌门、变形菌门、放线菌门、梭菌门等。

二、肠道正常菌群的生理功能

（一）肠道细菌对肠黏膜屏障的影响

肠黏膜屏障由机械屏障、生物屏障、化学屏障以及免疫屏障等组成，为宿主提供了一个可有效抵抗外界病原菌入侵的屏障。肠道细菌的机体保护机能突出表现在三个方面：一方面，肠道细菌能够抑制其他外源性微生物在肠道内的定植或增殖，与致病菌竞争消化道上皮的附着位点；另一方面，与致病菌竞争营养物质；最后，肠道细菌也能通过产生一些抗微生物的物质（细菌素）来抑制微生物竞争者的生长繁殖。

肠黏膜屏障的完整性对于维持肠道乃至机体健康具有十分重要的意义。肠道菌群参与了肠黏膜屏障的构成，也促进了免疫系统的发育和成熟。

1.肠道微生物影响肠道机械屏障

肠黏膜机械屏障由肠道黏膜上皮细胞、细胞间紧密连接、菌膜和黏液层等构成，肠道微生物对肠黏膜机械屏障的结构及功能有直接影响。菌膜能有效阻止条件致病菌与肠上皮直接结合，肠道上皮细胞通过机械屏障隔离肠道病原菌群与免疫系统，提供第一道防线。

2.肠道微生物的生物屏障作用

肠道正常菌群对于外源性致病原菌的入侵可以起到生物屏障作用。黏膜上皮表面存在的栖息微生物群，在肠道黏膜表面形成密集的菌膜，与肠黏膜紧密结合构成肠道的生物屏障，能通过占位效应、营养竞争及其所分泌的各种代谢产物和细菌素等抑制条件致病菌的过度生长以及外来致病菌的入侵，同病原微生物竞争细胞上的结合部位，阻止病原微生物的黏附感染，从而维持肠道的微生态平衡，起到生物屏障作用。正常肠道菌群可在肠道局部产生一些抑菌物质，如大肠埃希菌产生的大肠菌素，乳酸菌产生的乳酸链球菌肽等，从而抑制外源性病原菌的增殖。不同的益生菌黏附方式不同。如加氏乳酸杆菌（*L. gasseri*）通过糖类和糖蛋白来实现黏附，且其黏附力最强；嗜酸性乳杆菌依靠糖类、二价钙离子来实现黏附；双歧杆菌通过磷壁酸黏附于肠上皮细胞表面，构成一层菌膜屏障，并产生细胞外糖苷酶，对上皮细胞上作为致病菌及其内毒素结合受体的复杂多糖进行降解,竞争性抑制肠道内源性(主要是肠杆菌科细菌)及外源性潜在致病菌(Potentially pathogenic microorganisms,PPMOs)对肠上皮细胞的黏附、定植,从而起到定植拮抗作用。肠道内双歧杆菌、乳酸杆菌等有益菌的酸性代谢产物(乙酸、乳酸、丁酸、短链脂肪酸等)能降低肠道局部 pH 和产生细菌素、过氧化氢等具有广谱抗菌作用的物质,抑制肠道致病菌及条件致病菌的生长,减少有害物质的产生并降低内毒素。

3.肠道微生物影响肠道免疫屏障

肠道不仅具有消化、吸收功能,还具有重要的免疫功能。肠道黏膜免疫屏障由大量弥散性分布在肠上皮内和固有层的免疫细胞、免疫分子以及派尔集合淋巴结(PP)和肠系膜淋巴结(mesenteric lymphoid node,MLN)等肠道相关淋巴组织(GALT)组成。存在于肠道黏膜表面的益生菌作为一种活的有机体对肠道黏膜具有多重的保护作用,它们可以活化肠黏膜内的相关淋巴组织,使 S-IgA 合成增加,从而提高消化道黏膜免疫功能(见图 2-4)。S-IgA 是机体内分泌量最大的免疫球蛋白,能中和病毒、毒素和酶等生物活性抗原,具有广泛的保护作用。另外,正常的肠道菌群大量繁殖可以竞争性地消耗外源性致病菌生长繁殖所必需的营养物质,特别是铁离子,从而使得外部入侵的致病菌由于载铁量低而无法与正常菌群竞争。

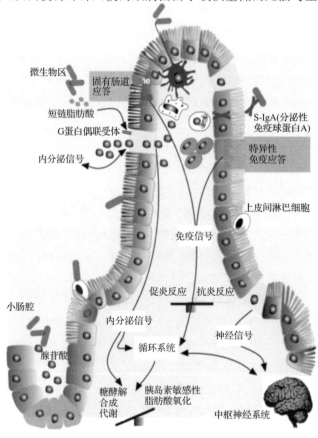

图 2-4　肠道微生态免疫屏障作用

(引自:Aidy S, van den Bogert B, Kleerebezem M. The small intestine microbiota, nutritional modulation and relevance for health[J]. Curr Opin Biotech,2015,32:14-20.)

黏膜栖息微生物的存在对黏膜和全身淋巴样组织的发育和功能的发挥起着重要作用。大量的研究显示,无菌动物缺乏生发中心,黏膜浆细胞量极少,对肠道致病菌的易感性更高,对抗原的应答显著减弱。正常肠道菌群能活化肠道黏膜内的相关淋巴组织,诱导 T、B 淋巴细胞和巨噬细胞产生细胞因子,通过淋巴细胞再循环而活化全身免疫系统,增强机体特异性和非特异性免疫功能。黏膜栖息微生物可以通过与上皮细胞相互介导作用来产生黏膜固有免疫,维护上皮组织的屏障作用。肠道菌群与宿主免疫细胞间不断的相互作用,刺激了黏膜免疫系统的成熟,阻止了病原菌在宿主肠道内定植,保证了黏膜屏障的完整性。

另外,益生菌还有抗肿瘤作用,如双歧杆菌细胞壁的肽聚糖、磷壁酸和多糖等。其主要机制是通过增强宿主的免疫功能,如激活巨噬细胞、NK 细胞和 B 淋巴细胞,促使这些细胞释放免疫活性物质,如 TNF、IFN、IL-1、IL-6 等细胞因子,从而发挥抑制肿瘤的作用。

4.肠道微生物的营养作用

肠道菌群可利用本身所特有的某些酶类(如半乳糖苷酶等)补充宿主在消化酶上的不足,帮助分解上消化道未被充分水解吸收的营养物质,有利于宿主进一步吸收、利用各种营养物质,包括增加人体必需的维生素(如维生素 B、维生素 K)、氨基酸、微量元素、某些无机盐类(如钙、磷、铁等)的吸收和利用。双歧杆菌能将胆固醇转化成类胆固醇,可降低血清胆固醇和甘油三酯,改善脂质代谢紊乱。双歧杆菌、乳杆菌、大肠埃希菌等可以合成多种蛋白质和维生素,被人体利用。益生菌还可在营养物质有限的情况下,通过其优势生长来竞争性地消耗致病菌的营养素。当完整的小肠上皮细胞被有益于人体健康的细菌占据时,可形成防止病原微生物侵入以及肠腔中有害物质被吸收的屏障。

肠道微生态系统与肠黏膜屏障共同组成完善的肠道防御机制,以直接和间接两种方式共同抵御致病菌的侵袭。直接方式为肠道共生菌群与致病菌竞争性地消耗营养物质,抑制致病菌的增殖;间接方式为肠道共生菌群通过分解代谢糖类以获得短链脂肪酸,主要是乙酸、丙酸、丁酸等,从而抑制毒素在肠道内的移位。同时,肠黏膜在肠道共生菌群的刺激下增加黏液的分泌,加强肠道的屏障作用。

5.肠道菌群的抗衰老作用

肠道菌群可因不同个体、各年龄段和食物变化而有所不同,随着年龄增长,肠道菌群的平衡状态也会发生变化。机体衰老时自由基过剩,肠道 pH 升高,魏氏梭菌(Clostridum welchii)及大肠埃希菌增多而双歧杆菌减少,大肠埃希菌等腐败细菌增多,引起肠功能紊乱,发生便秘、腹泻和肠道解毒功能减退,以及肝功能受损。腐败产物中的氨、胺类、硫化氢、酚类、吲哚、粪臭素和内毒素等有毒物质产生增多,这些物质被吸收进入血流,侵蚀全身各组织器官,会加速机体衰老、使免疫力降低,引发老年病如胆固醇增高、动脉硬化、癌症等。

(二)肠道微生态平衡的影响因素

健康人的肠道微环境保持着相对稳定的状态,但人体肠道菌群结构并不是恒定不变的,而是处于动态平衡。宿主饮食习惯、年龄、性别以及健康状况均会对菌群结构造成影响。

1.饮食因素

饮食对肠道微生态组成有较大影响,尤其是纤维成分及其代谢产物,如短链脂肪酸(乙酸、丙酸、丁酸等)对宿主和肠道微生物双方均有利;细菌成分如多糖 A 和肽糖等也对微生态平衡有积极的贡献。不良饮食习惯或精神压力可破坏肠道菌群平衡。

2.年龄、性别因素

人体肠道菌群状况是随年龄而变化的,婴儿肠道几乎全是双歧杆菌,随年龄增大,双歧杆菌减少而腐败菌增加,超过 60 岁后变化更为明显,30% 的老人肠道中几乎不存在双歧杆菌。肠道中的有害细菌梭状芽孢杆菌在年轻人中检出率仅为 50%,而在老年人中检出率可达 80%。

3.疾病因素

手术、外伤、感染、肿瘤、化学物品及疾病时对肠道菌群也有影响,特别是危重症患者,有时可丧失整个乳酸菌群。同位素、激素、放射治疗和化疗均可在治疗疾病的同时降低机体免疫力,也破坏了肠道菌群的平衡。此外,长期大量使用广谱抗生素后,可使大多数敏感菌和正常菌群被抑制或杀死,而耐药菌则由于抗生素的选择作用得以大量繁殖,因此,长期大量使用广谱抗生素是引发菌群失调的常见原因。

肠道微生态失调是指正常菌群和宿主两方面的失调,主要表现形式为肠道菌群种属和数量的改变及肠道菌群/内毒素易位(Bacterial translocation,BT)等。前者主要指小肠细菌过度生长(Enteric bacterial overgrowth syndrome,EBOS),多见于胃酸、胃肠液分泌下降,以及营养不良、炎症性肠病、糖尿病、系统性红斑狼疮、硬皮病、贾第鞭毛虫等寄生虫感染患者;后者主要指肠道细菌或毒素向肠系膜淋巴结及血管的迁移,大多伴有肠黏膜通透性增加、肠道运动功能减弱、细菌过度生长以及肠道免疫功能的紊乱,是肠道屏障功能不全的严重后果。若大肠菌群上移,则可致小肠污染;若细菌外移,则可致腹腔感染、全身炎症反应综合征,甚至多器官功能衰竭。常见易位细菌有大肠杆菌(占 48%)、奇异变形杆菌、肺炎克雷伯杆菌、肠杆菌、粪杆菌、拟杆菌等。

三、肠道正常菌群的检测方法

(一)传统检测方法

传统细菌培养法一般采用各种培养基培养细菌,将各种细菌分离并根据革兰染色、生化反应及血清学实验等方法对细菌进行鉴定。同时可进行倍比稀释和菌落计数来测定活菌数量。肠道微生物菌群复杂,粪便样品中很多微生物难以培养,若采用常规技术,则自然界中 90%~99% 的微生物用传统方法是无法培养出来的,因为对微生物菌群进行传统微生物技术培养时,不可避免地会造成菌株的富集或衰减,这就人为改变了原始菌群的微生态构成,对研究结果造成较大偏差。该方法只能对部分的菌群进行分析,而且耗时,对于种类、数量如此巨大的肠道微生态系统而言,只对部分菌群进行分析不够全面,也不能反映整个微生态系统与疾病发生发展的关系,分析的结果与结论有一定的局限性。

(二)分子生物学技术的检测方法

目前用于肠道菌群研究的分子技术有 rRNA/DNA 序列分析、随机扩增多态性分析

(Random amplified polymorphic analysis,RAPD)、温度梯度凝胶电泳(Temperature gradient gel electrophoresis,TGGE)、变性梯度凝胶电泳(Denaturing gradient gel electrophoresis,DGGE)等。其中 DGGE 是近年国内外应用比较广泛的技术。它是由 Fisher 发明用于检测 DNA 突变的技术,Muyzer 首次将其用于分析土壤的微生物区系,成为检测微生物多样性的一种有效方法。该方法为首先提取欲分析样品的细菌总 DNA,然后根据 16SrRNA 基因中比较保守的碱基序列设计通用引物,用来扩增微生物群落基因组总 DNA 之后,对扩增混合的 PCR 产物进行变性梯度凝胶电泳。由于核酸序列不同,因此,相同大小、不同序列的DNA 片段将停留在凝胶的不同位置,以达到分离混合 PCR 产物的目的。电泳条带的数目和密度可分别反映细菌种类的多少和细菌的相对构成比例。如想鉴定细菌,可将其单一条带切下回收,克隆测序,然后将所得序列提交到核酸序列数据库,并与数据库中的公开序列进行对比分析。DGGE 技术在揭示复杂微生物区系的遗传多样性和种群差异方面具有独特的优越性,目前已成为分析微生物群落组成和动态变化的有力工具。但无论什么方法均有其自身的优、缺点,因此,可根据实际情况选择不同的方法。

人类肠道宏基因组计划组(MetaHIT)集中研究了人类消化道、口腔、阴道、皮肤和鼻腔五大组织器官内的微生物元基因组。元基因组指自然环境中全部微生物基因组的总和。元基因组学是一种以环境样品中的微生物群体基因组为研究对象,以功能基因筛选和测序分析为研究手段,研究微生物多样性、种群结构、进化关系、功能活性、相互协作关系及与环境之间关系的新的微生物研究方法。元基因组学的研究对象是整个微生物群落,无须分离单个细菌,可以研究那些不能被实验室分离培养的微生物,使人们摆脱物种界限,扩大对胃肠道菌群基因的认识,可揭示更高、更复杂层次的生命运动规律,有助于认识和诊断疾病、开发新药物和防治方法。

四、肠道微生态与人类疾病

基因与环境的相互作用决定着人体的健康程度。这里的基因,不仅指人体自身的基因,还包括大量与人体共生微生物的基因。只有当人体自身基因组、人体共生微生物基因组及所处环境三者之间处于一个动态平衡状态时,才能保持人体的健康状态。

肠道菌群按一定的种属比例组合,各菌属间相互制约、互相依存,在质和量上形成一种生态平衡。肠道微生物不仅帮助宿主消化食物,为宿主提供能量和营养物质,更为宿主提供一个可有效抵抗外界病原菌入侵的屏障,肠道菌群的成熟也促进了免疫系统的发育和成熟。宿主与肠道微生物之间具有密切的关系,平衡稳定的肠道菌群对宿主健康具有十分重要的作用。若肠道平衡被打破,则会引起肠道炎症细胞因子、炎症介质、蛋白酶类和氧自由基的释放,除了会加重肠道黏膜机械屏障损伤外,也可以造成细菌易位和消化道免疫调节的激活,触发疾病的发生进展乃至恶化。

(一)肠道细菌与内分泌系统疾病

肠道细菌通过多种途径参与宿主代谢,包括如下几方面。①促进多糖发酵:厚壁菌门、拟杆菌门等既是肠道中的优势菌群,又是发酵多糖的主力军。微生物组能编码一些人类自身所没有的,参与多糖分解的酶。人体10%～15%的能量来源于肠道微生物菌群酵解碳水化合物而获得。②小分子营养物质的吸收:如肠道中最常见的多形拟杆菌($B.$ thetaiotaomicron)可以参与一系列营养物质吸收相关基因的调控,刺激宿主对葡萄糖、短链脂肪酸(Short-chain fatty acid,SCFA)等小分子营养物质的吸收。③影响与脂肪贮存相关基因的表达:肠道细菌能够抑制禁食诱导脂肪因子(Fasting-induced adipose factor,Fiaf)在肠道上皮细胞中的表达,阻止它控制脂蛋白脂肪酶(Lipoprotein lipase,LPL),从而提高LPL活性。LPL活性提高后,可以增加脂肪细胞中脂肪酸和甘油三酯的沉积。因此,肠道细菌与肥胖、糖尿病等内分泌系统疾病密切相关。

研究者将从肥胖者的肠道内获得的厚壁菌门菌和从消瘦者的肠道内获得的拟杆菌门菌分别移植到无菌小鼠肠道内,结果发现,移植了厚壁菌门菌的小鼠与移植了拟杆菌门菌的小鼠相比,长得更胖。Turnbaugh等在后续研究中,选择了肥胖和消瘦的双胞胎进行研究,发现肥胖和消瘦的双胞胎各自拥有不同的核心微生物基因组。肥胖会引起肠道细菌菌群发生"门"水平的变化,降低菌群多样性,并改变菌群的代谢通路。

肠道细菌可通过影响宿主自身免疫系统发育来影响宿主Ⅰ型糖尿病的发生率。Fei等将肥胖患者肠道内的一种产内毒素菌(Enterobacter cloacae B29)接种给无菌小鼠后,小鼠出现了肥胖和胰岛素抵抗;同时,该研究组让患者服用全谷物、中药、益生元所组成的食物23周后,患者体内Enterobacter cloacae B29的数量很快下降到检测不出的水平,同时体重由最初的174.8kg下降到了51.4kg,高血糖、高血压和高脂血症等也恢复正常。这一研究提示我们,采用以肠道菌群作为靶点的饮食干预,可能成为人类慢性病治疗的新途径。Qin等采用宏基因组关联分析的策略,对345位中国人的肠道细菌DNA进行了研究,发现Ⅱ型糖尿病患者肠道菌群中度失调,主要是产丁酸菌丰度降低,机会致病菌数量上升。在菌群功能方面,硫酸盐的还原功能和氧化应激抵抗能力增强。

(二)肠道细菌与消化系统疾病

1. 炎症性肠病

目前普遍认为,免疫系统对肠道微生物的过度反应是炎症性肠病(Inflammatory bowel disease,IBD)发生的重要机制之一。相关研究证实,回肠黏膜上皮侵袭性大肠埃希菌、副结核分枝杆菌与克罗恩病(Crohn's disease,CD)的发生关系密切。研究显示,IBD患者肠道微生态的种属与健康对照者明显不同,细菌种类的改变会调节T淋巴细胞的自发性增殖及激活,引起肠道炎症,而肠道炎症又会加重肠道微生态失衡。Morgan等证实了CD患者肠道微生物中厚壁菌门和肠杆菌科(Enterobacteriaceae)的丰度会随着病情发展、治疗进程和个体状态的改变而发生改变。通过16SrRNA探针技术分析比较了溃疡性结肠炎(Ulcerative colitis,UC)和CD患者与其各自对照组肠道菌群的组成,发现UC和CD患者肠道益生菌群数量下降而致病菌群数量上升。其中,急性期UC患者双歧杆菌和乳酸杆菌数量下降而小梭菌、肠球菌数量上升;急性期CD患者亦出现双歧杆菌和乳酸杆菌数量减少,同时酵母菌、肠杆菌数量上升。

2.肠易激综合征

肠易激综合征(Irritable bowel syndrome,IBS)是一种免疫-炎症模式的胃肠道疾病,肠道细菌所引起的宿主肠道局部持续性、低级别的炎症反应状态是该病发生的病理生理学基础。近年来的研究发现,肠道细菌过度繁殖可导致胃肠道动力失调及内脏神经敏感性改变,最终导致肠易激综合征的发生。IBS患者肠道微生态系统的组成与正常人相比差异显著,主要表现为:①肠道菌群种类减少;②肠道优势菌群数量下降;③肠道益生菌群数量下降。食物经肠道菌群代谢的产物如丙酸、醋酸等有机酸以及甲烷(CH_4)等气体产物,也可影响肠道动力及肠道敏感性。Saulnier等通过对22位IBS患儿的粪便进行16SrDNA测序分析发现,与健康儿童相比,IBS患儿γ变形菌门含量显著增高;IBS患儿疼痛发作频率随另枝菌属(Alistipes)细菌丰度的增加而增加。分析IBS患者肠道菌群的组成,发现产短链脂肪酸的乳酸杆菌和韦荣球菌数量增多且肠内丙酸、醋酸的含量与IBS症状严重程度成正相关。

3.肝脏类疾病

肝代谢异常、慢性肝炎等肝脏类疾病也与肠道细菌有关。肝脏与胃肠道通过门静脉相互关联,门静脉中有来自肠道的细菌产物、食物抗原及环境毒素,肝功能受损时,肠道微生态及免疫可发生显著变化。Henao-Mejia等对非酒精性脂肪肝(Non-alcoholic fatty liver disease,NAFLD)的研究显示,肠道细菌调节了由NAFLD引起的一系列代谢综合征。Chen比较了肝硬化患者和健康人的粪便菌群,发现肝硬化患者粪便内拟杆菌门(Bacteroidetes)数量显著降低,变形菌门(Proteobacteria)和梭杆菌门(Fusobacteria)数量较多;在"科"水平上,肝硬化患者的肠杆菌科(Enterobacteriaceae)、韦荣球菌科(Veillonellaceae)和链球菌科(Streptococcaceae)等潜在的诱发肝脏疾病的致病菌数量显著高于健康人群,但毛螺菌科(Lachnospiraceae)等有益菌含量降低,这些变化也对肝硬化患者的病程产生影响。

4.结直肠肿瘤

肠道细菌被认为与人类宿主发生癌变有直接关系。最新的研究显示,微生物能够通过调节宿主发生的肠道炎症、影响宿主细胞基因组的稳定性以及产生特定的微生物代谢产物等方式参与到宿主发生癌变的过程中。在肠道微生物代谢产物方面,如丁酸、甲烷等可能在抑制结直肠肿瘤发展中发挥着有益的作用。其中,肠道细菌主要的代谢产物丁酸,可通过组蛋白超乙酰化来抑制肿瘤生长和诱导细胞凋亡。Wang等比较了结直肠癌患者与健康人群的肠道细菌发现,肠球菌(Enterococcus)、埃希菌/志贺菌(Escherichia/Shigella)、克雷伯菌(Klebsiella)、链球菌(Streptococcus)和消化链球菌(Peptostreptococcus)等属的细菌在结直肠癌患者体内较多,而罗氏菌属(Roseburia)和其他毛罗菌科的产丁酸菌较健康人群少。

肠道细菌可以使肠道黏膜促炎症反应的信号传导机制发生异常,从而加剧宿主肠道黏膜上皮损伤修复过程;某些肠道细菌群落会对宿主肠道黏膜上皮细胞产生直接的细胞毒性作用,或通过旁观者效应对这些细胞发挥毒性作用;某些肠道细菌参与了宿主营养物质代谢过程,其代谢产物对宿主肠道上皮细胞会产生毒性作用。

(三)肠道细菌与心血管系统疾病

肠道细菌可通过激活Toll样受体信号传导通路,或生成代谢产物,如胆碱、氧化三甲胺和甜菜碱来影响动脉粥样硬化等心血管疾病的发生和发展。天然免疫系统具有抵抗病原菌进攻的炎症应答能力,这可能也是动脉粥样硬化发病率升高的信号。基于这样的假说,研究者采用了益生菌对心血管疾病患者进行治疗。Bukowska等让患有胆固醇血症的患者服用乳酸菌(Lactobacillus)进行治疗后,患者的低密度脂蛋白和纤维蛋白原水平显著降低。

(四)肠道细菌与神经系统疾病

肠道细菌可影响宿主行为和中枢神经系统功能。已有研究证实,致病菌感染与自闭症、精神分裂症等常见神经发育障碍之间有密切的关系。一些研究显示,肠道细菌可以调节小鼠大脑发育和行为。Diaz等发现无菌小鼠与具有正常肠道细菌的 SPF 级小鼠相比,更具活力且焦虑行为减少,认为是肠道细菌定植启动了相关神经环路的信号机制。Bercik 等发现肠道细菌能够影响宿主大脑的自律神经系统和肠道特异神经传导物质,认为肠道细菌微生态失调可能是患有肠道疾病的精神病患者精神失常的原因。

参考文献

[1]洪南,湛先保.肠道微生态系统与肠黏膜免疫关系研究进展[J].医学研究生学报,2014,27(4):444-446.

[2]刘玉兰.整合肝肠病学——肝肠对话[M].1 版.北京:人民卫生出版社,2014.

[3]王春敏,李立秋.人体肠道正常菌群的研究进展[J].中国微生态学杂志,2010,22(8):760-762.

[4]胡旭,王涛,王沥,等.肠道共生微生物与健康和疾病[J].中国微生态学杂志,2012,24(12):1134-1139.

[5]尚婧晔,余倩.肠道菌群代谢作用与人体健康关系的研究进展[J].中国微生态学杂志,2012,24(12):87-89.

[6]Ley R E , Peterson D A, Gordon J I. Ecological and evolutionary forces shaping microbial diversity in the human intestine[J]. Cell, 2006,124(4):837-848.

[7]Hooper L V, Gordon J I. Commensal host-bacteria relationships in the gut. Science,2001,292(4):1115-1118.

[8]Power S E, O'Toole P W, Stanton C, et al. Intestinal microbiota, diet and health[J]. Brit J Nutr,2014,111:387-402.

[9]Kamao M, Tsugawa N, Nakagawa K, et al. Absorption of calcium, magnesium, phosphorus, iron and zinc in growing male rats fed diets containing either phytate-free soybean protein or soybean protein isolate or casein[J]. J Nutr Sci Vitaminol, 2000,46(1):34-41.

[10]Aidy S, van den Bogert B, Kleerebezem M. The small intestine microbiota, nutritional modulation and relevance for health[J]. Curr Opin Biotech,2015,32:14-20.

[11]Akyol S, Mas M R,Comert B, et al. The effect of antibiotic and probiotic combination therapy on secondary pancreatic infections and oxidative stress parameters in experimental acute necrotizing pancreatitis[J]. Pancreas,2003,26(4):363-367.

[12]Wiest R, Rath H C. Gastrointestinal disorders of the critically ill:bacterial translocation in the gut[J]. Best Pract Res C Ga,2003,17(3):397-425.

[13]Ley R E，Turnbaugh PJ，Klein S，et al. Microbial ecology：human gut microbes associated with obesi-ty[J]. Nature,2006,444(7122):1022-1023.

[14]Turnbaugh P J，Ley R E，Mahowald MA，et al. An obesity-associated gut microbiome with increased capacity for energy harvest[J]. Nature,2006,444(7122):1027-1031.

[15]Turnbaugh P J，Hamady M，Yatsunenko T，et al. A core gut microbiome in obese and lean twins[J]. Nature,2009,457(7228):480-484.

[16]Fei N，Zhao L. An opportunistic pathogen isolated from the gut of an obese human causes obesity in germfree mice[J]. ISME J,2013,7(4):880-884.

[17]Wu H J，Wu E. The role of gut microbiota in immune homeostasis and autoimmunity[J]. Gut Mi-crobes,2012,3(1):4-14.

[18]Wen L，Ley R E，Volchkov P Y，et al. Innate immunity and intestinal microbiota in the development of Type 1 diabetes[J]. Nature, 2008,455(7216):1109-1113.

[19]Qin J，Li Y，Cai Z，et al. A metagenome-wide association study of gut microbiota in type 2 diabets[J]. Nature, 2012, 490(7418):55-60.

[20]Abraham C，Cho J H. Inflammatory bowel disease[J]. N Engl J Med, 2009, 361(21): 2066-2078.

[21]Thibault R，Blachier F，Darcy-Vrillon B，et al. Butyrate utilization by the colonic mucosa in inflamma-tory bowel diseases：a transport deficiency[J]. Inflamm Bowel Dis,2010, 16(4):684-695.

[22]Morgan X C，Tickle T L，Sokol H，et al. Dysfunction of the intestinal microbiome in inflammatory bowel disease and treatment[J]. Genome Biol, 2012, 13(9):79.

[23]Henao-Mejia J，Elinav E，Jin C，et al. Inflammasome-mediated dysbiosis regulates progression of NAFLD and obesity[J]. Nature, 2012, 482(7384):179-185.

[24]Chen Y，Yang F，Lu H，et al. Characterization of fecal microbial communities in patients with liver cir-rhosis[J]. Hepatology, 2011, 54(2): 562-572.

[25]Greer J B，O'Keefe S J. Microbial induction of immunity，inflammation，and cancer[J]. Front Physiol, 2011, 1:168.

[26]Bultman S J. Emerging roles of the microbiome in cancer[J]. Carcinogenesis[J],2014, 35(2): 249-255.

[27]Grahn N，Hmani-Aifa M，Fransen K，et al. Molecular identification of Helicobacter DNA present in human colorectal adenocarcinomas by 16S rDNA PCR amplification and pyrosequencing analysis[J]. J Med Microbiol, 2005, 54(11): 1031-1035.

[28]Wang T，Cai G，Qiu Y，et al. Structural segregation of gut microbiota between colorectal cancer pa-tients and healthy volunteers[J]. ISME J, 2012, 6(2):320-329.

[29]O'Keefe S J，Ou J，Aufreiter S，et al. Products of the colonic microbiota mediate the effects of diet on colon cancer risk[J]. J Nutr, 2009, 139(11):2044-2048.

[30]Saulnier D M，Riehle K，Mistretta T A，et al. Gastrointestinal microbiome signatures of pediatric pa-tients with irritable bowel syndome[J]. Gastroenterology, 2011, 141(5):1782-1791.

[31]Kiechl S，Lorenz E，Reindl M，et al. Toll-like receptor 4 polymorphisms and atherogenesis[J]. N Engl J Med, 2002, 347(3):185-192.

[32]Bukowska H，Pieczul-Mroz J，Jastrzebska M，et al. Decrease in fibrinogen and LDL-cholesterol levels

upon supplementation of diet with Lactobacillus plantarum in subjects with moderately elevated choles-terol[J]. Atherosclerosis, 1998, 137(2): 437-438.

[33]Diaz H R, Wang S, Anuar F, et al. Normal gut microbiota modulates brain development and behavior [J]. P Natl Acad Sci USA, 2011, 108(7):3047-3052.

[34]Bercik P, Denou E, Collins J, et al. The intestinal microbiota affect central levels of brain-derived neu-rotropic factor and behavior in mice[J]. Gastroenterology,2011,141(2):599-609.

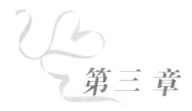

第三章

胃肠功能对危重症患者的意义

既往曾认为危重症患者的胃肠道处于"休眠"状态,忽略了其在患者整体病理生理过程中的作用。动物实验和临床实践证实,肠道屏障功能障碍,肠内细菌、内毒素易位是导致MODS和MOF的重要因素。肠道被称为人体的"中心器官",这说明肠道功能正常的重要性。近年来,肠道功能已成为判断危重症患者预后的一个重要指标条件。在临床实践中,患者能否耐受肠道饮食是判断肠道功能障碍的一个实用标准。急性胃黏膜病变(Acute gastric mucosal lesion,AGML)或称应激性溃疡(Stress ulcer,SU),也是公认的胃肠功能障碍的表现之一,当前临床更多注意的是胃肠道屏障功能,这是肠道所具有的特定功能。它是防止肠道细菌、毒素易位的重要环节。如少量的细菌、内毒素在进入全身循环前即通过门静脉进入肝脏且很快被肝脏网状内皮系统(RES)所清除;若部分细菌或毒素进入全身血液循环,人血白蛋白还可对之进行清除和解毒。其中,如脂多糖结合蛋白(Lipopolysaccharide binding protein,LBP)、杀菌-通透性增加蛋白(Bactericidal permeability increasing protein,BPIP)和高密度脂蛋白等,均在此过程中起一定作用。如肠腔内细菌过度增长或上述屏障作用和清除作用受损,即可发生细菌和内毒素易位,进而导致TNF、IL、PG、PAF等炎症介质的失控性释放,引起SIRS、MODS,甚至MOF。因此,胃肠功能与机体危重疾病的进程具有非常密切的关系,而胃肠功能异常则可进一步影响血液循环和血流动力学、呼吸功能、肝功能、凝血功能、肾脏功能、免疫功能等,对危重症患者的病情进展产生了巨大的影响。

第一节 胃肠功能对危重症患者病情进展的影响

胃肠道在人体正常的生命活动中有重要的作用,它既是摄取、消化与吸收营养物质的器官,又是防御外来刺激侵害的重要屏障,所以,它的主要功能是营养和防御。这些功能是在漫长的进化过程中不断完善起来的,在神经-内分泌系统的统一协调下,消化道在维持机体内外环境的平衡,以及防止某些疾病的发生方面起重要作用;对于危重症患者,胃肠道在各种致病因子的作用下,常能迅速起反应,产生明显的形态和功能异常,主要表现为消化道运动、消化、吸收、分泌和屏障功能障碍,能通过多种机制和途径对危重症患者的病情和预后产生极为重要的影响。

一、肠源性脓毒症

严重创伤、休克和脓毒症可致肠黏膜屏障功能损坏,引起肠道内的内毒素易位。其中,导致和(或)促进上述病理过程的因素包括:肠黏膜机械屏障破坏,自身抵抗力下降及肠道微生态环境失衡。

其中,以肠黏膜机械屏障破坏最为重要,其发生主要与危重症时肠黏膜低灌流状态、肠黏膜缺血-再灌注损伤、肠黏膜营养不良及脂质代谢产物与细胞因子的增多有关。

肠道作为体内最大的"储菌库"和"内毒素库",以其在体内独特的生理环境参与危重症患者的 SIRS 和 MODS 的病理生理过程,现已认为胃肠道是 MODS 的枢纽器官,是炎症介质的扩增器,是全身性菌血症和毒血症的发源地。从胃肠道侵入体内的细菌对人体造成的直接损伤可能是有限的,但它的毒素所诱发的过度炎症反应给远隔部位器官将造成灾难性的损害。如果引起这种炎症反应的刺激因子长时间存在,那么炎症反应的过程将愈演愈烈,最终将诱发多器官功能障碍综合征(Multiple organ dysfunction syndrome,MODS)。

二、腹腔高压及腹腔间隔室综合征

腹腔高压(Intra-abdominal hypertension,IAH)是指持续或反复的腹腔内压力病理性升高≥12mmHg;腹腔间隔室综合征(Abdominal compartment syndrome,ACS)是指持续性的腹腔内压力>20mmHg(伴或不伴腹腔灌注压<60mmHg)并有新发生的器官功能不全或衰竭。这是危重症急性胃肠损伤(Acute gastrointestinal injury,AGI)患者的严重并发症,常见于重症急性胰腺炎、弥漫性腹膜炎、严重肠坏死等,也可见于严重脓毒症导致的麻痹性肠梗阻等情况。IAH/ACS 可能导致横膈上抬而影响肺的功能,也可能压迫肾血管而影响肾功能、减少尿量,甚至可能压迫下腔静脉,使其血液回流障碍而影响血流动力学的稳定。若机体一旦发生 ACS,则将导致病情迅速恶化,而危重症患者的死亡率则明显增加。

三、免疫功能

危重症患者出现 AGI 时由于各种因素的作用导致机体细胞免疫力低下,表现为淋巴细胞减少,CD_4^+/CD_8^+ 倒置,Th_1/Th_2 平衡向 Th_2 漂移,T 淋巴细胞凋亡增加;中性粒细胞的趋化功能、吞噬功能减弱,氧自由基释放量增加且凋亡延迟,补体系统改变及免疫球蛋白降低,从而造成机体抗感染能力下降,使机体易于感染或感染难以被控制,最终出现 MODS 而死亡。

四、反流误吸相关的医院内获得性肺炎及呼吸机相关性肺炎

胃肠运动障碍导致的反流误吸是危重症患者发生医院内获得性肺炎或呼吸机相关性肺炎的常见诱因,一旦发生将使患者的住院时间延长,呼吸机使用时间延长,医疗费用增加,甚至可以导致死亡率增加。

五、营养不良

当危重症患者出现较长时间的胃肠功能障碍时,由于其喂养不耐受等原因更容易出现营养不良,而营养不良可导致机体免疫功能下降、呼吸肌肌力下降甚至重要脏器功能障碍。

由上可见,危重症患者的胃肠功能可以通过多种机制、多种途径、多个阶段及多个环节对危重症的发生、发展和预后产生重要的影响,这种影响对一部分患者而言是具有决定性意义的,所以,临床医生处理得当与否将关乎生死。在下面各节内容中,我们将从人体的各个系统着手,分别阐述胃肠道功能对危重症患者的影响。

参考文献

[1]张淑文,王超.多器官功能障碍综合征诊断标准与病情严重度评分系统的多中心临床研究[J].中国危重症急救医学,2004,16(6):328-332.

[2]中华医学会.肠外肠内营养学分册(2006 版)[M].北京:人民卫生出版社,2007.

[3]陈雪萍,肖敏,曾跃红,等.危重症患者胃肠道功能障碍评价研究进展[J].湖北医药学院学报,2012,31(6):439-443.

[4]贺宏丽,胡淑玲,陈齐红,等.硫糖铝和抑酸剂预防应激性溃疡对机械通气患者发生呼吸机相关性肺炎影响的 Meta 分析[J].中华内科杂志,2014,53(1):48-54.

[5]Fukatsu K,Sakamoto S,Ham E, et al. Gut ischemia-reperfusion affects gut mucosal lmmunity:a possible mechanism for infectious complications aftersevere surgical insults[J]. Clin Care Med,2006,34(1):182-187.

[6]Wischmeyer P E,Dhaliwal R,Mc-Call M,et al. Parenteral supplementation in critical illness:a systematic review[J]. Crit Care,2014,18(2):76.

[7]Johnston B C,Ma S S,Goldenberg J Z, et al. Probiotics for the prevention of Clostridium difficile-associated diarrhea:a systematic review and meta-analysis[J]. Ann Intern Med,2012,157(12):878-888.

第二节　胃肠功能对血液循环和血流动力学的影响

AGI 可以导致胃肠蠕动减弱、胃肠高度胀气、肠壁水肿及麻痹性肠梗阻等,从而使得腹内压(Intra-abdominal pressure,IAP)增加,又称为 IAH,该类型腹腔高压又称为胃肠型腹腔高压。1911 年,Emerson 通过一项动物模型实验(猫、狗和兔子)发现,IAH 可使静脉血液回流量减少、心功能衰竭,从而导致死亡;1984 年,Kron 首次通过研究将 IAH 所致的心血管、肺脏、肾脏等功能障碍称为 ACS。本节从 IAH/ACS 的定义分级及临床意义、对血液循环和血流动力学的影响机制、主要临床表现及处理等方面来阐述 IAH 对血液循环和血流动力学的影响。

一、IAH/ACS 的定义分级及临床意义

IAP 一般指腹腔间隙内稳定状态下的压力,主要靠腹腔内脏器的静水压生成。健康人体腹内压大约为 5～7mmHg,危重症患者的腹内压约为 10mmHg。2014 年,Malbrain 认为,IAP 出现病理性持续增高或反复增高＞12mmHg,即称为 IAH。IAH 分为如下 4 级:Ⅰ级(IAP 为 12～15mmHg)、Ⅱ级(IAP 为 16～20mmHg)、Ⅲ级(IAP 为 21～25mmHg)和Ⅳ级(IAP＞25mmHg)。当 IAP 持续＞20mmHg,并合并一个新器官(肺、肾等)功能障碍/衰竭时,即称为 ACS。与 IAP 不同的是,ACS 是一种"全或无"的现象。ACS 的诊断标准包括:①IAP≥20mmHg;②同时合并一个脏器功能障碍或衰竭。大量研究已经表明,IAH/ACS 与危重症患者的死亡率或其他不良预后有关。2014 年,Malbrain 着手开展的一项研究指出,IAH 是危重症患者常见的并发症,SOFA 评分及液体平衡是腹腔高压症的独立预测因子,此外,IAH 是危重症患者死亡率的独立预测指标。

二、IAH/ACS 对血液循环及血流动力学的影响机制

(一)IAH/ACS 导致回心血量及心排血量(CO)的减少

早期腹腔压力增高可使肺动脉压、肺动脉楔压(Pulmonary artery wedge pressure,PAWP)、全身血管阻力等上升,使 CO 减少以及心率代偿性加快。腹内压持续增高将促使膈肌进一步上抬,狭窄胸腔导致胸腔内压显著增高。高胸腔内压导致下腔静脉和上腔静脉的回心血流量减少,直接压迫了心脏,降低了心脏的顺应性,使得心室舒张末期容量降低、心脏后负荷显著增加,其结果是导致每搏输出量的减少而代偿性地使心率增快。临床上常因忽视 IAH 现象而将 IAH 所引起的血流动力学的改变归咎于心功能不全所引起的心力衰竭。当 IAP≥25mmHg 时,CO 明显下降,外周血管阻力指数明显增加,但体循环血压可无明显变化,中心静脉压(Central venous pressure,CVP)和 PAWP 则逐渐升高,已不能准确反映血管内容积状况。当 IAP＞30mmHg 时,可导致心室收缩能力的降低,心室曲线向右、向下漂移。研究表明,当 IAP 增高到 40mmHg 时,CO 可减少 36%,腹腔动脉、肠系膜上动脉

和肾动脉血流量的减少则更明显,分别为 42%、61% 和 70%。

(二)IAH/ACS 对呼吸功能的影响

IAP 持续升高对呼吸功能的影响体现在如下几个方面:①将腹腔压力传导至胸腔,引起膈肌上抬、胸腔内压力升高,使肺实质压缩,导致肺容积减少;②肺顺应性下降,肺毛细血管氧运输以及通气/血流比例失调,二氧化碳蓄积,引起高碳酸血症的发生;③气道压和压力峰值显著上升,肺泡无效腔增加。2004 年,Quintel 在对猪的试验中指出,IAP>15mmHg 时,猪将发生更加严重的肺水肿,可能存在的机制如下:①IAH 时,心脏的充盈压显著上升;②IAH 时,胸腔内压力增高,胸膜、肺的淋巴及毛细血管受到挤压,从而导致肺水肿。2000 年,Errel 着手开展的一项研究指出,通过调节 IAP,能有效地缓解 IAH/ACS 症状,对提高氧分压很有效,也可以显著改善高乳酸血症及高碳酸血症。

(三)IAH/ACS 与腹腔内脏器血液灌注的关系

近年来,IAH 作为引起患者肾衰竭的一种独立因素已经越来越引起人们的重视。一般认为,当 IAP 达 15~20mmHg 时即可引起少尿,当 IAP>30mmHg 时可引起无尿。1995 年,Sugrue 认为,ICU 患者 IAP>20mmHg 将导致急性肾功能受损。而 Demarchi 于 2014 年指出,可以将 IAP>7.68mmHg 作为 ICU 患者急性肾损伤的独立危险因素。因为 IAH 而导致的肾功能不全的机制如下:①IAH 可直接压迫肾动、静脉,从而增加肾血管阻力,并减少肾脏血管流量;②IAH 直接压迫肾实质,从而导致肾室间隔综合征;③IAH/ACS 往往合并心排血量的降低及肾血流量的减少,最终降低肾小球滤过率(Glomerular filtration rate,GFR);④肾缺血引起血中抗利尿激素、肾素-血管紧张素和醛固酮水平升高,从而加重肾血管阻力,进一步引起水、钠潴留的恶性循环。IAH 所引起的肾功能不全对利尿治疗和扩容不敏感,然而通过降低腹内压可以明显增加尿量,显著改善肾功能。

IAH 可减少肝脏血供,降低乳酸清除率,使得葡萄糖代谢减弱。2012 年,Malbrain 指出,IAH 时肝脏血液灌注量减少,并提出吲哚菁绿等离子体消失率是一项能有效反映 IAH 对肝脏血流灌注及功能影响的检测手段。此外,当发生 IAH 时,肝脏因受到机械性压迫,使得门静脉和肝静脉中的血液无法顺利或全部通过膈肌处的解剖性狭窄,最终导致门静脉和肝静脉血流量降低;Varela 于 2001 年表明,通过近红外分光镜法检测肝脏血流,发现 IAH 时肝血管及门脉血管的阻力明显增加,肝动脉、门静脉和肝静脉血流量均减少。

三、胃肠型 IAH/ACS 的主要临床表现

IAH 的主要临床表现为腹部高度膨胀,往往伴有肠鸣音消失。患者由于腹内压增高引起呼吸受限,从而导致呼吸频率明显加快。此时,血氧饱和度常出现明显下降,并伴发心率加快,而血压则没有明显变化。辅助检查以 CT 较为明显,表现为腹腔纵径/横径≥0.8、腹腔膨隆,大量气体及液体积聚在胃肠道,而积液、渗出液在后腹膜处的发生率较低,下腔静脉、肾静脉压迫不显著等。处理胃肠型 IAH/ACS 时,胃肠减压、导泻、纠正水电解质和酸碱紊乱等措施的效果较显著,而且常能在很短的时间内显著改善病情。

四、胃肠型 IAH/ACS 的处理

目前,对于 IAH 及 ACS 的治疗措施主要分为非手术方法和手术方法。

(一)非手术方法降低腹内压

1. 减少腹腔内容物

常用的方法有胃肠减压、肛管减压、导泻等,上述方法均可使腹内压显著下降。对于胃肠型 IAH/ACS 患者,常用的胃肠动力药物有利于恢复胃肠功能,从而减轻症状。一些研究认为,使用生长抑素可通过减少胃肠道分泌消化液,而达到降低 IAP 的目的;此外,因为中性粒细胞的浸润减少,所以,腹内脏器再灌注时机体的损伤程度会有所减轻。

2. 排出腹腔内液体

在临床上及时评估腹腔和腹膜后的液体蓄积状况。临床上,常在超声或 CT 引导下经皮穿刺,引流腹水和腹膜后液体,从而使腹内压显著降低。此外,腹腔内积血、脓肿及血肿的穿刺引流也非常重要,同样可达到显著降低 IAP 的效果。

3. 降低体内液体负荷量

在保证有效循环灌注的基础上,限制入量,使用胶体、利尿剂来减轻或纠正液体的正平衡,这样可以使腹腔压力下降。一些研究发现,通过 CRRT 治疗 ACS 达到了很好的疗效。其治疗原理是:①CRRT 采用吸附或对流的方式使患者体内炎症反应减轻,并有效地清除炎症介质;②CRRT 通过超滤作用来降低体内液体负荷,减轻腹腔内脏器及腹壁水肿,最终实现腹内压的降低。

(二)剖腹减压手术

目前,刘长文等的一项研究认为,当机体发生 ACS 时剖腹减压为唯一的确定性治疗手段,但是相关适应证和手术指征仍不明确。一些研究指出,当机体 IAP>25mmHg 时需行腹部减压术;而当 IAP>35mmHg 时,应立刻进行腹部减压手术。也有研究认为,当保守治疗不能使腹腔灌注压(Abdominal perfusion pressure,APP)水平维持在 50~60mmHg 时,则需进行开腹减压治疗。虽然手术减压有许多并发症,但是当全身情况出现进行性恶化、甚至多器官功能衰竭时,非手术治疗往往无法有效缓解 ACS,此时剖腹减压则变成重要的治疗措施。

五、结 语

随着医疗技术的发展及人类寿命的延长,IAH/ACS 在危重症患者中越来越多见,IAP 升高所引起的血流动力学变化与治疗的选择及预后有很大的关系,如能熟练掌握其临床特点、诊断和治疗措施,则可避免一些不必要的并发症发生,甚至能降低死亡率。

参考文献

[1]刘大为,邱海波,严静.中国重症医学专科资质培训教材[M].1 版,北京,人民卫生出版社,2013.

[2]Emerson H. Intra-abdominal pressures[J]. Arch Intern Med,1911,7:754-784.

[3]Kron I L, Harman P K, Nolan S P. The measurement of intra-abdominal pressure as a criterion for abdominal re-exploration[J]. Ann Surg,1984,199:28-30.

[4]Malbrain M L, De-Laet I, De-Waele J J, et al. The role of abdominal compliance, the neglected parameter in critically ill patients-a consensus review of 16. Part 2: measurement techniques and management recommendations[J]. Anaesthesiol Intensive Ther,2014,46:406-432.

[5]Malbrain M L, Chiumello D, Cesana B M, et al. A systematic review and individual patient data meta analysis on intra-abdominal hypertension in critically ill patients: the wake-up project. World initiative on Abdominal Hypertension Epidemiology, a Unifying Project[J]. Minerva Anestesiol,2014,80:293-306.

[6]Quintel M, Pelosi P, Caironi P, et al. An increase of abdominal pressure increases pulmonary edema in oleic acid-induced lung injury[J]. Am J Respir Crit Care Med,2004,169:534-541.

[7]Ertel W, Oberholzer A, Platz A, et al. Incidence and clinical pattern of the abdominal compartment syndrome after "damage-control" laparotomy in 311 patients with severe abdominal and/or pelvic trauma[J]. Crit Care Med,2000,28:1747-1753.

[8]Sugrue M, Buist M D, Hourihan F, et al. Prospective study of intra-abdominal hypertension and renal function after laparotomy[J]. Br J Surg,1995,82:235-238.

[9]Demarchi A C, de Almeida C T, Ponce D, et al. Intra-abdominal pressure as a predictor of acute kidney injury in postoperative abdominal surgery[J]. Ren Fail,2014,36:557-561.

[10]Malbrain M L, Viaene D, Kortgen A, et al. Relationship between intra-abdominal pressure and indocyanine green plasma disappearance rate: hepatic perfusion may be impaired in critically ill patients with intra-abdominal hypertension[J]. Ann Intensive Care,2012,2:S19.

[11]Varela J E, Cohn S M, Giannotti G D, et al. Near-infrared spectroscopy reflects changes in mesenteric and systemic perfusion during abdominal compartment syndrome[J]. Surgery,2001,129:363-370.

第三节　胃肠功能对呼吸功能的影响

上胃肠道和气管支气管树的胚胎起源使他们成为"终身伴侣",某种程度上也印证了"肺与大肠相表里"的中医理论。这种关系使得二者在病理学上相互影响,某些食管疾病可以影响到气管-支气管树,反之亦然。在获得性疾病中,因胃内容物反流使其进入肺部,进而对肺功能造成影响,严重者可以导致重症肺炎,甚至急性呼吸窘迫综合征(Acute respiratory distress syndrome,ARDS)。急性胃肠损伤对呼吸功能产生较大影响的机制包括:消化液反流、腹内压增加、炎症反应等。鉴于临床上引起胃肠功能异常的疾病繁多,这里仅重点对危重症人群常见的几种疾病做一阐述。

一、胃食管反流病对呼吸功能的影响

胃食管反流病(Gastroesophageal reflux disease,GERD)是导致 ICU 患者出现呼吸功能异常的重要病因,在危重症患者的发生率为 $10\% \sim 43\%$。最早认识到 GERD 可导致肺部疾病的报道可以追溯到 1887 年,该报道认为,胃食管反流性疾病导致的肺部疾病包括哮喘、慢性支气管炎、肺炎、肺间质纤维化及呼吸暂停等。

目前公认的胃-肺感染条件主要包括四个方面:胃内细菌的定植;胃内容物反流;肺内吸入;机体防御能力下降。胃食管反流机制按部位又可以分为远端(食管下段)和近端(食管上段)反流。24h 食管 pH 值监测可以明确区分反流部位。胃食管反流引起呼吸症状或疾病的机制主要涉及如下三个方面:①远端反流与食管-支气管反射。多数 GERD 患者存在远端反流,78%的咳嗽与反流同时发生,约 90%的咳嗽在反流后 5min 内发生。食管与气管-支气管具有共同的胚胎起源和神经支配,当反流物质刺激食管黏膜化学感受器时,迷走神经随之兴奋,形成食管-支气管反射,进一步引起气道神经递质释放和神经源性炎症反应,导致患者出现咳嗽、喉痉挛、支气管痉挛,甚至中枢性呼吸暂停。②近端反流与误吸。胃酸、胃蛋白酶(或者十二指肠液)等具有腐蚀性的化学物质经气道进入肺脏后,不仅会引起咽喉局部出现反射性咳嗽,更重要的是对呼吸道黏膜造成直接损伤,导致黏膜充血、水肿以及渗出,引起支气管痉挛;此外,反流物还可以导致肺内微血管出现痉挛,引起通气/血流比例失调。临床可见哮喘、肺炎、急(慢)性支气管炎、肺间质纤维化,甚至 ARDS 等病情。③食管运动功能失调。食管下段括约肌张力和食管动力异常也是导致(或者加重)GERD 的病因。

GERD 的高危因素包括如下几个方面。①意识障碍。脑血管意外为意识障碍常见的基础疾病;吸入性肺炎的发生率与意识障碍程度显著相关,即意识障碍越重,越易发生吸入性肺炎;此外,ICU 住院患者常应用镇静药、麻醉药、肌松药、抗精神病药物或抗焦虑药物等,均也是患者意识状态改变的重要因素。意识障碍导致 GERD 的机制主要包括:胃肠蠕动功能低下,腹内压增高;因食管下的括约肌松弛导致食管体部的收缩能力降低,导致胃排空变缓;吞咽反射下降,咳嗽反射减弱。②机械通气。GERD 在机械通气的患者中最为常见,在拔管

后的 48h 之内,仍然有误吸的风险,有关研究报道,危重症患者进行机械通气而发生胃酸反流的概率达 80%,胆汁反流的概率有 60%。③留置胃管。长期留置胃管可造成食管括约肌的完整性缺失;下食管的括约肌松弛概率增大;咽声门的内收反射功能减弱;胃内残余物导致胃内压增高等。④年龄。老年人由于食管解剖结构的改变,下食管括约肌松弛,防止胃食管反流的生理屏障作用减弱,易发生食物反流、胃潴留、呛咳而导致吸入性肺炎的出现。

二、IAH 对呼吸功能的影响

腹腔内相对稳定合适的压力状态对维持腹腔内、外脏器灌注和功能具有重要作用,健康人的腹腔内压范围为 0～7mmHg,并与胸腔内的压力成反比。若腹内压持续增高,达到 12mmHg 以上时,则可诊断为 IAH;多种因素引起 IAH 超过 20mmHg 且导致胃肠、肾、肺、心血管及颅脑等多个器官功能障碍,从而出现多个症候群,临床称之为 ACS。目前,世界腹腔间隔室综合征学会根据腹内压水平将 IAH 分为 4 个级别:腹内压达 12～15mmHg,为 1 级;腹内压达 16～20mmHg,为 2 级;腹内压达 21～25mmHg,为 3 级;腹内压＞25mmHg,为 4 级。在危重症患者中,胃肠道功能障碍也是引起腹腔内压增高的重要病因,常见的疾病为急性胰腺炎、肠梗阻、肝硬化、严重腹腔感染及胃肠道胀气等。肺部功能障碍是 ACS 早期指征之一。腹腔内压力增高会迫使双侧膈肌上抬及运动幅度降低,导致胸腔容量和顺应性下降,胸腔内压增高。伴随胸腔内压的增高,肺扩张受限及肺血管阻力增加,形成压迫性肺不张,从而减少肺部吸入的潮气量,增加肺内分流,引起通气/血流比例异常,出现低氧血症;同时因肺毛细血管血流量下降,导致二氧化碳排出量下降,肺泡无效腔增加,进而并发高碳酸血症和呼吸性酸中毒。多项研究发现,当患者腹内压在 16～30mmHg 时,肺组织即存在受压表现,尤其在合并失血性休克或低血压时肺组织受压更显著。此外,IAH 引起肺不张的同时,肺部感染的概率也会增加。必须注意的是,该类患者在机械通气过程中需要较高的呼吸机压力水平和呼气末正压水平才能维持足够的潮气量,如果不及时解除 ACS,那么患者的胸腔内压会进一步增高,进而使肺功能恶化,甚至出现 ARDS。

三、肝脏疾病对呼吸功能的影响

许多肺部疾病是由肝脏病变所引起或者与肝脏有关。研究发现,约 15%～45% 的肝硬化患者可伴发多种影响呼吸功能的症状,如胸腔积液、低氧血症及高通气综合征等。正常情况下,肺血管内巨噬细胞主要负责摄取和吞噬异常循环微粒;但在某种病理状态下,如胆汁性肝硬化时,肺血管内的巨噬细胞则不断增殖,导致局部(甚至整个肺部)炎症反应过度,引起呼吸功能障碍。

(一)肝肺综合征

肝肺综合征(Hepatopulmonary syndrome,HPS)是指慢性肝病和(或)门静脉高压患者出现肺部并发症的临床综合征,主要表现为低氧血症。HPS 比较常见,约 30% 肝硬化患者出现该综合征。虽然 HPS 患者的低氧血症程度并不一定与肝病的严重程度相关,但 HPS 会增加肝硬化的死亡率。肝肺综合征的病理机制目前尚不清楚,可能与末梢气道的通气/血流比例失调、肺内动静脉分流及肺毛细血管异常扩张有关。目前的相关分子生物学研究结论主要包括如下几个方面。①增殖的肝内胆管细胞产生内皮素-1(Secrete endothelin-1，ET-1)，导致肺部毛细血管内皮细胞上的内皮素 B 受体表达上调，进而刺激内皮型一氧化氮合酶(Endothelial nitric oxide synthase，eNOS)产生一氧化氮(NO)，从而导致肺部毛细血管异常扩张。②肺血管内单核巨噬细胞功能异常，通过刺激诱导型一氧化氮合酶(Inducible nitric oxide synthase，iNOS)、血红素加氧酶-1(Heme oxygenase-1，HO-1)和血管内皮生长因子-A(Vascular endothelial growth factor-A，VEGF-A)，诱导 NO 等产生增加，导致肺毛细血管异常扩张和增生，出现通气/血流比例异常等病理改变(见图 3-1)。

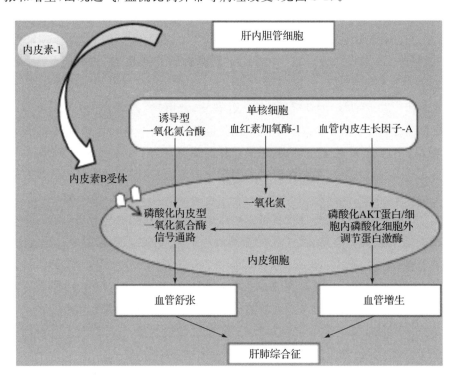

图 3-1　肝肾综合征可能的病理机制

(图片来源：Koch D G，Fallon M B. Hepatopulmonary syndrome[J]. Curr Opin Gastroenterol，2014，30(3)：260-264.)

(二)弥漫性肺疾病

原发性胆汁性肝硬化患者可并发弥漫性间质性肺疾病，偶可发生肺部肉芽肿性病变，从而对肺功能产生不良影响。肺实质肉芽组织形成和单核细胞肺泡炎是许多原发性胆汁性肝硬化患者的特征性病变，该特征很像肺结节病。相关研究结果提示，原发性胆汁性肝硬化患者存在 T 淋巴细胞和活化肺泡巨噬细胞参与的亚临床肺泡炎。

四、重症急性胰腺炎对呼吸功能的影响

重症急性胰腺炎(Severe acute pancreatitis，SAP)是一种病情凶险、并发症多、病死率高

的急腹症；ARDS 是 SAP 腹外脏器功能紊乱的首要临床表现，是 SAP 患者早期死亡的主要原因，总体死亡率在 30%～40%，其中患者在发病第一周内的死亡率高达 60%。呼吸功能障碍是 SAP 最严重的并发症，气急可能是呼吸功能障碍的唯一症状，该病程会迅速进展导致 ARDS。

重症急性胰腺炎引起 ARDS 的原因包括如下几个方面。

(1)胰蛋白酶所致的化学性损伤，导致局部组织大量失液，有效循环容量不足，进而使肺部血液灌注量下降。

(2)磷脂酶 A_2（Phospholipase A_2，PLA_2）将细胞膜上的卵磷脂水解生成具有毒性的溶血卵磷脂，从而导致肺泡表面活性物质减少，肺泡塌陷。

(3)中性粒细胞(PMN)聚集，PMN 引起肺损伤的机制可归纳为三个方面。①释放有害物质：PMN 直接释放出大量细胞毒性物质及强有力的缩血管物质，如氧化剂(超氧阴离子、H_2O_2 等)、血小板活化因子(PAF)、弹性蛋白酶、血栓素 A_2（TXA_2）等，使肺内皮细胞受损，肺部渗出液增加，通气/血流比例失调。②微循环障碍：肺内大量 PMN 聚集，导致毛细血管发生机械性堵塞，从而引起肺组织微循环障碍；约 25%～30% 的患者心排血量可能因此发生"右向左"分流，进而引起低氧血症。③炎性细胞凋亡延迟：细胞凋亡是游走于炎症组织内 PMN 主要的生理清除方式，可以在一定程度上减轻炎症反应；Matsuda T 等发现，PMN 凋亡延迟，导致炎症反应时间延长亦是导致肺损伤的主要原因。

(4)游离脂肪酸增加，损伤肺泡毛细血管壁，导致肺水肿。

(5)炎性介质的大量产生。TNF-α 和白细胞介素等在 SAP 并发呼吸功能障碍中具有重要作用。Chooklin S 通过临床研究发现，在胰腺炎出现呼吸系统并发症的过程中，促炎因子(IL-1β、IL-6、IL-8、IL-18、TNF-α)和抗炎因子(IL-1、IL-10)均具有重要作用。促炎因子生成过多，抗炎因子受到抑制，两者关系失衡也是导致 ARDS 的重要因素。促炎因子可以直接损伤肺毛细血管和肺泡上皮细胞，使得细胞间隙增大，毛细血管通透性显著增加；也可刺激血管内皮细胞产生内皮素，从而增加肺毛细血管静水压，导致肺部渗出液增加。

参考文献

[1]钟南山,刘友宁.呼吸病学[M].北京:人民卫生出版社,2012:8.

[3]毛丹,金英.吸入性肺炎的研究进展[J].辽宁医学院学报,2011,8,32(4):375-376.

[4]何志捷.重症医学[M].北京:人民卫生出版社,2009:12.

[5]王辰.呼吸病学新进展[M].北京:人民军医出版社,2011:9.

[2]Young M A, Reynolds J C. Respiratory complications of gastrointestinal diseases[J]. Gastroenterol Clin North Am,1998,27(4):721-746.

[6]Ortiz-Diaz E, Lan C K. Intra-abdominal hypertension in medical critically ill patients: a narrative review [J]. Shock,2014,41(3):175-180.

[7]de Keulenaler B L,De Waele J J,Powell B,et al. What is normal intra-abdominal pressure and how is it

affected by positioning,body mass and positive end-expiratory pressure? [J]. Intensive Care Med,2009, 35(6):969-976.

[8]Pelosi P,Quintel M,Malbrain M L. Effect of intra-abdominal pressure on respiratory mechanica[J]. Acta Clin Belg,2007,1:78-88.

[9]Cheatham M L. Abdominal Compartment Syndrome: pathophysiology and definitions[J]. Scand J Trauma Resusc Emerg Med,2009,17:1-11.

[10]Pastor C M,Matthay M A,Frossard J L. Pancreatitis-associated acute lung lnjury [J]. Chest,2003,124 (6):2341-2351.

[11]Zhou M T,Chen C S,Chen B C,et al. Acute lung injury and ARDS in acute pancreatitis: mechanisms and potential intervention[J]. World J Gastroenterol,2010,16(17):2094-2099.

[12]Surbatovi M, Jovanovi K, Radakovi S, et al. Pathophysiological aspects of severe acute pancreatitis-associated lung injury [J]. Srp Arh Celok Lek, 2005,133(2):76-81.

[13]Inoue S, Nakao A, Kishimoto W,et al. LFA-1 (CD11a/CD18) and ICAM-1 (CD54) anti-bodies attenuate superoxide anion release from polymorphonuclear leukocytes in rats with experimental acute pancreatitis[J]. Pancreas, 1996,12(2):183-188.

[14]Yamano M, Umeda M, Miyata K,et al. Protective effects of a PAF receptor antagonist and a neutrophil elastase inhibitor on multiple organ failure induced by cerulein plus lipopoly-saccharide in rats[J]. Naunyn Schmiedebergs Arch Pharmacol,1998,358(2):253-263.

[15]Bhatia M,Brady M,Shokuhi S,et al. Inflammatory mediators in acute pancreatitis[J]. J Pat Hol,2000, 190:117.

[16]Mat-suda T, Saito H,Fukat-su K,et al. Cytokine2 modulated inhibition of neutrophil apoptosis at local site augments exudative neutrophil functions and reflects inflammatory response after surgery[J]. Surgery,2001,129:76.

[17]Chooklin S. Pathogenic aspects of pulmonary complications in acute pancreatitis patients [J]. Hepatobiliary Pancreat Dis Int, 2009,8(2):186-192.

第四节　胃肠功能对肝脏和凝血功能的影响

　　胃肠道和肝脏同处腹腔内,且胃肠道的血液基本上汇聚到门静脉系统,胃肠道吸收的营养物质经门静脉系统被肝脏利用,肝脏代谢、分泌的胆红素需要通过胆道系统排泄到胃肠道内,故胃肠功能与肝功能有着非常密切的关系。机体凝血系统中的部分凝血因子是在肝脏内合成的,而其原料(包括氮、维生素等)主要通过胃肠道吸收而供给。凝血功能的异常容易导致胃肠道出血而致胃肠功能障碍。因此,胃肠功能、肝功能、凝血功能形成了相互依存又相互制约的非常复杂的关系。

一、AGI 对肝功能的影响

　　AGI 患者表现为胃肠道黏膜屏障功能的损伤,使肠道内的内毒素穿透肠壁而进入血液循环,而肝脏功能障碍时其对内毒素的解毒能力减弱,两者均能促使内毒素在体内蓄积而导致肠源性内毒素血症(Intestinal endotoxemia, IETM)的发生。目前关于 IETM 对肝功能的损伤日益受到重视,有资料显示,有 $35\%\sim65\%$ 的病毒性肝炎患者伴有 IETM,重症肝炎患者并发 IETM 的概率为 $70\%\sim100\%$,肝硬化患者则高达 79%。由此可见,肝损伤时容易形成 IETM,而 IETM 形成后,进入肝脏的内毒素又可引起肝细胞发生一系列损伤反应,使肝损伤不断加重,最后走向肝衰竭。

(一)IETM 形成机制

　　内毒素是由革兰氏阴性菌细胞壁外层的类脂多糖和蛋白质复合而成,通常在细菌死亡后,由菌壁崩解自溶时释出,还可在细菌代谢过程中,以发泡的方式释出。正常生理条件下,肠道细菌产生的内毒素,大部分随粪便排出体外,小部分被肠壁黏膜吸收,经门静脉到达肝血窦后,被肝脏库普弗细胞通过吞饮作用而清除。

　　肝损伤时,肝小叶结构被破坏,部分血液因绕过肝脏而不能接触库普弗细胞,内毒素便进入体循环,在门脉高压时,内毒素还可通过门体循环短路及腹腔淋巴系统进入体循环;肝实质细胞的大量破坏,机体廓清内毒素所需的载体 α_1 脂蛋白和 α_1 球蛋白的减少,加之库普弗细胞功能、代谢严重受损,使进入肝脏的内毒素不能被及时清除,造成体循环中的内毒素水平增高;肠黏膜功能紊乱,会使肠道吸收内毒素增加;肠道菌群失调及胆盐缺乏,有利于革兰氏阴性菌生长,使内毒素产生增多。由于内毒素来自肠道,故称之为 IETM。

(二)内毒素损伤肝组织的机制

　　1. 直接损伤

　　直接损伤是指内毒素通过细胞膜特异性受体介导及非特异性胞膜结合两种方式进入细胞内,造成肝细胞的损伤。有研究表明,内毒素被肝细胞直接摄入后,经溶酶体降解,其毒性部分类脂质 A 被转运至线粒体内膜,与特异受体结合,抑制 ATP 合成酶,使能量生成受阻,引起线粒体损伤。另外,内毒素可使肝细胞膜的 Ca^{2+} 通道开放,胞质内的游离 Ca^{2+} 升高,引起肝细胞变性、坏死,内毒素被库普弗细胞吞噬后破坏其溶酶体膜,释放出各种溶酶体酶,从而导致细胞自溶。

2.间接损伤

间接损伤是指由内毒素介导的细胞因子及炎症介质产生对肝组织的毒性作用以及所引发的微循环障碍。脂多糖结合蛋白将类脂多糖运送到库普弗细胞膜上,与相应受体 CD_{14} 结合,激活库普弗细胞内信号转导系统,释放多种化学介质。这些细胞因子及炎症介质可通过激活凝血系统或使门静脉强烈收缩,使肝脏血液灌流不足,导致肝细胞严重缺氧,进而引起线粒体氧化磷酸化过程发生障碍,ATP 生成锐减,肝脏正常代谢和解毒功能发生严重障碍。内毒素还可通过激活补体系统,增强毛细血管通透性,促进肠道内毒素进入门静脉系统,加剧 IETM。此外,内毒素还是其他肝毒物(如半乳糖胺、乙醇等)致肝坏死的辅助因素。

下面简述几种化学介质在肝损伤中的机制。

(1)肿瘤坏死因子-α(Tumor necrosis factor-α,TNF-α):与靶细胞膜上特异性受体(TNFR)结合,触发细胞内信号转导系统发生效应,促进其与内皮细胞黏附,使肝窦变窄,血流受阻。TNF-α 能诱导内皮细胞合成及释放内皮素,并与许多细胞因子及炎症介质相互作用,发生连锁反应,导致肝脏损伤。

(2)氧自由基(Oxygen free radical,OFR):与细胞内物质反应,介导 DNA 损伤,使细胞膜脂质过氧化,还可通过 TNF-α 激活多形核白细胞,破坏电子转运系统和线粒体功能,进而介导细胞凋亡。其也可激活促使细胞凋亡的各种信号转导途径,诱导细胞凋亡。

(3)内皮素-1(Endothelin,ET-1):可使肝内微血管收缩造成肝细胞缺血性损伤,也可引起白细胞和红细胞积聚,导致肝内微循环障碍。另外,它可作用于贮脂细胞,使其钙离子增多而引起血管收缩,使肝窦直径变窄,造成门静脉高压。

(4)一氧化氮(Nitricoxide,NO):可与活性氧自由基反应形成毒性更强的自由基,介导组织的脂质过氧化损伤。它还能激活细胞膜上鸟苷酸环化酶,使细胞内环鸟苷酸水平增高,造成血管平滑肌松弛及微血管通透性增加。

(5)细胞间粘附因子-1(Intercellular adhesion molecule-1,CIAM-1):可促使白细胞与肝窦内皮细胞的黏附性增加,嵌塞微血管,导致肝微循环障碍。它也可跨过损伤的内皮细胞,到周围组织中,进而发挥细胞毒性作用。

(6)脂类介质(LM₂):可通过缩血管作用和增加毛细血管壁通透性,形成组织水肿,还能诱导中性粒细胞和血小板聚集形成微血栓,导致组织血流减少及能量代谢障碍。另外,它还可通过激活血小板、单核巨噬细胞产生多种细胞因子,加重肝损伤。

(7)核因子 Kappa B(NF-κB):能调节及编码炎症介质的基因表达,激活的 NF-κB 可诱导肝细胞产生大量炎症相关因子,此过程的失控将引起炎症反应的放大乃至组织损伤。

(三)内毒素在肝衰竭发生中的作用

由于具有损伤毛细胆管作用的谷胱甘肽和 HCO_3^- 的排泄,故破坏了肝细胞胆汁酸和有机阴离子的转运机制,可使机体出现黄疸。肝脏库普弗细胞吞噬纤溶酶原激活物及纤维蛋白降解产物的能力下降,再加上肝细胞坏死使凝血因子合成障碍,促凝物质释放增多,患者在临床上可表现为出血、DIC。内毒素的毒性部分类脂质 A 会直接或间接引起动脉血管强烈收缩,使肾小球滤过率下降及肌酐清除率降低,导致肾衰竭。NO 可致机体有效循环血量减少,反馈性引起肾脏血管的强烈收缩与水、钠重吸收增多,导致水肿、腹水。内毒素引起血中组胺、氨等增加,这些物质及其代谢产物可诱发肝昏迷。另外,TNF-α 导致血脑屏障的通透性增加及脑细胞内钙稳态失调,亦可导致肝性脑病。

二、AGI 对凝血功能的影响

(一)AGI 对凝血功能的直接影响

胃肠道黏膜对氧的需求非常高,一旦出现全身性或胃肠道黏膜局部缺血缺氧时,胃肠道黏膜极易发生损伤,引起溃疡而致出血,导致机体凝血因子的大量消耗。

(二)AGI 对凝血功能的间接影响

目前已知的 14 种凝血因子当中,多数在肝内合成,其中 FⅡ、FⅦ、FⅨ、FⅩ 的生成需要维生素 K 的参与,故它们又称为依赖维生素 K 的凝血因子。依赖维生素 K 的凝血因子的分子中均含有 γ-羟基谷氨酸,与 Ca^{2+} 结合后可发生变构,暴露出与磷脂结合的部位而参与凝血过程。

(1)维生素 K 是 2-甲基-1,4-萘醌衍生物的通称,具有凝血活力。维生素 K 的每日需要量约为 $1\mu g/kg$,健康成人较少发生原发性维生素 K 缺乏。成人不会缺乏维生素 K 是因为维生素 K 广泛分布于植物和动物的组织中;维生素 K 循环使人体保存了维生素 K;正常肠道内微生物菌丛可合成萘醌。维生素 K 缺乏可见于最低限度膳食摄入量的成人,如果他们经受外伤、广泛的外科手术,或长期胃肠外营养,不论其是否应用了广谱抗生素治疗,均可能导致维生素 K 缺乏而影响凝血功能。胆道阻塞、吸收不良或实质性肝脏疾病者亦有较高的发生维生素 K 缺乏的危险性。

(2)严重肝脏疾病的患者可因肝脏合成凝血因子的功能异常而影响机体的凝血功能。

(3)正常的胃肠功能包括肠道内正常的微生态即正常的菌群,这些菌群具有将胃肠道内的食物合成维生素 K 的作用。危重症患者常常应用了许多广谱抗生素以预防或治疗重症感染,但这些抗生素可能损害了胃肠道内的正常菌群,从而导致机体缺乏维生素 K,使凝血酶原的合成减少和依赖维生素 K 的凝血因子Ⅱ、Ⅶ、Ⅸ、Ⅹ 水平降低,导致凝血功能障碍的发生。其中以 β-内酰胺类抗菌药物对正常菌群的影响较大。

(三)弥散性血管内凝血(DIC)

AGI 产生 SIRS 时可引起凝血功能活化,并促进炎症的进一步发展,炎症也可引起凝血功能活化,两者相互影响,共同促进 SIRS 恶化、发展成 MODS。若抑制凝血功能活化,则可以抑制炎症反应,改善 AGI 患者预后。在 AGI 患者的 SIRS 进展中,多种炎症递质及细胞因子使血管内皮受损,从而启动外源性、内源性凝血途径。同时,内皮损伤造成炎症反应加剧,引起中性粒细胞(PMN)活化、PMN 与内皮细胞黏附以及炎症细胞因子的进一步释放,加重全身炎症及凝血反应,产生过量的凝血酶,导致纤溶系统激活,进而诱发广泛性微血管内血栓形成,多种凝血因子消耗,发生 DIC。

在 DIC 早期,机体表现为高凝状态。此时,炎症刺激会引起凝血系统的激活,但大部分情况下不会表现出临床凝血异常,仅凝血相关的敏感性分子标记物水平会增加。大部分患者的全身凝血指标正常,同时抗凝系统如抗凝血酶或 PC 系统也维持正常。随着病程的进展,大量凝血酶及纤溶蛋白形成,致使血管内形成广泛微血栓,从而导致血小板与凝血因子的大量消耗。此时,机体的凝血机制尚处于代偿状态。如果通过及时去除诱因以中止炎症刺激,那么凝血系统可通过自我代偿的方式来控制紊乱,使凝血异常得到纠正,此即为非显性 DIC。如果炎症刺激持续存在,凝血瀑布异常放大,抗凝机制进一步消耗受损,引起凝血失控,使机体消耗大量凝血因子和血小板,那么将会导致机体严重出血,即发生显性 DIC。

研究发现,AGI 患者发生 SIRS 时血小板明显减少,且随时间延长血小板功能进一步下降,可能与血液丢失、输血后血液稀释、并发 DIC 消耗过多有关。同时,血小板破坏增多与 SIRS 病情严重程度有关。抗凝血酶Ⅲ(AT-Ⅲ)是体内主要的凝血功能抑制物。AT-Ⅲ的活性升高可减轻凝血功能紊乱,改善器官功能,降低病死率。患者发生 SIRS 时,AT-Ⅲ消耗增加,血浆 AT-Ⅲ活性下降。D-二聚体是凝血功能被激活后继发纤维蛋白溶解的产物,被公认为是目前诊断 DIC 敏感的分子标记物,但由于危重症患者严重的炎症反应亦可导致 D-二聚体升高,故将其作为 DIC 的诊断指标特异性较低。

参考文献

[1]Puleo F, Arvanitakis M, Van Gossum A, et al. Gut failure in the ICU[J]. Semin Respir Cfit Care Med, 2011,32(5):626-638.

[2]Reintam B A, Malbrain M L, Starkcopf J, et al. Gastrointestinal function in intensive care patients: terminology, definitions and management——Recommendations of the ESICM Working Group on Abdominal Pmblems[J]. Intensive Care Med,2012,38(3):384-394.

[3]Piton G, Manzon C, Cypriani B, et al. Acute intestinal failure in critically ill patients: is plasma citrulline the fight marker[J]. Intensive Care Med,2011,37(6):911-917.

[4]Carr J M, Mckinney Y M, Mcdonagh J, et al. Diagnosis of disseminated intravaseular coagulation: role of D-dimer[J]. Am J Clin Pathol,1989,91(3):280-287.

[5]Yaguchi A, LoboF L, Vincent J L, et al. Platelet function in sepsis[J]. J Thromb Haemost,2004,2(12): 2096-2102.

[6]Okajima K. SIRS and the coagulation of normality[J]. Rinsho Byori,2000,48(6):510-515.

[7]American college of chest physician society of critical care medicine conference[J]. Chest, 1992, 260:1790.

[8]Roland N, wade J, Davalos M, et al. The systemic inflammatory syndrome in acute liver failure[J]. Hepatology,2000,32:734-739.

第五节　胃肠功能对肾脏功能的影响

肠道是消化系统的重要组成部分,是容纳食物、消化食物及吸收营养物质的器官。胃肠道黏膜又是全身代谢最活跃的器官之一,更是体内最大的"细菌库"。正常胃肠道功能包括促进营养物质和液体的消化吸收、调控肠道菌群及其产物的吸收、内分泌和免疫功能。AGI是继发于创伤、烧伤、休克及其他全身性病变的一种胃肠道急性病理改变。该病不是一组独立的疾病,而是 MODS 的一部分,包括急性胃黏膜病变、急性无结石性胆囊炎、肠道菌群与毒素易位、危重症相关腹泻等。不论是速发型还是迟发型 MODS,肾脏都是全身多个器官中出现功能障碍表现较早、较多和对病情预后影响较重的脏器。AGI 对肾脏功能的影响的主要作用机制为:全身炎症反应综合征(SIRS)和血容量不足或腹腔灌注压下降。

一、全身炎症反应综合征

(一)胃肠道触发 SIRS 机制

近年来,越来越多的研究发现,胃肠道的缺血再灌注损伤及其引发的一些全身继发反应在触发 SIRS 的过程中具有重要的作用,Meakins 和 Marshall 首先提出肠道是发生 MODS 的原动力。研究表明,肠道作为体内做大的"储存库"和"内毒素库",以其在体内独特的生理环境参与 SIRS 和 MODS 的病理生理过程,现已认为胃肠道是 MODS 的"枢纽器官",是炎症介质的"扩增器",是全身性菌血症和内毒素血症的"发源地"。作为细菌的"储存库",当胃肠道因为缺血再灌注损伤引起肠壁屏障功能受损时,细菌或内毒素可经门静脉、体循环及淋巴系统发生易位,导致全身性内皮细胞活化,炎症介质和细胞因子释放,启动 SIRS 并引起 MODS。MODS 是重症医学科患者死亡的主要原因。国内外近些年的研究发现,胃肠道触发 SIRS 的具体机制主要可从以下三方面予以阐述。

1. 胃肠道黏膜缺血和屏障功能障碍导致细菌易位和内毒素血症

一般情况下,肠道屏障功能可分为以下四类:机械屏障、生物屏障、化学屏障和免疫屏障。在创伤、感染及休克等应激状态下,胃肠道的屏障功能受到损害,使得大量的细菌和毒素经由门静脉和肠系膜淋巴系统侵入血液循环,造成肠源性细菌易位和内毒素血症,并在一定条件下激发细胞因子和其他炎症介质的释放,从而引起 MODS,包括后面所述的肾功能障碍。Moore 等认为,细菌易位导致了早期难治性休克,缺血再灌注后的肠道是促炎症反应介质的来源,这些介质使早期的全身炎症反应扩大并引起早期的 MODS。此外,胃肠道的缺血还导致胃和小肠的梗阻,梗阻又进一步加重胃肠道功能的损害。Marshall 等提出了肠-肝轴(Gut-liver axis)假设,即:机体在遭受严重创伤、感染、烧伤及休克时,肝脏库普弗细胞功能受到抑制。一方面,肠道内细菌和毒素侵入循环系统引起肠源性感染;另一方面,库普弗细胞被进入肝脏的毒素激活,可以释放出一系列的炎症介质,如 TNF-α、IL-1、IL-6、PGE$_2$、血栓素 A$_2$、血小板活化因子等。肠道细菌易位的淋巴途径是由肠壁小淋巴管到达肠系膜淋巴结,再经胸导管进入体循环而实现的。Magnotti 等研究表明,肠系膜淋巴能成为肠源性炎症介质的通路,包括 PMN 的刺激、CD_{11b} 表达的增加和内皮细胞间黏附分子-1(ICAM-1)的表达增加。Adams 等在相关动物实验中发现,大鼠在创伤性休克后,肠道淋巴液进入血液循环后会启动由 PMN 介导的呼吸暴发(Respiratory burst,RB),而预先将肠系膜淋巴管结扎处理的大鼠则不会出现以上现象,从而推测肠系膜淋巴液中含有致 SIRS 进展并最终引发 MODS 的关键介质。

2.胃肠道缺血再灌注后肠壁细胞功能改变

小肠内含有丰富的用于起消化作用所必需的胰酶,缺血后肠内胰酶成为体内的功能活化剂之一,可刺激心血管系统细胞,从而使炎症介质释放入血,在休克期形成严重的 SIRS,进一步激发 MODS。除此之外,小肠内还含有丰富的黄嘌呤氧化还原酶,这种酶主要以脱氢酶的形式存在,可以转化为氧化酶,氧化酶释放的氧自由基可以引起组织损伤。胃肠道缺血后黏膜损伤,并伴随黏膜通透性增加,肠内细菌内毒素不断产生氧自由基,氧自由基的活跃化学性质可以与几乎任何细胞成分发生反应,使得损伤不断传播和扩大,在这一过程中,胃肠道的内皮细胞和上皮细胞在防止肠道细菌内毒素进入细胞方面起着重要的屏障作用。

3.胃肠道免疫功能改变

胃肠道除了依靠其机械、生物和化学屏障之外,亦能依靠其免疫屏障来维持机体内环境的稳定和促进胃肠道功能的恢复。但当其免疫功能受损时,同样会促进或者加速机体稳态的失衡,从而触发 SIRS,导致 MODS。Hassoun 等通过在分子水平上的研究发现,由于休克后的胃肠道发生缺血再灌注后激活了应激敏感性蛋白激酶的级联反应,最终产生特异转录因子,而转录因子可调节促炎症基因的表达,这些促炎症基因的表达产物有化学因子、黏附分子、细胞因子($TNF-\alpha$、IL-1)和酶[如一氧化氮合酶(Nitric oxide synthase,NOS)、环氧化酶、磷脂酶 A_2 等],这些基因表达产物的不断增加终将导致促炎症反应的不断增强从而引发早期的 MODS;除此之外,这些转录因子还可以激活抗炎症基因的表达,导致胃肠道局部免疫力进一步下降,继而增加感染而引发晚期 MODS。研究发现,胃肠道发生缺血再灌注损伤后加速了蛋白磷酸化反应,使得特异转录因子可以对促炎症因子和抗炎症因子表达的形式、数量、时间进行调节。在免疫调节方面,$TNF-\alpha$ 和 IL-6 是最早出现的炎症介质,因 $TNF-\alpha$ 在血浆中半衰期短、而 IL-6 较稳定的原因,一项对脓毒性休克患者的临床研究发现,MODS 的发生与 IL-6 有关,用 IL-6 高于 200ng/L 这一水平作为标准来预测心源性休克患者发生 MODS 的可能,其敏感性达 100%,特异性达 93%。在胃肠道缺血再灌注损伤过程中,内皮细胞间黏附分子使白细胞黏附于内皮细胞上,而内皮细胞黏附分子-1(ICAM-1)作为黏附分子之一,在针对细胞因子的反应中上调,ICAM-1 的上调会促进由 PMN 介导的细胞损伤,从而导致 MODS。

(二)SIRS 对肾功能的影响机制

胃肠功能在激发 SIRS 的过程中起着重要的作用,推测在 MODS 的发生发展过程中有这样一条主线,即:感染、休克、创伤或烧伤等因素导致 AGI,使机体序贯性发生 SIRS 及急性肾衰竭(ARF)/MODS。SIRS 患者的低血压降低了肾动脉的灌注压,导致入球和出球小动脉并不能维持正常的肾小球滤过压,使滤过率降低,而灌注压降低的同时也导致肾髓质血流量不足,肾小管细胞也因缺氧而产生功能障碍。严重的肾缺血可以导致肾小管细胞坏死、肾小管功能减退。即使缺血不是很严重,肾小管细胞也会产生一些结构和功能的改变,其结果并不是导致肾小管细胞坏死而是失去了转运钠的能力。此时,肾小球旁器中的致密斑受到高浓度钠的刺激,从而通过旁分泌作用引起入球小动脉收缩,进一步降低肾小球滤过率并导致肾小管细胞缺氧加重。国内外的研究认为,SIRS 导致肾功能减退或 ARF 的机制主要有以下几方面。

1.血　栓

通过对 MODS 死亡患者的尸检发现,肾小球毛细血管微血栓是导致 SIRS 患者发生 ARF 的罕见原因,血栓可以阻断肾血流从而导致肾组织坏死。SIRS 微循环血栓的形成过程与胶原和纤维蛋白溶解酶系统的相互作用有关,DIC 的病理生理过程是两种对抗行为的平衡过程,胶原通过激活凝血因子而产生血管内血栓,而与此同时,纤维蛋白溶解酶也被激活,在通常正常情况下,在出血点得到止血后,纤维蛋白溶解酶系统终将战胜胶原的血栓形成过程,但如果胶原过多,则最终会形成血栓,从而导致缺血性坏死,这一过程被称为许瓦茨曼反应(Schwantzman's reaction)。因许瓦茨曼反应引起的 ARF 在临床上较为少见,但它与 SIRS 引起的肾功能障碍有一定的相关性。除此之外,有研究发现,SIRS 患者的血小板可以被激活,黏附于血管内皮细胞表面,增加微血栓的发生风险。

2.NO 的毒理作用

NO 是一种小分子气体,它是由 L-精氨酸和氧气在 NOS 的作用下生成,它参与多种细胞功能,包括血管舒张作用。NOS 分为两种,其中内皮型(eNOS)在正常情况下可以维持血管紧张度,当巨噬细胞、炎症细胞等受到细胞因子的刺激后,将会产生诱生型 NOS(iNOS)。高浓度的 NO 可导致血管舒张,产生循环高动力状态,并且可以抑制血小板和白细胞的黏附聚集,但过高浓度的 NO 则会对细胞产生毒性效应。Meyer 等的一项动物实验研究显示,给患有内毒素血症的山羊服用 eNOS 和 iNOS 的阻断剂,可以看到山羊循环高动力状态有所逆转。许多对 SIRS 患者的临床研究表明,SIRS 患者血流动力学的改变和低血压都与 NOS 合成增加成正相关。NOS 对肾功能的影响主要表现在其对肾单位的直接毒性作用,Chatterjee 等给肾功能障碍的大鼠静脉注射 iNOS 抑制剂 L-N6 亚氨乙基赖氨酸后,大鼠的血清肌酐水平显著降低,肾血浆流量和 GFR 明显升高,表明了早期应用 NO 拮抗剂可以有效地保护肾功能;Groeneveld 等报道了严重 SIRS 患者血中硝酸盐水平升高的程度与肾功能障碍的程度成正相关,血中硝酸盐是 NO 的代谢物,通过肾小球的滤过作用而被排出体外,由此推测,肾脏血液循环和尿中的 NO 水平过高会对肾小管细胞产生直接毒性作用。

3.相关血管收缩因子的毒理作用

在对神经系统、循环系统中血管收缩物质的研究中发现,不论是由巨噬细胞或白细胞释放的炎症介质,还是由系膜细胞、小管细胞和内皮细胞释放的调节血管平滑肌的旁分泌因子,它们都参与了肾脏出、入球小动脉的血管紧张和舒张平衡的调节。而 SIRS 导致的肾功能障碍甚至衰竭,与这些因子所调节的平衡失调相关,以下就研究中所发现的几种较为明确的因子予以阐述。

(1)血小板活化因子(PAF):是由炎症细胞和肾小球内皮细胞产生的脂溶性物质,SIRS患者血浆 PAF 浓度明显升高。研究发现,在 SIRS 患者中,TNF 和以 IL-6 为代表的白介素是分泌较早的细胞因子,而巨噬细胞和白细胞受到内毒素或炎症介导的 TNF 和 IL-1 刺激时,将释放出大量的 PAF,PAF 通过黏附在内皮细胞或内皮细胞上的受体而产生作用,诱发 SIRS 患者体内一些相关介质、递质、因子的释放,如血管舒张因子 NO 和血管收缩因子血栓素 A_2 的释放,而它们当中的很多介质均可导致肾功能障碍。

(2)花生四烯酸:是花生酸性物质家族中的脂溶性物质之一,在炎症反应中起到重要的作用。花生四烯酸一来可通过脂加氧酶途径产生白三烯(包括 LTC_4、LTD_4、LTE_4);二来可通过环氧化酶途径生成前列腺素(如前列环素、血栓素 A_2 等)。SIRS 状态下肾血管内皮细胞表达白细胞黏附分子水平上调,同时 SIRS 激活循环中的白细胞并使其黏附于内皮细胞表面,从而导致白细胞聚集到肾脏微循环中,并在脂加氧酶的催化下生成白三烯。白三烯是一种强效的血管收缩剂,它能导致肾血管收缩、降低肾小球滤过率,进一步导致肾功能障碍。血栓素 A_2 是环氧化酶路径的产物,它也是一种强有力的血管收缩剂,亦可进一步加重肾功能障碍。对患有 ARF 的大鼠模型试验研究发现,血栓素 A_2 拮抗剂可在一定程度上保护受内毒素侵袭的大鼠免遭肾缺血。有研究表明,用单克隆抗体阻断花生四烯酸的黏附位点可以保护肾单位免遭内毒素血症的损害。

(3)内皮素-1:是由内皮细胞在细胞因子的作用下释放出的一种强效血管收缩剂,它可以收缩肾血管,降低肾血流量;内皮素-1 尚可以通过收缩肾小球系膜细胞来降低肾小球滤过率。Pittet 等报道,SIRS 患者血清内皮素-1 水平与血清肌酐浓度有显著的正相关性,因此,他们推测内皮素-1 介导肾血管收缩也许是 SIRS 患者发生肾功能减退的一个原因。有研究者通过基因工程将内皮素-1 转入小鼠基因后进行观察,发现小鼠在 12 月龄时出现肾血管明显收缩,肾小球硬化及肾间质纤维化,且肾小球滤过率显著下降。

二、血容量不足或腹腔灌注压下降

(一)容量丢失

胃肠功能障碍所致的呕吐、腹泻,或消化道出血所引起的全身平均动脉压下降,机体可通过神经体液调节机制,使肾脏对盐和水的重吸收能力增加。轻度血容量不足时,可通过代偿机制使肾小球灌注压维持在正常水平,滤过分数增加,肾小球滤过率基本保持正常。中度至重度血容量不足时,因超过了机体代偿能力,即可能引起急性肾衰竭。在全身平均动脉压降至 80mmHg 左右时,入球小动脉的自身调节性扩张能力将达到最大限度,若平均动脉压继续下降,肾小球滤过率就会急速下降而引起急性肾衰竭。对于老年患者、入球小动脉结构异常者(如糖尿病肾病、高血压性肾动脉硬化)或血清血管紧张素Ⅱ水平已显著升高者(如心衰),因其入球动脉的代偿性扩张能力受限,较轻的全身动脉压下降便足以引起肾前性氮质血症。

(二)腹腔内高压与腹腔间隔室综合征

血流动力学不稳定、液体复苏、严重的腹腔内感染以及腹部创伤,都会引起急性胃肠功能损伤；而腹腔脏器的缺血缺氧、水肿，以及腹腔积液致腹内压急剧升高，将会导致腹腔内高压（IAH）。若在6h内连续2次测得腹腔内压力≥12mmHg，则称为IAH。腹内压升高最常见的表现是少尿。1999年，Doty曾做过一项研究：当腹内压升至1.33kPa（10mmHg）时，则尿量开始减少；当腹内压升至2.00kPa（15mmHg）时，则尿量平均可以减少50%；当腹内压升至2.67～3.33kPa（20～25mmHg）时，则出现显著少尿；当腹内压升至5.33kPa（40mmHg）时，则表现为无尿；而减压1h后，尿量才恢复正常。腹内压升高所致的尿量减少，也是有多方面的原因：首先，当IAP为10～20mmHg时，腹腔灌注压下降（<60mmHg），肾血流量也随之下降；其次，回心血量的减少及心排血量的减少，会引起肾血流量明显减少；再者，肾静脉受压致肾血管流出部分受压，会引起肾实质内静脉压增高、肾血管阻力增加、肾小球滤过率下降，肾素活性及醛固酮水平上升。

综上所述，在创伤、烧伤、感染或休克等因素作用下，胃肠道因为缺血再灌注损伤而发生肠道屏障功能受损，进而通过一系列机制启动SIRS，而SIRS又通过上述机制影响肾脏功能，严重者会导致ARF，甚至MODS，由此推测AGI→SIRS→ARF这条主线的存在，明确了胃肠功能与肾脏功能的关系。在危重症早期，就应开展保护胃肠功能的相应措施，包括分阶段合理的肠内营养、肠内结合肠外营养或肠外营养、调节菌群、保护胃肠道黏膜等处理，这样可以减少AGI对肾脏功能的影响，甚至可能减少ARF和MODS的发生，或者在一定程度上改善SIRS或MODS的预后。

参考文献

[1]董军,张淑文,王宝恩.肠功能障碍与多器官功能障碍综合征[J].中国危重症急救医学,2005,17(12):764-767.

[2]盛志勇,胡森.多器官功能障碍综合征[M].1版.北京:科学出版社,1999:11-63.

[3]盛新华,石汉平.肠道在多器官功能障碍综合征中的作用[J].世界华人消化杂志,2005,13(16):2029-2032.

[4]刘楠梅.全身炎症反应综合征与急性肾衰竭[J].中国急救医学,2003,5(23):316-317.

[5]Carrico C J, Meakins J C, Marshall J L, et a1. Multiple-organ-failure syndrome[J]. Arch Surg,1986,121(2):196-208.

[6]Grotz M, Regel G, Bastian L, et a1. The intestine as the central organ in the development of multiple organ failure after severe trauma-pathophysiology and therapeutic approaches[J]. Zentralb Chir,1998,123:205-217.

[7]Moore F A. The role of the gastrointestinal tract in postinjury multiple organ failure[J]. Am J Surg,1999,178:449-453.

[8]Hassoun H T, Kone B C, Mercer D W, et a1. Post-injury multiple organ failure:the role of the gut[J]. Shock,2001,15:1-10.

[9]MarshMl JC. The gut as a potential trigger of exercise-induced inflammatory responses[J]. Can J Physiol Pharmacol,1998,76(5):479-484.

[10]Magnotti L I, Upperman J S, Xu D Z, et al. Gut-derived mesenteric lymph but not portal blood increases endothelial cell permeability and promotes lung injury after hemorrhagic shock[J]. Ann Surg,1998, 228:518-527.

[11]Zallen G, Moore E E, Tamura D Y, et al. Hypertonic saline resuscitation abrogates neutrophil priming by mesenteric lymph[J]. J Trauma,2000,48:45-48.

[12]Deitch E A. Role of the gut lym phatic system in multiple organ failure[J]. Curr Opin Crit Care,2001, 7:92-98.

[13]Adams J M, Hauser C J, Adams C A, et al. Entnr of gut lymph into the circulation primes rat neutrophil respiratory burst in hemorrhagic shock[J]. Crit Care Med,2001,29:2194-2198.

[14]Fitzal F, DeLano F A, Young C, et al. Pancreatic protease inhibition during shock attenuates cell activation and peripheral inflammation[J]. J Vasc Res,2002,39:320-329.

[15]Geppert A, Steiner A, Zorn G, et al. Multiple organ failure in patients with cardiogenic shock is associated with high plasma levels of interleukin-6[J]. Crit Care Med,2002,30:1987-1994.

[16]Meyer K, Brown M F, Zibari G, et al. ICAM-1 upregulation in distant tissues after hepatic ischemia/reperfusion:a clue to the mechanism of multiple organ failure[J]. J Pediatr Surg,1998,33:350-353.

[17]Gando S. Disseminated intravascular coagulation in trauma patients[J]. Semin Thromb Hemost,2001, 27(6):85-92.

[18]Ketteler M, Cetto C, Kirdorf M, et al. Nitric oxide in sepsis-syndrome: potential treatment of septic shock by nitric oxide synthase antagonists[J]. Kidney Int,1998,53(Suppl 64):S27-S30.

[19]Meyer J, Lentz C W, Stothert J C, et al. Effects of nitric oxide synthesis inhibitionin hyperdynamic endotoxemia[J]. Crit Care Med,1994,22:306-321.

[20]Chatterjee P K, Patel N S, Kvale E O, et al. Inhibition of inducible nitric oxide synthase reduces renal ischemia/reperfusion injury[J]. Kidney Int,2002,61(3):862-871.

[21]Groeneveld P H, Kwappenberg K M, Langermans J A, et al. Nitric oxide(NO) production correlates with renal insufficiency and multiple organ dysfunction syndrome in severe sepsis[J]. Intensive Care Med,1996,22:1197-1202.

[22]Steward A G, Dubbin P N,Harris T, et al. Platelet-activating factor may act as a second messenger in the release of eicosanoids and superoxide anions from leukocytes and endothelial cells[J]. P Natl Acad Sci USA,1990,87:3215-3219.

[23]Pittet J F, Motel D R, Hemsen A, et al. Elevated plasma endothelin-1 concentrations are associated with the severity of illness in patients with sepsis[J]. Ann Surg,1991,213:261-264.

[24]Shindo T, Kurihara H, Maemura K, et al. Renal damage and salt-dependent hypertension in aged transgenic mice overexpressing endothelin-1[J]. J Mol Med, 2002,80(2):105-116.

第六节　胃肠功能对免疫功能的影响

人体血液供应最为丰富的部位是胃肠道黏膜,故其对缺血最为敏感,同时也是对应激反应最敏感的器官。当危重症患者处于应激状态时,胃肠道黏膜会发生重大的病理生理改变,尤其是胃肠道血流灌注不足,可以迅速影响其黏膜的自身修复和屏障保护功能,胃肠道黏膜的屏障功能损害可直接导致肠道免疫屏障的损害,导致机体免疫力下降,进而影响患者病情的转归。本节就危重症患者胃肠免疫功能的研究现状做一概述。

一、胃肠道的免疫结构与免疫应答特点

胃肠道的免疫功能系统具有相应的器官特异性结构,其黏膜组织中具有特定的抗原转送细胞,并在局部产生特定的细胞免疫和体液免疫。

(一)结构特点

在黏膜相关性淋巴样组织中,肠道相关性淋巴样组织(Gut-associated lymphoid tissue,GALT)是全身最大的黏膜淋巴器官。根据其形态结构可将 GALT 分为两大部分,即有结构的组织黏膜滤泡细胞和广泛分布于黏膜固有层中的弥漫淋巴组织的肠道集合淋巴结。肠道集合淋巴结和肠腔之间的黏膜层为滤泡相关上皮细胞,该上皮内分布着大量的滤泡细胞,又称为微皱褶细胞(Microfold cell)或 M 细胞,这类细胞在肠腔游离面具有短小的微绒毛,基底面呈一凹陷的袋状结构,内有 T、B 淋巴细胞和巨噬细胞。肠黏膜 M 细胞通过吸附、胞饮或内吞途径摄入肠腔内抗原物质,以囊泡形式转运并传递给巨噬细胞或树突状细胞,再由抗原提呈细胞将抗原提呈给淋巴细胞,发挥免疫应答功能的作用(见图 3-2)。

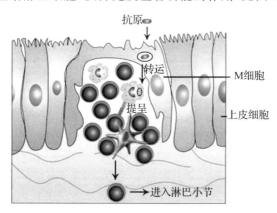

图 3-2　肠黏膜 M 细胞的功能

(二)肠道的免疫应答

肠道的免疫应答包括免疫细胞的激活、归巢和 S-IgA 产生。

肠黏膜滤泡细胞是免疫应答的传入淋巴区,又称诱导区,抗原(如细菌、病毒和各种大分子物质)在此被 M 细胞捕获后被一种称为抗原提呈细胞的淋巴细胞处理,继而传递给免疫

活性细胞,激活 T、B 淋巴细胞和巨噬细胞,诱发免疫应答。集合淋巴结的弥漫淋巴组织是免疫应答的传出区,又称效应区。在效应区内通过归巢机制的浆细胞和致敏成熟的淋巴母细胞迁移至效应区,在此分泌抗体、黏附分子等发挥液体免疫功能。所谓"归巢(Homing)",是指这些在诱导区提呈过程中已激活的淋巴细胞迅速离开肠道进入肠系膜淋巴结,其中 B 淋巴细胞在调节性 T 淋巴细胞和细胞因子的作用下,大量转化为带有 IgA 分子的成熟淋巴母细胞,这些成熟的淋巴母细胞离开肠系膜淋巴结后从胸导管进入血液循环,最终经血液循环又停留在肠道和呼吸道黏膜部位,我们把这一过程称为淋巴细胞的归巢。当成熟淋巴母细胞归巢后,此时表面带有 IgA 的 B 淋巴细胞(浆细胞)在黏膜中的比例从 2% 上升到 75%,这一数量上的变化,是肠道黏膜免疫的一大特征。浆细胞在黏膜上皮细胞产生 S-IgA,这种抗体随后释放到黏膜表面,发挥着清除抗原物质的作用。

二、AGI 对免疫功能的影响

AGI 引起机体免疫系统产生复杂的变化,一方面,炎性因子如 IL-6 等明显升高,可表现为一种以炎症介质过度释放增加为代表的过度炎性反应状态;另一方面,机体同时还表现为吞噬杀菌活力减弱,抗原提呈功能下降,导致 T、B 淋巴细胞反应性下降,免疫功能受到明显抑制。

(一)AGI 对非特异性免疫功能的影响

肠道是人体最大的细菌和内毒素"储存器官",危重症时,全身免疫功能低下,肠道屏障功能受到削弱或损害,使大量细菌和内毒素经门静脉和肠系膜淋巴系统侵入人体循环,造成细菌易位和肠源性内毒素血症,内毒素血症又可加剧胃肠道黏膜功能受损,促使更多的细菌和内毒素释放入血,加速了危重症的发展过程。

由于胃肠道黏膜是全身代谢最活跃的器官之一,黏膜血管丰富,因此,对胃肠道缺血更为敏感。在危重症时,致病因素引起微循环障碍,全身血液重新分布,使胃肠呈低灌注状态,导致胃肠道黏膜出现缺血缺氧性损害,进而导致 AGI。AGI 会加重细胞因子的释放,加重病情的危重程度,导致 MODS。其机制可能与下列因素有关:肠道细菌和内毒素持续进入体内,大量的细菌及毒素侵入血液循环中,激活 PMN、巨噬细胞/单核细胞、自然杀伤细胞等炎性细胞释放炎症介质。

PMN 是人体固有免疫系统中重要的组成部分,占循环系统中白细胞总数的 50%~60%,是防止病原微生物入侵的第一道防线。当发生 AGI 时,入血的细菌和内毒素使补体通过旁路途径裂解而产生过敏毒素 C_{5a},抑制 PMN 的杀菌功能;而细菌及毒素却抑制了 PMN 的凋亡机制,使大量已浸润至感染组织的 PMN 不能凋亡和脱颗粒,进而释放出大量的蛋白酶和氧自由基,使炎症反应加剧和持久。其结果是 PMN 持续活化,最终耗竭而无法使感染局限。

补体系统也是固有免疫系统中体液成分的主要组成部分,在抵抗微生物入侵时发挥着重要作用。补体系统有三种激活途径:经典途径、甘露糖结合凝集素(Mannose binding lectin,MBL)途径及旁路途径。持续的补体激活以及一次大量的补体激活可使补体改变而导致免疫抑制。

激活的中性粒细胞、巨噬细胞/单核细胞、自然杀伤细胞等炎性细胞释放出炎症介质如肿瘤坏死因子-α(TNF-α)、IL-1、IL-6、IL-8、PAF、补体活化产物(C_{3a}、C_{3b}、C_{5c})等,当炎症介质失控地异常释放时,则导致全身炎症反应,这时对机体造成的损害包括对胃肠道黏膜屏障功能的破坏,往往比原发病所致的损害程度还要严重,最终发展成 MODS。

因此,在危重症中尽早检测血液中的细胞因子,有助于了解患者病情的危重程度,及时予以早期诊断,从而预防急性胃肠损伤的发生。

(二)AGI 对特异性免疫功能的影响

机体的特异性免疫包括体液免疫和细胞免疫,所以,AGI 对特异性免疫功能的影响包括对体液免疫和对细胞免疫两方面的影响。

1.AGI 对体液免疫功能的影响

各类特异性免疫球蛋白在抗感染免疫方面也起着重要的作用,尤其是 IgG 和 IgM。脓毒症时,B 淋巴细胞的数目可出现明显减少,导致免疫球蛋白的下降,且持续时间较长。

B 淋巴细胞的主要功能是生成抗体,拮抗细胞外病原体及毒素,与局部细菌或病毒结合,起中和或者介导细胞杀伤的作用,从而阻止病原体入侵。血液中的循环抗体多数属于 IgG 和 IgM,它们能将病原体包裹起来,起调理作用。PMN 与巨噬细胞表面带有识别抗体的 Fc 受体,而 Fc 受体能把被抗体包裹的病原体吞噬掉。恰当的抗体应答要求具备两方面的条件:①B 淋巴细胞本身被激活,从静止状态转变成能生成抗体的浆细胞。由于每个 B 淋巴细胞只能产生针对某种抗原表位(Epitope)的特异性抗体,所以,当某一特定致病原入侵时,只有一部分 B 淋巴细胞而不是总的 B 淋巴细胞群被激活产生抗体。②需要 CD_4^+ T 淋巴细胞的辅助,同时排除 CD_8^+ T 淋巴细胞的抑制性干预,B 淋巴细胞才能从静止状态转变成足够数量的浆细胞,产生充分的特异性抗体。

AGI 时存在着淋巴细胞的异常凋亡,凋亡的细胞以 B 淋巴细胞、CD_4^+ T 淋巴细胞和树突状细胞为主。B 淋巴细胞、CD_4^+ T 淋巴细胞和树突状细胞的数目减少会分别削弱抗体的产生、巨噬细胞的激活和抗原的递呈能力,从而减弱机体抗感染能力,严重影响预后。

体液免疫功能下降的发生机制目前尚不清楚,可能与淋巴细胞向肠道的归巢作用受到抑制有关。淋巴细胞从血液归巢至肠道,需先经过选择素介导后再贴近高内皮静脉(High endothelialvein, HEV)的内皮细胞,在内皮中缓慢滚动(Roiling),并在趋化因子作用下激活由整合素介导的 HEV 内皮细胞以捕获(Adhering)淋巴细胞,使淋巴细胞从 HEV 内皮细胞间隙游出,该过程涉及一系列归巢受体、地址素及趋化因子的级联作用。肠淋巴细胞表面的归巢受体 $α_4β_7$ 整合素和 L 选择素与黏膜地址细胞黏附分子-1(MADCAM-1)的特异性结合,是淋巴细胞归巢至肠道的分子基础。研究表明,危重症伴 AGI 患者外周血中 $α_4β_7$ 整合素和 L 选择素水平明显减低,且 $α_4β_7$ 整合素和 L 选择素水平在危重症患者发生 AGI 的早期就有所降低,这样可通过抑制淋巴细胞向肠道的归巢,使归巢到肠道的淋巴细胞数量下降,从而影响肠道的免疫功能及肠道屏障功能,是危重症患者急性胃肠损伤导致体液免疫下降的可能机制。

另外,体液免疫功能下降还可能与前列腺素 E_2(PGE_2)抑制 B 淋巴细胞产生抗体,或与 T 淋巴细胞功能受到抑制、抗体消耗过度、蛋白丢失或向第三间隙转移等因素有关。

2. AGI 对细胞免疫功能的影响

AGI 使得机体的免疫功能受抑程度与急性胃肠损伤的严重程度成正相关。对于危重症患者来说,在 AGI 所致的免疫功能受抑的现象中,细胞介导的免疫反应的受抑制程度明显强于体液免疫反应,T 淋巴细胞免疫功能受抑表现最为明显。其主要表现为外周的淋巴细胞数量减少,T 淋巴细胞迟发型超敏反应降低,淋巴细胞亚群比例失调,T 淋巴细胞增殖反应受抑,并伴有 IL-2 和干扰素-γ(INF-γ)生成减少、IL-2 受体表达及 IL-2 和 IL-2RmRNA 转录水平降低。

在细胞免疫中,T 淋巴细胞发挥着重要作用。按淋巴细胞表面标记和功能的不同,T 淋巴细胞主要分为 CD_4^+(Th 为主)和 CD_8^+(Ts 为主)两大亚群,细胞免疫的自我稳定依赖于这两组亚群间的平衡,CD_4^+/CD_8^+ 的比值已成为检测细胞免疫功能、反映机体免疫状态的非常重要的指标。当机体出现 AGI 后,CD_4^+ 淋巴细胞的数量和功能下降,而 CD_8^+ 淋巴细胞的数量增加,CD_4^+/CD_8^+ 的比值下降甚至出现倒置,而且 AGI 的程度越重,CD_4^+/CD_8^+ 的比值下降也就越明显,持续的时间也越长。T 淋巴细胞数量减少,抑制性 T 淋巴细胞比例相对增加,从而造成机体细胞免疫抑制。CD_4^+ 淋巴细胞减少、功能障碍,还会使吞噬细胞的活化受到抑制,从而影响机体抗细菌、病毒、真菌及寄生虫侵袭的能力,导致感染机会增加。

Th 细胞可在不同的细胞因子作用下分化成 Th_1 和 Th_2 两个亚群,分别对机体的免疫产生不同的影响。Th_1 主要通过分泌 IFN-γ、IL-2 促进细胞介导的免疫反应以及淋巴细胞的增殖分化,而 Th_2 细胞通过分泌 IL-4、IL-5、IL-10 促进体液的免疫反应。在不同的病理生理条件下,Th_1/Th_2 的比例将发生不同的转化,称之为漂移。当机体发生 AGI 时,由于 IL-10 的合成量增加,同时 IL-12 合成释放量减少,使得 Th_1 细胞向 Th_2 细胞转化,其结果是机体抗感染防御系统不能得以有效发挥。

胃肠道功能发生障碍后,在并发全身炎症反应的同时,往往伴有抗炎症反应,机体持续的抗炎症反应会产生转化生长因子-β(TGF-β)、IL-10,这些物质可使活化的 T 淋巴细胞凋亡而造成 T 淋巴细胞功能下降。另外,休克后蛋白络氨酸激酶 p59fyn 活性的下降及前列腺素 E_2(PGE$_2$)的升高,导致淋巴细胞经有丝分裂原刺激后的 Ca^{2+} 浓度增高而受到明显抑制,血清中产生大量的免疫抑制蛋白,这些均可导致 T 淋巴细胞功能受到抑制。

总之,各种因素的作用导致机体在 AGI 后出现细胞免疫力低下、免疫紊乱,临床表现为淋巴细胞减少,CD_4^+/CD_8^+ 比值倒置,Th_1/Th_2 平衡向 Th_2 漂移,T 淋巴细胞凋亡增加;中性粒细胞的趋化功能、吞噬功能减弱,释放氧自由基增加且凋亡延迟,补体系统改变及免疫球蛋白降低,从而造成机体抗感染能力下降,使机体易于感染。

参考文献

[1]杨建军,秦环龙.淋巴细胞归巢及勃附分子在肠免疫屏障中的作用[J].肠外与肠内营养,2006,1:44-5

[2]Mora J R,von Andrian U H. Differentiation and homing of IgA-secreting cells [J]. Nature,2008,1:

96-109.

[3]Anderson O，Cardine O，Moldawer L L. Cytokine signaling-regulation of the immune response in critically ill states [J]. Criti Care Med,2000,28(4):3-10.

[4]Tzehoval E，Sztein M B，Goldstein A L. Thymosins alPha-1 and beta-4 Potentiate the antigen-preseting capacity of macrophages[J]. Immunol pharmacol,1989,18(2):107-113.

[5]Durnestre-Perarda C，Elke D，Maurice G. Involvement of complement pathways in Patients with baeterial septicemia[J]. Mol Immunol,2007,44:1631-1638

[6]Castellino F，Germain R N. Cooperation between CD4$^+$ and CD8$^+$ Tcells：when，where，and how[J]. Annu Rev Immunol,2006,24:519-520.

[7]Mannick J A，Rodrick M L，Lederer J A. The immunologic response to injury[J]. J AM Coll Surg,2001,193(3):237-244.

第二篇　危重症急性胃肠损伤的发病机制和诊断

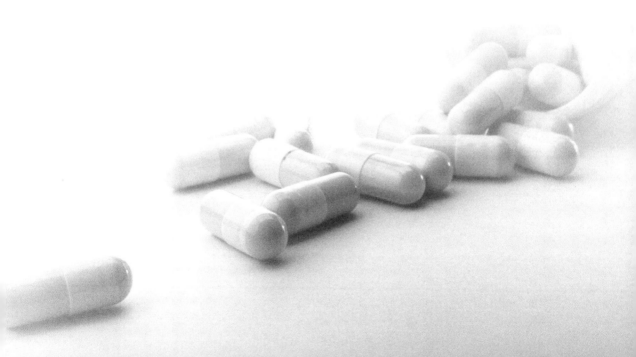

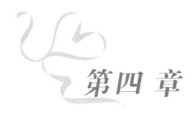

第四章

危重症对胃肠功能的影响

正常胃肠道功能包括促进营养物质和水的吸收、调节肠道菌群及其产物的吸收、内分泌和免疫功能等。ICU 危重症患者的急性胃肠功能障碍和衰竭受到越来越多的重视。过去由于定义不明确,给研究带来了很大的困难。多个研究证实,高达 62% 的 ICU 患者会出现胃肠道症状。越来越多的证据表明,危重症患者中胃肠道疾病的发展与预后不良密切相关,肠道功能是决定 ICU 患者预后的一个重要因素。许多证据显示,早期制订目标导向治疗方案可以改善危重症患者器官功能和预后。将胃肠道功能障碍定义为多器官功能障碍综合征(MODS)的组成部分并参与序贯器官衰竭(SOFA)评分,有助于一系列预防和治疗措施的制订,并能促进新的治疗策略的推广。一般认为,器官功能障碍是一个持续的病理变化过程,"胃肠道功能障碍"是描述发生在 ICU 之外的大部分胃肠道症状(腹泻、呕吐等)和诊断(胃肠炎等)。因此,对于危重症患者,"急性胃肠损伤"概念应运而生,这是指由于危重症患者急性疾病本身所导致的继发性胃肠道功能障碍,包括危重症所致的消化道出血、胃肠道运动功能改变、消化吸收功能降低、消化道菌群失调、肠道屏障功能失常和内分泌功能异常等,本章将分别予以阐述。

第一节　危重症致消化道出血

随着危重症医学的发展以及危重症患者救治水平的提高,危重症所致的急性胃肠损伤日益受到重视,其中应激性消化道出血是危重症患者的常见合并症,是导致患者死亡率增高、住院时间延长及医疗费用增加的重要原因。因入组患者病情不同,文献报道的消化道出血的发生率略有差异,Cook 等人的临床研究发现,约 1.5%(33/2252)的危重症患者发生严重的应激性消化道出血,死亡率为 48.5%,明显高于未出血组死亡率 9.1%;在 Sijacki 等人的研究中,有 8.5%(84/954)的患者发生了临床严重消化道出血,死亡率为 34.0%。我国有研究指出,3.5%(40/1148)的危重症患者发生了应激性消化道出血,病死率为 40.0%,明显高于总体病死率 3.2%。根据出血部位将其分为上消化道出血和下消化道出血,上消化道出血是指屈氏韧带以上的食管、胃、十二指肠、胆胰病变和胃空肠吻合术后的空肠上段病变所引起的出血;下消化道出血是指屈氏韧带以下的肠道出血,主要指空肠、回肠、盲肠、结肠和直肠病变所引起的出血。危重症致消化道出血时,上消化道出血较下消化道出血发生率高,但下消化道出血量较大,持续时间长,出血部位诊断困难,病死率相对高。可表现为应激性溃疡、缺血性肠病、急性出血性直肠溃疡等,下面将重点介绍前两种疾病。

一、应激性溃疡

应激性溃疡(Stress ulcer,SU)是指机体在各类严重创伤、危重症疾病等应激状态下发生的急性消化道糜烂、溃疡等病变,最后可导致消化道出血、穿孔,并使原有病变恶化。SU又称急性胃黏膜病变、急性糜烂性胃炎、急性出血性胃炎等。SU主要表现为黏膜的糜烂、浅溃疡、渗血等,少数溃疡可较深或穿孔;当溃疡侵蚀大血管时,可引起大出血。国外研究表明,约有20.0%的危重症患者入住ICU时即有胃黏膜的糜烂;在入住ICU 3d后,胃黏膜病变的发生率可高达90.0%左右。林金锋等人的研究发现,在EICU中应激性溃疡的发生率为51.3%,大多表现为隐血试验阳性,其次为呕血和黑便,应激性消化道大出血的发生率为4.4%。

(一)病　因

SU的病因包括如下:①严重创伤及各种复杂的大手术后;②全身严重感染;③多脏器功能障碍综合征(MODS)和多脏器功能衰竭(MOF);④各种休克、心肺复苏术后;⑤重型颅脑外伤(其所致的溃疡又称Cushing溃疡);⑥严重烧伤(其所致的溃疡又称Curling溃疡);⑦心脑血管意外;⑧严重心理应激,如精神创伤、过度紧张等。

(二)发病机制

胃黏膜防御机能的削弱与胃黏膜损伤因素作用的相对增强是SU发病的主要机制。

1. 胃黏膜防御机能的削弱

(1)胃黏膜缺血缺氧:胃壁的血液循环很丰富,浆膜的血管经肌层穿支至黏膜下层,在此层内有少量的动静脉交通支,动脉和静脉分出小动脉和小静脉,经过一个很薄的黏膜肌层,在此层内小动脉分支为后小动脉,随之经前毛细血管及毛细血管前括约肌进入黏膜层成为毛细血管,经同层次的静脉回流。胃黏膜对缺血缺氧极其敏感,在创伤、休克等严重应激状态下,胃的血流灌注是最先受影响且最后恢复正常的器官之一。胃黏膜血流量是黏膜防御的重要机制,可为黏膜提供氧、营养物质及胃肠肽类激素等以维持其正常功能,还可及时清除代谢产物和反向弥散至黏膜内的氢离子(H^+),以维持局部微环境的相对稳定。胃黏膜微循环障碍是发生SU最主要的病理生理过程。在应激状态下,胃黏膜局部发生微循环障碍,胃黏膜缺血缺氧致使上皮细胞不能产生足够的碳酸氢盐和黏液,反流入黏膜内的H^+总量不断增加,由于黏膜血流量减少,不能将其带走,使黏膜内pH显著下降,从而导致SU的形成。

(2)碳酸氢盐和黏液的屏障功能障碍:正常情况下,胃黏膜表面上皮细胞分泌的黏液和碳酸氢盐形成一层保护膜,对胃黏膜屏障起着重要的保护作用。在应激状态下,机体处于高代谢状态,其分解代谢明显高于合成代谢,特别是低蛋白血症时,胃黏膜的表面上皮细胞不能获得足够的营养物质,导致黏膜损伤后难以修复,且较长时间的饥饿使黏膜结构出现萎缩性改变,也削弱了黏膜的屏障功能。

(3)前列腺素(Prostaglandin,PG)分泌减少:胃黏膜表面上皮细胞的频繁更新,使得膜磷脂的代谢产物——花生四烯酸增多,作为底物在环加氧酶的催化下合成 PG。正常胃黏膜上存在着大量的 PG,具有抑制胃酸-胃蛋白酶原分泌、调节碳酸氢盐和黏液分泌和增加胃黏膜血流量等作用。米索前列醇是第一个合成的前列腺素 E_1(PGE_1)的衍生物,其可通过改善胃黏膜局部微循环、增加黏液分泌和中和胃酸的方式,为黏膜细胞的生长提供了一个良好的微环境。在应激状态下,PG 分泌量明显减少,这促进了 SU 的发生及发展。

2.胃黏膜损伤因素作用的相对增强

(1)胃酸的存在:是 SU 发生的必要条件。在胃黏膜血流灌注良好的情况下,反向弥散至黏膜内的 H^+ 可被碳酸氢盐中和,从而防止 H^+ 对细胞的损害。危重症患者在应激状态下,胃肠血流量减少,黏液层及蛋白合成量减少,碳酸氢盐和 PG 的分泌量减少,胃黏膜屏障遭到破坏,胃腔内的 H^+ 顺浓度梯度差进入黏膜,黏膜内 pH 的下降程度主要取决于 H^+ 反向弥散量与黏膜血流量之比。许多临床研究表明,应激状态下黏膜内 pH 异常降低,且降低程度与胃黏膜病变程度成正相关。

(2)胆盐的作用:胆盐被认为是除阿司匹林和酒精以外造成胃黏膜损害排行第三位的物质。胆盐可降低胃黏膜的电位差,增加胃黏膜的通透性,对黏膜上皮细胞膜的脂质有溶解作用。SU 发生时出现胆汁反流可能有以下原因:①肝脏在应激过程中胆汁分泌量增加;②应激过程中由于神经-内分泌系统紊乱,造成各种激素的异常分泌;③幽门括约肌松弛。

(3)胃黏膜内脂质过氧化物含量的升高和氧自由基产生量的增加:当机体遭遇严重应激事件时,氧自由基生成增加和清除减弱,导致胃黏膜内氧自由基的大量产生,还原型谷胱甘肽水平明显下降,而脂质过氧化反应增强,对黏膜造成损害。

3.神经-内分泌系统失调

下丘脑、室旁核和边缘系统是应对应激的整合中枢,神经中枢及神经肽主要通过自主神经系统及垂体-肾上腺素轴作用于胃肠道,引起胃肠道病理生理改变,从而导致 SU 的发生。应激状态下,中枢促甲状腺激素释放激素(TRH)释放量增加,通过副交感神经介导,促进胃酸与胃蛋白酶分泌,增强了胃平滑肌的收缩能力,进而参与了 SU 的发生。5-羟色胺、儿茶酚胺等中枢介质也可能参与并介导了 SU 的发生。

(三)临床表现

1.临床特征

(1)若原发病越重,则 SU 的发生率越高、病情越凶险、死亡率亦越高。

(2)无明显的前驱症状(如胃痛、反酸等),主要表现为上消化道出血(呕血或黑粪)与失血性休克。对于无明显出血的患者,若其胃液或粪便潜血试验阳性或存在不明原因的血红蛋白浓度降低≥20g/L,则应考虑有应激性溃疡伴出血的可能。

(3)SU 发生穿孔时,可出现急腹症的症状与体征。

(4)SU 的发生大多数集中在原发病产生的 3~5d 内,少数可延至 2 周。

2. 内镜特点

(1)病变以胃体部最为多见,也可见于食管、十二指肠及空肠。

(2)病变形态以多发性糜烂、溃疡为主,前者表现为多发性出血点或出血斑,溃疡深度可至黏膜下、固有肌层及浆膜。

(四)诊断方法

有应激病史或在原发病后 2 周内发生上消化道出血、穿孔等症状,病情允许时应立即做内镜检查,若有糜烂、溃疡等病变存在时,则 SU 诊断即可成立。

(五)预防和治疗

给予危重症患者应激性溃疡预防治疗(Stress ulcer prophylaxis,SUP)已成为临床惯例,可选择的药物包括质子泵抑制剂(Proton pump inhibitors,PPIs)、H_2 受体拮抗剂(H_2 receptor antagonists,H_2RAs)和硫糖铝等;但有关研究表明,SUP 可使肺炎、艰难梭菌感染等风险增加,还会发生药物间的相互作用。因此,是否采取措施来预防或降低 SU 发生目前仍存在争议,但中华医学会应激性溃疡防治组指出,积极给予预防性治疗仍很重要。对下列被视为 SU 的高危人群,应作为预防的重点对象,并须做胃肠监护:①年龄≥65 岁;②严重创伤(颅脑外伤、烧伤、胸腹部复杂困难的大手术等);③合并休克或持续低血压;④严重的全身感染;⑤并发 MODS、机械通气时间>3d;⑥重度黄疸;⑦合并凝血机制障碍;⑧脏器移植术后;⑨长期应用免疫抑制剂与胃肠道外营养;⑩1 年内有溃疡病史。

防治措施:积极处理原发疾病,消除应激原;胃肠道监护,定期检测胃液 pH;予以抑酸药物和黏膜保护剂;予以生长抑素类药物;合理应用抗生素;纠正水、电解质、酸碱平衡紊乱;内镜介入治疗;外科手术等。

二、缺血性肠病

缺血性肠病(Ischemic bowel disease,IBD)是由于肠壁血液灌注不良引起的肠壁缺血性病变,可累及整个消化道,主要累及结肠,可分为急性肠系膜缺血(Acute mesenteric ischemia,AMI)、慢性肠系膜缺血(Chronic mesenteric ischemia,CMI)和缺血性结肠炎(Ischemic colitis,IC)。随着人口老龄化的加剧和动脉硬化相关疾病发病率的增加,缺血性肠病的患病率也有所增加。国外研究表明,ICU 每 1000 例患者中就有 1 例 AMI 患者,AMI 患者的 90d、1 年和 3 年累积生存率分别为 59%、43% 和 32%,但目前我国有关 IBD 患病率的流行病学资料尚不多见。Kim 等人用床旁结肠镜发现致危重症患者下消化道出血的出血灶确认率为 65.1%,主要为 IC(30.3%)、直肠溃疡(20.9%)和痔疮(13.9%)。下面将重点介绍 AMI 和 IC。

(一)病因及发病机制

胃肠道的血供几乎全部来自以下 3 支大血管:腹腔动脉干、肠系膜上动脉和肠系膜下动脉。静息状态下胃肠道动脉血流量占心排血量的 10%,而运动或进餐后血流量则有较大变化。引起 IBD 的主要病理基础是局部血管病变、血流量不足或血液的高凝状态。

1.血管病变

血管病变能否引起肠道病变、病变的严重程度及进展状况或结局等,与缺血持续时间、缺血范围、缺血程度、受损血管及侧支循环、肠道内压、肠道功能、肠道对缺血缺氧的耐受性以及肠道内生长细菌的毒力等有关。动脉粥样硬化、肠系膜上动脉压迫症等多种病因所致的血管狭窄是引起 CMI 的主要病因。另外,全身性血管病变累及腹腔血管时,如结节性多动脉炎、系统性红斑狼疮等多种免疫系统疾病,也可使肠管血液供应不良而出现 IBD。

2.非血管病变

非血管病变与肠壁血流急剧减少有关,多由于体循环紊乱引起,如心力衰竭、心律失常、心肌梗死、各种原因所致的休克、严重脱水、严重心瓣膜病及应用血管收缩药物及强心药物过量等。真红细胞增多症、血小板增多症、肿瘤、各种病因所致弥漫性血管内凝血等疾病使血液呈高凝状态,导致血流缓慢,血栓形成阻塞肠道血管,从而引起该病的发生。另外,老年人便秘由于肠管蠕动功能减退、肠腔内粪块嵌塞,使肠腔压力增高,导致肠壁血供减少,最终引起 IBD。

(二)临床表现

1. AMI

本病起病急,早期无特异性表现,病死率高。AMI 三联征:剧烈上腹痛或脐周痛而无相应的体征,器质性心脏病合并心房颤动,胃肠道排空障碍。AMI 常以突发的剧烈腹痛,伴频繁呕吐和腹泻为主要症状,约 75% 患者的大便潜血试验为阳性,15% 患者可伴有血便,部分患者可出现肠梗阻,部分危重症患者可出现溃疡及穿孔。

2. IC

典型症状为腹痛,多位于左下腹,进食后加重。腹痛时多伴有便意,部分患者可在 24h 内排出与粪便相混合的鲜红色或暗红色血便,其他症状有厌食、恶心、呕吐、低热等,发生肠梗死时可有腹部压痛、反跳痛、腹肌紧张、肠鸣音减弱甚至消失等腹膜炎的体征。

(三)诊断方法

本病目前尚无统一的诊断标准,诊断依赖于综合发病原因、临床表现及辅助检查。AMI 腹部 X 线检查可见"指压痕"征、黏膜下肌层或浆膜下"气囊征",CT 检查可见肠系膜上动脉不显影、腔内充盈缺损,动脉造影有助于鉴别诊断。IC 的诊断主要依据肠镜检查,镜下表现为肠黏膜充血、水肿、瘀斑,黏膜下出血,黏膜呈暗红色,血管网消失,可有部分黏膜坏死,继之黏膜脱落、溃疡形成。病变部位与正常肠段之间界限清晰,一旦缺血改善,其症状消失快、恢复快。镜下见出血结节是 IC 的特征性表现,由黏膜下出血或水肿形成所致。组织病理学可见黏膜下层有大量纤维素血栓和含铁血黄素细胞。AMI 如累及结肠,其内镜改变与 IC 大致相同。

(四)治　疗

禁食,必要时行胃肠减压、静脉营养支持;密切监测各项生命体征及血常规、生化指标;积极治疗原发病;纠正水、电解质平衡紊乱;早期应用广谱抗生素预防菌血症;停用血管收缩药(多巴胺、去甲肾上腺素等),应用血管扩张药物(罂粟碱、丹参等);对于 AMI 患者,应予以抗凝及溶栓治疗,若有适应证者,则应尽早行介入治疗;对于 IC 患者,可予肛管排气以缓解结肠扩张,若患者出现肠梗死,则须立即手术治疗。

参考文献

[1]中华医学杂志编辑委员会.应激性溃疡防治建议[J].中华医学杂志,2002,82(14):1000-1001.

[2]林金锋,刘红梅,杨志洲,等.危重症患者应激性溃疡发生的危险因素分析[J].临床急诊杂志,2014,15(10):582-585.

[3]杨君,解建.应激性溃疡的发病机制研究进展[J].中国急救医学,2007,27(11):1035-1038.

[4]缺血性肠病诊治中国专家建议(2011)写作组.老年人缺血性肠病诊治中国专家建议(2011)[J].中华老年医学杂志,2011,30(1):1-6.

[5]Cook D J, Griffith L E, Walter S D, et al. The attributable mortality and length of intensive care unit stay of clinically important gastrointestinal bleeding in critically ill patients[J]. Crit Care,2001,5(6):368-375.

[6]Cook D J, Fuller H D, Guyatt G H, et al. Risk factors for gastrointestinal bleeding in critically ill patients. Canadian Critical Care Trials Group[J]. N Engl J Med,1994,330(6):377-381.

[7]Sijacki A D, Popovic N, Karamarkovic A, et al. Risk factors for bleeding from stress ulcer in severely injured and critically ill persons[J]. Acta Chir Iugosl,2007,54(1):77-81.

[8]Chai W Z, Wang X T, Chen X K, et al. Stress gastrointestinal bleeding in critically ill patients and its effect on the prognosis[J]. Chinese J Gastrointest Surg,2009,12(5):449-451.

[9]Eddleston J M, Pearson R C, Holland J, et al. Prospective endoscopic study of stress erosions and ulcers in critically ill adult patients treated with either sucralfate or placebo[J]. Crit Care Med,1994,22(12):1949-1954.

[10]Alhazzani W, Alshahrani M, Moayyedi P, et al. Stress ulcer prophylaxis in critically ill patients：review of the evidence[J]. Pol Arch Med Wewn,2012,122(3):107-114.

[11]Pepersack T. Colopathies of the old adults[J]. Acta Gastroenterol Belg,2006,69(3):287-295.

[12]Schoots I G, Levi M M, Reekers J A, et al. Thrombolytic therapy for acute superior mesenteric artery occlusion[J]. J Vasc Interv Radiol,2005,16(3):317-329.

[13]Park W M, Gloviczki P, Cherry K J, Jr., et al. Contemporary management of acute mesenteric ischemia：Factors associated with survival[J]. J Vasc Surg,2002,35(3):445-452.

[14]Kim B C, Cheon J H, Kim T I, et al. Risk factors and the role of bedside colonoscopy for lower gastrointestinal hemorrhage in critically ill patients[J]. Hepatogastroenterology,2008,55(88):2108-2111.

[15]Sreenarasimhaiah J. Chronic mesenteric ischemia[J]. Best Pract Res Clin Gastroenterol,2005,19(2):283-295.

[16]Cubiella Fernandez J, Nunez Calvo L, Gonzalez Vazquez E, et al. Risk factors associated with the development of ischemic colitis[J]. World J Gastroenterol,2010,16(36):4564-4569.

[17]Hass D J, Kozuch P Brandt L J. Pharmacologically mediated colon ischemia[J]. Am J Gastroenterol,2007,102(8):1765-1780.

第二节 危重症对胃肠道运动功能的影响

危重症患者发生胃肠道运动功能障碍是比较常见的,而胃肠道运动功能障碍也可导致其他并发症的发生率增加,是住院患者死亡率增加和在重症监护室住院时间延长的信号。有文献报道,50%~80%的 ICU 患者会出现肠道的运动功能障碍,它可以单独或者联合影响食道、胃、小肠、大肠的运动功能;可以降低食道运动、食管下段括约肌的张力,导致反流、误吸的发生;甚至可引起胃瘫、肠麻痹。临床表现为恶心、呕吐、腹泻、胃潴留、腹胀、食物不耐受综合征、麻痹性肠梗阻、Ogilvie 综合征、腹腔间隔室综合征等。影响胃肠道运动功能往往是多因素的:①腹腔内的炎症/感染,包括出血、急性胰腺炎等;②食物消化吸收不良;③电解质紊乱;④肠系膜血流量减少、休克、脓毒症等;⑤肠道菌群改变;⑥颅内压升高;⑦药物,包括镇静剂、阿片类镇痛药、钙离子拮抗剂、抗胆碱类药物、血管活性药物等。

胃肠动力的神经调节由中枢神经系统、自主神经(交感与副交感)和肠神经系统共同参与。消化道是除中枢神经系统以外最大的神经元聚集器官,达到 108 个神经元,它们分布于食道至肛门括约肌的肠壁中(见图 4-1)。示意图显示,胃肠道的神经支配由起源于肠肌间神经丛和黏膜下神经丛的肠内在神经元,与从结状神经节和背根神经节及自主神经传出的副交感神经系统(迷走神经和盆腔神经)及交感神经系统(内脏神经)的外在神经元所组成,两者共同参与支配肠道的运动。

肠神经系统的调节作用比其他外源性神经更为重要,因为它具有大量含脑-肠肽的神经元,可分泌与胃肠调节相关的胃肠激素,胃肠复杂的运动模式——移行性运动复合波(Migrating motor complex,MMC)也主要受肠神经系统控制。胃肠动力的生理调节主要依靠肠神经系统、肠道 Cajal 间质细胞和肠道平滑肌三者的相互作用共同完成。其中,Cajal 间质细胞在肠神经与平滑肌之间起到重要的中介作用。肠神经可通过 Cajal 间质细胞来支配平滑肌的收缩运动。

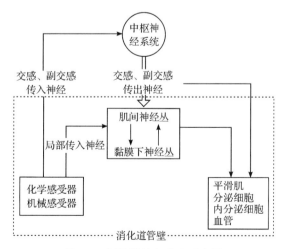

图 4-1 胃肠道神经支配示意图

胃肠激素是由肠道神经内分泌细胞分泌的生物活性肽,可通过内分泌、旁分泌和神经分泌等多种形式来发挥复杂的生理功能,如扩张血管平滑肌、改善局部组织血液灌流、调节机体免疫、舒张支气管平滑肌,与中枢、外周和肠神经系统相互作用调节胃肠动力等。

1893 年,西班牙神经解剖学家 Sandago Puamony Cajal 利用甲基蓝及嗜银染色的方法在胃肠道内首次发现了一类特殊的间质细胞,称为 Cajal 间质细胞(Interstitial cells of Cajal,ICC)。ICC 是胃肠道的起搏细胞,其功能主要是参与胃肠基本电节律的调控和神经递质信号的转导。ICC 广泛存在于环行肌层与纵行肌层之间,紧邻胃肠道肌间神经丛,是密切联系胃肠运动神经元与平滑肌细胞的间质细胞。在食管和胃肠道内,ICC 呈网络状分布、呈纺锤状或星状,细胞核大、呈卵圆形,染色质分散,胞质少,发出细长的细胞突起,而突起则与平滑肌细胞及自主神经形成广泛的联系。早在 20 世纪 90 年代初,ICC 的基本超微结构特点得到了阐述:核呈圆形或卵圆形,染色质分散;胞质相对较少,存在显著可见的滑面内质网、线粒体和发育良好的高尔基体;而粗面内质网并不明显,几乎未发现微管微丝蛋白和游离核糖体;膜内有液泡,基膜不完整;胞体靠近神经纤维,突起与平滑肌细胞间存在缝隙连接。目前认为,ICC 有 5 种亚型:黏膜下 ICC、肌间 ICC、肌内 ICC、深肌丛 ICC 和浆膜下 ICC。它不仅能产生节律性慢波电活动,其细胞膜上还存在多种神经递质受体,这些受体使 ICC 能调节神经递质传递,并作为神经输出与平滑肌之间的中介。其中,肌间 ICC 位于小肠纵肌和环肌之间,其形态表现为多极性,彼此形成网络,并与平滑肌细胞形成缝隙连接,被认为是肠道的主要起搏细胞。

国内黎介寿等经动物试验发现,腹腔感染组、腹腔高压组和腹腔感染加腹腔高压组大鼠较假手术组大鼠的小肠传输能力显著下降,肌间 ICC 细胞网络结构均有不同程度的减少,认为在严重腹腔感染及腹腔高压情况下,肠动力功能障碍的发生与肠道 ICC 细胞数目减少及超微结构改变有关。此外,ICC 细胞减少被认为与胃食管反流病、贲门失弛缓症、胃潴留、功能性消化不良、慢性假性肠梗阻、便秘等消化系统疾病相关。

急性胰腺炎并发肠动力障碍在临床上十分常见,主要表现为肠麻痹及肠胀气。胃肠移行性复合运动(MMC)是起源于胃,经小肠向下传递的一段运动事件,为空腹期的主要模式。然而,MMC 也可起自小肠的任何部位,并由此向下传递,若它的周期越短,则肠道运动能力越强,反之越弱。实验发现,若胰腺炎大鼠空肠 MMC 周期由正常组的(14.1 ± 0.2)min 增加到(22.4 ± 1.9)min,且胰腺炎越重,则空肠 MMC 周期越长,这说明胰腺炎是通过影响空肠 MMC 周期来抑制肠道运动功能的。P 物质存在于小肠平滑肌兴奋性运动神经元中,它可以促进肠道运动,因此,它的减少会影响肠道动力功能。Seerden 等认为胰腺炎能造成胃排空和肠道传输延迟,其原因可能通过抑制 P 物质使肠道肌束的收缩能力下降、运动功能减退。肠道动力障碍还与胃肠激素的分泌量有关,其中胃动素(Motilin,MTL)、胆囊收缩素(Cholecystokinin,CCK)会增强肠道蠕动能力,而血管活性肠肽会抑制肠道蠕动能力。国内有学者发现,急性胰腺炎并发肠功能障碍患者的血清 MTL、CCK 浓度均较正常对照者显著下降。

肠道是一个非常复杂的器官,为了将肠腔内的毒素和细菌与体内内环境隔开,肠道具有丰富的分泌性 IgA(S-IgA),以及淋巴组织和细胞等特异性免疫和特殊的非免疫防御机制。它还包括蠕动的祛除作用,以及黏液和黏膜的机械屏障作用。在这些作用中,肠道蠕动看来起着某种中心作用。全身性感染和休克患者的死亡率极高,胃肠运动障碍是全身感染和休克的并发症之一,它增加了患者的死亡率和住院时间。目前认为,全身性感染与休克造成胃肠运动障碍的机制可能与炎症反应和缺血再灌注损伤有关。由于全身血液重新分配,内脏血管的收缩,以及肠道的血供显著降低,均会导致胃肠道黏膜缺血、缺氧、糜烂、水肿和黏膜屏障受到破坏;因黏膜通透性增加,会导致胃肠道内细菌异位定植,细菌、内毒素易位,引起肠源性感染;继而引起大量细胞因子和炎症介质释放,炎症反应途径被激活,促发全身炎症反应和多器官功能衰竭。由于肠道对缺血损伤十分敏感,休克还可造成正常的肠道动力功能的损伤,抑制胃肠运动,其主要并发症是胃肠道淤滞或者肠梗阻。由于炎症反应和缺血再灌注损伤对肠神经系统(Entericnervoussystem,ENS)平滑肌细胞和 Cajal 间质细胞的损伤,造成胃肠蠕动的减弱或消失,会引起肠道内细菌和毒素排泄障碍,继而导致肠内细菌过度生长繁殖,造成菌群失调,引起细菌易位和毒素的吸收。

肠道运动功能障碍后引发的肠道细菌增殖在肠道细菌易位中起着重要的作用,而肠道的细菌易位又是导致多器官功能障碍的原因之一。粪便淤滞会诱发肠道微生态失衡,导致革兰氏阴性菌过度繁殖,内源性厌氧菌和革兰氏阳性菌相对减少,从而导致内毒素过度产生。细菌易位可能导致感染,内毒素易位可增强全身炎症反应。

重型颅脑损伤后以动力不足为主的胃肠运动功能障碍的发生率高达 80% 以上,且症状出现早、持续时间长,损伤后食管、胃、小肠的运动均会受到影响,表现为食管下括约肌压力降低、胃顺应性下降和排空延迟、小肠收缩频率减弱及传输减慢。动物实验证实,重型颅脑损伤后 3h 肠黏膜上皮细胞即可出现明显凋亡,6h 可出现胃排空延迟和小肠传输速度减慢。

在重型颅脑损伤后,由于脑水肿、蛛网膜下腔出血引起颅内压增高,导致自主神经系统功能紊乱,中枢神经系统受损,小肠平滑肌自主节律运动紊乱,Cajal 间质细胞网络结构受损、异常、缺失或增生,脑-肠肽分泌紊乱进而引发胃肠动力障碍。一项研究表明,重型颅脑损伤急性期患者(GCS 评分为 4～7 分),由于胃肌电活动的改变,使胃动过缓的发生率提高了 50%。

研究发现,重型颅脑损伤患者胃肠激素水平在伤后发生了明显改变。胃动素(MTL)水平在经历一短暂升高后又开始降低。胃泌素(GAS)分泌水平明显高于正常水平,伤后早期升高则更是明显。另外,Alain-Pascal 等又发现,创伤性脑损伤患者血清胃泌素水平在伤后 24h 内升高,其升高程度与脑损伤的严重程度成正相关;而胃泌素升高程度又与消化道出血严重程度成正相关。血管活性肽(VIP)和降钙素基因相关肽(CGRP)水平也均在伤后出现显著增高。这些改变虽然可使机体能更好地满足病理生理的需要,但却导致了胃肠运动功能障碍的发生。

危重症患者使用的药物本身也影响胃肠蠕动。

阿片类药物通过抑制神经递质的释放,并通过改变神经元的兴奋性来抑制胃肠蠕动。动物实验表明,使用产生镇痛效应四分之一剂量的阿片类药物就能抑制肠道蠕动,二十分之一剂量就足够止泻。将 α-肾上腺素受体激动剂(可乐定)和右旋美托咪啶应用于动物和人类研究中,发现其能抑制胃、小肠和结肠的运动。与此相反,异丙酚连续输注可能对胃肠蠕动的影响不大。一项通过同位素的方法来扫描确定胃排空的程度的研究发现,接受吗啡和咪达唑仑镇静的危重症患者比接受丙泊酚镇静者更可能发生胃排空减慢。

儿茶酚胺类药物作为维持危重症患者血流动力学稳定的常用药物,对危重症患者的胃肠运动也会产生影响。体外数据表明,所有临床使用的儿茶酚胺类药物能抑制小肠蠕动,并呈现出剂量依赖性。而体内实验数据表明,仅多巴胺对胃肠运动有抑制作用。而且,大多数使用多巴胺药物的患者在进行肠内营养治疗后仍不能改善胃肠蠕动。

另外,在非甾体抗炎药物中,对乙酰氨基酚被证实对豚鼠的胃肠蠕动功能有抑制作用而阿司匹林和安乃静却没有。

容量不足或液体超载均可能导致外周组织间隙、肺和其他内脏的水肿,有可能加重先前存在的胃肠运动功能障碍。研究表明,自由性液体管理相比限制性液体管理[12mL/(kg·h) vs 4mL/(kg·h)]将延长胃肠运动障碍的持续时间,并且延迟首次胃排空、排气及排便时间。在所有电解质中,目前已经证明钾离子和镁离子将影响肠道蠕动,补充钾离子和镁离子将减少肠梗阻的持续时间。

参考文献

[1]楼征,黎介寿.腹腔感染和腹腔高压对肠道 Cajal 细胞的影响[J].中华胃肠外科杂志,2008,11(3):58-60.

[2]徐敏,王兴鹏,袁耀宗,等.急性胰腺炎患者胃肠动力的变化及其机制研究[J].中华急诊医学杂志,2002,11(5):103-105.

[3]Fruhwald S, Kainz J. Effect of ICU interventions on gastrointestinal motility[J]. Curr Opin Crit Care, 2010,16(2):159-164.

[4]Fruhwald S, Holzer P, Metzler H. Intestinal motility disturbances in intensive care patients pathogenesis and clinical impact[J]. Intensive Care Med, 2007,33(1):36-44.

[5]Van Felius I D, Akkermans L M, Bosscha K, et al. Interdigestive small bowel motility and duodenal bacterial overgrowth in experimental acute pancreatitis[J]. Neurogastroenterol Motil,2003,15(3):267-276.

[6]Seerden T C, De Winter B Y, Van Den Bossche R M, et al. Regional differences in gastrointestinal motility disturbances during acute necrotising pancreatitis[J]. Neurogastroent Motil,2005,17(5):671-679.

[7]Philpott H L, Nandurkar S, Lubel J, et al. Drug-induced gastrointestinal disorders[J]. Postgrad Med J,2014,90:411-419.

[8]Fruhwald S, Holzer P, Metzler H. Intestinal motility disturbances in intensive care patients pathogenesis and clinical impact[J]. Intensive Care Med, 2007,33(1):36-44.

[9]Nisanevich V, Felsenstein I, Almogy G, et al. Effect of intraoperative fluid management on outcome after intraabdominal surgery[J]. Anesthesiology,2005,103(1):25-32.

[10]Wood J D. Enteric nervous system: reflexes, pattern generators and motility[J]. Curr Opin Gastroent, 2008,24(2):149-158.

[11]Salmhofer H, Neuhuber W L, Ruth P, et al. Pivotal role of the interstitial cells of Cajal in the nitric oxide signaling pathway of rat small intestine[J]. Cell Tissue Res, 2001,305(3):331-340.

[12]Alain-Pascal B B, Wei H J, Chen X, et al. Evaluation of stress hormones in traumatic brain injury patients with gastrointestinal bleeding[J]. Chinese J Traumatol,2010,13(1):25-31.

第三节 危重症对消化吸收功能的影响

　　胃肠道是维持人类营养与生存的重要器官之一。在危重症的发生和发展过程中,不可避免地会引起多脏器功能不全,包括呼吸系统、循环系统、神经系统、血液系统以及消化系统出现功能衰竭等。胃肠道参与了应激时机体的病理生理改变,被认为是"多器官功能障碍的发动机"。目前,临床上对应激性溃疡、肠道功能衰竭的研究相对较多,但考虑到危重症患者一般不能主观表达症状,体征变化的不专一性及缺乏实验室相关指标,对其的认识仍不够全面,而且肠道功能的衰竭对危重症患者的预后直接相关,故需要进一步深入研究。而目前临床上对消化吸收功能的研究,更关注肠内营养如何应用及对危重症预后的关系,对消化吸收功能的研究较为缺乏。危重症患者普遍存在急性胃肠损伤,但对于急性胃肠损伤没有统一的定义。目前较为权威和恰当的定义是由黎介寿院士所提出的,其体现了三个方面的障碍。①消化吸收障碍:重度创伤所致应激性溃疡、局部消化道切除、胰腺疾病、炎症性肠道疾病、肠瘘、肠梗阻、肠管恶性肿瘤等。②黏膜屏障功能障碍:禁食、胃肠道手术、放疗、化疗、肠外营养、创伤和感染等。③动力障碍:胃肠手术后动力障碍。从上述分类可知,也可以把危重症对消化吸收功能的影响划归为两类:一类是由本身的消化系统疾病所致,如创伤、肿瘤、消化道手术后、消化系统感染及重症胰腺炎等;一类是继发于其他原因如应激、高热、脓毒性休克、腹腔内高压等所致的继发性损伤。

一、胃肠道疾病对消化吸收功能的影响

(一)重度创伤所致的消化道损伤对消化吸收功能的影响

　　食物的消化吸收功能一般从口腔分泌唾液开始到小肠消化吸收,而多发伤可以导致此段消化道的损伤,引起消化液的分泌不足;严重者需要手术切除局部口腔腺体、食道、胃、十二指肠、小肠等,以及相关脏器功能的缺失,引起消化液的分泌减少甚至消失,最终导致消化吸收不良,引起危重症患者营养不良,甚至出现恶病质,这往往需要特需营养物质予以营养支持。而且消化道是一个整体,部分切除会影响其他部分的功能,如胃大部切除术后,患者消化吸收不良除与胃本身分泌和蠕动相关外,还与以下因素相关:①食物未经过十二指肠,故促胰液素、胆囊收缩素分泌不足,导致胰液和胆汁分泌减少;②切除迷走神经后引起的胰、胆功能降低。

(二)消化系统炎症所致的消化道损伤对消化吸收功能的影响

　　此类疾病最多见的为急性梗阻性化脓性胆管炎、重症肝炎、重症胰腺炎等。

　　急性梗阻性化脓性胆管炎引起胆汁排泄不畅,而胆汁中的胆盐、胆固醇和卵磷脂等可作为乳化剂使脂肪乳化成脂肪微滴,还可彼此聚合而形成微胶粒,肠腔中脂肪的分解产物可掺入到微胶粒中,形成水溶性复合物,有利于脂肪消化产物的吸收。胆汁不能或少量进入肠

道,可导致脂肪和脂溶性维生素的吸收障碍,引起脂肪性痢疾及因脂溶性维生素缺乏而引起的一系列症状。

重症肝炎导致的肝衰竭可引起患者出现明显的食欲减退、厌食,频繁的恶心、呕吐,甚至呃逆、上腹部不适、腹胀等。黄疸出现后,上述症状日益加重,有些患者可出现剧烈腹痛,与大面积肝坏死有关。

重症胰腺炎可引起肠腔内消化吸收不良,胰腺具有内分泌及外分泌的功能,外分泌可以分泌多种消化酶,如蛋白水解酶、淀粉水解酶、脂肪水解酶等,这些酶随着胰液进入肠腔,对各种营养物质的消化和吸收具有重要作用。胰腺炎可导致胰腺细胞坏死、胰腺导管阻塞,这将导致肠腔胰液减少,胰酶含量和活性低下,因而引起脂肪和蛋白质等多种营养物质的肠腔内消化发生障碍,其中以脂肪吸收不良最早出现,可出现严重的脂肪泻,使得血清胆固醇减少。当胰腺外分泌功能丢失 90% 以上时,脂肪泻的临床表现为多次大量的浅色大便,泡沫液,有恶臭;严重者伴有脂溶性维生素 A、D、E、K 缺乏,将会导致相关症状的发生。长期消化吸收不良可导致消瘦和严重营养不良。

二、继发性因素对消化吸收功能的影响

(一)应激性溃疡对消化吸收功能的影响

应激性溃疡是指在大面积烧伤、严重创伤、休克、败血症、脑血管意外等应激状态下所表现出的胃、十二指肠黏膜的糜烂、溃疡及出血。可在严重应激作用下数小时内出血,发病率达 80% 以上,若应激源逐步解除,溃疡可在数日内愈合。其发病机制比较复杂,主要病理生理改变牵涉神经、体液等因素,目前普遍观点认为应激性溃疡是胃、十二指肠的攻击因子与防御因子失衡的结果。危重症患者的临床症状表现为黑便、胃液隐血阳性、消化道大出血等。而黏膜糜烂、溃疡不伴出血是很难被发现的,往往需要在内镜引导下才能进行观察。病变初发部位多数在胃底及胃体部黏膜,随病情发展可以扩展到胃窦、十二指肠甚至食管下端黏膜,内镜下所见多为多发性溃疡,溃疡较浅表,性状不规则,溃疡基底干净,无纤维化,周围水肿不明显;若溃疡向深部发展,则可侵及大血管引起大出血,也可穿透胃壁引起急性胃穿孔,须急诊手术。同时,应激对消化道分泌功能的影响也是很大的。首先,应激所致的交感神经兴奋,诱发胃泌素分泌增加;其次,增加的儿茶酚类物质也可直接刺激 G 细胞分泌胃泌素,使血清胃泌素含量增加;最后,作为胃泌素的抑制因子生长抑素分泌量则会减少,失去对胃泌素的抑制效应,故导致胃酸增多。应激还可引起胆囊收缩素释放增加,从而抑制胃收缩,抑制胃排空,引起腹胀、胃动力不足、鼻饲潴留等。

(二)高热对消化吸收功能的影响

高热患者常有食欲不振、厌食、恶心、腹痛腹胀、血便等临床表现。原因主要为:①高热时交感神经兴奋致消化液分泌量减少,由于胰液和胆汁分泌不足,导致蛋白质、脂肪消化不良,加之胃肠蠕动减弱,使食物在肠道发酵和腐败,产气增多,出现腹胀、便秘;②高热本身会直接对胃肠道产生热毒性作用和因血液的相对灌注不足而引起的缺血性肠坏死,会引起腹

痛、肠出血;③高热本身对肝脏损伤最大,会引起肝细胞的坏死和胆汁淤积,导致肝脏内分泌障碍。

(三)脓毒性休克对消化吸收功能的影响

脓毒性休克是引起多脏器功能障碍的常见原因,对消化系统的影响主要表现为肝功能障碍和胃肠道功能障碍。肝功能障碍主要表现为胆红素升高和肝酶的升高,其病理改变为缺血缺氧和再灌注导致的氧自由基的损伤及细菌毒素的直接毒害作用,引起肝脏出现小坏死灶和胆汁淤积,进而诱发肝胆系统内分泌障碍所致的消化功能障碍。胃肠道功能障碍主要表现为胃肠道黏膜损伤和功能受损。研究显示,脓毒症会促进胃肠道上皮细胞的凋亡和减少细胞的增殖,脓毒性休克所致的消化功能障碍的临床表现为腹痛、消化不良、腹泻、胃潴留、呕血、黑便等,常伴有肠麻痹(表现为腹胀、肠鸣音减弱甚至消失)。

(四)腹腔内高压对消化吸收功能的影响

腹腔内高压是指腹腔内压病理性持续或反复增高大于 12mmHg。腹腔内高压可以引起一系列病理生理改变,对消化吸收功能的影响主要表现为:①腹腔内高压致腹腔内血流量减少,引起胃肠道灌注量明显减少,组织缺血缺氧致胃溃疡、肠黏膜缺血坏死等;②腹腔内高压致肠道通透性增加,门静脉血内毒素含量增加,毒素吸收明显,引起肠麻痹、肠梗阻等。

总之,胃肠道功能障碍或衰竭在危重症患者中是较为常见的,研究显示,59%的危重症患者在重症医学科治疗期间至少有一项胃肠道症状,但因为危重症患者常无法主诉,也缺乏相应的指标对其进行评价,所以,在重症医学科对胃肠道功能的评估是非常困难的,希望随着医学研究的深入能较好地解决这些问题。而消化吸收作为胃肠道的主要功能之一,对维持危重患者的能量代谢和内环境稳定具有十分重要的意义。通过深入分析导致消化吸收功能障碍的因素,从而努力减轻这些因素的影响,达到改善胃肠道消化吸收功能的目的。

参考文献

[1]陈主初,郭恒怡,王树人.病理生理学[M].北京:人民卫生出版社,2006.

[2]王吉耀,廖二元,胡品津.内科学[M].北京:人民卫生出版社,2010.

[3]姚永明.急危重症病理生理学[M].1 版.北京:科学出版社,2013,799-803.

[4]Francesco P,Marianna A. Gut failure in the ICU[J]. Semin Respir Crit Care Med,2011,32:626-638.

第四节　危重症对胃肠道菌群的影响

人体胃肠道的正常菌群是一个与人类宿主共生的,由 400 多个不同菌种所构成的,非常复杂而稳定的细菌群体。该菌群的稳定性是通过多种机制来完成的,包括胃的酸度、肠道蠕动、胆汁、免疫细胞分泌在肠道上皮上的物质,以及肠道微生物之间对养分和肠内结合位点的竞争等。自然菌群影响人体生理稳态的多个方面,并且是促进宿主对外源性病原体感染形成正常防御的重要因素。危重症与微生物定植模式的突出变化有关,这在口咽部和上消化道得到了充分证实。病理性定植细菌与医院内感染中占主导地位的细菌为相同菌种;描述性的研究表明,这种定植是感染的危险因素。此外,在实验环境下,应用预防措施来防止肠道病理性定植,可以降低危重患者医院内感染率,故选择性的消化道去污染可以降低死亡风险。感染性疾病的传统治疗方法强化了对微生物的"敌意",并强调尽可能快速而全面地根除它们。然而,对危重症患者的研究表明,人与肠道正常菌群应是一种共生关系。维护,而不是消除自然菌群,将对危重症患者产生积极的临床成效。

目前,感染性疾病是最重要的致死病因之一,脓毒性休克仍是北美国家第十三个最常见的死亡原因。感染通常使其他疾病的终末期更为复杂难治。此外,随着诸如肺结核等感染性疾病的卷土重来,艾滋病病毒的传播,以及微生物参与不同消化道溃疡和冠状动脉疾病等疾病发病机制的被确认,使得感染是主要致死原因的观点不断得到加强。因此,临床医生通常所认为的微生物是应予以积极控制及消除的有害因素就不足为奇了。

然而,在大多数情况下,人类与微生物世界的正常关系应是共生而不是敌对的。多细胞有机体与寄居在其肠道上皮表面的自然菌群之间的关系是相辅相成的,一方的改变将对另一方产生深远的影响。

人体胃肠道正常菌群包括 400 多种不同细菌。在胃肠道中大约有 10^{14} 个细菌,而人只有 10^{13} 个机体细胞,这样在正常健康人体中微生物细胞数量是哺乳动物细胞数量的 10 倍。此外,这个自然微生物菌群对正常代谢和免疫功能发挥着多种有益功能,并作为宿主正常抗感染防御的重要组成。对于危重症患者,肠道菌群组成的变化是常见的。这一变化是由多方面因素造成的,包括:肠内摄入量的减少,肠道蠕动的减弱,因预防应激性溃疡而使用制酸剂,以及广谱抗菌药物的大量使用。因此,对于重症医学工作者而言,正确了解肠道自然菌群及其对健康宿主机体稳态的影响,并评价在危重症患者诊治中上述紊乱因素的潜在影响显得尤为重要。

一、胃肠道正常菌群

胎儿的胃肠道在母体子宫内是无菌的,出生后即迅速被细菌定植;到 2 岁时,成人形态的肠道菌群定植即已稳固建立。在出生的最初几天,胃肠道中以链球菌和大肠杆菌为主。在第一周结束时,胃肠道内出现厌氧菌,在随后的 2 年中,其数量和种类不断增多。虽然微生物的胃肠内定植模式存在个体差异,但在个体体内,其胃肠道菌群的组成,随着时间的推移,将变得非常稳定。

胃肠道的自然菌群具有不同的微生态环境。有一些细菌附着于上皮细胞,另一些则悬浮于覆盖在上皮上的黏液中。细菌黏附在黏膜细胞上是通过细菌和宿主细胞之间高度特异性的相互作用来实现的。例如,某种乳酸菌菌株定植于大鼠肠上皮细胞,而另一种则只附着于鸡肠上皮细胞。还有其他的微生物被发现游离于胃肠腔,源自从黏膜表面脱落下来的细菌或者经口咽吞食的细菌。这些腔道内菌群占胃肠道内微生物的大多数,其重量约占粪便重量的40%;然而,它们并不能代表肠黏膜上的菌丛。肠黏膜表面的菌丛,在宿主与微生物共生关系中具有更重要的作用。

此外,随着胃肠道长度的延伸,自然菌群的组成亦会发生显著的变化。在口咽部,以链球菌、放线菌和厌氧菌定植为主。胃内通常是无菌状态的,或有密度小于 10^3 CFU/mL 胃液的革兰氏阳性菌(如链球菌和乳酸杆菌)定植;在高达30%健康人的胃中可分离出念珠菌。小肠菌群的密度和多样性从近端到远端逐渐增加。空肠菌群与胃内菌群相似。革兰氏阴性菌和厌氧菌数量随小肠长度的延伸而逐渐增加,在回肠末端浓度达到 $10^5 \sim 10^8$ CFU/mL。厌氧菌在结肠黏膜相关细菌中占主导地位,与需氧菌相比,数量上可达到100:1。随着粪便中的水分被结肠吸收,微生物的浓度会增加;而且,无论是微生物的数量还是种类,在结肠中都是最多的。

正常状况下,念珠菌在整个胃肠道都可以被找到。65%人的粪便中含有真菌;另一方面,正常情况下,病毒不是人类肠道的定居者。乳酸菌,特别是植物乳杆菌,在整个胃肠道中均可找到;它们通过与上皮细胞上所含的甘露糖的受体结合而附着在肠上皮,这一特点与它们能抑制致病微生物在肠道内定植的重要作用有关。

二、肠道微生物生态调控

胃肠道微生物定植模式的稳态维持依赖于很多因素(见表4-1),任何这些因素的改变均可能导致细菌过度生长及其所带来的相应临床后果。

表 4-1 维持胃肠道微生物定植模式稳态的因素

生理性因素	胃酸度
	胆盐
	胃肠道活动
	胃肠道黏膜
免疫性因素	免疫球蛋白 A
	潘氏细胞产物:防御素、溶菌酶、杀菌性/通透性增强蛋白
	上皮细胞产物
微生物因素	定植抗力:对营养和结合位点的竞争
	厌氧菌定植
	微生物抗菌产物

(一)生理性因素

新生儿胃肠道中的微生物定植来自外界环境,有证据表明,环境的变化可以改变微生物的定植模式。欧洲的一项研究显示,在瑞典婴儿胃肠道微生物定植以梭状芽孢杆菌和拟杆菌为优势,而在爱沙尼亚婴儿则以真细菌和肠球菌定植为主;后者的模式更类似于欧洲工业化早期阶段观察到的情况。然而,在胃肠道内,局部环境因素对定植模式产生的影响最大。

胃酸度是决定上消化道相对无菌状态的主要决定因素。革兰氏阴性菌特别容易受到低pH的影响,如果胃内酸度未受损,则一次大剂量沙雷菌属微生物口服接种后,该微生物在1h内即可被杀灭。相反,若ICU患者因预防性或治疗性应用制酸剂所致胃酸过低或胃酸缺乏,则会造成近端肠道革兰氏阴性菌过度生长。胃的酸度在减少十二指肠和空肠上段菌落计数方面发挥着重要作用。

在动物实验中,动物的胆总管被结扎后,盲肠中的大肠杆菌属出现过度生长,提示胆汁盐或其他一些胆汁成分在正常调节肠道菌群中发挥着作用。但这一作用仍不确切,游离胆汁酸在体外可抑制肠球菌属、拟杆菌属和乳酸杆菌属的生长;然而,结合胆汁酸并不存在这一作用,且小肠很少含有较高浓度的游离胆汁酸。胃肠道自然菌群中某些细菌,特别是肠球菌能将结合胆汁酸转化为游离胆汁酸,从而防止致病微生物如志贺菌在肠内病理性定植。因此,胃肠道自然菌群可能通过转化胆酸盐的形式来限制外源性微生物在肠内定植。实验证明,将微生物如沙门氏菌和变形杆菌暴露于胆汁后,其侵入肠上皮细胞的能力将会下降。

正常肠道动力对调节肠道菌群的组成也起着重要作用。肠梗阻或小肠憩室造成的肠蠕动停滞,可造成微生物密度增高,厌氧菌过度生长。同时,正常胃肠道菌群似乎对胃肠动力亦有影响。实验研究表明,动物在胃肠道无菌时其胃排空和肠运转能力下降,而恢复正常定植模式后,胃肠动力亦恢复正常。

(二)免疫性因素

令人惊讶的是,肠道黏膜免疫系统对肠道菌群定植规律的影响似乎很小。IgA是由肠道相关淋巴组织中B淋巴细胞在受到胃肠道自然菌群的刺激下所合成的,当细菌过度生长或存在病原体时,如志贺菌属,其产生量将会进一步增加。IgA可防止细菌黏附到肠上皮细胞。然而,孤立性IgA缺乏症,却与肠道菌群定植模式改变无关,除非胃内酸度同时降低。此外,在B淋巴细胞缺乏小鼠与免疫系统正常的同窝小鼠之间,胃肠道自然菌群定植获取模式及菌群组成无显著差别。T淋巴细胞缺陷小鼠和免疫系统完整小鼠具有相似的胃肠道自然菌群,且两者之间无显著差别。

(三)微生物因素

胃肠道自然菌群本身亦是调节肠道菌群定植稳定性的重要因素。40年前,van der Waaij曾进行过一系列的实验研究,表明正常菌群具有阻止外源性微生物定植于胃肠道的抑制性影响,他称之为"定植抗力"现象。研究显示,革兰氏阳性厌氧菌最可能与"定植抗力"的形成有关。

定植抗力很大程度上是不同细菌在肠上皮上竞争营养和结合位点的结果。由上皮细胞分泌的黏液是许多微生物菌株的能量来源,特别是大肠杆菌属和拟杆菌属。需氧微生物更易定植在黏膜表面,在那里他们可以从邻近的上皮细胞获得氧;相反,厌氧菌在较低氧张力的黏液或相对需氧结肠腔中更易繁殖。

微生物通过细菌凝集素或黏附素与肠上皮细胞上相应受体高度特异性结合而黏附在肠上皮。这些受体结构的多样性使各种微生物能在胃肠内各不相同的解剖位置定植。例如,在口咽部,不同亚种的链球菌定植在不同区域,表现出对培养的上皮细胞不同的黏附性。乳酸菌和凝固酶阴性葡萄球菌能黏附到大鼠胃上皮细胞,而大肠杆菌却不能。位于上皮细胞的配体亲和力的变化可以很好地解释病理性定植。微生物,比如嗜血杆菌,更容易黏附在受损的气管上皮,而革兰氏阴性菌,特别是假单胞菌,对危重症患者气管上皮细胞的黏附性增强。细菌黏附性也受细胞局部环境特点的影响,如 pH、表面电荷以及纤连蛋白的存在与否等。同样,微生物因素,如鞭毛、菌落的形成能力,对微生物定植位置和模式亦存在影响。

肠上皮细胞和肠道菌群均可产生抗菌因子,促进微生态平衡。小肠的潘氏细胞所分泌的抗菌肽被称为防御素,表现出广谱抗菌活性。肠上皮细胞还可产生具有抗菌活性的其他物质,包括磷脂酶 A_2、杀菌性/通透性增强蛋白和溶菌酶。

细菌亦会合成抗菌性物质,对胃肠道黏膜处的细菌定植起调控作用。厌氧微生物产生的挥发性脂肪酸,能限制需氧革兰氏阴性菌的生长,如志贺菌属和假单胞菌属。例如,若体内的挥发性脂肪酸的浓度因盲肠切除术而降低了,则对外源性微生物的定植抗力将产生一定程度的破坏。自然菌群中的许多菌属可产生一类具有抗菌活性的物质,称之为细菌素。草绿色链球菌可合成、释放出抗菌化合物(如 Enocin)来抑制 A 组链球菌在黏膜处的定植,而大肠杆菌的某些菌株可产生在体外和体内均能抑制念珠菌生长的因子。乳酸杆菌能抑制较广泛的微生物生长,包括金黄色葡萄球菌、大肠杆菌、沙门氏菌及梭状芽孢杆菌。他们合成天然抗生素(如 Acidophilic 和 Bulgaria),并释放出过氧化氢。此外,乳酸杆菌也能通过刺激局部肠道产生 IgA 而防御伤寒沙门菌等致病菌。

人类宿主黏膜上皮细胞与固有定植菌群在多个层面上形成共生关系。除了上述的抗菌因子外,研究表明,正常固有菌群中的部分菌属会释放低分子量的物质,促进消化道黏膜中的免疫细胞的发育和成熟。在健康人体中,这些因素相互依存、相互影响,均有助于优化人体对外源性致病微生物的反应。

三、危重症患者的胃肠道菌群

在危重症患者中,胃肠道菌群定植模式发生了改变。革兰氏阴性菌很少定植在健康人的口咽部,但在 75% 住院患者的口咽中均发现了其定植,并与下呼吸道感染风险增加有关。

虽然胃和近端小肠通常是处于无菌状态的,或存在稀疏的共生菌群,但这些部位也会快速而密集地被病原菌所定植。Du Moulin 等人的研究是较早表明制酸剂对胃内菌群的影响的研究之一,在包含 59 例危重症患者的研究中,他们证明需氧革兰氏阴性菌在胃和呼吸道同时定植,认为医源性胃液酸度降低与胃肠道对致病微生物定植抗力受损有关。其他研究者亦确认了他们的发现,即 ICU 患者的胃内细菌会出现过度生长。最初关于为预防应激性溃疡而应用细胞保护剂的研究也支持这一观点,认为胃内碱化者更易罹患医院获得性肺炎,尽管最近的、更大的、更严格的试验表明,预防性的细胞保护剂对于呼吸机相关性肺炎的好处非常小。关于危重症对远端小肠或结肠菌群组成的影响,目前尚无相关研究报道。

在晚期肝病患者中亦可见到近端肠道异常的定植,这可能与胃炎或其他上消化道症状频繁发生有关,也与自发性细菌性腹膜炎的风险增加有关。

研究表明,对 41 名外科 ICU 危重症患者开展评估以了解其近端肠道的菌群定植模式,有超过 80％的患者在 ICU 治疗期间出现一次或多次医院内感染;在 ICU 治疗期间,有通过置管进行过一次或多次胃液、十二指肠液,或近端空肠液的定量培养。若上部肠道(胃、十二指肠或空肠)分离培养到的致病菌与培养之前 7d 或之后 7d 于感染部位培养到的致病菌相同,则该患者被认为有肠道致病菌定植并伴随着一次医院内感染的可能。在上段胃肠道最常分离到的微生物与常见的医院内感染病原体相同,包括念珠菌属、肠球菌、凝固酶阴性葡萄球菌和假单胞菌。从部分患者的消化液中分离到的细菌浓度可超过 10^8 个/mL(见表 4-2)。除了肠球菌外,所有的致病微生物的定植与伴随的感染显著相关(见图 2-2)。这些伴随感染包括肺炎(16 例)、伤口感染(12 例)、泌尿道感染(11 例)、复发性腹膜炎(11 例)和菌血症(11 例)。在胃肠道内定植假单胞菌的患者死亡率明显升高(定植者为 70％,无定植者为 26％,P=0.03)。虽然这样的纯粹描述性研究不能推断出因果关系,但这些数据与如下假说一致:近端胃肠道是许多 ICU 患者发生医院内感染致病微生物的储存库。

表 4-2　危重症患者胃肠道病理性细菌定植源

微生物	菌落密度对数值均值	病例数	具有相同致病菌感染的病例数
念珠菌	4.3±1.6	19	11
肠球菌	6.8±0.8	12	7
假单胞菌	6.9±1.1	10	9
表皮葡萄球菌	5.7±1.6	10	8
大肠杆菌	6.2±1.6	7	2
金黄色葡萄球菌	5.6±2.0	5	3
肠杆菌	6.7±1.4	5	3

(引自:Marshall J C, Christou N V, Meakins J L. The gastrointestinal tract:the 'undrained abscess' of multiple organ failure[J]. Ann Surg, 1993,218:111-119.)

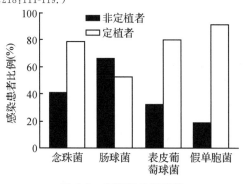

图 2-2　定植和并发感染

注:在念珠菌、假单胞菌、表皮葡萄球菌定植患者更易并发相同致病菌感染,差异存在显著性,P 值分别为 P=0.03,P<0.001,P=0.02。

(引自:Marshall J C, Christou N V, Meakins J L. The gastrointestinal tract:the 'undrained abscess' of multiple organ failure[J]. Ann Surg, 1993,218:111-119.)

四、肠道菌群定植改变

胃肠道的自然菌群对人体正常代谢和免疫稳态的维护起着重要的作用。其影响多个生理过程，如胆盐代谢、各种维生素的合成、细胞介导的免疫表达和机体易感性。正常菌群的崩溃可以造成严重的后果，虽然很难确定它是否为致病原因，或是全身紊乱的结果。

从上述描述性研究中得知，肠道菌群的改变与医院内感染的风险增加有关。院内感染可能与已定植致病微生物的口咽部分泌液、上部胃肠道液被误吸有关；或院内感染与有活性的致病微生物通过完整的胃肠黏膜和进入区域淋巴结、腹膜腔或微血管有关。动物实验曾证实，单独肠道微生物过度生长即可触发微生物易位。一位无畏的研究者口服了 180g 的念珠菌而患真菌血症和真菌尿病，这提示微生物过度生长即可引起人体微生物易位，但这一情况的发生仍有待进一步确定。

既然肠道细菌过度生长会导致感染，那么预防病理性定植的策略可能有效预防医院内感染。有几种方法已经被证实较有成效，其中选择性消化道去污染（Selectiv digestive decontamination，SDD）是一种预防方案，采用局部、不被吸收、对需氧革兰氏阴性菌（如妥布霉素、多黏菌素）和真菌（如两性霉素）有抗菌活性、但能使厌氧菌和革兰氏阳性菌群能保持完整的药物进行预防，从而使机体保持定植抗力。另外一种方法是通过为期 4d 的头孢噻肟全身给药以达到肠内去污染的目的。这种策略已经经过 30 项临床试验的验证，但经常存在不足和产生不一致的结果。然而一项荟萃分析表明，SDD 不仅能预防院内呼吸道感染，也能降低 ICU 患者的死亡率。对死亡率的有益效果在外科性疾病中表现得特别明显，在这类患者中，SDD 降低了肺炎和菌血症的发生率。若 SDD 为胃肠外给药的方式，则其能降低 30% 的相对风险。

在动物实验中，与肠内营养支持比较，全胃肠外营养显著增加了在盲肠处的需氧革兰氏阴性菌浓度和细菌易位至区域淋巴结的风险。危重症患者的肠内营养与医院内感染减少有关；但这是否与降低胃肠腔内微生物数量有关尚未得知。

由于胃肠道的微生物采样相对困难，使得它难以关联肠道定植与临床发病率，难以提供肠道菌群变化对系统生理稳态潜在影响的确凿证据。然而，从动物研究的推论和稳定胃肠道固有菌群策略的一贯有益临床效果着手，为如下假说提供支持：危重症患者的肠道菌群存在明显改变，这既不是巧合，也不是无害的。

五、结　语

面对感染，尤其是可通过使用抗菌药物消除的感染，临床医生已经产生一种思维，即认为微生物对疾病有害，应被无情地完全消灭。然而，多细胞生物和微生物世界的关系应是一种共生关系，而不是敌对关系。因此，维护正常菌群，而不是清除它，可以提供最大的临床效益。对于从事最易感人群诊疗的危重症医学工作者，将这样的理论转化为临床准则应是：实施胃肠内营养，精确而审慎地应用抗菌药。通过 SDD 来防止胃肠内病理性定植与过度生长，已经有证据清楚地表明其临床效益，它可能是目前 ICU 诊疗中研究得最好的干预措施之一，但考虑到革兰氏阳性菌的耐药性，药物的不易获得性，以及患者不愿意接受这一理念，限制了该措施在 ICU

病房中的使用。虽然肠道微生物如乳酸杆菌,可以增强机体的定植抗力,但对类似微生物选择性定植的潜在益处仍知之甚少。尽管这种方法理论基础已经足够强大,但仍需进一步研究。

参考文献

[1]Poxton I R, Brown R, Sawyerr A, et al. Mucos-aassociated bacterial flora of the human colon[J]. J Med Microbiol,1997,46:85-91.

[2]Ahrne S, Nobaek S, Jeppsson B, et al. The normal Lactobacillus flora of healthy human oral and rectal mucosa[J]. J Appl Microbiol,1998,85:88-94.

[3]Sepp E, Julge K, Vasar M, et al. Intestinal microflora of Estonian and Swedish infants[J]. Acta Paediatr,1997,86:956-961.

[4]Marshall J C, Christou N V, Meakins J L. The gastrointestinal tract: the "undrained abscess" of multiple organ failure[J]. Ann Surg, 1993,218:111-119.

[5]Deitch E A, Sittig K, Li M, et al. Obstructive jaundice promotes bacterial translocation from the gut [J]. Am J Surg,1990,159:79-84.

[6]Wells C L, Jechorek R P, Erlandsen S L. Inhibitory effect of bile on bacterial invasion of enterocytes: possible mechanism for increased translocation associated with obstructive jaundice[J]. Crit Care Med, 1995,23:301-307.

[7]Eisenhauer P B, Harwig S L, Lehrer R I. Cryptdins: antimicrobial defensins of the murine small intestine[J]. Infect Immun,1992,60:3556-3565.

[8]Harwig S L, Tan L, Qu X D, et al. Bactericidal properties of murine intestinal phospholipase A_2[J]. J Clin Invest,1995,95:603-610.

[9]Monajemi H, Meenan J, Lamping R, et al. Inflammatory bowel disease is associated with increased mucosal levels of bactericidal/permeability-increasing protein[J]. Gastroenterology,1996,110:733-739.

[10]Link-Amster H, Rochat F, Saudan K Y, et al. Modulation of a specific humoral immune response and changes in intestinal flora mediated through fermented milk intake[J]. FEMS Immunol Med Microbiol, 1994,10:55-63.

[11]Pulverer G, Lioe K H, Beuth J. Microflora-associated defense stimulating factors[J]. Scand J Gastroenterol,1997,222:107-111.

[12]Cook D J, Guyatt G H, Marshall J C, et al. The Canadian Critical Care Trials Group: a randomized trial of sucralfate versus ranitidine for stress ulcer prophylaxis in critically ill patients[J]. N Engl J Med, 1998,338:791-797.

[13]Hauge T, Persson J, Danielsson D. Mucosal bacterial overgrowth in the upper gastrointestinal tract in alcoholics (heavy drinkers)[J]. Digestion,1997,58:591-595.

[14]Marshall J C. The ecology and immunology of the GI tract in health and critical illness[J]. J Hosp Infect,1991,19:7-17.

[15]D'Amico, Pifferi S, Leonetti C, et al. Effectiveness of antibiotic prophylaxis in critically ill adult patients: systematic review of randomized controlled trials[J]. Br Med J,1998,316:1275-1285.

[16]Nathens A B, Marshall J C. Selective decontamination of the digestive tract (SDD) in surgical patients [J]. Arch Surg,1999,134(2):170-176.

第五节　危重症对肠道屏障功能的影响

胃肠道是人体与外界接触最为广泛的器官之一,也是机体防御功能的一道重要防线。目前,人们已认识到胃肠道不仅具有消化吸收营养物质及蠕动的功能,而且还具有分泌激素、调节免疫和黏膜防御性屏障的功能。胃肠道屏障功能是指肠道上皮具有分隔肠腔内物质,防止致病性抗原和病原体侵入的功能。胃肠道是人体最大的储菌库和内毒素库,肠腔内存在大量的细菌和多种毒素,同时,它也是人体与外界环境之间最大的接触面,正常情况下,肠道具有屏障作用,可有效地阻挡肠道内 500 多种、浓度高达 10^{12} 个/g 的肠道内寄生菌及其毒素向肠腔外组织、器官易位而进入体循环,使细菌和内毒素局限于肠道内,防止机体受内源性微生物及其毒素的侵害。

肠道屏障是机体最重要的屏障,能阻止肠道内细菌和毒素进入血液,并在维护肠功能中扮演着重要角色,它由机械屏障、化学屏障、免疫屏障和生物屏障等组成。其中,机械屏障由肠道黏液层、肠道黏膜上皮细胞、细胞间紧密连接等构成;化学屏障也称"肠-肝轴",由胃肠道分泌的胃酸、胆汁、各种消化酶、溶菌酶、黏多糖等化学物质构成;免疫屏障主要由肠道免疫系统的细胞群构成;而生物屏障则由肠道常驻菌群的微生态平衡构成。

一、肠道屏障的构成

正常肠道屏障主要由机械屏障、化学屏障、免疫屏障和生物屏障所构成。

(一)机械屏障

在肠道屏障中机械屏障最为重要,是肠道屏障结构和功能的基础,由肠道黏液层、结构和功能完整的肠道黏膜上皮细胞和细胞间紧密连接构成。

1. 肠道黏膜上皮细胞

肠道黏膜表面上皮有许多肠绒毛,形成肠腺或称隐窝,其分泌物排出到绒毛基部之间。绒毛表面有两类细胞,即吸收细胞和杯形细胞。吸收细胞为具有吸收功能的柱状细胞,发挥机械屏障作用。杯形细胞主要分泌对肠壁有重要的化学和机械保护作用的物质,具有免疫效应,起着免疫防御功能。同时,肠道上皮还有内分泌细胞及潘氏细胞,它们对肠道黏膜屏障起着协调增强的作用。在覆盖淋巴组织的局部,可见少数淋巴小结相关上皮细胞,又称微褶细胞,其主要生理功能是快速摄入抗原或微生物,并提呈给肠道黏膜内的相关淋巴细胞,以诱发有效的免疫反应。除上述相关细胞外,黏膜上皮下方含有成纤维细胞、浆细胞、巨噬细胞、嗜酸粒细胞、肥大细胞及淋巴细胞等,与黏膜上皮细胞共同构成屏障功能单位。

2. 紧密连接

肠道黏膜上皮细胞之间的连接为紧密连接,位于相邻上皮细胞之间,多呈带状分布,形成连续的质膜融合带,相邻细胞的质膜紧密融合,质膜间的缝隙消失,在连续的细胞层中建立扩散屏障并起着封闭细胞间隙的作用,可防止肠腔内物质自由经过细胞间隙穿过上皮细胞层。肠上皮细胞之间紧密连接的完整性决定了肠道黏膜的屏障功能,是肠道黏膜屏障功能的关键部位。

(二)化学屏障

化学屏障也称为"肠-肝轴",由胃肠道分泌的黏液、胃酸、消化酶等消化液和肠道寄生菌产生的抑菌物质、黏多糖等化学物质构成。

胃酸能杀灭进入胃肠道的细菌,抑制细菌在胃肠道上皮的黏附和定植,由杯状细胞分泌的黏液可在肠道黏膜上皮细胞表面形成一层黏液层,以保护肠道黏膜免受损伤。同时,胆汁、溶菌酶及肠道原生菌分泌的乙酸等具有一定的杀菌和溶菌作用,共同构成了胃肠道的化学屏障。

(三)免疫屏障

由肠道黏膜上皮细胞产生的分泌性免疫球蛋白 A(S-IgA)、IgM 等抗体及黏膜下淋巴组织组成免疫屏障,能够选择性地允许肠腔内的食物等进入。

肠道黏膜免疫屏障主要由肠相关淋巴组织(Gut-associated lymphoid tissue,GALT)的细胞群所组成,通过细胞免疫和体液免疫来防止致病性抗原对机体的伤害。肠道中主要由分散在上皮细胞层中的上皮内淋巴细胞(Intra epithelial lymphocyte,IEL)和位于疏松结缔组织中的固有层淋巴细胞(Propria lymphocyte,PL)所组成。IEL 参与机体免疫监控和免疫防御机制。PL 包括 B 淋巴细胞、浆细胞、T 淋巴细胞、巨噬细胞、嗜酸粒细胞和肥大细胞等。在肠道黏膜免疫屏障中,派尔集合淋巴小结(Peyer patches,PP)发挥着关键性作用,这类淋巴组织从黏膜可深入到黏膜下层,对于肠道途径所遇到的抗原,PP 是一个主要的免疫调节部位,并可以启动黏膜的 IgA 免疫。在 PP 表面,还有一些被特化的小肠上皮细胞,称为滤泡相关上皮细胞,其中有一种特殊的上皮细胞,称为微折叠细胞(Microfold cell,M 细胞),主要负责抗原的提呈。

S-IgA 是肠内抗体形成细胞产生的主要免疫球蛋白,由肠道黏膜固有层中的 T 淋巴细胞和 B 淋巴细胞经相互作用后而分泌。肠道黏膜反应就是由 IgA 介导的,通过与细菌上的特异抗原结合来防止细菌的黏附,继而防止感染的发生。除 IgA 外,肠道黏膜上皮细胞还可分泌 IgE、IgM、IgG 等免疫球蛋白,在肠道黏膜免疫屏障中共同发挥着重要作用。

(四)生物屏障

肠道内正常共生菌对致病菌的定植抵抗作用(抗力)及其菌间聚集构成了生物屏障。肠道作为人体最大的细菌和内毒素储存库,寄居着大约 $10^{13} \sim 10^{14}$ 个细菌。其中大部分为专性厌氧菌,包括乳酸杆菌、双歧杆菌等,它们在人类肠道中的数量占绝对优势,且多为益生菌,其数量、分布相对恒定,形成一个稳定的微生态系统。肠道内微生物在肠道屏障功能中扮演着双重角色:一方面,其作为抗原对肠道黏膜屏障存在潜在危险;另一方面,肠道内寄生菌可为肠道黏膜细胞提供某些营养成分,维持肠道微生态系统平衡,激活肠道免疫系统,构成肠道屏障功能的组成部分。

总之,肠道屏障包括机械屏障、化学屏障、免疫屏障和生物屏障四个部分,结构和功能完整的肠道黏膜上皮及细胞间的紧密连接构成了机械屏障;肠道黏膜上皮细胞分泌的黏液、消化液和肠道寄生菌产生的抑菌物质构成了化学屏障;肠道黏膜上皮细胞分泌的 S-IgA、IgM 等抗体及黏膜下淋巴组织组成了免疫屏障;肠道内正常共生菌对致病菌的定植抵抗作用及其菌间聚集作用构成了生物屏障。以上任何一部分受损均可导致肠道屏障功能的损害。此外,正常的胃肠激素分泌和蠕动对肠道屏障功能也同样起着十分重要的作用。

正常情况下,肠道屏障能阻止肠道内细菌及其分解产物经肠壁扩散至机体内。在严重感染、创伤、休克等应激状况下,肠道屏障功能受损,肠内细菌及内毒素发生易位,可导致 MODS。因此,肠道屏障功能已成为判断危重症患者预后的重要指标之一。

目前,尽管临床医师对肠道屏障功能障碍重要性的认识已有所提高,但对其发生机制、诊断、治疗及预防等方面仍有许多不明确之处,因此,加强对肠道屏障功能障碍的研究尤为重要。

二、肠道屏障功能障碍发生机制

目前已知的肠道屏障功能障碍发生机制包括如下。

①肠道有效循环血量不足,导致肠道黏膜缺血、缺氧,引起肠道上皮细胞内线粒体功能受损、ATP 耗竭,导致细胞内酸中毒,使得肠道绒毛的微循环结构损害,肠黏膜上皮通透性增高,肠道屏障功能发生障碍。②缺血后再灌注可激活黄嘌呤氧化酶,产生过量氧自由基,损伤肠道黏膜细胞,并影响黏膜的自我修复。③肠腔内细菌过度繁殖,产生大量代谢产物和毒素,而通过细菌内毒素的直接作用及炎症介质和细胞因子的介导作用,可导致肠道黏膜水肿。

三、肠道屏障功能检测

(一)肠通透性检测

1. 糖分子探针

尿乳果糖与甘露醇比值(L/M)是常见的糖分子探针。乳果糖和甘露醇在体内不代谢,受肠腔内渗透压影响较小,乳果糖和甘露醇从肠腔入血后由尿排出体外,故可在尿中进行准确的定量测定。刘放南等建立了高效液相色谱法来检测尿 L/M。胡强等建立了液相色谱-串联质谱法来测定尿中乳果糖、甘露醇和乳糖含量,该法对样品的处理简单快速、检测灵敏、准确可靠,使临床检测肠通透性成为可能。国外研究者多用此指标来观察危重症患者的肠通透性。

2. 血浆内毒素水平

血浆内毒素水平在一定程度上反映了肠通透性的改变。内毒素是革兰氏阴性菌细胞壁的脂多糖成分,若肠道黏膜屏障功能下降,则肠道内细菌或内毒素会向肠腔外迁移,使得血液中的内毒素水平在一段时间内出现增高。目前多采用改良鲎实验进行定量测定。

3. 血浆二胺氧化酶活性

二胺氧化酶是人类和所有哺乳动物肠道黏膜绒毛上皮细胞中具有高度活性的细胞内

酶,以空、回肠活性最高。若血浆二胺氧化酶增高,则提示存在肠道屏障的破坏。目前,有较多学者应用此指标来判断患者的肠道屏障功能。

(二)肠道黏膜损伤检查

肠道黏膜损伤检查可测定外周 D-乳酸水平。D-乳酸是细菌代谢、裂解的产物。肠缺血等原因所致的肠道黏膜细胞损伤,使细胞间紧密连接被破坏、肠通透性增加,而肠腔中的 D-乳酸会经受损黏膜入血,故测定血中 D-乳酸含量可反映肠道黏膜损伤程度和肠通透性的改变情况。

(三)肠缺血指标检查

早期肠缺血程度可通过对尿 24h 肠型脂肪酸结合蛋白(Intestinal fatty acid binding protein,IFABP)含量的测定予以评估。IFABP 存在于胃肠道黏膜上皮细胞内,于肠缺血时较易释放入血,故是反映早期肠缺血的指标。

有条件的单位,在患者病情允许的情况下,可选择进行下列检查,也有助于肠道黏膜屏障功能的判断。

1.肠通透性检测

肠道透性检测的原理是指口服由同位素标记的^{51}Cr-乙二胺四乙酸、^{99m}Tc-二乙三胺五乙酸和^{125}I-白蛋白,然后用计数仪测量尿液中相应同位素的放射性活度。

2.肠转运时间测定

肠转运时间可通过 24h 钡条排除率来测定,需视患者条件谨慎实施。

3.肠道菌群监测

粪便细菌培养或应用肠杆菌基因重复一致序列-PCR(ERIC-PCR)指纹图动态监测,对肠道菌群的监测具有一定的参考价值。

4.肠道黏膜病理活检

通过肠道黏膜病理活检,来观察黏膜绒毛厚度、隐窝深度等。

5.肠道局部免疫功能检查

粪便 S-IgA 测定是常见的肠道局部免疫功能检查方法。

四、危重症对肠道屏障功能的影响

肠道屏障功能障碍往往在多种危重症疾病状态下发生,如严重创伤、休克、感染、重症急性胰腺炎(Severe acute pancreatitis,SAP)、MODS、重症炎症性肠病(Severe inflammatory bowel disease,SIBD)等均可引起肠道屏障功能的破坏,导致肠道内细菌、内毒素易位,促进肠源性感染的发生与发展,甚至导致或加重多系统器官功能衰竭(Maltiple system organ failure,MSOF)。

(一)重症急性胰腺炎对肠道屏障功能的影响

SAP 患者的病情凶险,并发症多,死亡率较高。发病早期,在无明显细菌感染证据下会出现严重感染及急性胃肠损伤、肠胀气,导致腹腔间隔室综合征等,这可能与肠道屏障功能受损有关。

SAP 早期可引起肠道屏障功能障碍,促进细菌和内毒素易位,并最终引起 MODS。目前,SAP 患者的肠道屏障功能障碍的发病机制仍未完全明确。但有研究表明,炎症介质及细胞因子、内毒素、肠道菌群失调在肠道屏障功能障碍的发病中扮演着重要的角色。当发生 SAP 时,患者体内巨噬细胞系统活化,产生大量的炎症介质和细胞因子,并形成级联反应,损伤核酸、蛋白质、脂质等,导致细胞功能障碍,损伤肠道黏膜,引起肠道屏障功能障碍。其中,以 TNF-α、IL-6 的作用最为重要。内毒素可以对肠道黏膜直接造成损害,也可以触发 TNF-α、IL-6 等多种炎症介质的释放,进而造成肠道屏障功能障碍。肠道屏障功能障碍反过来又会加重和促进 SAP 的恶化,最终诱发和(或)加重全身炎症反应和多器官功能障碍导致全身性炎症反应综合征(Systemic inflammatory response syndrome,SIRS)及多器官功能障碍综合征(MODS)。

(二)休克对肠道屏障功能的影响

休克的本质是组织细胞缺氧,而肠道是休克后缺血再灌注损伤最早受累的器官之一,是应激反应的中心,且肠道对休克的反应最为敏感。

在发生休克时,有效循环血量减少,机体为维持心、脑等重要脏器的血液供应,会使全身血液重新分配,胃肠道血流量明显减少,肠道即出现缺血,发生低灌注和氧供降低。有研究发现,当休克尚未产生全身症状或生命体征变化(如血压下降)时,小肠和结肠的血流量已减少 50% 以上,故肠道缺血发生在早期。即使经过复苏,在全身血流动力学恢复正常后,肠道血流量仍低于正常水平,而且肠道血液循环是全身复苏后最后一个恢复正常的脏器,所以,肠道缺血的持续时间最长。

肠道微循环的结构具有特殊性。由于肠道黏膜绒毛小血管襻呈发夹状,使血液易从小动脉短路进入小静脉,当休克发生时,绒毛的血流灌注时间明显延长,使动静脉短路交换增加,加重肠道黏膜的缺血程度。肠道缺血时,因供血量减少和氧供降低,肠道通过代偿作用来提高对氧的摄取和利用能力,进而引起肠道氧耗量显著增加,导致无氧代谢,而无氧酵解所产生的 ATP 不能满足代谢所需,从而使肠上皮细胞受损。其严重性与缺血时间和缺血程度有关,缺血后 5~10min,黏膜绒毛顶端即发生缺血性损害,缺血后 2~3h 小肠黏膜有形态改变,缺血后 8h 发生透壁性梗死。

而在缺血组织中,再灌注损伤比单纯缺血更为严重。有研究表明,在缺血再灌注后,次黄嘌呤-黄嘌呤氧化酶系统活化,产生大量有毒性的活性氧基自由。这些氧化代谢产物可损伤核酸、蛋白质、脂质,使细胞膜通透性增加、细胞肿胀,还可使诱导型一氧化氮合酶活化,导致一氧化氮(NO)生成量增多,使肠道黏膜处于高通透状态,同时可降低肠道黏膜免疫屏障功能,以致肠黏膜屏障被破坏。

(三)肠道感染及脓毒症对肠道屏障功能的影响

当发生感染时,肠道屏障功能障碍的发生往往是由多途径共同作用造成的,包括细菌本身、细菌产生的毒素、相应的细胞因子及炎症介质等对肠道屏障功能的损害。脓毒症时最常累及肠道,造成肠道黏膜上皮水肿,上皮细胞膜及细胞间紧密连接断裂,细胞坏死,上皮从绒毛顶端开始脱落,甚至黏膜全层脱落而形成溃疡,并引起肠道通透性增加、肠道屏障功能受损,肠道细菌及其毒素得以吸收进入循环系统而发生细菌易位,使 SIRS 加剧、失控,严重时诱发 MODS,甚至危及患者生命。

脓毒症时肠道功能受损的可能机制包括如下几方面。①特别是胆道、肠道受到感染后,进入肠道的细菌和毒素可通过炎症反应导致肠道黏膜水肿、充血,细胞间紧密连接受损,直接造成肠道黏膜损伤。②应激状态时全身炎症反应可导致循环系统功能紊乱,肠道血流灌注量相对减少,肠道缺血、缺氧,超过代偿极限时可出现肠道黏膜病理性氧代谢,随之出现无氧代谢、黏膜酸中毒,以及肠道黏膜屏障受损。③严重脓毒症、MODS 时所致的应激或全身炎症反应,会造成分解代谢增加、负氮平衡,再加上由于禁食、全胃肠外营养(TPN)可使肠道缺乏自身修复所必需的谷氨酰胺(Glu),导致肠道黏膜细胞数量减少,进一步加重肠道屏障功能受损。④肠壁含有的大量淋巴细胞能分泌许多细胞因子及炎症介质,以刺激和调控肠道免疫功能;炎症介质导致免疫细胞反应失控时将损伤肠道屏障功能。

在重症感染或危重症时,肠道的主要病理改变为肠壁水肿、肠麻痹、多发性应激性溃疡出血、小肠选择性吸收及防御屏障功能障碍、肠道菌群失调,导致患者在 MODS 早期出现腹胀、肠鸣音减弱、大便秘结、消化道出血,也可导致肠道内微生态屏障紊乱,如共生菌及内毒素穿透肠壁进入腹腔,或经门静脉进入体循环。内毒素是革兰氏阴性菌细胞壁的主要成分,主要为脂多糖,通过原发性细胞毒作用、增加肠道黏膜绒毛动-静脉短路、改变肠道黏膜血流供应、激活肠道黏膜黄嘌呤氧化酶释放氧自由基等机制造成肠道黏膜屏障损伤,肠黏膜通透性增加,从而促使肠道细菌、内毒素易位。

(四)肠道屏障与 MODS

MODS 是指机体受到严重感染、创伤、休克等损害时,导致序贯性地出现两个或两个以上器官功能障碍的一类综合征。

胃肠道是大手术或重症创伤、急腹症等危重症患者并发脓毒症的重要细菌和(或)内毒素来源脏器,是 MODS 始动器官之一。肠道黏膜屏障功能障碍,使肠腔中的细菌、内毒素易位,各种炎症介质共同作用触发全身性炎症反应,最终导致 MODS。

MODS 会导致肠道屏障功能受损。在血流低灌注状态下,循环血量可急剧下降。肠道黏膜的血流量为肌层的 2~4 倍,对血流量减少感受最明显,易受损害。复苏后,肠道血液循环恢复又相对缓慢。故而,导致肠道血管异常收缩的机制包括神经体液因素、局部细胞因子作用以及胃肠活动、肠腔扩张所致的肠段低灌注。肠道缺血再灌注损伤,可引起肠道组织及黏膜的病理生理改变,包括如下几方面。①免疫屏障功能障碍:缺血再灌注损伤,S-IgA 分泌量减少,肠道黏膜中巨噬细胞加工、递呈抗原能力下降,以及肠道免疫屏障功能减弱,均会导致细菌或内毒素易位。②生物屏障遭到破坏:肠蠕动减慢、肠腔扩张,使菌群失调,需氧菌、兼性需氧菌生长旺盛,成为优势菌群,释放大量毒素,也是导致细菌或内毒素易位的重要机制之一。③肠道黏膜化学屏障损伤和机械屏障功能障碍:肠道缺血和直接、间接损伤造成黏膜上皮细胞大量脱落或萎缩,肠黏膜水肿,绒毛变短、稀疏,上皮细胞间隙增宽,甚至肠道黏膜上皮细胞坏死、凋亡,均为病原菌的侵入制造了机会。

肠道细菌内毒素易位是 MODS 发生的重要机制。随着对 SIRS 和 MODS 的深入研究，人们逐渐把目光投向了肠道，因为发生在危重症患者中的感染绝大多数是由肠源性微生物引起的，选择性肠道净化可降低患者的感染率。由于肠道是机体最大的内毒素池，故肠道黏膜屏障功能受损及通透性增加，均会造成细菌及内毒素血症，引起实质器官序贯性损伤，进而诱发 SIRS 和 MODS。

近年来的研究表明，长期 TPN 可导致肠道黏膜机械屏障破坏、免疫功能降低以及肠道微生态环境紊乱。这三者在促进肠源性感染的发生中具有协同作用；同时，一个完整的黏膜在免疫抑制状态下仍能维持有效的屏障作用。由此可见，肠道黏膜机械屏障在维持肠道屏障功能中起着极其重要的作用。

五、肠道屏障功能障碍的干预

在各种重症疾病的发生、发展过程中，肠道屏障功能的损伤处于非常关键的"枢纽"地位。由此而来的肠道细菌易位和内毒素血症是 SIRS 及 MODS 的重要诱导因素，并可直接导致恶性循环和级联反应的发生。因此，需要积极采取各种有效的干预措施，减少肠道细菌和内毒素的易位，以及 SIRS、MODS 的发生。

目前研究表明，以下方法对正常肠道黏膜的生长及损伤后的再生、修复发挥着重要的作用。

（一）肠内营养

肠内营养（Enteral nutrition，EN）刺激胃肠激素产生、维持肠道黏膜完整、增加肠道血流、促进肠道蠕动及 S-IgA、黏液和胆汁的分泌，对防止细菌的易位有重要意义。只要患者胃肠功能存在，都应早期给予 EN。此外，还可在 EN 制剂中添加谷氨酰胺、精氨酸、膳食纤维及生长激素等物质，可调节肠道免疫，增强肠道屏障功能。

1. 谷氨酰胺

诸多动物实验和临床研究表明，加入适当剂量的谷氨酰胺的肠外营养（Parenteral nutrition，PN）和 EN，可以增加肠道绒毛高度、降低肠道黏膜通透性和增强肠道免疫功能，可防止细菌易位，维持肠道黏膜屏障。

2. 精氨酸

精氨酸是人体必需氨基酸，具有促进蛋白质合成、降低分解代谢、维持机体平衡等作用。Sukhotnik 等研究发现，精氨酸对肠道黏膜组织缺血/再灌注大鼠模型的肠道有较好的保护作用，精氨酸干预组大鼠的小肠质量、小肠黏膜质量及黏膜细胞增殖指数均较对照组明显改善。

3. 膳食纤维

饮食中的水溶性和非水溶性纤维，对小肠、大肠的黏膜生长和细胞增殖均有刺激和促进作用。非水溶性纤维（如纤维素）可增加粪便容积，加速肠道运送。而特异性水溶性纤维（如果胶）则可延缓胃排空速度，减慢肠道运送内容物的时间。膳食纤维对肠道微生物正常生态平衡的维持非常重要，且其经细菌发酵的最后产物对肠道上皮有营养作用，可预防肠道黏膜萎缩、防止细菌易位、降低肠道黏膜通透性、改善肠道黏膜的免疫功能。

4. 表皮生长因子

表皮生长因子(Epidermal growth factor,EGF)是肠道损伤后细胞恢复正常和治疗的最重要因子之一,可促进细胞的增殖,抑制胃酸的分泌,对回肠黏膜的缺陷和胃、十二指肠溃疡的治疗起着重要的作用。

5. 胰岛素样生长因子

胰岛素样生长因子(Insulin-like growth factor,IGF)主要由肝细胞合成,是一类参与调节物质代谢、促进细胞增殖和分化的小分子多肽类生长因子。

6. 生长激素

生长激素是具有广泛功能的生长调节素,同时具有调节物质代谢和能量平衡的作用。邓宇等对肝硬化患者给予谷氨酰胺与生长激素各单独应用及联合应用,发现小肠黏膜通透性较对照组有显著性降低,肠黏膜绒毛高度和隐窝深度较对照组有显著性增高,提示联合应用谷胺酰胺与生长激素能降低小肠黏膜通透性,维持小肠黏膜屏障的形态和功能。

7. 胰高血糖素样肽-2

胰高血糖素样肽-2是胰高血糖素原衍生肽类,是胰高血糖素原基因在肠上皮内分泌细胞表达翻译后形成的特异性产物。作为一种肠道特异性生长调控因子,大量实验已经证实了它对肠道黏膜机械屏障的保护及修复作用。

8. 其他

还有一些肠道的肽类也与小肠黏膜生长的调节有关,包括神经加压素、铃蟾肽、YY肽、转化生长因子-α(Transforming growth factor-α,TGF-α)、肝细胞生长因子(Hepatocyte growth factor,HGF)、角化细胞生长因子(Keratinocyte growth factor,KGF)等。动物实验发现,上述这些物质可诱导肠道上皮细胞增生,增加小肠 DNA、RNA 及蛋白质含量,有助于短肠大鼠剩余肠道的代偿,并促进结肠黏膜的增生。此外,IL-11、IL-3、IL-15 等细胞因子亦被证实具有促进肠道上皮生长的作用。

(二)选择性肠道去污染

选择性肠道去污染是一种抗生素生态疗法,即应用适宜的抗生素选择性地清除患者口咽和胃肠道内的潜在致病微生物,保留能阻止细菌定植的正常专性厌氧菌,使患者肠道的定植抗力维持正常。

目前,在危重症 AGI 患者肠道屏障功能干预的研究中尚存在下列问题。①临床研究偏少,基础实验研究居多,在临床实践中获得公认的干预办法并不多。②尚缺乏多中心、大规模的临床研究,循证医学证据少,所得研究成果的有效性、可行性尚待进一步论证和增强。③虽然所推荐的干预方式较多,但真正能得到临床验证并推广使用的措施仍较为有限。

参考文献

[1]王洪斌.重症急性胰腺炎肠道屏障功能障碍研究[J].胃肠病学和肝病学杂志,2013,22(11):1067.

[2]孙永华.不断提高对创伤性休克的认识和处理能力[J].中国危重症急救医学,2005,17(1):1.

[3]董军,张淑文,王宝恩.肠功能障碍与多器官功能障碍综合征[J].中国危重症急救医学,2005,17(12):764.

[4]罗涵.紧密连接蛋白claudins磷酸化在胃肠道屏障功能中的作用[J].胃肠病学,2011,16(7):438-441.

[5]刘志华,黄南祺,黄美近,等.MicroRNAs在肠道屏障功能障碍的调控作用及其机制的研究进展[J].中华微生物学和免疫学杂志,2012,32(8):747-750.

[6]李艺锋,周素芳,徐思娅.乙醇与肠道屏障功能改变[J].中国中西医结合消化杂志,2013,21(9):493-495.

[7]姚永明.急危重症病理生理学[M].1版.北京:科学出版社,2013,799-803

[8]刘放南,谭力,罗楠.高效液相色谱法榆测尿乳果糖/甘露醇排出比值及成人正常值[J].肠外与肠内营养,2004,11(4):237-238.

[9]胡强,徐红兵,李水军.液相色谱-串联质谱法测定尿中乳果糖、甘诺醇和乳糖含量[J].中国现代医学杂志,2008,13(13):1810-1814.

[10]袁耀宗,汤玉茗.重视肠道屏障功能的研究[J].中华消化杂志,2006,26(9):577.

[11]朱玉华,杨广林,蒋波健.胃肠黏膜屏障功能的检测方法[J].海南医学,2005,15(6):107-108.

[12]吴国豪.肠道屏障功能[J].肠外与肠内营养,2004,11(1):44-47.

[13]中华医学会消化病学分会.肠道屏障功能障碍临床诊治建议[J].中华消化杂志,2006,26(9):620.

[14]Kurnar A, Singh N, Prakash S, et al. Early enteral nutrition in severe acute pancreatitis:a prospective randomized controlled trial comparing nasojejunal and nasogastric routes [J]. J Clin Gastroenterol,2006,40(5):431-434.

[15]Ross A, Gluck M, Irani S, et al. Combined endoscopic and percutaneons drainage of organized pancreatic necrosis[J]. Gastrointest Endosc,2010,71(1):79-84.

[16]Hierho-Lzer C, Kalff J C, Chakraborty A, et al. Impaird gut contractility following hemonrrhagic shock is accompaied by IL-6 and G-CSF production and neutrophil infiltration[J]. Digest Dis Sci,2001,46(2):230-241.

[17]Fukatsu K, Sakamoto S, Ham E. Gut ischemia-reperfusion affects gut mueooal immunity:a possible mechanism forinfectious complications after revere surgical insults[J]. Crit Care Med,2006,34(1):182-187.

[18]Rombean J L, Takala J. Summary of round table conference:gut dysfunction in critical illnesss[J]. Intens Care Med,1997,23(4):476-479.

[19]Simpson R, Alon R, Kobzik L, et al. Neutrophil and nonneutrophil-mediated injury in intestinal ischemia-reperfusion[J]. Ann Surg,1993,218(4):444-453.

[20]Souba W W, Smith R J, Wilmore D W. Glutamine metabolism by the intestinal tract[J]. JPEN,1985,9(5):608-617.

[21]Souba W W, Herskowitz K, Klimberg V S, et al. The effects of sepsis and endotoxemia on gut glutamine metabolism[J]. Ann Surg,1990,211(5):549-551.

[22]Marshall J C, Christou N V, Horn R, et al. The microbiology of multiple organ failure:the proximal gasterointestinal tract as an occult reservoir of pathogens[J]. Arch Surg,1998,123(3):309-315.

[23]Alberda C, GramLich L, Meddings J, et al. Effects of probiotic therapy in critically ill patients:a randomized, double-blind, placebo-controlled trial[J]. Am J Clin Nutr,2007,85(3):816-823.

[24]Sukhotnik I, Helou H, Mogilner J, et al. Oral arginine improves intestinal recovery following ischemia reperfusion injury in rat[J]. Pediatr Surg Int,2005,21:191-196.

第六节 危重症对胃肠道内分泌功能的影响

作为人体内特殊的器官,胃肠道是人体内能源物质的主要提供者,同时参与体内免疫屏障、代谢及内分泌等重要功能。应用电子显微镜及细胞免疫组化等方法证明,从胃到大肠的黏膜层内分散地存在着 40 多种内分泌细胞,已发现和鉴定的胃肠激素肽多达 20 多种。现代危重症学研究认为,AGI 是危重症患者消化系统常见的病症之一,亦是 MODS 的胃肠道表现,甚至被认为是 MODS 的启动因素,因此,胃肠道功能的恢复与危重症患者的救治成功率密切相关,如何处理 AGI 也就成为危重症研究的一个重点。了解胃肠道内分泌功能以及危重症对胃肠激素的影响,及早发现胃肠道功能障碍,对防止危重症进一步发展尤为关键。以下为近年来有关胃肠激素与危重症患者发生 AGI 的相关研究。

一、胃动素

胃动素(Motilin,MTL)是主要由位于十二指肠和空肠上段黏膜内的 M 细胞分泌的胃肠激素,其作用于平滑肌上的 MTL 受体,使胃肠平滑肌收缩,从而促进胃肠运动。MTL 的主要生理作用是引发消化间期移行性复合运动(Migrating motor complex,MMC)的启动因素。陈永前等报道,小儿危重组 MTL 较非危重组及正常对照组明显增高,而极危重组则明显下降。缺血、缺氧时,胃肠黏膜最易受累,胃肠蠕动减少,机体通过调节代偿机制使 MTL 分泌量增加,促进胃肠蠕动。当胃肠低血流灌注不能得到及时改善、胃肠黏膜损害进一步加重、胃肠分泌细胞逐渐丧失分泌功能时,会导致 MTL 分泌量明显减少,胃肠运动减弱,出现腹胀、肠鸣音减低,甚至呕血、便血等急性胃肠损伤或衰竭表现,这些在危重症患者中也较为常见。

二、胃泌素

胃泌素(Gastrin,GAS)由位于胃窦和十二指肠的 G 细胞所分泌,其生理作用为促进胃酸分泌、促进消化道黏膜生长等。它对胃肠运动具有中度刺激作用,能提高幽门泵的活动,使幽门舒张而促进胃排空,还可直接刺激胃肠平滑肌细胞收缩。危重症时,机体因应激反应释放出大量应激激素,如促肾上腺皮质激素、糖皮质激素、肾上腺素等,而应激激素又会引起胃肠肽水平的变化。研究表明,肾上腺素能促进 GAS、胰高血糖素、生长抑素的释放,同时应激状态下也可引起 GAS 分泌量增加。GAS 能刺激胃酸分泌,在引起消化道应激损伤的诸多因素中,胃酸分泌增多被认为是黏膜损伤发病机制中的一个重要因素。因此,危重症患者易发生消化道出血,可能与高胃泌素血症促使胃酸分泌量增多,导致胃黏膜损伤有关。陈永前等报道,小儿危重症随病情的加重,GAS 水平有逐渐增高的趋势,急性胃肠损伤组的 GAS 水平较非急性胃肠损伤组及正常对照组明显增高,更易导致小儿发生应激性溃疡。李伟等报道,腹外科 MODS 患者血清 GAS 水平升高,这势必会影响其对胃肠道的刺激,使得胃酸及胃蛋白酶的分泌量增多,导致胃黏膜的保护作用减弱,引起胃肠道对细菌、内毒素的排除作用降低,从而增加细菌及内毒素易位的机会。随着患者病情的好转,GAS 水平则会下降。

三、生长抑素

生长抑素(Somatostatin,SS)主要由胰岛、胃肠道黏膜中的 D 细胞所分泌;中枢神经系统也会分泌 SS,其通过胆碱能神经传入纤维作用于胃肠道,从而加速胃排空。在外周系统,该激素为抑制性激素,可抑制绝大多数的胃肠激素分泌,同时可抑制胃酸分泌、胃肠运动及胆囊收缩等。SS 及其相关类似物的研究引起颇多关注,目前广泛应用于急性胰腺炎的治疗。奥曲肽为一种人工合成的八肽环状化合物,具有与天然内源性生长抑素类似的作用,但作用较强且持久,半衰期较天然生长抑素长 30 倍。研究发现,它能明显改善大鼠多器官功能衰竭时的脏器功能和病理改变。因此,人们认为奥曲肽的药理机制是通过减少肠道黏膜肥大细胞释放组胺和肿瘤坏死因子,抑制淋巴细胞归巢,增强免疫细胞功能来实现的。

四、血管活性肠肽

血管活性肠肽(Vasoactive intestinal peptide,VIP)在胃肠道中的含量最高,是抑制胃肠运动的主要激素之一,具有松弛消化道括约肌、减慢胃排空速度、抑制小肠运动、参与结肠扩张和疼痛刺激导致的胃反射性松弛的生理作用。VIP 对消化道平滑肌的舒张作用是直接通过 VIP 或间接通过一氧化氮(NO)、γ-氨基丁酸来实现的。赵国海等研究证实,VIP 和 NO 之间在调节胃肠道平滑肌时是相互影响、相互作用的。VIP 的释放部分依赖 NO 的产生,NO 的产生要通过 VIP 对肌细胞的作用来实现,并且其作用也可被 VIP 拮抗剂所抑制。徐敏等报道,急性胰腺炎或急性胃肠损伤时,机体的血清 VIP 水平升高。

五、胆囊收缩素

胆囊收缩素(Cholecystokinin,CCK)在胃肠道内有激素和神经肽两种存在形式,前者主要由小肠黏膜中的内分泌细胞产生,后者则广泛存在于全胃肠道肌间神经丛的神经纤维中。当人体进餐后,十二指肠黏膜因受营养物质的刺激作用而释放 CCK,促进胆汁分泌量,引发胆囊收缩,同时抑制进餐后胃底舒张和胃排空。目前已证实 CCK 是胃排空和摄食的生理性抑制因子。Higham 等报道,CCK 和胃窦动力是决定胃排空与否的主要因素。胃窦的神经支配对正常液体和固体的排空是最基础的,但是由 CCK 产生胃排空的抑制作用则位于远端胃。远端小肠平滑肌含有丰富的 CCK 神经元,外源性 CCK 可以引起小肠动力增强及通过时间缩短。徐敏等研究表明,急性胰腺炎时血清 CCK 水平降低。

六、降钙素基因相关肽

降钙素基因相关肽(Calcitonin gene related peptide,CGRP)广泛分布于中枢神经系统和外周系统中,对大部分胃肠道运动都有抑制作用,主要是对平滑肌的直接作用。CGRP 对静息状态下的回肠的收缩作用是通过肌肉神经丛释放出乙酰胆碱而实现的。但 CGRP 引起的肌肉松弛作用比收缩作用强 10 倍,可抑制胆囊和胆管的收缩。CGRP 有 I 型和 II 型两种受体,对胃肠道运动的影响主要通过 I 型受体来实现,而 II 型受体主要参与血管的扩张作用。研究表明,贲门失弛缓症患者远端食管缺乏蠕动和食管下括约肌松弛障碍,部分与食管下括约肌内 CGRP 以及 CGRP 神经纤维含量减少有关。CGRP 对动物和人类腹部手术后胃排空延迟起部分作用,腹部手术后胃体运动明显减弱,胃内压明显下降,给予无热量溶液后胃排空明显延迟。CGRP 也是术后结肠运动减弱的重要介质。

七、P 物质

P 物质(Substance P,SP)作为一种重要的胃肠肽,广泛地分布于肠神经系统和整个胃肠道,可刺激几乎所有的消化道平滑肌收缩,特别是对空肠、回肠和结肠部位的平滑肌。研究发现,SP 以剂量依赖形式增加正常人体消化间期 MMC Ⅱ 相活动,高剂量时收缩频率轻微增加,但不改变动力指数和收缩幅度。赵平等研究表明,MMC Ⅲ 相血浆 SP 水平明显高于MMC Ⅰ 相和 Ⅱ 相。推测 SP 可能参与调节人体消化间期 MMC。

八、胰高血糖素样肽-1

胰高血糖素样肽-1(Glucagon like peptide-1,GLP-1)主要来源于胰高血糖素原,由胰腺分泌,进餐后释放,对胃排空有强烈的抑制作用,可显著缩短消化间期和进餐后胃、十二指肠收缩运动的频率和幅度,增加幽门的张力和压力波幅。此外,还显著延长小肠和结肠的转输时间。钟纪茵等报道,危重症患儿出现胃肠功能衰竭,血中 GLP-1 水平均高于无胃肠功能衰竭者,病情好转者 GLP-1 水平则会有所下降。临床实验表明,应激状态下,GLP-1 水平的升高与病情严重程度成正相关,若 GLP-1 越高,则预后越差。

九、胰高血糖素样肽-2

胰高血糖素样肽-2(Glucagon like peptide-2,GLP-2)是胰高血糖素原基因的表达产物之一,主要由肠道 L 内分泌细胞合成和分泌,其分泌活动受摄食、神经和内分泌等多种因素的调节,而以富含碳水化合物或脂肪的饮食刺激最为重要。GLP-2 通过肠道广泛分布的 GLP-2 受体,直接或间接地发挥促进肠道上皮细胞增殖、抑制肠道上皮细胞凋亡、增加肠道血供、抑制胃排空和胃酸分泌、促进肠道黏膜吸收功能和改善屏障功能等多方面的生物学功能。

十、一氧化氮

一氧化氮(NO)是由一氧化氮合酶催化而成,在体内分布很广,它是一种非胆碱能、非肾上腺能神经的抑制性递质。近年来大量的研究表明,NO 对胃肠 MMC 有重要的调节作用。许多研究表明,MTL、SS 等对胃肠 MMC 的作用也是通过减少 NO 的生成来实现的。到目前为止,NO 对胃肠 MMC 作用的确切机制仍不清楚。国内外学者表明,食管下段 NO 含量的异常与食管下括约肌(Lower esophageal sphincter,LES)的功能密切相关。由于反流性食管炎患者食管下段 NO 的含量明显增高,故 LES 的张力下降,胃内容物容易反流入食管。Wang 等报道,儿童假性肠梗阻时 NO 含量增高,导致平滑肌舒张,肠道动力减弱,从而出现肠梗阻症状。徐华等报道,窒息后新生儿血中 NO 含量升高。

十一、Ghrelin

Ghrelin 是由 Kojima 等于 1999 年发现的一种脑-肠肽,主要由胃肠道的 X/A 样细胞所分泌,为生长激素促分泌物受体(Growth homone secretagogue receptor,GHSR)的天然内源性配基,具有调节生长激素分泌、摄食、能量代谢、记忆、睡眠、胃肠功能等多种生物学效应。在脓毒症的动物模型中,血清 Ghrelin 浓度明显下降,给予外源性 Ghrelin 可抑制促炎因子 TNF-a、IL-6、HMGB1 等表达,从而发挥抗炎作用。Ghrelin 在脓毒症患者的肠道黏膜屏障功能方面具有保护作用,其作用机制为:通过降低 HMGB1 表达,增加肠组织灌注,减轻肠壁水肿,同时能抑制肠道细菌的易位。吴建浓等研究发现,与假手术组相比,脓毒症模型大鼠的血清和肠组织 Ghrelin 水平降低;而经电针足三里治疗后,其血清和肠组织 Ghrelin 水平较内毒素刺激组显著升高,提示电针足三里可刺激肠道黏膜分泌 Ghrelin。

综上所述,胃肠内分泌功能与胃酸调节和胃肠运动功能密切相关。诸多胃肠激素与危重症患者急性胃肠损伤关系密切。增强胃肠动力的主要胃肠激素包括 MTL、SP、生长激素、GAS、CCK、神经降压肽、内皮素、Ghrelin 等,而 SS、VIP、GLP-1、CGRP、酪酪肽、神经肽 Y、促胰液素、降钙素、甘丙肽等则可能与减弱胃肠动力有关。目前,对危重症成人急性胃肠损伤时胃肠激素水平及其变化的研究报道甚少,而且多为动物实验研究,由于动物和人的种属差异,故胃肠激素对人胃肠运动的确切作用有待于更进一步的研究,尤其对于危重症急性胃肠损伤时胃肠激素的变化有待更深入的临床观察及探讨。

参考文献

[1]陈自力.严重多发伤救治的一些进展[J].中华创伤杂志,2005,21(10):721-724.

[2]黎介寿.对肠功能障碍的再认识[J].肠外与肠内营养,2008,15(6):321-322.

[3]董军,张淑文,王宝恩.肠功能障碍与多器官功能障碍综合征[J].中国危重症急救医学,2005,17(12):764-767.

[4]林锋.危重症患者的营养支持[J].中华胃肠外科杂志,2010,13(3):167-169.

[5]陈凤娟,钱静华.中西医结合对危重症胃肠功能障碍患者胃动素的影响[J].中国中医急症,2009,1(1):34.

[6]赵平,董蕾,兰康,等.多种胃肠激素在消化间期移行性复合运动中作用的研究[J].中华消化杂志,2005,25:95-97.

[7]陈永前,宁淑敏,王爱华,等.小儿危重症血中胃泌素、胃动素水平变化研究[J].小儿急救医学,2003,10:140-141.

[8]吴燊荣,朱钦霞,肖洒,等.危重症患者应激激素和血糖水平的变化[J].中国危重症急救医学,1998,10:497-500.

[9]李伟,齐清会,雷少鸣.中药抗炎灵对腹部外科多器官功能障碍综合征患者胃肠激素改变的影响[J].中国中西医结合急救杂志,2003,10:19-21.

[10]赵国海,张义胜,蒋勇,等.血浆胃动素及血管活性肠肽在腹部手术胃肠动力恢复前后的含量变化[J].

放射免疫学杂志,2001,14:323-324.

[11]徐敏,王兴鹏,袁耀宗.急性胰腺炎患者胃肠动力的变化及其机制研究[J].中华急诊医学杂志,2002,11:327-330.

[12]莫剑忠,王承党.胃肠激素对胃运动的调节作用[J].中华消化杂志,2005,25:379-381.

[13]李启祥,侯小华.降钙素基因相关肽与胃肠运动的调节[J].国外医学·消化系疾病分册,2000,20:20-23.

[14]钟纪茵,董辉,李文仲,等.危重症儿胃肠功能衰竭胃泌素、胰高血糖素变化[J].实用儿科临床杂志,2002,17:94-95.

[15]韩伟,邹原.胰高血糖素样肽-2对胃肠道作用的研究进展[J].医学综述,2010,16(4):518-520.

[16]王刚石,徐光尧.一氧化氮和血管活性肠肽与胃肠运动[J].国外医学·生理病理科学与临床分册,1997,17:261-264.

[17]穆标,王邦茂.一氧化氮与胃肠动力和功能性胃肠疾病[J].胃肠病学和肝病学杂志,2003,12:322-325.

[18]徐华,任东平,侯朝辉,等.窒息后新生儿血胃动素及一氧化氮含量的研究[J].空军总医院学报,2003,19:88-90.

[19]吴建浓,伍万,江荣林,等.电针足三里对脓毒症模型大鼠肠道 Ghrelin 及高迁移率族蛋白 B1 表达的影响[J].中国中西医结合杂志,2014,34(9):1113-1117.

[20]Sekimv I, Russell S L, Antunes L C, et al. Gut microbiota in health and disease[J]. Physiol Ray,2010,90(3):859-904.

[21]Reintam A, Parm P, Kitus R, et al. Gastrointestinal failure score in critically ill patients: a prospective observational study[J]. Crit Care,2008,12(4):90.

[22]de Herder W W, Lamberts S W. Somatostatin analog therapy in treatment of gastrointestinal disorders and tumors[J]. Endocrine,2003,20:285-290.

[23]Foxx-Orenstein A, Camilleri M, Stephens D, et al. Effect of a somatostatin analogue on gastric motor and sensory functions in healthy humans[J]. Gut,2003,52:1555-1561.

[24]Higham A, Vaillant C, Yegen B, et al. Relation between cholecystokinin and antral innervation in the control of gastric emptying in the rat[J]. Gut,1997,41:24-32.

[25]Roh J, Chang C L, Bhalla A, et al. Intermedin is a calcitonin/calcitonin gene-related peptide family peptide acting through the calcitonin receptor like receptor/receptor activity modifying protein receptor complexes[J]. J Biol Chem,2004,279:7264-7274.

[26]Lordal M, Theodorsson E, Hellstrom P M. Tachykinins influence interdigestive rhythm and contractile strength of human small intestine[J]. Digest Dis Sci,1997,42:1940-1949.

[27]Blazquez E, Alvarez E, Navarro M, et al. Glucagon-like peptide-1(7-36) amide as a novel neuropeptide[J]. Mol Neurobiol,1998,18:157-173.

[28]Xiao Q, Boushey R P, Drucker D J, et al. Secretion of the intestinotrophic hormone glucagon-like peptide 2 is differentially regulated by nutrients in humans[J]. Gastroenterol,1999,117:99-105.

[29]Vanderwinden J M. Role of nitric oxide in gastrointestinal function and disease[J]. Acta Gastroenterol Belg,1994,57:224-229.

[30]Wang Z Q, Watanabe Y, Toki A, et al. Involvement of endogenous nitric oxide and c-kit expressing cells in chronic intestinal pseudo obstruction[J]. J Pediatr Surg,2000,35:539-544.

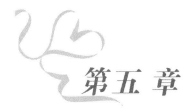

第五章

危重症急性胃肠损伤的病因和发病机制

胃肠道维系着人类的营养和生存,正常胃肠功能包括营养物质和水分的正常吸收、健康的肠道微生态、正常的神经-内分泌及免疫功能。胃肠功能受损可以是胃肠道本身疾患即为原发因素所致,也可为胃肠道以外的原因如周围脏器或全身性疾病即为继发因素所致。胃肠道的原发或继发因素均可严重影响胃肠功能而导致胃肠功能障碍。胃肠功能障碍既可发生于危重症患者,也可发生于非危重症患者。对于危重症患者发生的继发性胃肠功能障碍,2012年欧洲危重症学会建议应用"急性胃肠损伤"这一名词替代既往常用的"胃肠功能障碍"。急性胃肠损伤常见于危重症患者,它是危重症患者多器官功能障碍综合征(MODS)发生发展的一个重要原因。目前尚缺乏理想的监测胃肠功能的仪器,难以对急性胃肠损伤进行可靠的评估,这也是当前尚无客观、与临床密切关联的急性胃肠损伤定义的原因。当前,大多数学者认同以下两方面的观点:①急性胃肠损伤是指胃肠实质和(或)功能的损害导致消化、吸收营养和(或)屏障功能发生障碍;②建议急性胃肠损伤根据其严重程度进行分级。根据病因,急性胃肠损伤可分为原发性及继发性两类。本章将对急性胃肠损伤的病因和发病机制进行阐述。

第一节 病 因

多种病因能够导致急性胃肠损伤,这些病因可分为原发性和继发性两大类。

一、原发性急性胃肠损伤

导致急性胃肠损伤的病因来自胃肠道的原发疾病或者胃肠道的直接损伤,即为原发性胃肠功能障碍。常见的原发性急性胃肠损伤原因有以下几方面。

(一)各种原因导致的腹膜炎

急性胰腺炎、腹内空腔脏器穿孔导致的急性弥漫性腹膜炎、结核性腹膜炎、腹腔脓肿、原发性腹膜炎等。腹腔是壁腹膜和脏腹膜之间的潜在间隙。正常情况下,成人腹腔内有约75～100mL黄色澄清液体,起着润滑作用。腹膜炎时,腹腔内大量炎症介质渗出,导致了支配肠壁的交感神经过度兴奋,肠壁运动出现抑制,肠管扩张。肠管扩张后,肠壁的吸收功能随之减弱,分泌功能亢进,气体和液体的积聚又使得肠管扩张和蠕动消失,如此形成恶性循环。

(二)机械性胃肠道梗阻

机械性胃肠道梗阻包括胃幽门梗阻、胃肠道异物、肠粘连、肠道肿瘤、肠套叠、肠扭转、腹内疝、腹壁疝嵌顿等。胃幽门梗阻导致了胃液大量丢失,机械性小肠梗阻则导致摄取的食物、气体及消化液在梗阻近端肠管内大量积聚,肠壁水肿和充血,肠道黏膜的正常分泌和吸收功能被抑制。

(三)胃肠道血管缺血性疾病

1.肠系膜上动脉栓塞

栓子多来自心脏,如附壁血栓、主动脉壁的粥样斑块。

2.肠系膜上动脉血栓形成

肠系膜上动脉血栓多在动脉硬化性阻塞或狭窄的基础上发生。

3.肠系膜上静脉血栓形成

肠系膜上静脉血栓多继发于腹腔感染、门脉高压致血流瘀滞、高凝状态、手术血管损伤等。

上述原因导致的血管性疾病的临床表现为血运性肠梗阻。

(四)腹部手术

腹部手术是由于麻醉、术中胃肠显露、手术操作等原因导致胃肠道功能暂时性受到抑制。常见原因有:①消化道动力障碍,多因麻醉抑制、切除迷走神经、术后的炎症刺激、组织脏器的水肿粘连、电解质紊乱等导致胃肠蠕动的减慢及排空障碍;②消化酶的分泌障碍,术后短期内各消化器官处于相对休眠状态,各消化腺体处于分泌功能抑制期;③消化吸收功能障碍,因术后消化道动力障碍,消化酶分泌受到抑制,胃肠道切除手术后至营养吸收面积减少及术后禁食引起小肠黏膜萎缩;④应激反应、麻醉及手术创伤所致神经及内分泌功能紊乱,组织缺血缺氧导致大量自由基的产生及内毒素等对消化道黏膜的损害导致的溃疡出血;⑤肠黏膜屏障破坏,发生细菌及内毒素易位,如整体健康下降所致免疫屏障破坏,黏膜结构改变引起的机械屏障破坏等,最终导致菌群失调及感染。

(五)内环境紊乱及酸、碱、水、电解质紊乱

多见于发热、脱水、长期禁食及休克等致肠道的灌注不足及肠瘘、呕吐等引起的消化液丢失、渗透压改变等情况。

(六)腹部创伤

腹部创伤导致的胃肠壁血肿、肠系膜血肿及后腹膜血肿等。

(七)短肠综合征

小肠广泛切除后,小肠吸收面积不足导致消化、吸收功能不全。

(八)胃肠道神经源性病变

1.全胃肠壁神经节变性

帕金森病是常见的全胃肠壁神经节变性。

2.结肠壁神经节缺少或变性

结肠壁神经节缺少或变性多见于小儿先天性巨结肠、成人巨结肠病(慢性传输性便秘、成人巨结肠类缘病、成人先天性巨结肠病等)。

3.腹腔神经丛损伤

腹腔神经丛损伤多见于腹膜后血肿、腹膜后手术。

（九）药物因素

抑制胃肠动力的药物，如儿茶酚胺、阿片类药物、镇静剂、钙离子拮抗剂、抗胆碱类药等，均可导致胃肠道神经功能受到抑制。

二、继发性急性胃肠损伤

胃肠道无原发疾病，严重的机体非消化道疾病影响到胃肠道，称为继发性急性胃肠损伤。常见的继发性急性胃肠损伤有如下几种类型。

（一）感染性疾病

感染性疾病（如严重脓毒症、脓毒性休克：全身严重感染），由于内毒素、缺血缺氧、炎症介质释放等因素综合作用导致了急性胃肠损伤。其临床表现为：肠黏膜屏障受损、肠道微生态紊乱、肠道动力障碍、肠道细菌及内毒素易位；肠道缺血和缺氧时，可出现肠黏膜病理性氧代谢异常，随之出现无氧代谢、黏膜酸中毒，肠道黏膜屏障受损，造成肠道通透性增加，促使肠道细菌、内毒素易位；进入肠道的细菌和毒素可通过炎症反应导致肠道黏膜水肿、充血，细胞间紧密连接受损，可造成肠道黏膜直接损伤，致肠黏膜上皮水肿，上皮细胞膜及细胞间连接断裂，细胞坏死，上皮从绒毛顶端脱落，甚至黏膜全层脱落；肠道屏障功能受损，肠道通透性增加，胃肠动力减弱，导致小肠内细菌过度繁殖，肠道细菌及其毒素得以吸收进入循环系统，从而发生细菌易位，使全身炎症反应综合征（SIRS）加剧、失控，诱发 MODS。

（二）非腹部创伤或手术

非腹部创伤或手术后炎症介质的释放导致了急性胃肠损伤。

（三）心肺复苏后

心肺复苏过程中，消化道经历缺血、再灌注损伤、炎症介质释放等多重打击，出现急性胃肠损伤。

（四）心脏疾病

各种心脏疾病导致消化系统瘀血、消化系统缺血，出现急性胃肠损伤。

参考文献

[1]中华医学会重症医学分会.中国严重脓毒征/脓毒性休克治疗指南（2014）[J].中华内科杂志,2015,54(6):557-581.

[2]Reintam B A,Jakob S M,Starkopf J. Gastrointestinal failure in the ICU[J]. Curr Opin Crit Care,2016,22(2):128-141.

[3]Quigley E M. Leaky gut-concept or clinical entity[J]. Curr Opin Gastroenterol,2016,32(2):74-79.

[4]Klingelhoefer L,Reichmann H. Pathogenesis of Parkinson disease:the gut-brain axis and environmental factors[J]. Nat Rev Neurol,2016,11(11):625-636.

[5]Blaser A R,Malbrain M L,Starkopf J,et al. Gastrointestinal function in intensive care patients:terminology, definitions and management——Recommendations of the ESICM Working Group on Abdominal Problems[J]. Intensive Care Med,2012,38(3):384-394.

第二节　危重症急性胃肠损伤发病机制

消化吸收、胃肠道运动及胃肠道黏膜屏障是胃肠道的基本功能；此外，胃肠道还具有分泌胃肠激素的内分泌功能。胃肠道功能障碍导致胃肠道的消化吸收、运动、黏膜屏障、分泌胃肠道激素等功能受损。本节将对胃肠道功能障碍的发病机制进行探讨。

一、胃肠道黏膜屏障损伤

胃肠道黏膜屏障功能包括机械屏障、生物屏障、化学屏障及免疫屏障四部分。胃肠道的机械屏障由完整无损的黏膜上皮细胞、细胞间紧密连接，以及覆盖于上皮表面的稠厚黏液所组成。肠道常驻菌群是人体最大的储菌库，细菌种类多达 400 种以上，99％左右为专性厌氧菌，肠道常驻菌群是一个相互依赖又相互作用的微生态系统，这种微生态平衡构成了胃肠道生物屏障。化学屏障又称黏液屏障，有肠黏膜上皮细胞分泌的黏液、消化液和肠道寄生菌产生的抑菌物质。免疫屏障由肠道正常菌群组成的生物屏障和分泌性免疫球蛋白、肠道相关淋巴组织等组成。其中肠黏膜机械屏障为胃肠道黏膜屏障的立足之本，上述四种屏障共同作用形成了一个多方面、多层次的防护网，维护着胃肠道正常的屏障功能。

（一）机械屏障的损伤

1. 胃肠道黏膜缺血缺氧——氧化应激

疾病状态下，胃肠道多处于缺血缺氧状态。但胃肠道缺血引发黏膜细胞内毒性的活性氧代谢物增加，产物有超氧阳离子、过氧化氢、羟自由基等。这些氧代谢产物可损伤核酸、蛋白质、脂质等，均使细胞内氧分压降低，而不能满足正常线粒体呼吸，导致糖酵解代谢率增加。细胞内 ATP 耗竭，细胞内酸中毒，对肠道绒毛的微循环结构产生损害，致肠上皮细胞功能障碍甚至细胞死亡。

2. 炎症介质

在严重创伤感染或休克时，炎症介质大量产生并相互作用，形成网络，且相互促进，形成"瀑布样"反应，最终造成肠道黏膜损伤甚至衰竭。参与此过程的炎症介质包括血小板活化因子、肿瘤坏死因子、白介素、干扰素等，这些炎症介质可导致肠道毛细血管通透性增加、组织水肿，破坏肠道机械屏障。

3. 其他导致机械屏障损伤的因素

高浓度的一氧化氮、内毒素也会导致机械屏障的损伤；而营养不良可引起肠上皮细胞DNA 水平减少、蛋白质合成减弱，导致黏膜萎缩及继发性肠黏膜酶活性下降。

（二）生物屏障以及免疫屏障的损伤

肠道存在大量的菌群，各菌群之间既相互抑制又相互依赖，形成一种微生态的平衡状态，使菌群内的细菌难以过度增殖，内毒素无法蓄积，而起到生物屏障的作用。危重症患者不但存在胃肠道黏膜灌注障碍,且胃的泌酸能力亦可下降,若同时应用 H_2 受体阻滞剂或质子泵抑制剂抑制胃酸分泌,胃内酸性环境进一步被破坏,胃酸的抑菌能力将大大下降,导致大量细菌在胃内繁殖并向下消化道迁徙。正常情况下,肠道内大量厌氧菌可阻止病原微生物过度生长,同时限制其黏附于黏膜。病理因素或治疗干扰可引起肠道菌群紊乱。肠道菌群紊乱促进细菌易位进入血液循环,而内毒素较肠腔内细菌更容易通过肠壁进入其他组织。营养不良能引起胃肠道相关的淋巴组织内辅助性 T 淋巴细胞产生的细胞因子减少,细胞免疫下降,而增加感染机会。另外,长期禁食或肠外营养支持治疗时,肠道内分泌型免疫球蛋白 A(S-IgA)含量下降,而 S-IgA 对细菌黏附于肠黏膜细胞起着重要的防御作用。在严重创伤、休克时,肠道 B 淋巴细胞分泌免疫球蛋白减少,黏膜面的 S-IgA 水平下降,导致肠道免疫屏障损伤。

二、消化吸收及胃肠动力障碍

正常生理状态下,胃肠节律性收缩、舒张,通过蠕动一方面将营养物质消化吸收,另一方面还将废物排出体外。急性胃肠损伤时,胃肠动力系统处于抑制状态。消化吸收障碍可引起腹泻、腹胀、呕吐等,其原因如肠黏膜结构改变,消化酶活力减弱,肠系膜血流减少,低蛋白血症,肠道水肿,菌群紊乱,不适当的肠内营养制剂和输注方式。肠道动力障碍可引起腹腔间隔室综合征,其原因如腹腔内炎症或感染,食物消化吸收不良,低钾血症等电解质紊乱,全身感染和休克,肠道菌群改变,颅内压力增高,药物如镇静剂、钙离子拮抗剂、抗胆碱类。对胃肠动力的影响而导致胃肠动力紊乱是危重症患者发生腹泻、腹胀、反流、呕吐、肠鸣音减弱等不良反应的重要原因,危重症患者因此不能耐受肠内营养,进而导致严重营养不良、吸入性肺炎、脓毒症、内毒素血症甚至 MODS。Cajal 间质细胞(Interstitial cell of Cajal,ICC)是1893 年西班牙著名神经解剖学家 Ramóny Cajal 在家兔和豚鼠小肠内发现的一种特殊的间质细胞,以突起形成网状,广泛分布于哺乳动物的消化道壁内,由其介导的神经平滑肌信号传导,能自发地产生并传播电节律,参与神经递质的调节,因此,ICC 在胃肠动力的调节中发挥了重要作用。研究证明,ICC 网络受损可诱发胃肠道慢波异常,导致胃肠动力紊乱,进而影响消化、吸收功能。例如,严重创伤、烧伤后消化系统的改变主要有两个方面:一方面是胃肠道黏膜的缺血缺氧性损害,由此而导致的消化道出血、应激性溃疡等;另一方面则是胃肠运动障碍,表现为腹胀、呕吐、腹泻,严重者可表现为中毒性肠麻痹等。胃肠运动受到神经-内分泌系统的调节,整个胃肠道本身也是个巨大的内分泌器官。部分激素主要存在于胃肠道内分泌细胞,有的主要存在于胃肠道神经系统中,有的则同时存在于两者之中,他们以内分泌、旁分泌或神经分泌三种方式发挥作用。在胃肠肽中以内分泌为主要作用方式的有胃泌素(GAS)、胆囊收缩素(CCK)、胃动素(MTL)、神经降压素(NT)等,而以胃肠神经肽为主要作用方式的有血管活性肠肽(VIP)、生长抑素(SS)、降钙素(LT)、降钙素基因相关肽(CGRP)、P 物质、脑啡肽(ENK)等,这些物质可能参与了胃肠道动力障碍的病理过程。胃肠蠕动减弱,麻痹扩张的肠道使有害细菌大量繁殖,内毒素吸收及细菌易位大大增加,内毒素吸收入血反过来作用于胃肠道而使胃肠动力进一步降低,促成恶性循环,损伤效应不断扩大,导致系统性炎症反应综合征,疾病早期各种促炎因子如肿瘤坏死因子-α(Tumor necrosis factor-α,TNF-α)、白细胞介素-1(Interleukin-1,IL-1)、IL-6 及血小板活化因子(Platelet activating factor,PAF)相继被释放,为避免促炎因子继续演变,机体抗炎因子如 IL-4 和 IL-10 等被激发释放,两者形成对抗以维持平衡,当两者失衡时就会发生炎症反应的失控,结果不仅损伤局部组织细胞,同时打击远隔器官,严重时导致 MODS。活化核因子-κB(Nuclear factor-kappa B,NF-κB)是对炎症反应的基因具有调控作用的一组转录因子蛋白,参与免疫反应的早期和炎症反应各阶段的许多分子都受 NF-κB 的调控,包括 TNF-α、IL-1β、IL-2、IL-6、IL-8、IL-12、细胞黏附分子(Cell adhesion molecules,CAM)、集落刺激因子(Colony stimulating factor,CSF)等。作为早期转录因子,NF-κB 被认为在炎症反应中发挥中心调控作用,它的激活不需要新翻译出的蛋白进行调控,可在第一时间对有害细胞的刺激做出反应,甚至发展为 MODS。

参考文献

[1]饶群,刘畅,李建国.术后胃肠道功能紊乱的研究进展[J].中国危重症急救医学,2012,24(6):382-384.

[2]杨琰,余跃.ICC 与胃肠道炎症免疫[J].世界华人消化杂志,2009,17(36):3715-3719.

[3]Petrov M S,Windsor J A. Nutritional management of acute pancreatitis:the concept of "gut rousing"[J]. Curr Opin Clin Nutr Metab Care,2013,16(5):557-563.

[4]Neves M C, Stamp G, Mudan S. Sporadic diffuse segmental interstitial cell of Cajal hyperplasia harbouring two gastric gastrointestinal stromal tumours (GIST) mimicking hereditary GIST syndromes[J]. Int J Surg Case Rep, 2015,16:202-205.

[5]Dial E J, Zayat M, Lopez-Storey M, et al. Oral phosphatidylcholine preserves the gastrointestinal mucosal barrier during LPS-induced inflammation[J]. Shock,2008,30(6):729-733.

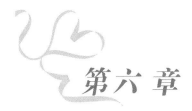

第六章

危重症急性胃肠损伤的诊断

目前在ICU领域更多使用急性胃肠损伤(Acute gastrointestinal injure，AGI)这一名词替代胃肠功能障碍，本章从AGI的定义、临床表现(如消化系统症状、远隔器官功能障碍表现)、检测指标(如腹内压、消化道出血检查方法、肠黏膜屏障功能检测、胃肠激素检测、胃肠动力功能检查等)、诊断标准(主要参考2012年欧洲重症医学协会腹部疾病工作组发布的AGI共识)的角度，系统地阐述AGI的诊断。

第一节　危重症急性胃肠损伤的定义

胃肠道是消化系统的重要组成部分，是容纳食物、消化食物及吸收营养物质的器官。危重症患者对缺血缺氧耐受性差，严重脓毒症时循环系统不稳定，血流动力学异常改变，导致胃肠道缺血缺氧、肠道免疫功能抑制及肠道内细菌易位。重症医学发展至今，人们对ICU患者的胃肠道问题越来越重视，如腹泻、腹胀、应激性溃疡、便秘等，越来越多的证据表明危重症患者中胃肠道疾病的发展与预后不良密切相关。基于对MODS的认识，这一类的胃肠道问题被统称为胃肠功能障碍(Gastrointestinal Dysfunction and failure，GIDF)。目前，在ICU领域更多的是使用AGI这一名词替代胃肠功能障碍。

一、急性胃肠损伤的概念演变

"肠衰竭"(Intestinal failure)一词在20世纪50年代即在文献中出现并沿用至今，但是却没有完整的含义，也不似其他器官有较明确的监测参数。早在1956年，Irving即提出肠衰竭一词，定义为"功能性肠道减少，不能满足食物的充分消化吸收"。1981年，Flaming和Rerning对肠衰竭的含义加以深化为"肠功能下降至难以维持消化、吸收营养的最低需要量"。随着医学的发展和营养支持的进步，肠衰竭的定义则更为具体和严格。2001年，Nightingale将肠衰竭定义为"由于肠吸收减少，需要补充营养、水和电解质等，以维持健康和(或)生长"。虽相距近50年，但对肠功能的认识仍局限于消化和吸收。

20世纪80年代以前，对肠道功能的认识仅为运送食物、消化和吸收营养、分泌某些胃肠激素等。当机体处于应激状态时,肠道处于"休眠状态";当机体处于休克状态时,肠道系统的血液经再分布后,分流到肝、肺、肾等器官。人们自 70 年代开始认识"多器官功能衰竭"时,对"肠衰竭"无一含义明确的标准。至 80 年代,发现早期烧伤患者的创面尚无细菌感染时,血培养即可出现阳性,且为肠道细菌,称之为"肠源性感染",尔后对此进行了研究。在动物实验中证实,肠黏膜有屏障功能。肠黏膜屏障功能已被认为是肠道的另一个重要功能,特别是许多危重症患者后期并发的感染,虽然可源于其他途径,但肠黏膜屏障功能却因缺氧缺血等因素而受到损害,出现肠道细菌易位是主要的根源。肠道细菌易位在动物实验中已得到明确的证实,可观察到细菌直接通过肠道黏膜细胞紧密连接部或穿过细胞进入淋巴系统或门静脉系统中。当有缺氧缺血等情况时,肠黏膜的屏障功能受损,细菌和内毒素可从肠腔内进入至肠壁的淋巴或血液循环中,称之为肠道内毒素、细菌易位(Enteric endotoxin and bacterial translocation)。这一现象可在动物实验中获得直接的证据,而在人体内却仍难以得到直接证明。但在当今的文献中,有很多报道间接证实在人体中也同样存在肠道细菌和内毒素易位(Translocation)的情况。无论是外科手术或内科疾病,只要有肠道缺氧缺血发生,即可有肠黏膜屏障功能障碍,并且进一步认识到,肠道细菌易位可进一步引发全身炎症反应综合征、脓毒症以致发生 MODS(见图 6-1)。

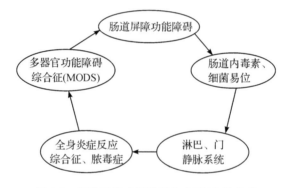

图 6-1　肠道屏障功能障碍与 MODS 的关系

可见,肠道内毒素和细菌易位是应加以重视的问题,它可带来高代谢、MODS 和内源性感染(细菌、真菌感染)。从此,对肠功能的认识不再局限于营养物质的消化和吸收,还应包含肠道屏障功能。肠功能障碍的定义应是"肠实质和(或)功能的损害,导致消化、吸收营养和(或)屏障功能发生严重障碍"。它参与了机体应激时机体的病理生理改变,被认为是"机体应激的中心器官""多器官功能障碍的发动机"。

肠黏膜屏障功能包含机械屏障、免疫屏障、化学屏障和生物屏障四大部分。机械屏障包括肠道黏膜细胞和细胞紧密连接部、黏膜细胞间的淋巴细胞,免疫屏障包括肠腔内 S-IgA、肠黏膜层、黏膜下层淋巴细胞,肠壁集合淋巴滤泡和肠系膜淋巴结。肠道系统所含的淋巴细胞占全身淋巴细胞的 60%。生物屏障包括胃液、胃酸、胆汁、胆酸、胃肠道黏液、胃肠道原籍菌以及胃肠蠕动。化学屏障包括消化液的 pH 和各类消化酶的消化功能,不利于细菌的生长。消化液中的胃酸是胃肠道内最佳的杀菌剂。肠蠕动促使肠道内的废物包括细菌排出体外。

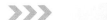

根据人们当前的了解,肠道功能除消化、吸收与肠道黏膜屏障功能外,尚有分泌激素(生长抑素、胆囊收缩素、血管肠肽等)的功能。当肠道功能有障碍时,易于表现的是消化、吸收障碍与屏障功能障碍,这两者常同时出现,但有时仅有消化、吸收功能障碍而无屏障功能障碍,如短肠综合征,有解剖学的肠长度减少,肠黏膜消化吸收面积不足,但残留的肠黏膜屏障功能正常,无肠道内细菌、毒素易位的现象。但有肠道屏障功能障碍时,常伴有消化吸收功能障碍。

自 1968 年全静脉营养应用于临床后,消化吸收障碍所致的营养不足得到了解决,虽尚未达到完美无缺的境界,但在很大程度上改善了肠道不能消化吸收营养的问题,特别是那些非永久性的肠消化吸收功能障碍的疾病。然而,肠道黏膜屏障功能发生障碍时,常可出现严重的全身性反应与感染,偶有黏膜糜烂大出血。特别是这些发生在机体已有应激的情况下,加重了机体的应激程度。

因此,肠道黏膜屏障功能障碍应予以高度重视。它的发生率远超过肠道消化、吸收面积的减少,其危害性在现阶段也较单纯的消化、吸收功能不足为重。维护肠道黏膜屏障功能应该是治疗危重症患者时的一项不可忽视的措施。从概念上来说,以"肠功能障碍"一词替代"肠衰竭"更适合临床的情况与需要。肠功能障碍应包含消化、吸收障碍与肠黏膜屏障障碍。因此,建议"肠功能障碍"的含义应是"肠实质与(或)功能的损害,导致消化、吸收营养与(或)黏膜屏障功能产生障碍"。

20 世纪 80 年代后,人们对肠道功能障碍予以了足够的重视,但迄今在临床应用中,尚不能如同 20 世纪 70 年代对 MOF,其后对 MODS 的各器官功能衰竭、障碍给出评分标准。Fry、Deitch、Sofa、Marshall 等评分方案中均无肠道的项目,究其原因是"肠功能多且复杂,难以评分"(1995 年 Marshall 语)。肠功能障碍可分为三类:一是解剖组织的缺陷,如肠大量切除、肠梗阻、肠外瘘;二是消化吸收功能障碍,如炎性肠病、胃肠激素分泌不足;三是肠道屏障功能障碍,如创伤、烧伤、休克、感染等,均可造成机体缺血、缺氧、循环障碍,使肠道黏膜功能受损。临床上各种原因均可导致这一情况,从而产生肠道屏障功能障碍,在危重症患者中极为常见。因此,处理肠道功能障碍也就成为当代处理危重症的一个重点。

1991 年,美国胸外科医师协会(ACCP)和美国危重症医学会(SCCM)在芝加哥集会联合讨论了有关感染与 MODS 及 MOF 等有关问题,但是,在这次讨论会上,对肠功能障碍(Gut dysfunction)的概念及防治缺乏明确的叙述,至今对胃肠道功能障碍及衰竭的诊断标准尚无共识。我们的实验研究和在临床救治中体会到,为了表示脏器病变的受损程度不同,将"进行性的 MODS"称为"MOF"则较为合适,MODS 及 MOF 实际上是在动态变化过程中的两个术语,其差别仅在于损害的程度不同而已。将监测指标参数改为从异常值的下限开始,以达到早期诊断、早期治疗,临床治疗的目的应是预防与阻止器官进入衰竭状态。国内胃肠营养的鼻祖黎介寿院士也认为急性胃肠损伤应包含消化吸收障碍、胃肠道黏膜屏障障碍和动力障碍,这比统一的"肠衰竭"能更准确反映胃肠道功能受损的动态变化过程。因此,近年来国内普遍将"急性胃肠损伤"定义为"胃肠实质与(或)功能的损害,导致消化、吸收营养,动力与(或)黏膜屏障功能产生障碍"。

二、急性胃肠损伤的定义和分级

危重症患者急性胃肠损伤的问题已经受到广泛的重视,但对相关的概念尚缺乏统一的标准。2012 年,欧洲危重症医学会提出了急性胃肠损伤(Acute gastrointestinal injury,AGI)的定义和处理指南。该指南将 AGI 定义为危重症患者急性疾病本身导致的胃肠道功能障碍,可分为原发性和继发性两种,原发性 AGI 是指由消化系统的器官直接损伤或原发病所致(首次打击);继发性 AGI 是指危重症患者机体反应而不是消化系统的原发病变所致的胃肠道损伤(二次打击)。

根据严重程度的不同,AGI 又分为以下四级。

(1)AGI Ⅰ级:指存在胃肠功能障碍和衰竭的风险,有明确病因,胃肠道功能部分受损,胃肠道症状常常发生在机体经历一个打击(如手术、休克等)之后,具有暂时性和自限性的特点。

(2)AGI Ⅱ级:指胃肠功能障碍,即胃肠道不具备完整的消化和吸收功能,无法满足机体对营养物质和水的需求。此时未影响患者一般状况,胃肠道症状急性发生,须给予一定的干预措施才能满足机体对营养和水分的需求。此期通常发生在没有针对胃肠道的干预的基础上,或者当腹部手术造成的胃肠道并发症较预期更加严重时,此时亦认为发生急性胃肠损伤 Ⅱ级。

(3)AGI Ⅲ级:指胃肠功能衰竭,给予干预处理后,胃肠功能仍不能恢复,整体状况没有改善。临床常见于经积极治疗(红霉素、放置幽门后营养管等)后,机体对食物不耐受且持续得不到改善,多器官功能障碍综合征呈进行性恶化。

(4)AGI Ⅳ级:指胃肠功能衰竭伴有远隔器官功能障碍,AGI 逐步进展,MODS 和休克呈进行性恶化,随时有生命危险。患者一般状况急剧恶化,伴远隔器官功能障碍。

参考文献

[1]李晶菁,沈雁波.胃肠功能障碍与脓毒症严重程度及预后相关性分析[J].交通医学,2013,27(4):337-341.

[2]岳茂兴,李学彪,张连春,等.降低腹部外科疾病并发 MODS 患者病死率的临床救治研究[J].世界华人消化杂志,1999,6:91-93.

[3]黎介寿.加强对肠道屏障功能障碍的研究[J].中华医学杂志,1999,79(8):581-582.

[4]黎介寿.肠衰竭——概念、营养支持与肠黏膜屏障维护[J].肠内与肠外营养,2004,11(2):65-67.

[5]Fleming C R, Remington M. Intestinal failure[M]. Edinburgh:Churchill Livingstone,1981:219-235.

[6]Nightingale J. Intestinal failure[M]. London:Greanwich Medial Limited,2001:1.

[7]Marshall J C, Cook D J, Chiston N V, et al. Multiple organ dysfunction score:a reliable descriptor of a complex clinical outcome[J]. Crit Care Med,1995,23(10):1638-1652.

[8]Reintam A, Malbrain M L, Starkopf J, et al. Gastrointestinal function in intersive care patients: terminology, definitions and management. Recommendations of the ESICM Working Group on abdominal problem[J]. Intensive Care Med,2012,38(3):384-394.

第二节 危重症急性胃肠损伤的临床表现

在 2012 年欧洲危重症医学会提出的 AGI 定义和处理指南基础上,我们将其临床表现归纳如下。

一、消化系统症状

(一)腹胀、腹痛

由于肠蠕动减弱或消失,致肠胀气、肠内容物积聚,肠麻痹,表现为至少连续 3d 肛门停止排便,体检发现肠鸣音减弱或消失,腹平片或 CT 显示结肠直径超过 6cm,盲肠超过 9cm,或小肠超过 3cm,排除机械性肠梗阻。胃肠动力障碍可引起腹腔内压力增高,甚至腹腔间隔室综合征。

(二)恶心、呕吐

恶心、呕吐指任何可见的胃肠道内容物反流的发生,由于 ICU 患者难以鉴别反流及呕吐,因此,通常将反流及呕吐一起进行评估。

(三)大量胃潴留

大量胃潴留是指单次胃内残留物回抽超过 200mL。

(四)腹泻

腹泻是指每日解 3 次以上稀水样便,并且量大于 200~250g/d。肠黏膜结构改变、消化酶活力减弱、肠系膜血流减少、低蛋白血症、肠道水肿、菌群紊乱,以及不适当的肠内营养制剂和输注方式等原因,均可导致消化吸收障碍,表现为腹泻或对肠内营养不耐受。

(五)消化道出血

胃肠道黏膜炎症坏死引起消化道出血,如病变侵入黏膜下可出现溃疡出血。出血灶常呈弥漫性,可呕血或解柏油样大便,大量出血可导致失血性休克、贫血。胃镜检查可见散在出血点或溃疡。当患者出现下列情况时,应考虑存在活动性出血:①反复呕血,或转为鲜红色;黑便次数增多,粪质稀薄,呈暗红色,伴有肠鸣音亢进。②周围循环衰竭,或须积极快速补液输血,血压才能稳定,或稳定后有波动。③血红细胞计数、血红蛋白和红细胞比容持续下降。

(六)腹膜炎

胃肠道缺血缺氧及持续腹胀,致肠腔内细菌穿过肠壁进入腹腔;或溃疡发展侵入胃肠道浆肌层,发生溃疡穿孔,导致弥漫性腹膜炎。患者出现全腹肌紧张、压痛和反跳痛。

(七)肠源性感染

因胃肠道屏障功能减弱,细菌及毒素可易位于肠壁和肠外血液和淋巴中,甚至可成为全身感染的感染源,引起或加重全身感染。患者可有严重全身感染中毒的症状。

(八)急性非结石性胆囊炎

急性非结石性胆囊炎是胃肠功能障碍的常见表现之一,一旦发生,往往提示危重症患者预后凶险。

二、远隔器官功能障碍表现

(一)肾功能不全

其特点是尿量减少甚至无尿,经补充液体或给予髓袢利尿剂等治疗后仍无效的肾前氮质血症。腹内压升高对肾功能的不良影响包括肾前性和肾性两个方面。肾前性因素指心排血量降低使肾血流减少,肾灌注压和肾小球滤过率降低。肾性因素指肾实质直接受压,肾静脉压力及肾实质压力升高,导致肾小球滤过率降低、血浆肾素活性和醛固酮浓度增高。当腹内压处于 15~20mmHg 时,可以出现少尿,而腹内压增加至 30mmHg 或更高时则导致无尿。减压或腹内压下降能迅速纠正少尿,并通常会引发强烈的利尿作用。但也有研究发现,肾功能不全并不随着腹腔减压而迅速得到恢复。患者一旦发生肾衰竭,通常要迟至 3~4 周肾功能才逐渐恢复。

(二)呼吸功能不全

早期表现为呼吸急促,血气分析示 PaO_2 下降、后期出现 $PaCO_2$ 升高和气道峰压值增加 $>40cmH_2O$,胸片提示肺容积减小,横膈上抬。呼吸功能不全系横膈上抬、胸腔内压力升高、肺顺应性下降,肺泡通气量降低,通气血流比例失调的结果。

(三)循环功能不全

早期出现心动过速,可代偿每搏输出量降低而维持心排血量;失代偿后由于回心血量不足,心排血量相应下降,出现血压下降,但中心静脉压和肺动脉楔压升高。腹内压升高可降低心排血量,其机制可能为下腔静脉和门静脉直接受压致静脉回流量减少;胸腔压力增加导致上、下腔静脉回流量减少,心脏受压,舒张末期心室容积下降;毛细血管床的机械性压迫导致血管阻力增加等。腹腔内高压违背了 Starlings 定律,此时的肺动脉楔压、中心静脉压不能正确反映血管内容积状况,二者升高时仍可能应该积极实施液体复苏。

(四)颅内压升高

伴有颅脑外伤的患者在腹内压升高时会出现颅内压(Intra-cranial pressure,ICP)升高,相应脑灌注压(Cerebral perfusion pressure,CPP)降低。这可能是由于腹内压、升高,膈肌上抬,胸腔顺应性降低,中心静脉压升高所致。

参考文献

[1]王吉文,张茂.急性胃肠损伤——欧洲危重症医学会关于急性胃肠损伤的定义和处理指南[J].中华急诊医学杂志,2012,21(8):812-814.

[2]Deitch E A. Multiple organ failure:pathophysiology and potential future therapy[J]. Ann Surg,1992,216(2):117-134

[3]Meldrum D R, Moore F A, Moore E E, et al. Prospective characterization and selective management of the abdominal compartment syndrome[J]. Am J Surg,1997,174(6):667-673.

第三节　危重症急性胃肠损伤的检测指标

危重症患者的急性胃肠功能障碍日益受到临床医生的重视,2012 年,欧洲危重症医学会提出了相应的定义和处理指南,这对于规范临床诊治和科研工作是一个重要进步。但目前对于其诊断的标准和检测的指标仍无理想的全球公认指南和方案,临床上许多有关的内容仍需进一步完善。根据 2012 年欧洲危重症医学会指南中提及的相应检查有以下几个方面。

一、腹内压测定

腹内压(Intra-abdominal pressure,IAP)是指腹腔内的稳态压力。腹腔是一个封闭的腔隙,腹腔中任何一个器官体积增加超过一定限度均可导致腹内压升高。腹内压增高可影响腹腔内组织器官的血液循环并造成心、肺、肾等内脏器官及腹壁和颅内损害。腹腔内高压(IAH)是指持续或反复的 IAP 病理性升高≥12mmHg。急性胃肠损伤(AGI)的诊断分级中腹内压监测是非常重要的客观检测指标。

(一)腹内压的监测方法

尽管目前临床有多种监测方法,如直接穿刺腹腔测压,经胃、结肠、膀胱、子宫、下腔静脉等间接压力的测定等,但是,当前在世界范围内最为普遍应用的,同时最简单和重复性最好的方法依然是间接膀胱压测定。就膀胱压测定而言,文献报告的测量方法差异同样很大,对结果产生重要的影响,无法进行比较和讨论,差异表现在以下几个方面。

(1)零点:有以耻骨联合为零点,有以腋中线为零点。

(2)膀胱内注射液体的量:有 50mL 或 100mL 生理盐水的。

(3)测量单位:以水柱测点的常以 cmH_2O 表示,用电子测压的常以 mmHg 表示。

(4)此外,体位和呼吸对压力测定结果也有重要的影响。

因此,为便于统一,世界腹腔间隔室综合征联合会(World Society of the Abdominal Compartment Syndrome,WSACS)建议的膀胱压监测的标准方法为:在完全平卧位、呼气末、腹肌无收缩情况下,以腋中线水平为零点,向膀胱内注入(最多)25mL 无菌生理盐水,在呼气末读数并以"mmHg"表示。

腹腔内高压(IAH):腹内压病理性持续或反复增高>12mmHg。

IAH 的分级: Ⅰ级,IAP12～15mmHg; Ⅱ级,IAP16～20mmHg; Ⅲ级,IAP21～25mmHg; Ⅳ级,IAP>25mmHg。

腹腔间隔室综合征(ACS):持续的腹内压>20mmHg 伴(或不伴)有腹腔灌注压<60mmHg,同时存在 IAH 相关的新的器官功能障碍/衰竭。

(二)腹腔灌注压

腹腔灌注压(Abdominal perfusion pressure,APP)定义为平均动脉压与腹腔内压的差值,即:APP＝MAP－IAP。由于 APP 同时考虑了平均动脉压和静脉阻力,比单独的腹腔压力更能准确反映腹腔内脏器灌注的情况,有研究表明,与 IAP 比较,APP 是更好的预后评估指标。还有研究表明,APP 可能还是很好的液体复苏的终点指标,维持 APP＞60mmHg 以上,可以提高患者的生存率。早期应用升压药物,将 APP 提高到 60mmHg 以上,可以减轻腹腔脏器的低灌注,同时避免输入过多的液体,加重内脏水肿,增加 IAP。如果经液体复苏和升压药物的治疗后,APP 依然难以维持在 50～60mmHg,则提示患者预后不佳,可能需要剖腹减压。

二、消化道出血检查方法

消化道出血是急性胃肠损伤常见表现之一。在临床上大多数危重症患者可发生无症状的、内镜检查阳性的胃肠道黏膜损伤。而且临床上 5%～25% 危重症患者可见明显出血,提示胃肠道黏膜损害严重。1.5%～4% 机械通气患者发生严重消化道出血,导致血流动力学障碍或需要输血。临床常用的检查方法有内镜检查、消化道造影、血管造影、核素显像等。急性上消化道和下消化道出血诊治流程见图 6-2、图 6-3。

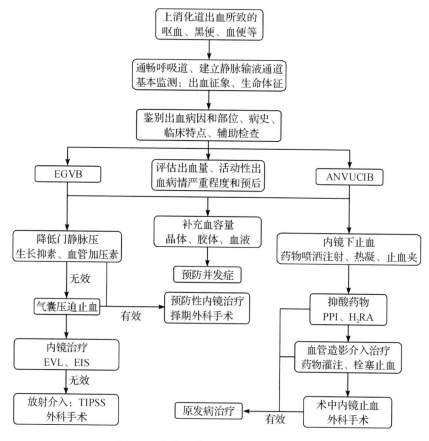

图 6-2 急性上消化道出血诊治流程图

注:EGVB 指食管胃底静脉曲张破裂出血;ANVUCIB 指急性非静脉曲张性上消化道出血;EVL 指内镜下套扎;EIS 指内镜下硬化剂注射;TIPSS 指经颈静脉肝内门腔静脉分流术;PPI 指质子泵抑制剂;H_2RA 指组胺 H_2 受体拮抗剂。

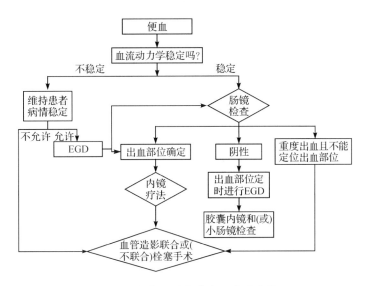

图 6-3　急性下消化道出血诊治流程

注:EGD 指食管胃十二指肠检查。

(一)内镜检查

随着内镜本身和附件设备的不断更新,内镜诊断和治疗技术有了很大的发展。目前,内镜检查已成为诊断消化道出血来源最为有力的手段,床旁内镜检查对 ICU 患者尤其便捷,检查同时可对出血病灶进行相应的内镜下治疗,内镜提供的资料还能协助评估患者预后。具体应用时可根据不同出血部位选择不同的内镜。

对上消化道大出血(Upper gastrointestinal bleeding,UGIB),应尽可能在出血 48h 内行胃镜检查。48h 后消化性溃疡出血患者内镜下发现近期出血性血痂(Stigmata of recent hemorrhage,SRH)的可能性将由 75% 降至 50% 以下,对于胃炎和 Malory-Weiss 综合征导致的出血的诊断率也有所下降。

急性 UGIB 的胃镜检查应从上段食管开始逐渐深入寻找出血病灶,如胃内存血过多,常规检查体位下(左侧卧位)大弯侧可能会被血淹没而影响观察,可先观察小弯侧,然后让患者改变体位暴露大弯侧,再继续观察。另一选择是在胃镜检查前给患者插入鼻胃管,用冰盐水反复洗胃,等出血停止、胃管抽吸液体颜色变清亮后再行胃镜检查,但反复的抽吸也可能损伤胃黏膜,造成胃炎出血的假象。根据内镜下溃疡的表现,出血性溃疡内镜表现可以分为活动性出血(可为喷血或渗血)、基底部有血管显露、底部附着凝血块、底部有平坦的出血点(可为红色、黑色、紫色或褐色)、基底部干净伴有或无近期出血性血痂。如基底部干净且无 SRH 的溃疡,则再出血的机会<5%,实际死亡率为零,一般不需行积极的内镜下止血治疗。

大部分下消化道出血(Lower gastrointestinal bleeding,LGIB)患者经支持治疗后便血都可自行停止,传统观点认为 LGIB 患者应在出血基本停止后再行结肠镜检查(见图 6-3)。然而,随着急诊结肠镜开展得越来越多,现在观点认为,清洁肠道后的急诊结肠镜检查诊断急性 LGIB 的阳性率能够达到 72%~86%,显著高于血管造影等放射学检查方法,并发症也比血管造影更低(仅为 0.1%~0.3%),而且对其中很多患者可以同时进行内镜下止血治疗。

需要注意的是,出血量过大患者肠腔内的血迹可能影响内镜的观察。清洁的肠道是提高结肠镜检查诊断准确率的前提,消化道出血患者的肠道准备应该在血流动力学稳定以后开始。目前认为,口服灌肠液经口灌肠(常用的是聚乙二醇电解质溶液)是肠道准备的最佳方法,可以让患者口服或通过鼻胃管灌注,在3~5h内用5~8L灌肠液充分清洁肠道,同时定期静脉给予甲氧氯普胺等促动力药物能够加快胃排空。研究证实,口服灌肠一般不会影响附壁血栓的形成或诱发出血,但对于严重LGIB患者,还是建议收入ICU,在严格的监护下进行肠道清洁,同时静脉补充血容量。鲜血便患者在结肠镜检查之前应该先进行肛镜检查,以排除痔疮出血的可能。对于出血量不大的LGIB患者,也可以在出血停止以后择期进行结肠镜检查。

如果胃镜和结肠镜都未能发现出血病灶,考虑出血来源于小肠,则可以进行小肠出血的相关特殊检查,包括双气囊小肠镜检查、胶囊内镜检查和胶囊生理参数遥测。双气囊小肠镜是在原先的推进式小肠镜外加上一个顶端带气囊的外套管,同时也在小肠镜顶端加装一个气囊。在正常情况下可抵达回肠中下段,部分可达末端回肠,检查范围大大扩展,如果进口或经肛侧分别进镜的方式相结合就可能使整个小肠得到全面、彻底的检查。电子小肠镜具有视野广、图像清晰,并可行内镜下活检及相关治疗。目前有研究报道,双气囊小肠镜对小肠出血的诊断率能够达到70%以上,在发现出血病灶的同时还可以取活检。胶囊内镜的工作原理为:患者将智能胶囊吞下后,胶囊即随着胃肠平滑肌的运动沿着胃、十二指肠、空肠与回肠、结肠、直肠的方向运行,同时对经过的消化道进行连续摄像,并以数字信号向患者体外携带的图像记录仪传输图像并进行存储记录,主要用于小肠病变的检测。胶囊内镜对隐源性消化道出血的诊断率高达92%,诊断小肠病变方面优于CT和小肠造影,最近有研究报道其诊断小肠病变的敏感性和特异性甚至超过小肠镜。胶囊生理参数遥测(如Smart PiLL)可定时测量胃肠道压力、pH和温度变化,记录胃肠转运时间并取得直接数据,从而较准确地测算胃排空、肠转运时间,与作为金标准的核素显像检查有较高的一致性。这种微型智能胶囊设备因为其可在无创、生理的肠蠕动情况下获得图像和数据,在危重症患者中也得到了应用。该类检查比较昂贵,目前只用于无消化道梗阻、难以耐受有创性检查的患者。

对于急性消化道出血患者,如果各种定位方法都未能明确其出血部位,药物治疗又不能有效止血,可以进行急诊手术结合术中内镜检查以判定出血部位及原因,并进行针对性手术治疗。术中内镜可以使用胃镜或者结肠镜,经口或者经手术的肠切口插入,由手术者用手控制内镜插入深度,内镜医师调节镜头方向、操控送气送水和吸引按钮,并进行观察。然而,术中内镜检查发生肠黏膜溃疡、穿孔和迟发性小肠出血等并发症的概率较高,患者术后肠梗阻的发生率也有所增加。对于消化道出血者,还是应尽可能利用各种诊断方法在术前明确出血部位。

危重症患者多选择床旁内镜检查,因其病情危重、生命体征不平稳等特殊性,检查前以及检查过程中应做好以下准备。①取得患者及家属的同意并签字。②对于清醒患者,应向其做好心理护理以取得配合;对于躁动不安者,应适当使用镇静剂。③对于能配合的患者,胃镜检查取左侧卧位,肠镜检查取左侧屈膝卧位;对于不能配合的患者,应尽量调整适合体位或者选择仰卧位。④危重症患者多带人工气道以及需要呼吸机辅助通气治疗,检查前应做好吸痰清除气道异物等准备工作,行内镜检查时应注意保持气道通畅,做好生命体征监测。⑤

纤维胃镜操作有可能诱发或加重危重症患者血流动力学紊乱,操作过程中应密切观察,及时处理,必要时中断内镜检查。⑥危重症患者往往不能配合,而且多伴有较严重的胃肠道黏膜水肿,导致内镜操作难度增加,因此,最好邀请消化内窥镜专科技术熟练的医师操作。

(二)消化道造影

由于急诊内镜检查的普及,目前不提倡在消化道出血活动期进行消化道造影检查,这是由以下原因决定的。①内镜检查可以发现几乎所有消化道造影能够提供的信息。②内镜检查可以观察到黏膜病变、溃疡基底部状况并发现血管畸形,优于消化道造影。③对于怀疑恶性病变患者,内镜检查同时能够取标本进行活检。④老年 LGIB 患者即便消化道造影发现憩室存在,并不能据此断定出血源于憩室,还需要进一步行内镜或血管造影检查证实。⑤消化道造影会导致钡剂在胃肠道残留,影响后面可能需要进行的内镜或血管造影检查。因此,消化道造影在危重症患者应用中受到一定限制,目前在危重症患者中已较少应用。

(三)血管造影

选择性插管血管造影操作迅速、定位准确,对消化道大出血有一定的诊断价值,部分患者还可能通过介入治疗止血,因而有一定治疗意义。根据出血血管的不同,消化道出血可以分为动脉性出血、毛细血管性出血和静脉性出血。动脉性出血可以通过腹腔动脉、肠系膜上动脉和肠系膜下动脉分别插管造影发现出血部位,表现为增粗的供血动脉分支有造影剂外溢并滞留于消化道内;毛细血管性出血表现为动脉造影的实质期胃肠道黏膜染色加深并且消散延迟;静脉性出血相对较难发现。需要注意的是,动物研究证实血管造影只能发现出血速度在 0.5mL/min 以上的活动性出血,因而在血管造影之前应尽可能补充血容量,并停止垂体后叶素和生长抑素类药物的使用,以提高检查的阳性率。

对于 UGIB,尽管胃镜检查能够直接观察食管、胃和部分十二指肠,发现并处理绝大部分病变,但当出血迅猛、患者血流动力学状态不允许进行胃镜检查或者视野暴露不满意时,血管造影是另一种选择,可以协助定位出血,并能够向血管内泵入血管紧张素或进行出血血管栓塞治疗,以达到止血目的,为进一步处理赢得宝贵的时间。虽然不同研究报道的血管造影检查的诊断阳性率不同,但基本在 40%～78%。

相对而言,血管造影在 LGIB 定位中的应用更加广泛。一方面,血管造影可以准确定位出血部位;另一方面,血管造影还能发现有异常血管结构的病变,如血管畸形和肿瘤。血管造影发现的最常见 LGIB 的病因为憩室和血管畸形,其他可能诊断的疾病如肿瘤等。

血管造影是一种相对安全的检查方法,经股动脉插管血管造影的并发症总发生率约为 1.73%,主要并发症包括:穿刺点血肿、血管损伤、栓塞和造影剂反应。

(四)核素显像

核素显像是指先经静脉注射^{99m}Tc-RBC 标记的红细胞,然后进行核素扫描显像(^{99m}Tc-RBC 显像),具有简便、无创的特点,是目前最常用于定位消化道出血来源的方法,在 LGIB 诊断方面应用更多。与内镜和血管造影相比,其敏感性更高,但对检查的设备、技术和结果分析的要求也更为严格。^{99m}Tc-RBC 显像能够发现出血速度在 0.1～0.2mL/min 以上的活动性消化道出血,其诊断的阳性预测值约为60%,出血速度过慢者可能会出现假阴性结果。另外,少量间歇出血患者,当肠道内累积到一定放射性强度时,肠内容物可能已经随肠道蠕动移向出血部位远端,也会使定位失准,但这一点可以通过缩短照相间隔时间进行弥补。血管造影和核素显像联合应用,可以将消化道出血诊断的阳性率提高到61%~72%。因需要外出行核素扫描,对于ICU危重症患者的临床应用则产生一定限制,故临床上较少应用。

三、肠管直径测量

肠管扩张是消化道梗阻(包括麻痹性肠梗阻及机械性肠梗阻)常见的特征,非梗阻患者也可见肠管扩张,常见于中毒性巨结肠类、急性结肠假性梗阻或Ogilvie综合征。肠管可表现为局部扩张或全程扩张,伴或不伴积气积液。可通过X线或CT测量肠管直径而明确,结肠直径>6cm,或者盲肠直径>9cm,或者小肠直径>3cm,即可诊断为肠管扩张。

四、肠黏膜屏障功能检测

肠黏膜屏障包括机械屏障、生物屏障、化学屏障、免疫屏障等四个方面,临床上如休克、大面积烧伤、严重感染等均可引起肠道低灌注,导致肠道黏膜缺血缺氧,肠黏膜屏障功能障碍,如未及时发现,可加重病情,甚至出现MODS。目前认为,肠道不仅是MODS的靶器官,更是MODS的启动器官。因而肠黏膜屏障功能监测已成为早期发现危重症患者以及判断危重症患者预后的一个重要指标。目前临床上开展的肠道黏膜屏障功能监测通常包括肠道黏膜通透性测定、细菌易位、血浆内毒素含量、肠道黏膜组织学观察等指标。

(一)肠黏膜屏障通透性测定

肠黏膜屏障通透性测定是反映肠黏膜屏障功能的重要指标。临床上主要是指分子量大于150Da的分子物质对肠道上皮的渗透性能。通常包括以下几种测定方法。

1. 二胺氧化酶测定

二胺氧化酶(Diamine oxidase,DAO)是肠黏膜上层绒毛细胞胞质中具有高度活性的细胞内酶,此酶95%以上存在于小肠黏膜上层绒毛细胞的胞质中,肠黏膜损害后该酶会被释放入血,因此,可以通过测定血中DAO的活性变化来反映小肠黏膜上皮细胞损伤和修复情况。目前通常采用分光光度法和ELISA法进行测定。DAO对危重症患者肠功能障碍评价存在敏感性,且DAO水平与患者预后相关。需注意的是,当患者存在妊娠、肝素输入、恶性肿瘤等情况时,血浆DAO水平也可增高;而克罗恩病、使用某些化疗药物后则可能使其降低,这些干扰情况需在临床分析时加以鉴别。

2. 循环D-乳酸测定

D-乳酸主要是由克雷伯菌、大肠杆菌、乳酸杆菌和拟杆菌属等多种肠道细菌,以碳水化合物为底物发酵的代谢终产物。当肠道发生急性缺血等损伤时,肠黏膜绒毛顶端上皮坏死、脱落,肠黏膜通透性增加,肠道中细菌产生的大量D-乳酸通过受损黏膜入血,哺乳动物不具备将其分解代谢的酶系统,故血D-乳酸水平监测可及时反映肠黏膜损害程度和通透性变化。目前用于测定血浆D-乳酸含量的方法主要有改良酶学法和紫外分光光度法。D-乳酸水平升高可作为肠系膜缺血患者有价值的标志物,可应用于急性肠黏膜损害的早期诊断。D-乳酸水平监测可用于创伤、应激后肠黏膜损害的预测。同时研究也发现,D-乳酸的升高程度与坏死肠管的范围关系似乎并不是很密切,它仅是间接反映肠损伤的一项指标,其水平还受到肠内、外及肠道微生态环境(如进食状态、肠道菌群过度繁殖)等因素的影响,分析时需加以鉴别。

3. 糖分子探针比值测定

目前最常采用的是甘露醇和乳果糖探针,具有回收率较高、受肠腔内渗透压影响较小的特点,被广泛用于肠黏膜通透性的测定。乳果糖/甘露醇比值增加,则表示肠通透性增加,反映肠黏膜紧密连接部不完整,或有区域性细胞缺失,或绒毛末梢损坏,或组织间隙水肿。常用的检测方法包括比色法、酶学法、气相色谱法、气-液相色谱法、高效液相色谱法,其中气-液相色谱法、高效液相色谱法结果稳定、精确、特异性高,是目前用于测定肠黏膜通透性改变较好的方法,具有无创、快速、准确、可重复等优点。但是,除肠黏膜损伤外,其他一些因素也可能影响探针的吸收,如克罗恩病、胃肠道功能状态、血流动力学变化、肾功能、膀胱排空情况等,故应注意分析。

4. 瓜氨酸

近年来的一些研究发现,在肠道黏膜上皮细胞中存在着一种二氢吡咯-5-羧酸合成酶,可将体内的谷氨酰胺通过谷氨酸-鸟氨酸途径代谢为瓜氨酸,通过检测血清中瓜氨酸水平可以客观反映小肠黏膜上皮细胞的数量变化,尤其是肠道整体吸收功能状态。目前,通常采用高效液相色谱法进行测定。血清瓜氨酸与患者的营养状况指标和静息能量消耗均无独立的相关性,只有肾脏功能受到较明显损害时(血浆肌酐清除率低于 50mL/min),肾脏将瓜氨酸转化为精氨酸和进一步排泄瓜氨酸的能力降低,会引起血浆瓜氨酸水平假性增高。当肾功能处于正常情况下,血清瓜氨酸水平变化仅与小肠黏膜表面积相关。由于精氨酸需在一氧化氮合酶的催化下才能转化为瓜氨酸,当 SIRS 诱导机体生成较多的一氧化氮合成酶时,将会引起肠外因素的瓜氨酸水平增高,进而导致检测到的瓜氨酸水平出现偏差。因此,对于存在 SIRS 和急性肾衰竭的 ICU 患者,瓜氨酸的诊断意义尚有待进一步评价。

5. 肠脂肪酸结合蛋白

肠脂肪酸结合蛋白(Intestinal fatty acid binding proteins,IFABP)是脂肪酸结合蛋白家族中的一种低分子量的胞液蛋白。IFABP 仅存于胃肠道黏膜,在正常情况下,血中并不能检测到 IFABP,但在成熟小肠黏膜细胞的胞质中含量却非常丰富,约占小肠上皮细胞胞质蛋白的 1%～2%。一旦肠道受到缺氧、缺血及再灌注等损害时,由于肠上皮细胞通透性增加,IFABP 便可释出进入血循环,进而使血中 IFABP 水平增高。目前的研究多采用夹心酶联免疫吸附试验(ELISA)测定人 IFABP 浓度,此方法显示与其他类型的 FABP 定量没有任何交叉反应,具有良好的重复性、稀释线性、回收率,可以作为诊断小肠黏膜损伤的工具。值得注意的是,合并感染、器官衰竭或 SIRS 的外科危重症患者与无并发症者在 IFABP 水平方面,两者间并未见到显著性差异。IFABP 的特异性仍需待进一步研究。

(二)细菌易位检测

创伤应激引起的肠道缺血缺氧、肠黏膜屏障功能损害时,原存在于肠腔内的细菌和(或)

内毒素,越过肠黏膜屏障,进入肠系膜淋巴结、门静脉系统,继而进入体循环以及肝、脾、肺等远隔器官的过程,大量细菌或内毒素向肠腔外迁移即细菌易位。

1. 血液内细菌易位检测

血液内细菌易位检测可采用外周血培养增菌、平板接种的方法,进行革兰染色镜检及生化鉴定。在外周血中培养到大肠埃希菌、变形杆菌、肺炎克雷伯菌等肠源性细菌时,需考虑细菌易位的可能。

2. 外周血中细菌 DNA 片段的检测

在外周血中发现肠道细菌,可以间接推断肠黏膜屏障的破坏。临床及动物实验证明,PCR 方法检测肠道细菌易位较血培养更为敏感,且不受抗生素的影响,检测迅速,可直接反映细菌易位,间接反映肠道屏障功能的变化。另外,它能特异性检测某种细菌,包括大肠杆菌在内的肠杆菌科细菌是最常被识别到的易位细菌,其次为凝固酶阴性葡萄球菌。PCR 的缺点是,仅能检测到存在细菌碎片,无法明确细菌的活力和数量,而且不能行药敏试验。

(三)血浆内毒素含量

内毒素是革兰氏阴性菌细胞壁的脂多糖成分,当机体肠黏膜屏障功能下降时,肠道内细菌或内毒素向肠腔外迁移,血浆内毒素含量可增高。目前检测内毒素的较常用方法是鲎试剂偶氮显色法,具有可定量、重复性好、灵敏度高等优点,但其检测条件要求高,易出现假阴性和假阳性,而且革兰氏阴性菌所致血性感染以及局部脏器感染如肺炎、胆囊炎、脑膜炎等亦可并发内毒素血症,故检测结果应根据临床实际情况加以解读。

(四)其他检测方法

近年来,除了上述研究较多的肠道损伤血清学标志物外,还有部分学者对组氨酸脱羧酶(HDC)、乳酸脱氢酶(LDH)、β-葡萄糖苷酶(GBG)、放射性同位素检测、肠黏膜形态学检测、聚乙二醇类探针法、血清磷酸盐、肠反射系数测定法、肠上皮内淋巴细胞计数、固有层巨噬细胞表达水平、S-IgA 表达水平等进行了相关研究,但由于研究方法尚不成熟或特异性欠佳或敏感性较低或目前仅为动物实验研究,危重症患者无法开展等,辅助临床诊断的作用有限,本文未一一阐述。

五、超声评估胃肠功能

近年来,随着超声技术的发展,重症医学领域应用超声技术以诊断和指导治疗疾病已取得了很大的突破。超声仪已被称为医生的"第二听诊器",确实极大提高了重症医学科医生的诊治能力,其中也包括对胃肠功能的评估。床旁超声可及时准确观察到患者的胃肠道结构变化、运动情况,肠内营养的耐受性,甚至胃肠道的血供情况。详见本节附文。

六、胃黏膜内 pH(pHi)值的监测

危重症患者由于机体的代偿机制和治疗,总体上生命体征和血流动力学指标可趋向稳定,但往往存在局部组织器官缺血缺氧,依靠临床常用指标如血压、混合静脉血氧饱和度、动脉血 pH、动脉血乳酸值等难以早期判断这种缺氧情况,而胃肠道对系统缺血缺氧十分敏感,

pHi 值不仅可以更准确地反映胃肠道以及内脏系统的组织缺氧缺血,而且能够早期预警机体的缺血缺氧状态,可以作为监测休克和多器官功能障碍综合征(MODS)发展的指标,加上现有测定 pHi 的过程相对无创,所以近年来应用愈趋广泛。

(一)监测胃 pHi 值的临床意义

机体遭受创伤、失血、感染等因素后,机体的应激反应使胃肠道黏膜处于缺血缺氧状态,严重时可引发急性胃肠损伤甚至并发 MODS。组织细胞氧供减少可致 ATP 的合成少于分解而产生多余的 H^+,大量的 H^+ 存于胃黏膜内可引起 pHi 值下降,组织细胞缺氧程度与 pHi 值的下降成正相关。若胃 pHi 测定值低于正常,则提示胃肠道黏膜通透性增加、黏膜损伤并出现重复性灌注,即患者易出现细菌毒素入侵、菌血症和多器官功能障碍或衰竭。胃 pHi 值也可以作为休克复苏有效的一个重要指标。有研究发现,pHi 值在休克的早期发现中敏感度远高于乳酸,其敏感性、特异性都在 95% 以上。

(二)胃 pHi 值的测定方法

监测胃 pHi 值的方法有直接测定法和间接测定法两种。直接测定法多采用微电极直接测量胃黏膜 pHi 值,结果虽可靠,但为有创性操作,仅适用于动物实验研究。1984 年,Glu 等研制出胃张力计导管,经动物实验与临床实践研究证实,张力计导管间接测定胃 pHi 值与直接测定法测得的结果完全一致,因此,其被广泛应用于临床危重症的监护。

1. 张力计法

用生理盐水将 TRIP-NGS 导管远端的聚硅酮膜水囊内的气体完全排空,再将生理盐水抽空,以三通管锁闭水囊、防止气体混入。然后采用常规经鼻饲插胃管的方法,将导管前端送入胃腔内,并经 X 线检查证实导管的水囊确实在胃腔内。将 2.5mL 室温生理盐水经三通管开关注入水囊,防止气体混入。之后关闭开关,开始计算平衡时间。60min 后用注射器缓慢抽出 1.0mL 囊内液体弃掉,再抽取囊内所剩液体,立即用血气分析仪测定 PCO_2。同时抽取动脉血,测定 HCO_3^-。利用 Herderson-HasseeLbaLch 方程,即 $pHi = 6.1 + \lg(HCO_3^-/PCO_2 \times K \times 0.03)$,求出 pHi 值(K 为校正系数,60min 时 K=1.13)。聚硅酮膜对 CO_2 等分子有良好的通透性,但不能透过 H^+,Herderson-HasseeLbaLch 方程成立是基于以下理论的:①测得的 PCO_2 等于胃黏膜内实际 PCO_2;②组织中的 HCO_3^- 等于动脉血中的 HCO_3^-。

2. 胃管法

患者经鼻插入胃管,吸尽胃内容物后,向胃内注入 30mL 生理盐水,夹闭胃管,定时抽取胃液,弃去前 10mL,留取后 2mL。所得标本立即用 ABL-300 血气分析仪测定胃肠道二氧化碳分压(PCO_2)。同时经动脉采血测定 HCO_3^- 浓度,根据下列公式计算 pHi[$pHi = 6.1 + \lg(HCO_3^-/PCO_2 \times K \times 0.03)$(K 为校正系数,60min 时 K=1.13)]。胃管法测定 pHi 值不仅简单方便、经济实用,而且测定结果准确可靠。

(三)胃 pHi 值测定的注意事项

1. 影响 pHi 值的因素

(1)反渗:胃黏膜分泌 H^+,与胰腺分泌的 HCO_3^- 相呼应,可引起胃内 PCO_2 增高,导致 pHi 值降低;与此相反,分泌 H^+ 引起的"碱潮"又可使动脉 HCO_3^- 升高,以上两种情况均不直接反映氧代谢情况。

(2)全身性酸中毒:代谢性或呼吸性酸中毒均可使 pHi 值降低,干扰 pHi 值的准确测定。

(3)CO_2 排出量减少:当组织灌注减少,但又不伴有细胞缺氧时,就不会造成组织 CO_2 蓄积。有关实验表明,只有当出现无氧代谢时,CO_2 才会显著升高。

2.改良措施

(1)针对反渗:使用 H_2 受体阻断剂或质子泵阻断剂,如西咪替丁、雷尼替丁、洛塞克等,可达到抑制胃酸分泌的作用。另外,长期禁食的患者胃酸分泌量也很少,以上措施可显著减少其对临床判读胃 pHi 值的干扰。

(2)针对全身性酸中毒:将 pHi 值标准化即 $pHi = 7.40 - \lg(PCO_2/PaCO_2)$,可避免诸如肺通气障碍或肾功能不全等对测定结果的影响。

3.需要注意的问题

胃 pHi 值测定时需要注意的问题包括如下几方面。①对于长期保留胃管的禁食患者,持续测定 pHi 值还存在很大困难。另外,对于没有禁食水的患者,在测定胃 pHi 值时,应至少禁食水 1h 以上,所获得的结果才较为理想。若患者有胃积血的现象,则不适宜测定胃 pHi 值。②采用胃管法进行 pHi 值的计算,对于已经出现血流动力学异常和酸碱与电解质平衡紊乱的患者,并无实际的临床意义。③外伤手术患者由于发病急、术后插管较多,如何及时准确地测定胃 pHi 值尚待进一步研究。④也有研究表明,部分非急性胃肠损伤患者也可能出现 pHi 值降低的现象,但无临床症状出现。为确定此类人群 pHi 值的实际意义,可做进一步检查,防止干扰临床诊断。⑤技术人员、测定设备也可影响胃 pHi 值的测定结果。通过严格培训的技术人员能更准确地测定胃 pHi 值,不同型号的血气分析仪对所测定的结果误差有显著性,以上总体失误率可达 34%。⑥使用磷酸缓冲液,可以提高测定数据的可靠性,比使用生理盐水更能增加胃 pHi 值的精确度。⑦对胃 pHi 值正常下限值的理解对于判定所测定的胃 pHi 值意义有直接的影响,部分学者采用 7.32,也有一些专家采用 7.35。事实上,想获得精确的胃 pHi 值正常下限值是很困难的,在利用胃 pHi 值判断患者病情时一定要结合当时患者的具体病情。⑧测定胃 pHi 值时,一定要注意操作过程中避免与空气接触,排气和排液过程应充分利用三通开关和另一侧开口,在形成负压后要立即关闭开口。

总之,胃肠道是血液灌流减少发生最早、最明显且恢复最迟的脏器,而胃肠道黏膜的逆向微循环特点使胃肠道黏膜在缺血缺氧时更易受损伤。胃肠道黏膜的缺血缺氧可增加胃肠道黏膜的通透性,削弱其免疫屏障功能,导致肠道细菌易位和内毒素的产生,从而导致全身炎症反应综合征(SIRS),也是演变为 MODS 的重要因素。胃肠道黏膜血流的减少可引起局部组织氧供的下降,导致胃肠道黏膜局部以无氧代谢为主,形成局部高碳酸血症,其程度与胃肠道血流的减少程度相关。pH 和 PaO_2/FiO_2 的改变常明显迟于 pHi 值的改变。因此,pHi 可评定全身性氧代谢平衡情况,比较准确地反映急性胃肠损伤患者的病情变化,为及早采取治疗措施提供依据。

七、胃肠激素检测

近年来,胃肠激素的研究进展非常迅速,在临床上日益显示出其重要性。胃肠激素是一类由胃肠道管壁上散在的内分泌细胞和胰腺的胰岛细胞分泌的高效能生物活性物质。其分为兴奋性激素(胃动素、P物质、胃泌素、促生长素)和抑制性激素(血管活性肽、胆囊收缩素、生长抑素、降钙素基因相关肽、瘦素),其中胃泌素、胆囊收缩素、血管活性肽、P物质、生长抑素及降钙素基因相关肽,既存在于中枢神经系统也存在于胃肠道中,称为脑-肠肽。胃肠激素与胃酸调节和胃肠运动功能密切相关。当机体遭受严重打击时,各种应激因素作用于中枢神经和胃肠道,通过神经、内分泌系统与消化系统相互作用,产生胃黏膜病变,导致急性胃肠损伤。目前,采用放射性免疫法或ELISA法可对这些激素进行测定。

各项胃肠激素的具体来源和作用请见第四章第六节。

八、胃肠动力功能检查

危重症患者胃肠动力障碍是临床治疗的难点,评估胃肠动力的重要性也越来越受到人们的关注。通过不同的检测方法对胃肠动力状况做出准确的评估对于避免并发症和合理实施胃肠内营养具有重要意义。目前,常用的各种检测胃肠动力的方法有放射性核素显像、超声检查、X线检查与磁共振成像、药代动力学间接检测法等。因ICU危重症患者的特殊性,其应用均受到明显限制。

(一)放射性核素显像

目前,这一方法被认为是测定胃肠排空的金标准。原理是用 γ 照相机对混入食物中的放射性核素标记的药物(^{99}Tcm-SC^{51}Cr,^{111}In及^{131}I)进行连续照相,直接评价胃肠排空情况。由于该检查测量时间长(2~4h)、花费昂贵,且需要放射性核素药物和相应设备,限制了它在危重症患者中的使用。

(二)超声检查

被检查者服下试验餐后,在60~90min内每隔15min用超声测量一次横断面面积。三维超声可自动计算出胃的体积,从而评估胃排空情况。它的应用限制为:胃内气体的存在会影响声束传播、干扰成像结果,需要有经验、熟练、精细的操作人员;患者需要禁食,检查耗时过长;且肥胖患者由于评估图像时的技术困难不适用。因此,超声检查胃肠动力在危重症患者中还未广泛应用。

(三)药代动力学间接检测法

由于一些药物在胃内不被吸收而在小肠内可被最大限度地吸收,而从胃到小肠的运动有赖于胃排空的调节,测血药浓度可间接反映胃排空情况。常用的药物是对乙酰氨基酚,对乙酰氨基酚治疗剂量为0.5~2.0g/d时不良反应少,不引起凝血机制改变,对胃肠道无刺激性,应用较方便,其吸收曲线作为胃液体排空测定已在临床危重症患者中应用。其血药浓度受首过效应、药物分布和吸收、肠道完整性等因素的影响。在有效性研究中,对乙酰氨基酚肠吸收试验与放射性核素显像试验具有良好的相关性。对乙酰氨基酚肠吸收试验的优点是安全、费用低和在 ICU 实施的方便性。缺点为多次抽血、需要其他人的协作,另外,此方法不能用于对乙酰氨基酚过敏、肝功能不全和肾功能损害的患者。

(四)胃肠电图

胃肠电图是对胃肠电活动的记录和解释。胃肠电图操作简单,且能对胃肠的电活动进行长时间非侵入性的描记,但胃肠电图只反映胃肠收缩频率,不直接反映胃肠的运动功能和胃排空情况。且由于胃肠电图的描记需要长时间进行记录,在危重症患者的应用受到限制。

(五)X 线检查与磁共振成像

X 线检查时口服一定量 X 线不能穿透的小标记物(如小钡条胶囊),每隔一定时间透视或摄片,以标志物计数来计算胃排空和结肠通过时间。此法需要 X 线检查设备,且检测时间较长,故不宜在危重症患者床旁应用。MRI 成像可同时了解胃排空和胃分泌功能,还能了解胃的轮廓,研究胃排空和解剖结构的关系,准确性高。也用于肠动力检查,MRI 可提供独特的图像,并能测量肠内流速。但因磁共振不能用于带金属设备(如起搏器、监护仪、转运呼吸机等)的患者,故危重症患者无法开展。

(六)稳定性放射性核素呼气试验、氢气呼气试验

$^{13/14}$C 呼气试验测定胃排空的基本原理是同位素碳标记物在胃内不被吸收而在十二指肠内会被吸收,氧化后形成 CO_2,并由肺呼出,故定期测量呼气中的 $^{13/14}$C 便可间接反映胃排空速率。氢气呼气试验测定口腔至盲肠通过时间的基本原理为:糖类通过小肠时不被消化和吸收,到达盲肠时经结肠细菌的分解产生氢气,然后被结肠黏膜吸收进入内脏循环,再经呼吸排出体外。从摄入不能被吸收的糖类到开始呼出氢气之间的时间即为口腔至盲肠的通过时间。这两种方法因测试标准不统一、时间长等,导致其目前在危重症患者身上无法开展。

(七)胃肠测压法

胃肠测压法是通过压力传感器将胃肠腔内压力变化的机械信号转变为电信号,经过多导的生理记录仪记录下来的一种技术,从而揭示各种异常的运动模式,以解释运动功能障碍性疾病的性质和发生部位。目前,临床上常用的测压方法有两种:测压导管体外传感器法和腔内微型压力传感器法。有研究者在危重症患者中同步使用恒压法测量近端胃运动,导管测压法测量远端幽门窦十二指肠运动以及结肠运动。胃肠内测压法获得的胃肠动力学结果可靠,但属于侵入性检查,测压记录时间长,分析较复杂,且被测者始终处于非自然状态,痛苦大、配合度差,用于危重症患者监测难度较大。

九、肠消化吸收功能检测

肠消化吸收功能检测分为碳水化合物、脂肪、蛋白质吸收检测三个方面。碳水化合物吸收检测包括粪便 pH 检查(若粪便 pH<5.5,则表明碳水化合物吸收不良)以及粪便中碳水化合物代谢产物、短链脂肪酸和乳酸检测。脂肪吸收检测包括粪便脂肪定量定性分析以判定是否存在脂肪泻,以及检测血清中 β-胡萝卜素浓度以判断脂肪吸收不良性质。经典的蛋白质吸收不良定量试验是检测所收集粪便标本的氮含量。但是,这些方法现已很少使用。

上述对肠消化吸收功能的检测临床已较少应用,但有些试验仍可在特定情况下反映肠消化吸收功能的能力,如木糖吸收试验、脂肪平衡试验等。①木糖吸收试验:给受试者鼻饲右旋木糖,由于木糖经上段空肠通过主动转运而被吸收后,在受试者体内基本不被代谢而以原来的形态从其尿中排出,故测定受试者尿中的木糖含量(木糖在酸性溶液中加热后形成麸醛,后者可同二羟基甲苯作用呈绿色反应,可在630nm测光密度或红色滤色板进行比色)即可反映受试者的小肠吸收功能。②脂肪平衡试验:可反映小肠对脂肪的消化吸收能力。其原理是:食物中的脂肪进入肠腔后,经消化液作用,绝大部分应在小肠吸收,仅有少量从粪便中排出。如果保持食物中的脂肪含量恒定,测定粪便中的脂肪含量,即可作为机体对脂肪消化、吸收能力的定量指标[脂肪吸收率(%)=(3d内试餐中脂肪量-3d内粪便中总脂肪量)/3d内试餐中脂肪量×100%]。

十、其他检测方法

利用彩色多普勒超声显像技术对儿童肠系膜上动脉血流量进行检测,可反映胃肠道血流量。其方法是:应用 HP8500GP 等彩色多普勒超声显像仪,探头频率为 5MHz～10MHz,将探头置于剑突下,取矢状径显像,取样容积为 1～3mm,声束与血流方向夹角控制在 0°～15°,待肠系膜上动脉和腹腔动脉血管充分显影后,借助多普勒音频信号来测定整个血管的横断面,从两条血管在腹主动脉分支起始端 3mm 处的某一点来获得血流速度光谱。各项参数的测定均取 3 个以上心动周期的平均值。监测指标包括肠系膜上动脉(Superior mesenteric artery,SMA)和腹腔动脉(Celiac artery,CA)的收缩期血流峰值流速(Peak systolic blood flow velocity, PSV)、舒张末期血流峰值流速(Peak diastolic blood flow velocity, PDV)、时间平均峰值流速(time-average peak flow velocity,TAPV)、搏动指数(Pulsatility index,PI)和阻力指数(Resistent index,RI)等。

近年来,科学技术的进步使胃肠黏膜血流灌注的直接监测成为可能,如激光多普勒血流仪、正交偏振光谱成像(Orthogonal polarization spectral imaging,OPSI)、近红外光谱仪(Near infrared spectroscope,NIS)、反射分光光度测定仪(Reflectance spectrophotometric determination,RSD)等已在临床初步得到应用,均能反映胃肠道血流量。也有学者应用胃黏膜张力计间接计算胃肠黏膜血流灌注。

此外,临床上目前开展的诸如 24 小时尿^{99m}Tc-DTPA 排泄率、^{14}C-三油酸酯呼气试验、胃液表皮生长因子水平、B 超观察肠蠕动等,但因临床开展较少,标准不统一或其准确性有待进一步观察或不适合 ICU 危重症患者开展,故本文不做详细介绍。

附：床旁超声与胃肠功能评估

胃十二指肠是含气体的空腔脏器,由于胃肠道气体产生的干扰和伪像,常规超声尚不能作为评估胃肠道的最佳技术,近年来,随着胃肠道口服造影剂的临床应用,超声诊断技术已成为胃肠道疾病的主要检查手段之一。胃肠道口服造影剂能够在胃肠腔内形成均匀的回声,从而减少或消除了肠道内的气体伪象,使得胃肠道声像图得以清晰显示,超声检查已经成为评估胃肠功能及病变的方法之一。1976年,Walls等就通过胃部超声来探查胃壁的器质性疾病,随着人们对超声认识的加深,其在胃肠道中的应用也逐渐得到了拓展。据文献记载,超声波可用于评估胃窦的收缩,胃排空情况,通过胃幽门处的食物流速,胃的结构,胃壁的应变测量等。先进的三维超声成像技术和组织多普勒(应变率成像)也应用于研究胃的疾病及功能评估。

床旁超声检查不同于传统的由超声科医师进行的检查,该项技术是指由临床医师在床旁为患者施行的实时超声检查,快速、方便评估胃肠功能。该技术可避免搬运患者,缩短等待时间,并能根据病情变化反复多次检查,在危重症患者的诊疗中有重要作用。在某些方面甚至优于传统的影像学检查,如X线钡餐造影、内窥镜检查、胸片、计算机断层扫描(Computed tomography,CT)等。经过专门训练后,临床医师完全可以掌握这项技术,并做出准确率相当高的判断。

一、检查方法

1.检查体位

根据需要可采取坐位、平卧位、右侧卧位、左侧卧位等。

2.操作步骤

首先,行腹部常规空腹超声检查,按解剖分区扫查,按横向或纵向从右向左、从上到下做一系列检查,了解患者空腹胃肠、肝、胆、胰、脾、双肾、盆腔、腹腔淋巴结及腹水情况,观察胃内液体残留、胃壁有无异常。根据需要可进一步饮造影剂后观察(或经鼻胃管注射),边喝边实时动态观察造影剂经过食管下段、贲门的情况(见图6-4)。喝完后嘱患者取不同体位,依次观察胃底、贲门、胃体、胃角、胃窦、幽门及十二指肠的情况,口服造影剂法禁用于急性胃扩张、上消化道穿孔、上消化道大出血、肠梗阻等禁食患者。

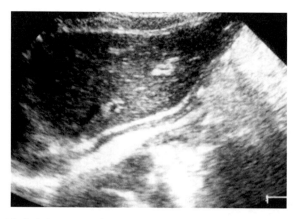

图6-4　以左肝作为声窗,纵切声像图显示造影剂通过食道下段和贲门进入胃内的情况

3.扫查切面

各扫查切面见图6-5。

（1）贲门、食道下段切面：将探头斜置于左季肋下近剑突下，向左后方旋转扫查，可显示食道下段、贲门长轴；将探头旋转90°可获得短轴切面。

（2）胃底切面：将探头斜置于左季肋部，向左后上方旋转扫查。

（3）胃体切面：将探头置于左上腹纵向扫查，可显示胃体长轴，由于胃形态因人而异，故在具体扫查过程中需要调整探头方向；将探头旋转90°可获得短轴声像图。

（4）胃角切面：将探头置于腹部，在脐周上下连续扫查，可发现类似"双环征"声像图，双环连接处为胃角，左侧环为胃体，右侧环为胃窦；将探头置于下腹部做类似于冠状切面扫查，可获得更理想及更容易理解的切面图像。

（5）胃窦切面：将探头长轴斜置于脐部与右上腹之间，以不同角度扫查来获取胃腔最长切面，再以此方位进行左右或上下移动，可获取胃窦长轴切面，将探头旋转90°可获得短轴切面。

（6）十二指肠：将探头纵置于右上腹，其上端向右旋转60°，向左旋转30°，探头下端相对固定，在此范围内可获得十二指肠声像图。

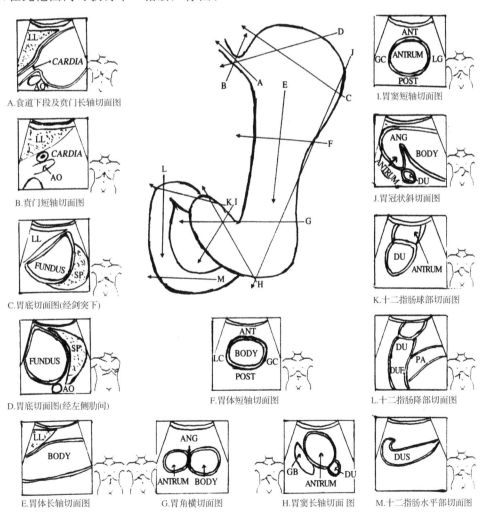

A.食道下段及贲门长轴切面图

B.贲门短轴切面图

C.胃底切面图(经剑突下)

D.胃底切面图(经左侧肋间)

E.胃体长轴切面图

F.胃体短轴切面图

G.胃角横切面图

H.胃窦长轴切面图

I.胃窦短轴切面图

J.胃冠状斜切面图

K.十二指肠球部切面图

L.十二指肠降部切面图

M.十二指肠水平部切面图

图6-5　各扫查切面

4.观察内容

(1)观察空腹胃壁的厚度:空腹时贲门一般可清晰显示,正常贲门横切面呈圆形或椭圆形,胃壁厚度均匀一致,纵切面贲门黏膜回声连续平整自然,呈"鸟嘴样"形态,口服胃肠造影剂后,正常造影剂通过食道下段及贲门顺利,可实时观察贲门梗阻及反流情况。胃壁厚度回声基本均匀,横切面可见高耸的黏膜皱襞,且大弯侧高、密于小弯侧。胃角由于很难取到探头垂直切面,因而胃角处胃壁较其他部位稍厚,回声稍低。由于空腹时受胃内残留物及气体的影响,有些图像显示不清晰,尤其是胃后壁,因此,最好进行口服造影剂检查,待胃腔充盈后,高分辨率仪器能将胃壁分为5层结构(见图6-6),3条强回声、2条弱回声。自胃腔向外依次代表:胃腔与胃黏膜接触形成的界面;黏膜层结构;黏膜下层及胃固有肌浅层;胃固有肌深层;浆膜下、浆膜层及周围的界面回声。胃壁内、外两条强回声线间距离代表胃壁厚度。正常人的胃壁厚度范围为3~5mm。黏膜面回声线连续平顺、无中断,沿小弯侧有2~4条黏膜皱襞。

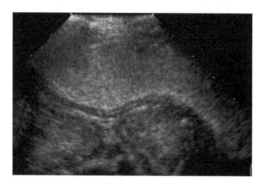

图6-6 口服造影剂声像图显示正常胃壁呈五层结构

(2)空腹胃腔内容物:胃潴留或称胃排空延迟是指胃内容物积贮而未及时排空,若积贮时间达8h以上,胃内残留量大于200mL者,则表示胃潴留的存在,超声可显示胃腔内有大量食物残渣。

(3)胃壁蠕动:观察胃壁蠕动是减少还是增多,是减弱还是亢进,以及胃蠕动是对称性还是跳跃性。蠕动从胃中部开始,有规律对称性地向幽门方向推进。胃蠕动波正常频率为3~4次/min,并在1min左右到达幽门,初始蠕动波比较浅,在向幽门推进过程中,蠕动波的深度和速度都逐步增加,接近幽门时,明显加强。但并不是每一个蠕动波都能到达幽门,有些蠕动波到达胃窦后即会消失,蠕动波遇到胃占位病变时则可跳跃而过。

(4)幽门开放情况及造影剂通过情况:正常情况下,幽门开放与胃蠕动协调,一般胃蠕动2~3次,幽门开放1次,若幽门管通畅,则造影剂通过顺利。幽门痉挛时,幽门开放延迟,导致造影剂排除减少、变慢,若饮用温度较高的温水,则可改善开放情况。一般正常情况下,在十二指肠球部整体收缩早期,在幽门处可看见少量反流;如果在十二指肠球部全收缩期均见反流或幽门持续开放情况,且造影剂随着十二指肠收缩或胃蠕动进出,则为异常。

二、传统超声在胃肠疾病及功能性检查中的应用

1.超声在胃壁疾病诊断中的应用

1976年,Walls应用超声评估胃恶性肿瘤(见图6-7),通过水或者胃肠造影剂填充胃则

能更容易地观察窦壁的病理变化,填满水的胃可以作为声窗来改进胰腺的成像情况。

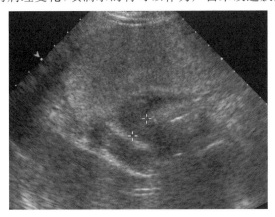

图 6-7　口服胃窗造影胃癌声像图

2.超声可探测通过幽门的食物流速

彩色多普勒能将胃、幽门、十二指肠壁运动和腔内容物流动结合起来观察胃壁的收缩和胃排空的情况,多普勒频谱曲线可以判定流动方向及速度,也可以通过红蓝色彩的转换观察流动方向,红蓝色彩随着探头方向的变化而变化,红色信号代表食物朝向探头运动,蓝色信号表示食物背离探头运动(见图 6-8)。

通过使用二维图像显示在进食状态下,十二指肠胃回流的短暂涌流通常在幽门的蠕动闭合之前,通过彩色和脉冲多普勒可观察到食物通过幽门顺行流动。

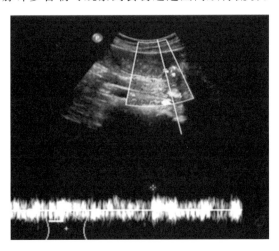

图 6-8　幽门顺行流动食物的彩色多普勒超声图

3.胃壁肌肉的应力(应变率成像)

通过计算机可精确计算胃壁肌肉的应力(应变率成像)。应变(Strain)是一个物理名词,指在外力作用下物体的相对形变。胃壁收缩和舒张变形的性质与应变的概念相符合,因此,可用应变来研究局部胃壁功能。胃局部组织受力后产生形变,与作用力及胃壁肌肉本身的组织特性有关。应变率(Strainrate,SR)是指物体形变发生的速度,是单位时间内的应变,相当于单位纤维长度的缩短速度,即速度梯度。在胃壁收缩蠕动中,胃壁发生形变,其形变率就等同于速度梯度,可以通过组织多普勒技术来评估,这种方法就称为应变率成像(SRI)。

组织多普勒成像(TDI)能检测胃壁局部组织速度从而增加关于移动胃壁的生理信息,然而,TDI 不能区分胃壁组织运动主动收缩和被动收缩,因此,基于应变率成像(SRI)和估计相对应变的多普勒方法被开发以促进这种分化。Matre K 等开发了一种测试装置,利用硅酮条模型来模拟缓慢移动的组织以评价多普勒 SRI,其允许进行具有应变和应变速率的受控应变实验。结果发现,观察者和观察者之间观察到的应变的结果差异很小。对于 SRI 方法给出应变的准确估计,应变样本大小应在 2mm 的范围内。另一项研究评估 SRI 在猪胃窦壁体外测量应变的准确性,这个实验被设置成在盐水池中通过输注盐水对猪胃进行可控性扩张,SRI 给出了窦壁的径向应变的精确测量,但是在体外设置中对于应变率的测量似乎不太准确。通过多普勒超声波来估计胃壁的肌层的相对应变是可行的并且是一种能将局部应变分布详细映射的方法。SRI 能够区分在 2D 图像中不能可视地分离的纵向和圆形肌肉层的收缩活性。在胃窦扩张期间,我们发现压力和 SRI 测量之间存在显著的逆相关关系($r=-0.87$)。目前,有研究正在评估 SRI 是否可以应用于评估消化不良中的症状和生物力学因素之间的关系。

4. 麻醉前误吸评估

胃内容物误吸是严重的麻醉并发症,可导致肺炎发病率和死亡率的显著升高。通常在患者空腹时评估吸入风险,然而,禁食指南不适用于紧急情况和具有某些合并症的患者。胃内容物和体积评估是一种应用超声的新的现场诊断方法,可以帮助确定吸入风险。超声评估胃内容物容量经历了三个阶段:1982 年,Bateman 创立了全胃体积法;1985 年,Bolondi 创立了胃窦体积法;1989 年,Marzio 创立了胃窦单切面法。全胃体积法计算结果较精确,误差率仅为 4%,但需计算机辅助计算,计算方法复杂,不适用于临床;而胃窦体积法评估过程中空气会影响胃后壁的成像,整个胃体横截面的成像更是困难,部分患者因胃体显像不清无法应用胃窦体积法计算胃容量;经过不断改进形成的胃窦单切面法以胃窦面积变化测定胃容量,具有定位简单、方便、准确和重复性好等优点。本文重点介绍胃窦单切面法在重症患者中的应用。

(1)全胃体积法:数字革命已经使 3D 超声波成为 2D 超声扫描的自然扩展。最常见的是通过将串行的 2D 超声图像堆叠在一起并利用计算机化算法和设备处理、显示数据来制作 3D 超声波图(见图 6-9)。近年来,已经开发了 2D 阵列矩阵探测器以提供实时的动态 3D 扫描。目前,这种基于三维(3D)超声的胃体积估计的方法在体外模型、动物器官以及在体内核磁共振成像均证明了极好的准确性。该系统也被用于研究肝脏疾病,并评估功能性消化不良的患者。

Hausken 团队开发了一种非侵入性方法,使用三维引导数字彩色多普勒成像模型来评估幽门螺旋流和十二指肠胃回流量,他们发现,在初始胃排空期间,幽门食物流速的每搏容量个体差异较大。十二指肠胃反流发作平均持续 2.4s,平均体积为 8.3mL。在胃肠病学领域引入 3D 超声成像似乎改善了数据采集和分析的标准化。此外,可以减少在对患者的不愉快过程中的采集时间。3D 成像还可减少操作者依赖和帮助其更容易解释超声图像。

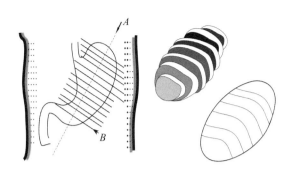

图 6-9　应用计算机技术测算全胃的体积

(2)胃窦体积法:如图 6-10 所示,取平卧位或膝肘位,视胃窦为圆柱体,测量胃窦纵轴的最大高度(h)、胃窦处与纵轴垂直的最大径(R),按公式 $v=[\pi \cdot (R/2)^3 \cdot h]/3$ 来测定胃窦体积。胃体部切面可沿左下肋部或者剑突下滑行,这个切面可以看到胃前壁从胃小弯侧延续至胃大弯侧,但是,空气会影响胃后壁的成像,导致观察整个胃体横截面的成像更是困难。

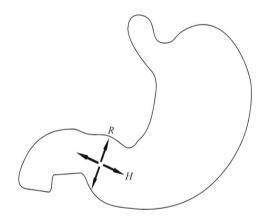

图 6-10　超声测量胃窦体积

(3)胃窦单切面法:指利用 B 超胃窦单切面法来探测胃窦切面。该方法距离体表较近,位置相对固定,检测过程中影响因素相比胃窦体积法小。现在胃窦单切面法应用较多。下文将详述胃窦单切面法的具体操作手法及超声图像。

三、床边超声评估重症患者胃肠功能

在 ICU 中,超声在营养实施中能帮我们做什么呢?目前已知的有:营养途径选择与建立;评估胃肠功能,尽早启动肠内营养;评估营养耐受性及误吸风险,加快足量营养进程;评估空腹状态下胃内容物的性质:如清亮液体、浑浊液体或者固体;利用肠系膜血流评价肠道血供情况。

1.肠内营养途径选择与建立

肠内营养途径的建立,是早期肠内营养的先决条件。依据营养管头端位置可分为胃内营养和幽门后营养两种途径,影像学检查(X 线、CT)是营养管定位的金标准,但有辐射,不易进行反复评估。

危重症患者存在不同程度的胃肠功能障碍,胃排空延迟易致使胃腔潴留,进而增加反流误吸风险。2016年,美国成人重症营养指南(SCCM&ASPEN联合发布)推荐,对于误吸风险高的患者,推荐改变喂养层级,放置幽门后喂养通路。但空肠营养管材质软、口径细、容易异位,且临床盲插法需被动等待空肠管进入幽门,在等待过程中需反复定位。

随着床旁超声的普及及临床应用的深入探索,超声在胃肠功能评估、营养管位置确认中的应用价值日益得到肯定及推广。以下内容将介绍如何通过超声来定位空肠营养管头端位置的方法(见图6-11)。

方法:①让患者保持平卧位状态,清醒患者嘱其术中配合。②注入生理盐水以检查鼻空肠管的通畅程度,置入导丝保证抽拉顺滑。③测量剑突—鼻尖—耳垂距离作经鼻至贲门长度标记。④利用超声探查胃腔,明确胃体、胃窦以及幽门位置,如遇有回声较强的气体干扰,可在置入导管时注入温开水200 mL后再行体表超声探查。⑤将螺旋型鼻空肠管经鼻带导丝置入胃腔,通过超声显示食道下段及贲门长轴切面,鼻空肠管进入时可清晰显示平行管状强回声,提示鼻空肠管进入贲门,继续向前推送,数次抽拉鼻空肠管的同时,利用超声探头于体表处探查,若发现胃腔内有快速移动的平行管状强回声,则提示鼻肠管已经进入胃腔。抽吸少量胃液行pH值检测,若小于4则再次证实导管进入胃腔。⑥缓慢推送鼻空肠管至70～80 cm时,注意利用超声来探查幽门管的位置。若见导管呈伸直位进入,则提示导管通过幽门较顺畅;如未见导管进入幽门管,则可能存在胃腔盘曲的情况。撤回至贲门处并旋转导管或少许抽出导丝以继续推送完成过幽门前导管姿势的调整。⑦当超声可见导管顺利前移(无折返)的同时手感落空,则明确提示导管通过幽门进入十二指肠,此时继续推送5 cm后抽取少许消化液行pH值检测。若pH值大于7,则可确定导管位于十二指肠内;此时超声检查十二指肠内可见平行管状强回声。⑧缓慢推送导管,如未遇强阻力则可一直推送至105 cm以上,再次行pH值检测,若pH值大于7时,则提示导管仍然处于肠腔内;肠腔内超声则显示平行管状强回声。⑨行床旁腹部X线检查以确认导管形态及头端位置良好。⑩由导管尾端注入20 mL生理盐水,缓慢抽出导丝,封闭尾端后行尾端固定。⑪观察患者腹部情况。⑫可床边重复超声检查以确定导管位置。

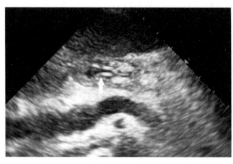 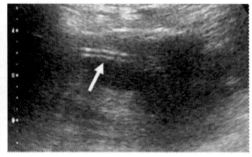

A.鼻肠管通过幽门　　　　　　　　B.鼻肠管进入十二指肠

图6-11　留置鼻肠管的超声图像

2.评估胃肠功能,尽早启动肠内营养

超声能辅助监测胃动力及胃腔残留量,帮助评估胃排空能力,从而尽早启动肠内营养。

早期肠内营养(EN)是一致被推荐对危重症患者预后有利的营养治疗方案,然而,接受机械通气的危重症患者 EN 可导致反流、肺误吸,并最终导致呼吸机相关性肺炎(VAP)的发生。当胃肠道功能不全时,则可能增加这些风险。胃动力及胃残留量(GRV)被认为是重大疾病在喂养的早期阶段胃肠功能障碍的替代参数。通过监测胃动力及 GRV,临床医生可对胃排空延迟患者进行早期检测,及时制定干预策略,减少或防止 VAP 的主要风险。但在过去的几年里,关于 GRV 测量能降低 VAP 的发病率一直受到质疑。2016 年,美国成人重症营养指南建议不应把 GRV 作为接受 EN 的 ICU 患者常规监测的指标。对于仍然监测 GRV 的ICU 患者,应当避免在 GRV<500mL 且无其他不耐受表现时中止 EN。那么,针对需肠内营养支持的急危重患者而言,胃腔残留量(GRV)监测是否还有意义呢? 首先要回答的问题,就是监测 GRV 的目的:①评估胃排空能力、胃内营养耐受性。②监测胃腔潴留量,避免反流误吸的高危因素。其次要回答的问题,包括:监测 GRV 是不是有弊无利? 抑或弊大于利?目前已有的相关 RCT 研究、Meta 分析以及最新的营养指南,总之好像有充足的证据——监测 GRV 没有益处,反而会干扰营养实施。目前,临床监测 GRV 常用方法为胃肠减压管回抽法,最大的弊端是干扰营养实施,影响营养摄入量,但超声监测 GRV 不存在此种弊端,且能及早发现胃排空障碍、及早干预、综合下来,笔者认为超声监测 GRV 利大于弊,特别是对那些有高危胃排空功能障碍的患者进行动态监测能减少反流误吸的可能性。最近,大型的随机临床试验显示,GRV 监测没有负面影响的临床结果(包括机械通气患者 VAP),恢复了对机械通气危重症患者接受早期 EN 的 GRV 监测。2013 年,德国指南委员会指出,腹部手术患者应每隔 4～6 小时监测 1 次 GRV,GRV 量不需太低。2013 年,加拿大指南委员会则指出,基于现有试验结果放弃 GRV 这个提议是不成熟的。

大量文献报道,超声确定的胃窦横截面积(CSA)和胃液总体积之间的数值具有相关性。胃窦横截面积可以通过使用两个垂直直径和椭圆面积的公式来测量:CSA=(AP×CC×π)/4(AP 为前后向直径,CC 为头尾向直径)。测量时必须在静止时(收缩之间)进行,以避免低估胃液总体积。在最近的研究中,测量胃窦 CSA 直径包括从浆膜到浆膜的胃壁的整个厚度。

胃窦确定方法:患者取半坐位或右侧卧位(能清楚显示胃远端如胃窦及胃体的体位),使用 2MHz～5MHz 低频腹部探头,它能提供必要的穿透以识别相关的解剖标志。对于较瘦或儿科患者,也可选用高频探头。

胃壁厚约 4～6mm,并且具有 5 个不同的超声层的特征外观,其在空腹状态下用高频换能器(如 5MHz～12)可达到最佳的可视化状态。胃窦是最常一致识别的胃部分(98%～100%的病例)。在矢状面中,他位于肝脏左叶及胰腺中间(肝脏左叶居前,胰腺居后),重要的血管标志包括主动脉或下腔静脉(IVC)、肠系膜上动脉或者静脉。在空腹状态的胃中,胃窦呈平面状并列的前壁和后壁,在矢状面中,它是圆形或卵形,与"眼睛"图案类似。

胃腔残留量测量方法:大多数作者报告胃窦 CSA 和 GRV 之间呈线性相关性,Pearson相关系数在 0.6～0.91。三个研究直接比较不同患者位置的这种相关性的强度,这三项研究均表明,在右侧卧位中测量的胃窦 CSA 与 GRV 相关性最为强烈。

关于预测总 GRV 的数学模型有很多,但是,还没有大样本 RCT 研究明确最优模型,目前样本量较大的两篇文章分别来自 Bouvet 团队与 Perlas 团队。

Bouvet 是应用超声估测外科手术患者术前胃容量,通过超声测量胃窦部 CSA 法评估胃容量来预测外科手术患者的误吸风险。术前超声检测 CSA,术中在气管插管后,插入 18f 的胃管将胃内容物抽吸出来,在抽吸的过程中,通过按摩上腹部,使管子能充分抽取胃内容物。CSA 和通过胃管抽吸胃内容物的容量有相关性,所以,超声测量 CSA 可以很大程度上帮助麻醉师减少全麻情况下的反流误吸情况。$GRV (mL) = -215 + 57 \times logCSA (mm^2) - 0.78 \times$ 年龄 $-0.16 \times$ 身高(cm) $-0.25 \times$ 体重(kg) $-0.80 \times CSA + 16\ mL$(在紧急情况下) $+ 10\ mL$(术前应用 100mL 制酸剂的情况下)。

胃镜检查是确定胃容量的金标准,Perlas 是通过胃镜检查作为对照组来确定胃容量,对患者胃肠超声及胃镜检查结果的分析,重新建立数学模型。行胃镜检查的患者禁食 8h 后,随机摄入预先准备好的 6 种不同容量的苹果汁,随后超声科医师(不知道患者情况)检查患者右侧卧位 CSA,随后内镜室医师(不知道患者情况)将胃液在胃镜直视下抽吸干净,算出精确的胃容量。通过 108 位受试者,能得出以下结论:以前报道的数学模型对胃容量评估过高,特别是在低容量状态下,为此他们新建立了一个数学模型,这个模型建立在对照组是金标准的基础上,可以更精确地评估胃容量,它可以评估 BMI 小于 40 的非孕妇人群 0~500mL 的胃容量。$GRV (mL) = 27.0 + 14.6 \times CSA(cm^2)$(取右侧卧位的情况下) $-1.28 \times$ 年龄。

总之,两种数学模型均可用于预测成人 GRV,它们目前被认为对临床是准确和适用的。无论这两个模型中决定使用哪一个,都需要遵循多个步骤以确保准确的结果。首先,扫描技术需要遵循在原始来源出版物中描述的类似的扫描平面和患者体位(对于 Bouvet 团队的半坐姿的矢状平面或者对于 Perlas 团队的右侧卧位);其次,测量需要在痉挛休息、蠕动收缩之间进行;再者,CSA 是从浆膜到浆膜测量的,包括胃壁的整个厚度;最后,每个模型仅适用于其建立的患者特征范围(成人、非怀孕受试者)以及原始来源出版物中研究的体积范围内。

胃动力检测方法:目前,测量胃动力方法有 γ 射线闪烁照相术、胃电图、胃肠腔内压测定、超声检测等技术。γ 射线闪烁照相术(SCT)的优点是可动态了解液体和固体的胃排空时间;缺点是该设备价格比较昂贵且需要专业人员,对患者有放射性损伤,另外,放射性核素的来源和保存也受客观条件和时间的限制,不能随时随地的应用。此外,各实验室的参照标准也不尽相同,需反复测定以建立起自己的标准。胃电图(电极置放在胃的体表投影区,进行胃肠电的测定)的优点是无创、方便,缺点是胃肠道电信号弱,容易受到心电和呼吸的干扰。胃肠腔内压测定有多种方法,包括液体灌注测压法、微型压力传感器测压法等,主要用于测定肌源性和神经源性胃肠动力障碍。综上所述,对危重症患者而言,超声检测是无创且最方便、快捷的方法。

1977 年,Bateman 首次用超声观察充满液体的胃;1982 年,利用全胃体积法测定胃排空,但过程烦琐;1985 年,Bolondi 等单纯以胃窦的体积或面积变化测定胃排空情况,被大多学者采用;国内段丽萍等采取肘膝位取胃窦最大断面进行测量,实用性好;近年来,国内采用口服造影剂充盈法以判断胃排空情况。

让患者取右侧卧床体位,经胃管注入 300mL 温开水,充盈后立即测量胃窦最大舒张面积,后每隔 5 分钟重复测定,直至胃内液性暗区消失,这段时间即胃排空时间(GET),连续记录充盈后 6min 内胃窦收缩次数,以每 2 分钟胃窦收缩次数为胃窦收缩频率(ACF),连续测 3 次胃窦最大舒张和收缩时的面积,计算胃窦面积变化(△S)、胃窦收缩幅度(ACA)(ACA= △S/S),胃窦运动指数(MI)=ACF×ACA。

随着超声成像技术的不断发展完善,三维超声技术的出现给胃排空功能的评估带来一种全新的方法。应用二维超声测量胃窦面积时,通常将不规则的胃窦面假设为椭圆形或者类圆形,因而具有一定误差;而三维超声成像时,通过逐点勾画多个层面的胃窦黏膜面来估测胃窦体积,所测得容积数据更接近胃窦部的真实体积。此外,该技术观察准确、重复性高,可用于孕妇、儿童等特殊人群。

3.评估营养耐受性及误吸风险,加快足量营养进程

已经报道了半定量三点分级系统作为区分低容量状态和高容量状态的简单筛选工具。该三点分级系统仅基于在仰卧位和右侧卧位对含有透明液体的胃窦的定性评价。风险 0 级在两个位置均显示为空,并且表明不存在胃内容物。风险 1 级在仰卧位表现为空,但是在 RLD 中可见清楚的液体,与小体积的胃液一致。随后的验证研究表明,在 75% 的病例中,1 级风险受试者具有小于 100mL 的胃液。2 级风险受试者具有两个位置均可见超过 100mL 的胃液。基于上述研究衍生而来的简单的定性研究(平躺或者右侧卧位扫描):若在两个平面都是空的,则为低风险;若只在右侧卧位可见液体,则 GRV 小于 100mL 可能性大;若在两个平面均能可见的液体,则 GRV 大于 100mL 的可能性大;按照 CSA 的公式进行计算,若 CSA 值小于 1.5mL/kg 的为低风险,大于此的为高风险;若为固体,则为高风险。

空腹意味着低吸入风险,可以仅通过定性评估来确定,也可以通过超声波直接观察将其与有高误吸风险的固体、颗粒或黏稠液体内容物区分开。

胃肠病学家已经使用胃超声检查,在胃肠造影剂摄入后以固定时间间隔对胃窦 CSA 进行序贯超声测量,这种方法已经被用于研究胃排空时间,并且结果与使用放射性材料的金标准的闪烁扫描术结果密切相关。

然而,最近才使用床边超声波来评估胃内容物和体积以评估围手术期抽吸风险和指导肠内营养应用。

作为一种新的诊断工具,胃超声检查需要根据其有效性(即准确性)、可靠性(即再现性)和可解释性(即具体发现能解释什么临床意义)来判读。即使已经公布了对内容类型(即空的、透明的流体、固体)的若干描述,但定性检查(区分不同类型的内容物)的灵敏度和特异性仍然要以系统的方式进行研究。

随着胃超声检查可用的有效性和可靠性的数据越来越多,下一个重要的问题是如何将这种新的诊断工具最佳地并入日常临床实践中以评估误吸风险并在适当的情况下制定营养管理方案。我们设想这个工具在许多临床情况下是有用的,比如当吸入风险不清楚或不确定时,胃超声可以帮助临床医生个性化评估患者的吸入风险,从而更合理地指导患者的营养

管理。

此外，当前公布的数据大多数属于成人个体，尤其是体积评估模型仅对成年非妊娠期患者进行验证，而在儿科和产科患者群体中需要进一步的评估研究。同时，三维和四维超声是更新的成像模式，可能在未来的超声评估中发挥着更大的作用。

4.评估胃内容物性质

胃液、水、苹果汁、黑咖啡和茶表现为低回声或者无回声。随着胃内容物的增多，胃窦部看起来更圆，胃壁更薄。空气和气泡看起来像许多移动的高回声，呈现出"星空征"；牛奶、厚重的液体对回声有着更强的反射性；在吃完固体的食物后，超声影像呈现出"霜冻的玻璃面"，可能与咀嚼食物时混入了大量气体有关（见图 6-12）。

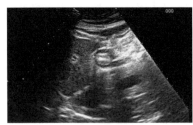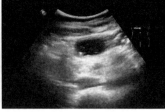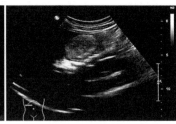

A.空腹胃窦　　　　　　　　B.喝水后胃窦　　　　　　C.摄入固体食物后胃窦

图 6-12　胃窦内不同内容物的超声图像

5.肠系膜血流量评价肠道血供

在对肠系膜上动脉（SMA）进行检查时应当注意：检查应在禁食 8h 的非运动状态下进行，一般采取仰卧位或半仰卧位，患者受检时应当屏气；在检查时先找到 SMA 的起始部位，对其行走和管壁状况进行观察，调整声束方向，尽量控制使其与管壁垂直，在起始部位的 1.0 cm 处开始进行管腔内径的测量；在进行血流参数的测定时，应当从起始部位的 1.0 cm 处进行取样，容积调整为 0.5~1.5 mm，调整声束方向使其与血流方向呈 60°夹角，调整取样线，使其与血流方向平行。

2012 年，澳大利亚阿德莱德大学 Jennifer 教授研究了年龄超过 65 岁的危重糖尿病患者，通过营养的刺激改变而发现了葡萄糖的吸收与肠系膜上动脉（SMA）血流量有关联。设定一个小时的观察期（0~60min），后在 60~120min 内将 0.9% 的葡盐水（能量为 1 kcal/mL，以 2 mL/min 速度）直接注入小肠，在 120~180min 内重复，用超声在第 60min、90min、150min 分别测 SMA 血流速度作为原始值，利用血清 3-甲基葡萄糖表示葡萄糖吸收，观察 1h 后血糖的吸收，60~240min 内的平均动脉压变化。通过比较 11 名机械通气患者和 9 名正常对照者，发现营养刺激后机械通气患者组的 SMA 血流显著低于正常对照组。在机械通气患者组中，1h 血糖吸收明显比健康对照组低，在营养刺激后 SMA 血流及葡萄糖吸收呈密切关联。在年龄大于 65 岁的重症糖尿病患者中，营养刺激后 SMA 的血流量小于健康人，小肠表面吸收灌注量减少，这可解释其葡萄糖吸收减少的原因。

通过超声检查，Gatt 团队观察到肠内营养后住院患者的 SMA 流量增加。然而，只有 3 名机械通气患者被采纳，因样本量太少，结果不具代表性。

肠道喂养期间的肠系膜血流量迄今在危重症患者中没有得到足够的量化。营养刺激与SMA血流量的关系还需要更多的研究支持。尽管在这方面缺乏研究,但肠系膜血流量在危重症患者组中显著减少是目前所公认的。

　　综上所述,超声是评估危重症患者胃肠功能的一项重要方法,优势在于如下几方面:该技术可在床边实施,减少患者转运风险;为无创性操作,可反复探查,增加检查的敏感性;相对合理的费用;指标的相对一致以及没有放射性污染。缺点主要是需要熟练的技师操作,不适用于肥胖、胃窦位置较高(位于胸廓内)以及检测时胃内气体较多的患者。

参考文献

[1]不明原因消化道出血诊治推荐流程(修改稿,2012年3月,上海)[J].中华消化杂志中华消化杂志,2012,6(3):361.

[2]吕宾.肠黏膜屏障与肠功能障碍[J].现代消化及介入诊疗,2013,18(4):232-234.

[3]Reintam A,Malbrain M L,Starkopf J,et al. Gastrointestinal function in intensive care patients:terminology,definitions and management. Recommendations of the ESICM Working Group on abdominal problems[J]. Intensive Care Med,2012,38(3):384-394.

[4]Kirkpatrick A W,Roberts D J,De Waele J,et al. Intra-abdominal hypertension and the abdominal compartment syndrome:updated consensus definitions and clinical practice guidelines from the World Society of the abdominal compartment syndrome[J]. Intensive Care Med,2013,39(7):1190-1206.

[5]Sung J J,Chan F K,Chen M,et al. Asia-Pacific Working Group consensus on non-variceal upper gastrointestinal bleeding[J]. Gut,2011,60(9):1170-1177.

[6]Ukleja A. Altered GI motility in critically ill patients:current understanding of pathophysiology,clinical impact,and diagnostic approach[J]. Nutr Clin Pract,2010,25(1):16-25.

[7]Martindale R G,McClave S A,Vanek V W,et al. Guidelines for the provision and assessment of nutrition support therapy in the adult critically ill patient:society of Critical Care Medicine and American Society for Parenteral and Enteral Nutrition:executive summary[J]. Crit Care Med,2009,37(5):1757-1761.

[8]Walls W J. The evaluation of malignant gastric neoplasms by ultrasonic B-scanning[J]. Radiol,1976,118(7):159-163.

[9]Ahluwalia N K,Thompson D G,Mamtora H,et al. Evaluation of human postprandial antral motor function using ultrasound[J]. Am J Physiol,1994,266(5):517-522.

[10]Gerards C,Tromm A,May B. Optimizing antrum planimetry for ultrasound determination of gastric emptying using emptying function reference lines[J]. Ultraschall Med,1998,19(3):83-86.

[11]Hausken T,Gilja O H,Undeland K A,et al. Timing of postprandial dyspeptic symptoms and transpyloric passage of gastric contents[J]. Scand J Gastroenterol,1998,33(7):822-827.

[12]Gilja O H,Hausken T,Odegaard S,et al. Monitoring postprandial size of the proximal stomach by ultrasonography[J]. J Ultrasound Med,1995,14(9):81-89.

[13]Grubb N R, Fleming A, Sutherland G R,et al. Skeletal muscle contraction in healthy volunteers: assessment with Doppler tissue imaging[J]. Radiology,1995,194(8): 837-842.

[14]Warren P S, Garrett W J, Kossoff G. The liquid-filled stomach:an ultrasonic window to the upper abdomen[J]. J Clin Ultrasound,1978,6(4): 315-320.

[15]Weighall S L, Wolfman N T, Watson N. The fluid-filled stomach: a new sonic window[J]. J Clin Ultrasound,1979,7(3): 353-356.

[16]King P M, Adam R D, Pryde A,et al. Relationships of human antroduodenal motility and transpyloric fluid movement: non-invasive observations with real-time ultrasound[J]. Gut,1984,25(4): 1384-1391.

[17]Hausken T, Odegaard S, Matre K et al. Antroduodenal motility and movements of luminal contents studied by duplex sonography[J]. Gastroenterology,1992, 102(7): 1583-1590.

[18]Uematsu M, Nakatani S, Yamagishi M,et al. Usefulness of myocardial velocity gradient derived from two-dimensional tissue Doppler imaging as an indicator of regional myocardial contraction independent of translational motion assessed in atrial septal defect[J]. Am J Cardiol,1997,79(6): 237-241.

[19]Matre K, Stokke E M, Martens D,et al. In vitro volume estimation of kidneys using three-dimensional ultrasonography and a position sensor[J]. Eur J Ultrasound,1999,10(7): 65-73.

[20]Ahmed A B, Gilja O H, Gregersen H,et al. In vitro strain measurement in the porcine antrum using ultrasound doppler strain rate imaging[J]. Ultrasound Med Biol,2006,32(9): 513-522.

[21]Bateman D N,Whittingham T A. Measurement of gastric emptying by real-time ultrasound[J]. Gut,1982,23(11):524-527.

[22]Bolondi L, Bortolotti M, Santi V, et al. Measurement of gastric emptying time by real-time ultrasonography[J]. Gastroenterol,1985,89(3): 752-759.

[23]Marzio L,Giacobbe A,Conoscitore P,et al. Evaluation of the use of ultrasonography in the study of liquid gastric emptying[J]. Am J Gastroenterol,1989,84(6):496-500.

[24]Hokland J, Hausken T. An interactive volume rendering method applied to ultrasonography of abdominal structures[J]. IEEE Ultrason Symp Proc,1994,3(7): 1567-1571.

[25]Hausken T, Li X-N, Goldman B et al. Quantification of gastric emptying and duodenogastric reflux stroke volumes using three-dimensional guided digital color Doppler Imaging[J]. Eur J Ultrasound, 2001, 8(3):125-132.

[26]Stephen A,Mc Clave,Beth E,et al. Guidelines for the Provision and Assessment of Nutrition Support Therapy in the Adult Critically Ill Patient: Society of Critical Care Medicine (SCCM) and American Society for Parenteral and Enteral Nutrition[J] .Crit Care Med,2016,44(2):390-438.

[27]Gunnar E, Thomas W,Felbinger, et al. Gastric residual volume in critically ill patients: a dead marker or still alive? [J]. Nutr Clin Prac,2015,30(1):59-71.

[28]Hartl W H, Parhofer K G, Kuppinger D, et al. S3-Guideline of the German Society for Nutritional Medicine (DGEM) in cooperation with the GESKES and the AKE monitoring of artificial nutrition: specific aspects[J]. Aktuel Ernahrungsmed,2013,38(5):90-100.

[28]Dhaliwal R, Cahill N, Lemieux M, et al. The Canadian critical care nutrition guidelines in 2013: an update on current recommendations and implementation strategies[J]. Nutr Clin Pract,2014,29(3): 29-43.

[29]Jayaram A，Bowen M P，Deshpande S，et al. Ultrasound examination of the stomach contents of wom-enin the postpartum period[J]. Anesth Analg,1997,84(5): 522-526.

[30]Sijbrandij L S,den Orth J O. Transabdominal ultrasound of the stomach: a pictorial essay[J]. Eur J Radiol,1991,13(7): 81-87.

[31]Bouvet L,Mazoit J X,Chassard D,et al. Clinical assessment of the ultrasonographic measurement of an-tral areaforestimating preoperative gastric contentand volume[J]. Anesthesiology, 2011, 114 (2): 1086-1092.

[32]Tomomasa T，Tabata M，Nako Y，et al. Ultrasonographic assessment of intragastric volume in neo-nates: factors affecting the relationship between intragastric volume and antral cross-sectional area[J]. Pediatr Radiol,1996,26(3): 815-820.

[33]Perlas A，Chan V W，Lupu C M，et al. Ultrasound assessment of gastric content and volume[J]. An-esthesiology,2009,111(5): 82-89.

[34]Dalhoff K，Abele-Horn M，Andreas S，et al. Epidemiology, diagnosis and treatment of adult patients with nosocomial pneumonia: S-3 Guideline of the German Society for Anaesthesiology and Intensive Care Medicine，the German Society for Infectious Diseases，the German Society for Hygiene and Micro-biology，the German Respiratory Society and the Paul-Ehrlich-Society for Chemotherapy [in German] [J]. Pneumologie,2012,66(8):707-765.

[35]Charles M P，Easow J M，Joseph N M，et al. Incidence and risk factors of ventilator associated pneu-monia in a tertiary care hospital[J]. Australas Med J, 2013,6(3):178-182.

[36]Perlas A，Mitsakakis N，Liu L，et al. Validation of a mathematical modelfor ultrasoundassessment of gastric volumebygastroscopic examination[J]. Anesth Analg,2013,116(7): 357-363.

[37]Cubillos J，Tse C，Chan V W，et al. Bedside ultrasound assessment of gastric content: an observational study[J]. Can J Anaesth, 2012,59(6):416-423.

[38]Sim J A，Horowitz M，Summers M J,et al. Mesenteric blood flow, glucose absorption and blood pres-sure responses to small intestinal glucose in critically ill patients older than 65 years[J]. Intensive Care Med,2013,39(5):258-266.

第四节　危重症急性胃肠损伤的诊断标准

目前,有多个有关危重症急性胃肠损伤(AGI)的诊断标准,但以 2012 年欧洲重症医学协会腹部疾病工作组发布的急性胃肠功能损伤共识最为权威,本文即以此为标准。

(一)推荐意见制定背景

1.肠道功能障碍及衰竭的定义不明确

ICU 危重症患者的急性胃肠损伤和衰竭受到越来越多的重视。过去由于定义不明确,给研究带来了很大的困惑和困难。10 多年前,一个关于急性胃肠损伤的非正式会议总结出如下结论:肠道功能是决定 ICU 患者预后的一个重要因素;尚无对危重症患者胃肠道功能障碍客观的、与临床密切相关的定义;并同时建议,未来的急性胃肠损伤概念应对其严重程度进行分级。

2.危重症患者胃肠道功能障碍发生率高

多个研究证实,高达 62% 的 ICU 患者发生胃肠道症状。越来越多的证据表明,危重症患者中胃肠道疾病的发展与预后不良密切相关。

3.胃肠道功能障碍的评估方法不足

胃肠道功能相关监测指标的缺乏限制了此方面的研究,同时当胃肠道发生器官衰竭时,也限制了对其功能进行评估。尽管血浆瓜氨酸和肠型脂肪酸结合蛋白可以作为小肠功能的监测指标,但它们在急性胃肠损伤的临床诊断和治疗方面作用仍然不明确。

由于缺乏正式的定义和分级,胃肠道功能障碍治疗策略的发展举步维艰。目前,胃肠道功能障碍治疗策略并非根据临床客观证据,而是根据各自的临床经验制定的。

4.胃肠道功能障碍与患者预后显著相关

越来越多的证据显示,早期制定目标导向治疗方案可以改善危重症患者器官功能和预后。将胃肠道功能障碍定义为多器官功能障碍综合征(MODS)的组成部分并参与序贯器官衰竭评分(SOFA),有助于一系列预防和治疗措施的制定,并能促进新的治疗策略的推广。

5.目　的

制定危重症患者急性胃肠损伤的定义,并对其进行分级,使之适用于临床和研究。

(二)方　法

一般认为,器官功能障碍是一个持续的病理变化过程。"胃肠道功能障碍"是描述发生在 ICU 之外的大部分胃肠道症状(腹泻、呕吐等)和诊断(胃肠炎等),因此,对于危重症患者,"急性胃肠损伤"概念应运而生。

目前,关于胃肠道功能障碍的概念和治疗推荐意见,是建立在对可靠证据和病理生理充分理解基础上制定的。

(三)结　果

欧洲重症医学协会腹部疾病工作组建议使用下列专业名词和概念。

1.胃肠功能

正常胃肠功能包括促进营养物质和水的吸收、调节肠道菌群及其产物的吸收、内分泌和免疫功能。由于目前缺乏相关仪器和指标来监测胃肠功能,很难对急性疾病过程中胃肠功能做出可靠的评估。

2.AGI和分级

急性胃肠损伤是指由于危重症患者急性疾病本身导致的胃肠功能障碍。

急性胃肠损伤严重程度分级如下。

(1)急性胃肠损伤Ⅰ级(存在胃肠功能障碍和衰竭的危险因素):有明确病因,胃肠道功能部分受损。

基本原理:胃肠道症状常常发生在机体经历一个打击(如手术、休克等)之后,具有暂时性和自限性的特点。

举例:腹部术后恶心、呕吐及肠鸣音消失;休克早期肠动力减弱。

(2)急性胃肠损伤Ⅱ级(胃肠功能障碍):胃肠道不具备完整的消化和吸收功能,无法满足机体对营养物质和水的需求。胃肠功能障碍未影响患者一般状况。

基本原理:胃肠道症状急性发生,须给予一定的干预措施才能满足机体对营养和水分的需求。急性胃肠损伤通常发生在没有针对胃肠道的干预的基础上,或者当腹部手术造成的胃肠道并发症较预期更加严重时,此时亦认为发生急性胃肠损伤Ⅱ级。

举例:胃轻瘫伴有大量胃潴留或反流、下消化道麻痹、腹泻、腹腔内高压(IAH)Ⅰ级(腹内压 12～15mmHg)、胃内容物或粪便中可见出血、食物不耐受[尝试肠内营养途径 72h 未达到 20kcal/(kg·d)的目标]。

(3)急性胃肠损伤Ⅲ级(胃肠功能衰竭):给予干预处理后,胃肠功能仍不能恢复,整体状况没有改善。

基本原理:临床常见于经积极治疗(红霉素、放置幽门后管等)后,机体对食物不耐受且持续得不到改善,多器官功能障碍综合征呈进行性恶化。

举例:机体对食物持续不耐受——大量胃潴留、持续胃肠道麻痹、肠管扩张、腹腔内高压进展至Ⅱ级(腹内压 15～20mmHg)、腹腔灌注压(APP)下降(<60mmHg)。

(4)急性胃肠损伤Ⅳ级(胃肠功能衰竭伴有远隔器官功能障碍):急性胃肠损伤逐步进展,多器官功能障碍综合征和休克呈进行性恶化,随时有生命危险。

基本原理:患者一般状况急剧恶化,伴远隔器官功能障碍。

举例:肠道缺血坏死、导致失血性休克的胃肠道出血、Ogilvie 综合征、需要积极减压的腹腔间隔室综合征(ACS)。

由于鉴别胃肠道急性疾病和慢性疾病非常困难,在出现慢性胃肠疾病(如克罗恩病)引起的消化道出血、腹泻等症状时,建议使用与急性胃肠道疾病相同的概念。对于长期肠外营养的患者,胃肠衰竭(相当于Ⅲ级)缓慢发生,不需要给予紧急干预措施,但需参照急性胃肠损伤Ⅲ级处理意见,监测腹内压并排除新的腹部急性疾病。

(5)原发性 AGI 和继发性 AGI

1)原发性 AGI:是指由胃肠道系统的原发疾病或直接损伤导致的急性胃肠损伤(第一打击)。

基本原理:常见于胃肠道系统损伤初期。

举例:腹膜炎、胰腺或肝脏病理改变、腹部手术、腹部创伤等。

2)继发性 AGI:是机体对重症疾病反应的结果,无胃肠系统原发疾病(第二打击)。

基本原理:无胃肠道系统直接损伤。

举例:发生于肺炎、心脏疾病、非腹部手术或创伤、心肺复苏后等。

3.食物不耐受综合征

食物不耐受综合征(Feeding intolerance syndrome,FI)是指任何临床原因(呕吐、腹泻、胃肠道出血、肠瘘等)引起的肠内营养不耐受的通用名词。

基本原理:食物不耐受综合征的诊断常基于复杂的临床评估,没有单独明确的症状或指标来定义 FI。当经过 72h、20kcal/(kg·d)的能量供给目标仍不能由肠内营养途径实现,或者因任何临床原因停止肠内营养的,需考虑 FI。若因临床操作等原因暂停肠内营养的,则不认为发生 FI。FI 的特殊情况:幽门后进食的患者对于 FI 的定义与经胃管进食者相同;如果患者因ACS 或者更换开腹的贴膜需行外科干预时,除非术后可以立即进行肠内营养,否则需考虑 FI。

4.腹内压增高

(1)腹内压增高(IAH):指 6h 内至少两次测量 IAP≥12mmHg。

基本原理:正常腹内压为 5～7mmHg。腹内压存在固有的变化和波动。当一天中 IAP至少 4 次的测量的平均值不低于 12mmHg,则同样需考虑 IAH。

(2)腹腔间隔室综合征(ACS):指腹内压持续增高,6h 内至少两次腹内压测量值均超过 20mmHg,并出现新的器官功能障碍。

5.胃肠道症状

(1)呕吐:是以胃失和降,气逆于上所致的一种病证,可出现在许多疾病的过程中。

基本原理:呕吐指由于胃肠道和胸腹壁肌肉收缩引起的胃肠道内容物经口排出。与反流不同,反流是胃内容物在无作用力情况下反流至口腔。由于对于 ICU 患者无法鉴别是否发生上述作用力过程,因此,通常将反流和呕吐一起进行评估。

(2)胃潴留:大量胃潴留指单次胃液回抽超过 200mL。

基本原理:暂没有足够的科学证据或生理学依据来定义大量胃潴留的确切值,也没有标准的测量胃残留量的方法。当胃残留量超过 200mL 时,需进行仔细的临床评估,但是仅仅单次残留量在 200～500mL 时不应该擅自停止肠内营养。尽管缺乏科学依据,欧洲重症医学协会腹部疾病工作组将 24h 残留量超过 1000mL 作为异常胃排空的一项指征,需要给予特殊的关注。

(3)腹泻:每日解 3 次以上稀水样便,并且量大于 200～250g/d(或超过 250mL/d)。

基本原理:正常大便频率为 3 次/周至 3 次/d。腹泻常区分为分泌性、渗透性、动力性和渗出性。而在 ICU,建议将腹泻分为疾病相关性腹泻、食物/喂养相关性腹泻和药物相关性腹泻。

(4)胃肠道出血:指任何进入胃肠道内腔的出血,并经呕吐液、胃内容物或粪便等标本隐血试验证实。

基本原理：大多数 ICU 患者均可发生无症状的、内镜检查阳性的胃肠道黏膜损伤。临床上 5%～25%ICU 患者可见明显出血，提示胃肠道黏膜损害严重。1.5%～4% 机械通气患者发生严重消化道出血，导致血流动力学障碍或需要输血。

（5）下消化道麻痹（麻痹性肠梗阻）：指肠蠕动功能受损，导致粪便不能排出体外。临床症状包括至少 3d 肛门停止排便，肠鸣音存在或消失，同时需排除机械性肠梗阻。

基本原理：在 ICU 之外的科室，便秘和顽固性便秘还包括不舒服的肠蠕动、排便困难和疼痛等症状。而 ICU 患者无法表达上述症状，故建议使用"下消化道麻痹"这个概念。

（6）异常肠鸣音：肠蠕动时，肠管内气体和液体随之流动，产生一种异常的咕噜声或气过水声。

基本原理：正常肠鸣音为 3～5 次/min。异常肠鸣音的临床意义尚不明确。建议肠鸣音的听诊方法为：腹部两个象限内的听诊时间至少要 1min，并在随后较短时间内重复 1 次。听诊前的触诊刺激可能导致额外的肠蠕动，产生额外的肠鸣音，从而影响肠鸣音的判断。

1）蠕动消失：听诊未闻及肠鸣音。

基本原理：肠鸣音完全消失是不正常的。然而必须指出的是，肠鸣音的存在并不能说明肠动力正常，而肠鸣音重新出现也并不意味着麻痹改善。

2）肠鸣音亢进：听诊闻及过多的肠鸣音。

基本原理：肠梗阻时，肠道试图通过梗阻部位，可产生肠鸣音亢进。

（7）肠管扩张：当腹部平片或 CT 显示结肠直径超过 6cm（盲肠超过 9cm）或小肠直径超过 3cm 即可做出诊断。

基本原理：肠管扩张是消化道梗阻常见的体征。非梗阻患者也可见肠管扩张，常见于中毒性巨结肠炎、急性结肠假性梗阻或 Ogilvie 综合征。

上述对急性胃肠损伤的诊断标准，其主要局限性就是缺乏针对胃肠道功能/功能障碍的客观检测指标。由于在此领域的证据较少，上述概念大部分是基于专家的意见而制定的。对 AGI 的分级系统没有一定的指标作为基础，也没有经过验证。对 AGI 分级的描述比较复杂，而且对同样等级的 AGI 可能会有不同的临床描述。

综上所述，建议使用"急性胃肠损伤"这个概念来诊断胃肠功能障碍并根据其严重程度分为四个等级。AGI Ⅰ 级是一个自限性的阶段，但进展为胃肠功能障碍或衰竭的风险较大；AGI Ⅱ 级需要干预措施来重建胃肠功能；AGI Ⅲ 级指胃肠功能经干预处理后不能恢复；AGI Ⅳ 级指胃肠功能衰竭，并威胁生命。但上述的分级都是基于一定的时间过程或经过干预措施后再行确定，在时间上具有一定的滞后性，故临床应用仍有一定的困难。而且，目前对"急性胃肠损伤"仍缺乏一个简洁明了的定义。这些缺陷仍需今后继续深入探讨。

参考文献

[1]Reintam A，Malbrain M L，Starkopf J，et al. Gastrointestinal function in intensive care patients：terminology，definitions and management. Recommendations of the ESICM Working Group on abdominal problems[J]. Intensive Care Medicine，2012，38(3)：384-394.

[2]Puleo F，Arvanitakis M，Van Gossum A，et al. Gut failure in the ICU[J]. Semin Respir Crit Care Med，2011,32(5):626-638.

[3]Piton G，Manzon C，Cypriani B，et al. Acute intestinal failure in critically ill patients: is plasma citrulline the right marker[J]. Intensive Care Med,2011,37(6):911-917.

[4]Rombeau J L，Takala J. Summary of round table conference: gut dysfunction in critical illness[J]. Intensive Care Med,1997,23(4):476-479.

[5]Casaer M P，Mesotten D，Hermans G，et al. Early versus late parenteral nutrition in critically ill adults [J]. N Engl J Med,2011,365(6):506-517.

[6]Thompson J S，Weseman R，Rochling F A，et al. Current management of the short bowel syndrome[J]. Surg Clin North Am,2011,91(3):493-510.

[7]Ziegler T R. Parenteral nutrition in the critically ill patient[J]. N Engl J Med,2009,361(11):1088-1097.

第三篇　危重症急性胃肠损伤的防治和护理

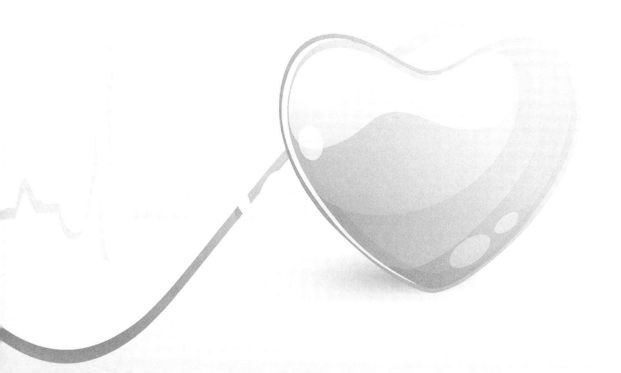

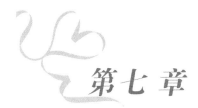

第七章

危重症急性胃肠损伤的防治

在危重症患者中,急性胃肠损伤(Acute gastrointestinal injury,AGI)不但影响了胃肠功能和肠内营养的实施,还可以导致机体其他重要脏器功能障碍,最终发展为 MODS。因此,对于危重症患者,积极预防和治疗 AGI 是防止 MODS 的关键环节之一。对于还未发生 AGI 的危重症患者或容易出现 AGI 的高危患者,则应做好预防工作;对于已经发生的 AGI,则应积极处理。由于危重症患者发生 AGI 的概率高,临床表现迅速多变,许多预防与治疗危重症患者 AGI 的措施是一体的,同时预防和治疗常常是动态连续的工作,而且很多措施如积极治疗原发病、维持内环境稳定、改善胃肠组织的灌注与氧供、避免药物对胃肠功能的影响和早期实施肠内营养既是预防措施,也是出现 AGI 时治疗的基础。因此,从临床实际出发,我们把预防和治疗措施合并在一起阐述,体现了早期预防和治疗一体的理念。

对于 AGI 的防治方法,我们将其分为两个方面进行阐述。第一个方面,为减少危重症患者各种常见因素对胃肠道的不良影响,不论是预防还是治疗 AGI 都应处理好的相关临床问题,主要有:①积极治疗原发病,维持内环境稳定;②改善胃肠组织的灌注与氧供;③避免药物对胃肠功能的不良影响;④合理实施肠内营养。第二个方面,针对 AGI 中常见临床问题的处理措施,包括:①喂养不耐受综合征的治疗;②腹腔内高压包括腹腔间隔室综合征的处理;③危重症患者常见胃肠道症状的处理;④AGI 的治疗方案总结。由于胃肠功能与全身其他脏器存在复杂的相互影响以及胃肠道功能本身的复杂性,且很多临床问题目前仍无统一的意见,我们只能根据已有的指南、文献和专家意见有重点地对相关防治方法进行阐述,希望对大家有所帮助。

第一节　原发病治疗和内环境稳定

一、积极治疗原发病

除了少数原发病无法治疗或具有自限性的情况外,在多数临床工作中原发病的治疗是整个治疗方案的根本和基础,对于 AGI 也概莫能外。对于继发性 AGI 的危重症患者,原发病引起的内环境紊乱、胃肠黏膜灌注不足及缺氧等应激反应常常是 AGI 的重要原因。如果诸如严重创伤、感染、失血等原发病不能得到很好的控制和处理,机体在应激状态下首先减少胃肠道的血流灌注以满足其他更重要的脏器所需,因此,胃肠道很容易受到打击并出现功能障碍。对于原发性 AGI 而言,原发病对胃肠道的影响更为直接和明显,故原发病得到有效治疗后,胃肠功能的改善可能也更加显著。总之,对于具有可逆性和治疗意义的原发病,开展积极、有效的治疗是防治 AGI 的基石,临床医生做治疗决策时绝不能舍本求末、扬汤止沸,只知道对症,而不知道对因,必须从整体考虑,绝不能脱离原发病的诊治去防治 AGI。

二、维持内环境稳定

(一)维持体内电解质水平正常

1.低钾血症和高钾血症

体内电解质水平的稳定对于维持正常的胃肠功能非常重要。危重症患者由于各种原因(无法正常进食、酸中毒、腹泻、肾衰竭、利尿治疗等)常出现电解质紊乱而影响胃肠功能甚至导致 AGI 的发生,其中钾和钙的影响尤为明显。

低钾血症在危重症患者中较为常见,低钾血症的症状取决于失钾的快慢和血钾降低的程度。失钾快则症状出现快,而且也较严重;失钾慢则缺钾虽已较重,症状却不一定显著。钾缺乏可引起胃肠运动减弱。患者常发生恶心、呕吐和厌食,严重缺钾可致难以忍受的腹胀甚至麻痹性肠梗阻。

低钾血症的主要治疗措施包括纠正低钾的病因及补钾,补钾是临床医生的基本技能,本文不做赘述,只是重点强调如下几个问题。

(1)补钾的途径:补钾的途径有口服或鼻饲、静脉及临床上应用较少的雾化吸入和动脉途径。对于出现 AGI 的危重症患者,首先推荐静脉补钾,仅对整体病情较轻和轻度低钾血症的患者推荐口服或鼻饲补钾。因为口服或鼻饲补钾虽然有很好的安全性,但 AGI 的危重症患者胃肠道的吸收功能下降,口服或鼻饲补钾的疗效往往不确切而难以掌控。静脉途径又分为浅静脉和中心静脉,对于需要高浓度补钾的患者应予经中心静脉补钾,因为氯化钾浓度太高可刺激周围静脉,引起疼痛,甚至导致静脉痉挛和血栓的形成。对于极少数口服或鼻饲以及静脉补钾途径都无法实施的患者,雾化吸入和动脉途径可以作为一种紧急的替代方案。

(2)补钾的浓度和速度:一般而言,经外周静脉补钾的氯化钾浓度不超过 0.3%,补钾的氯化钾速度不超过 1g/h。但是,对于病情危重的 AGI 患者,由于治疗过程中常有很多药物和液体需要输入,如果按照这个浓度治疗将会给患者液体平衡的控制增加难度,而大量的液体正平衡可导致血容量过多或组织水肿,包括肠黏膜水肿,加重 AGI。所以,我们建议对于液体输入量需要控制的 AGI 患者,首选经中心静脉高浓度补钾,具体补钾浓度目前没有统一的标准和方案,文献报道的高浓度补钾的氯化钾浓度范围多数在 0.6%～3%,我们推荐氯化钾浓度在 3% 以内的中心静脉补钾治疗是安全的和经过临床实践检验的。对于更高浓度的方案,可能要根据患者的具体病情来选择。补钾治疗时的风险主要是补钾的速度,一般补钾速度为 20～40mmol/h(折算为每小时补充氯化钾的量为 1.5～3.0g,每克氯化钾含钾

13.4mmol)，最快不超过 60mmol/h。

（3）补钾的疗程：钾离子进入细胞内的速度很慢，约 15h 才达到细胞内、外平衡，而在细胞功能不全如缺氧、酸中毒等情况下，钾离子的平衡时间更长，约需 1 周或更长时间，所以，补钾后应动态、持续地监测血钾浓度，根据血钾变化调整补钾方案，勿轻易中途停止补给。而高钾血症对胃肠功能的影响没有低钾血症明显，但也不能忽视。严重的高钾血症在临床上常引起恶心、呕吐和腹痛等胃肠道症状。高钾血症的治疗主要包括去除病因，促进钾离子排出，将钾离子从细胞外转移到细胞内和血液净化等，这里不再具体展开。

2. 低钙血症和高钙血症

除钾离子外，对于胃肠功能有重要影响的电解质还有钙离子。低钙血症常引起腹痛、腹泻、胆绞痛，食欲减退、恶心、呕吐、腹痛、便秘，重者发生麻痹性肠梗阻。低钙血症的治疗主要是病因治疗和补钙，急救时常用葡萄糖酸钙或氯化钙静脉输入。高钙血症者可出现食欲不振、恶心和便秘等胃肠道症状，危重症患者出现高钙血症时则更易出现上述症状，长期高钙血症易发生消化性溃疡。高钙血症时由于钙异位沉积于胰腺管，且钙刺激胰酶使其大量分泌，有时还可引发急性胰腺炎。因此，对于危重症患者的高钙血症也应积极处理，治疗包括病因治疗、增加尿钙排泄、减少钙自骨向细胞外液转移、增加钙自细胞外液向骨转移和血液净化治疗。

（二）维持酸碱平衡

酸碱平衡对胃肠功能也有影响，除了与引起酸中毒的基本病因以及合并的其他水电解质酸碱失衡等有关外，酸中毒本身造成的自主神经功能紊乱（如对乙酰胆碱刺激反应的改变等）常也是直接原因。此外，对于有些危重症患者，AGI 的一些临床症状又可以是酸碱平衡紊乱的重要原因，如严重的恶心、呕吐和腹泻等；对于这些患者，纠正酸碱平衡紊乱治疗须关注 AGI 等病因的处理。在危重症患者中，代谢性酸中毒是比较常见的酸碱平衡紊乱，患者可以由于酸中毒而出现轻微腹痛、腹泻、恶心、呕吐、纳差等胃肠道症状。对于酸碱平衡紊乱患者的治疗，医生须把握合适的时机和目标；对于危重的 AGI 患者，医生更应动态监测，开展滴定式治疗。具体治疗方法不是本书讨论的重点，本文不再赘述。

（三）液体平衡

液体平衡对于危重的 AGI 患者是一个重要的问题，因其对危重症患者的胃肠功能有着极其重要的影响，这种影响复杂而微妙。对于脓毒性休克的患者，早期液体复苏有助于改善全身灌注，包括胃肠道黏膜的灌注，对防治 AGI 是有利的，但过度的液体复苏则可导致胃肠道黏膜水肿而影响其功能，严重时甚至引起腹腔内液体的积聚而导致腹腔内压力异常增高，从而严重损伤胃肠功能甚或导致多脏器功能不全。因此，液体复苏治疗时控制液体平衡在一个恰到好处的平衡点是十分重要的。

关于早期目标导向治疗（Earlier goal directed therapy，EGDT）及相关问题的建议：目前，对于脓毒性休克患者，在临床上应用广泛的 EGDT 已得到了多数临床医生的肯定，但是，对于复苏的目标选择和目标值仍有争议。最新的循证医学提出了新的观点，即在 2014

年《新英格兰医学杂志》上在线发表的针对 EGDT 阴性结果的 ProCESS 研究,引起了重症医学领域广泛的讨论。有专家认为,EGDT 可能对某些感染性休克患者有效,比如那些疾病早期存在低组织灌注压(中心静脉氧饱和度低或乳酸水平增加)的患者;脓毒症治疗的大部分获益可能来自早期识别和干预,而非某种特定的干预,包括针对组织灌注的血流动力学治疗;治疗效果可能主要归功于对脓毒症认识的增加,因为目前急诊科的"治疗标准"包括了筛查和早期识别,也可能归功于早期使用抗生素和其他干预方法;在缺乏这些因素的情况下,传统的 EGDT 可能特别有效;但在现今的许多医院中,患者能被快速确诊,并给予包括抗生素在内的治疗,因此,EGDT 的其他部分对治疗效果的贡献似乎不大。我们认为,危重症患者的临床治疗过程比较复杂,仍需要高度个体化的复苏方案。某几个固定的治疗目标(如 CVP 8～12mmHg)不一定适用于所有危重症患者。临床医生在床旁根据病情给出的综合判断仍然是重要的。对于有 EGDT 指征的 AGI 患者,我们仍然建议坚持 EGDT 的理念和原则,核心在于早期改善组织低灌注,但不必拘泥于所有的目标值,可以结合具体病情而采用个性化治疗方案。另外,在保证全身重要脏器灌注的前提下,应适度控制液体输入量。如胃肠道手术后的患者在保证重要脏器灌注的情况下应尽量避免过多液体负荷导致的胃肠黏膜的水肿,因为这种水肿导致的并发症可能对预后有非常重要的影响,有时甚至是致命性的。

参考文献

[1]Angus D C, Yealy D M, Kellum A, et al. Protocol based care for early septic shock[J]. N Engl J Med, 2014,371(4):386-387.

[2]Matth T, Schnitzler R, Weithofer P, et al. Water and electrolyte disturbances in critical care[J]. Internist (Berl), 2006,47(11):1129-1130, 1132-1135.

[3]Aditianingsih D, George Y W. Guiding principles of fluid and volume therapy[J]. Best Pract Res Clin Anaesthesiol,2014,28(3):249-260.

[4]Dellinger R P, Levy M M, Rhodes A, et al. Surviving Sepsis Campaign: international guidelines for management of severe sepsis and septic shock, 2012[J]. Intensive Care Med,2013,39(2):165-228.

[5]Finfer S, Liu B, Taylor C, et al. Resuscitation fluid use in critically ill adults: an international cross-sectional study in 391 intensive care units[J]. Crit Care,2010,14(5):1-12.

[6]Hammond N E, Taylor C, Saxena M, et al. Resuscitation fluid use in Australian and New Zealand Intensive Care Units between 2007 and 2013[J]. Intensive Care Med,2015,41(9):1611-1619.

第二节　胃肠组织的灌注与氧供

胃肠道黏膜对缺血缺氧极其敏感,在创伤、休克和严重感染等应激情况下,胃肠道黏膜的血流灌注常常是最先受影响且比较迟恢复正常的器官之一。因此,改善危重症患者胃肠组织的灌注和氧供具有非常重要的意义,对于存在休克的危重症患者这点尤为重要。改善危重症患者胃肠道黏膜的灌注和氧供首先要改善全身的灌注和氧供情况。

对于循环衰竭的患者,在针对病因进行治疗的基础上通过各种手段维持合理的血容量、血管张力和正常的心肌收缩、舒张功能是治疗的关键。治疗过程中对于部分临床判断困难的危重症患者,除了临床常用的平均动脉压、意识状态、尿量、皮肤黏膜灌注或毛细血管再充盈以及血乳酸等指标外,深入地进行有创的动态血流动力学监测(如 Swan-Ganz 漂浮导管或脉波轮廓温度稀释连续心排血量监测技术),并进行容量反应性(Fluid responsiveness,FR)的准确判断,这对采取合理措施进行治疗是非常重要的。

一、容量反应性判断及液体复苏治疗

ICU 医生在抢救循环衰竭的危重症患者时对 FR 的判断是非常重要的一项技能。容量负荷是心脏的前负荷,FR 指容量扩张后每搏输出量(Stroke volume,SV)或心排血量(Cardiac output,CO)随之增加的现象。因此,容量负荷与 FR 是不同的生理概念,即便医师能准确预测心脏前负荷,也不能准确预测容量扩张的反应,因为前负荷诱导的 SV 改变与心肌收缩力、后负荷相关。容量扩张之后,心脏前负荷增加,如果左右心室均处于 Frank-Starling 曲线上升支,则心排血量随之增加,即 FR 阳性;如有任一心室处于曲线的平坦段,则心排血量并不增加,过多液体输注会导致心脏容量负荷过多、血液稀释、毛细血管通透性增加、肺水肿,引起组织灌注及腹腔内高压等,最终导致患者病死率升高。ICU 内 FR 阳性的患者不超过 50%,因此,对于 ICU 中循环衰竭的危重症患者评估容量状态及能否从补液治疗中获益尤为重要。静态压力指标,如血压、中心静脉压、肺毛细血管楔压,可通过压力替代容积间接反映心脏前负荷,但只能反映容量负荷状态而无法准确预测 FR。静态容积指标(如左/右心室舒张期末容积、面积等)更能准确反映心脏前负荷的改变,但也不能预测 FR。目前,临床上主要采用动态评估的方法,即通过改变患者容量负荷,预测患者所处 Frank-Starling 曲线部位,从而评估患者能否从液体治疗中获益。

目前,采用的容量反应性评估方法有容量负荷试验、心肺相互作用的动态前负荷指标、无创超声心排血量监测、被动抬腿试验、呼气末阻断试验、呼气末二氧化碳分压监测和心动超声。下面具体介绍一下临床常用的容量负荷试验、心肺相互作用的动态前负荷指标、心脏超声和无创超声心排血量监测等。

(一)容量负荷试验

容量负荷试验为一较古老的方法,是近年讨论最多的容量判断方法之一,因为其实施方

便且也是目前临床上最常用的评价容量反应性方法。SSC 指南认为，只要临床怀疑有低血容量，即可使用容量负荷试验，其方法为：在 30min 内通过静脉输入晶体液 500～1000mL 或胶体液 300～500mL，并认为晶体液和胶体液无明显差别，只是晶体液的量要多一些。负荷试验时，如果能得到 CO、心脏指数（Cardiac index，CI）、SV 等指标，如用肺动脉导管（Pulmonary artery catheter，PAC）、脉搏指示连续心排量（Pulse indicator continuous cardiac output monitoring，PiCCO）监测或经外周动脉连续心排量监测（FloTrac/Vigileo）等方法，则负荷试验时观察这些指标的变化，虽然对判定标准各家不一，但考虑到热稀释法本身的误差在 10% 左右，故容量负荷试验阳性的标准应以增加 >10% 为宜；如果不能获得上述指标，而有 CVP，可动态观察 CVP 的变化（ΔCVP），现一般遵从 2-5 原则，即如果容量负荷后 ΔCVP≤2 mmHg，则说明容量反应性良好，可继续补液；如果 ΔCVP≥5mmHg，则示液体反应性差，说明容量已足够，需要停止快速补液；如果 ΔCVP 为 2～5mmHg，则要暂停快速补液，10min 后再做评估，直至 ΔCVP≥5mmHg 为止。如果上面的指标都得不到，则可以观察补液过程中收缩压、脉压、心率等的变化；如果收缩压、脉压增加，心率下降，则说明补液有效，但是可靠性差。

该方法的优点有：①定量的客观指标代替了主观臆断；②容量不足能得到更快纠正；③减少了容量负荷过多的危险。

需要注意的点有：①负荷的液体输入越快，所需液体的总量就越小，所得到的结果就越明确；②在短时间快速输入的前提下，晶体和胶体的差别已不大；③患者对容量负荷有反应并不一定代表就一定要进行容量复苏，因为健康正常人在接受一定量的液体输入后，其心排血量也会增加；④对容量负荷试验（快速补液试验）无反应的患者会增加其发生肺水肿的危险。

（二）心肺相互作用的动态前负荷指标

很早前人们就发现正压通气时动脉压的波形及压力值会随间歇的吸气与呼气相应发生升高与降低的周期性改变。血容量不足时，这种改变尤为显著，在自主呼吸时也能观察到。动态前负荷是通过心肺相互作用机制来评价容量的状态、预测液体反应性的功能性指标。大量研究已证实，动态前负荷指标预测液体反应性的敏感性和特异性均明显优于静态前负荷。在机械通气时，吸气相的胸腔内压增加，静脉回流减少，右心室前负荷减少，同时跨肺压增加又引起右心室后负荷增加，最后引起右心室射血量减少（在吸气末达到最低），经过几次心搏后（肺循环），左心室充盈随之下降，左心室射血减少（在呼气末达到最低）；另外，吸气时，肺循环内血管受到挤压，引起左心室 SV 一过性增加；同时胸腔内压增加，使左心室后负荷降低，有利于左心室射血。目前认为，左心室 SV 周期性的变化主要与吸气时右心室充盈及射血量减少相关。因此，若机械通气引起的左心室 SV 变化幅度大，则提示左右心室均处于心功能曲线的上升支，此时液体反应性好。反之，若左心室 SV 变化幅度小，则提示至少存在一个心室处于心功能曲线的平台支，液体反应性差。目前，临床研究常用的动态前负荷参数包括收缩压变异率（SPV）、脉压变异率（PPV）、每搏量变异率（SVV）等。

(三)心脏超声

近年来应用心脏超声来评价容量反应性的操作越来越多,因其具有可床边重复操作、无创的优点,尤其是经食道超声(TEE)可获得高质量的图像,逐渐引起了医生的重视。医生可用静态、单一的指标测量心脏和血管内径大小和流速快慢,更可用动态指标来判断容量反应性,包括流速快慢和内径大小对动态手段的变化,这些变化包括自主呼吸或机械通气时呼吸负荷的变化、被动抬腿试验(PLR)、RFL等。常分为以下两种情况。

1. 容量过少或过多时的评估

此时该项检查的预测阳性率高,超声指标显示收缩功能强但容积很小的左心室(左心室舒张末期面积 LVEDA<5.5cm²/m² BSA),自主呼吸时下腔静脉内径小且塌陷明显;机械通气时呼气末下腔静脉内径非常小,常<9mm,并容易随呼吸而发生变化,提示容量反应性好。超声指标显示无心包压塞时上下腔静脉明显充盈(扩张或固定),严重右心功能不全及超负荷(右心室大于左心室的超声证据),测得很高的左心室充盈压,提示容量超负荷或输液明显受限。

2. 容量既不过多也不过少时的评估

此时多需选用动态指标,在机械通气无心律失常时,可测定主动脉血流峰值(Vpeak)、左心室每搏射血的呼吸变化率、上腔静脉塌陷指数(SVC-CI)和下腔静脉扩张指数(dIVC)等预测容量反应性。

对于危重症患者,从急性胃肠损伤的角度我们更提倡采用心肺相互作用的动态前负荷指标和心脏超声来评价容量反应性。因为不但这两种方法有较好的特异性和敏感性,而且在监测过程中造成容量超负荷的风险也较小,对避免胃肠道黏膜水肿或腹腔内液体积聚是非常有利的。

(四)无创超声心排血量监测

值得一提的是,最近出现的无创超声心排血量监测(USCOM),因其具有无创、连续、快速、准确的优点,已受到重视。USCOM 采用的是成熟的连续波多普勒(Continuous wave doppler,CWD)技术经皮监测升主动脉或肺动脉的血流速度、方向、流出道截面积(CSA)、峰值速度、心室射血时间、速度时间积分(VTI)、心率(HR)、外周血管阻力(SVR)等指标,精确测定心脏每次搏动时的血流动力学状况,直接反映心脏泵血功能。通过公式 CO=VTI×CSA×HR 计算得出。刘继海等研究证明,USCOM 与被公认为金标准的 PiCCO 相比,两者所测得最能反映容量负荷的 CI 具有极高的相关性,是极有前景的床边评估容量状态和容量反应性的方法。

(五)复苏液体的选择

对于复苏液体是选择晶体液还是胶体液的问题长期以来一直存在争论,但是,近年来意见逐渐统一。许多临床研究的结果显示,人工胶体液在复苏中并无优势,甚至有时存在对肾脏和凝血功能的不良影响。因此,综合考虑疗效和经济因素,晶体液目前仍是临床首选的方案,对于低白蛋白血症的患者,选择人血白蛋白进行液体复苏也是合理的。不主张采用血浆、红细胞等进行液体复苏治疗。

二、血管张力异常及心肌泵功能衰竭的治疗

对于循环衰竭的危重症患者,其血管张力异常的调节主要依赖于血管活性药物,主要是儿茶酚胺类药物,目前常用去甲肾上腺素和多巴胺,肾上腺素等其他儿茶酚胺类药物由于会增加心肌氧耗或缺乏循证医学的支持,目前不主张将其作为一线选择,而将其作为备选或联合应用方案。心肌泵功能的恢复关键在于病因治疗,除病因治疗外,常用的治疗药物是正性肌力药,如多巴酚丁胺、米力农等。有条件的医疗单位可以采用主动脉内球囊反搏(Intra-aortic balloon pump,IABP)、左心室辅助装置和体外膜肺氧合等更有效的方法。

三、呼吸衰竭的治疗

除了循环衰竭外,呼吸衰竭导致的缺氧也是导致胃肠道黏膜氧供不足的常见和重要的原因。采取各种合理措施及时纠正低氧血症及呼吸衰竭对于胃肠黏膜的不良氧供,这与纠正循环衰竭同等重要。

四、消化道黏膜的 pHi 监测

临床医生想深入了解胃肠道黏膜的灌注和氧供,可以采用动态监测消化道黏膜的 pH(pHi)变化来实现。很多临床研究证实了 pHi 监测对危重症患者预后判断的价值,pHi>7.30 的患者的存活率明显高于 pHi<7.30 患者;当患者的 pHi<7.30 持续 24h,则其病死率高达 85%。但是,未发现以 pHi 作为脓毒性休克复苏目标与其他复苏目标(如心排血量指数)相比能改善预后。因为影响危重症患者的预后因素很多,所以,单靠改变复苏监测指标不能改善预后是可以接受的,但这并不能完全否定危重症患者 pHi 监测的临床价值。我们建议对于全身灌注改善后胃肠功能恢复不佳,且考虑仍存在胃肠道黏膜灌注不足的危重症患者,开展 pHi 监测,将 pHi 结果与其他血流动力学及组织灌注指标结合在一起综合判断,可以更有助于临床医生进行治疗决策。

参考文献

[1]Daudel F,Tüller D,Krahenbühl S,et al. Pulse pressure variation and volume responsiveness during acutely increased pulmonary artery pressure:an experimental study[J]. Crit Care,2010,14(3):122.

[2]Thiel S W,Kollef M H,Isakow W. Non-invasive stroke volume measurement and passive leg raising predict volume responsiveness in medical ICU patients:an observational cohort study[J]. Crit Care,2009,13(4):111.

[3]Saugel B,Ringmaier S,Holzapfel K,et al. Physical examination,central venous pressure,and chest radiography for the prediction of transpulmonary thermodilution-derived hemodynamic parameters in critically ill patients:a prospective trial[J]. J Crit Care,2011,26(4):402-410.

［4］Hofer C K，Müller S M，Furrer L，et al. Stroke volume and pulse pressure variation for prediction of fluid responsiveness in patients undergoing off-pump coronary artery bypass grafting［J］. Chest，2005，128 (2)：848-854.

［5］Lansdorp B，Lemson J，van Putten M J，et al. Dynamic indices do not predict volume responsiveness in routine clinical practice［J］. Br J Anaesth，2012，108(3)：395-401.

［6］Richter H P，Petersen C，Goetz A E，et al. Detection of right ventricular insufficiency and guidance of volume therapy are facilitated by simultaneous monitoring of static and functional preload parameters［J］. J Cardiothorac Vasc Anesth，2011，25(6)：1051-1055.

［7］Jacques D，Bendjelid K，Duperret S，et al. Pulse pressure variation and stroke volume variation during increased intra-abdominal pressure：an experimental study［J］. Crit Care，2011，15(1)：R33.

［8］Eichhorn V，Trepte C，Richter H P，et al. Respiratory systolic variation test in acutely impaired cardiac function for predicting volume responsiveness in pigs［J］. Br J Anaesth，2011，106(5)：659-664.

［9］Kronas N，Kubitz J C，Forkl S，et al. Functional hemodynamic parameters do not reflect volume responsiveness in the immediate phase after acute myocardial ischemia and reperfusion［J］. J Cardiothorac Vasc Anesth，2011，25(5)：780-783.

［10］Suehiro K，Okutani R. Influence of tidal volume for stroke volume variation to predict fluid responsiveness in patients undergoing onelung ventilation［J］. J Anesth，2011，25(5)：777-780.

［11］Kim H K，Pinsky M R. Effect of tidal volume，sampling duration，and cardiac contractility on pulse pressure and stroke volume variation during positive-pressure ventilation［J］. Crit Care Med，2008，36 (10)：2858-2862.

［12］Monnet X，Bleibtreu A，Ferré A，et al. Passive leg-raising and end-expiratory occlusion tests perform better than pulse pressure variation in patients with low respiratory system compliance［J］. Crit Care Med，2012，40(1)：152-157.

［13］Broch O，Renner J，Gruenewald M，et al. Variation of left ventricular outflow tract velocity and global end-diastolic volume index reliably predict fluid responsiveness in cardiac surgery patients［J］. J Crit Care，2012，27(3)：325.

第三节 合理应用影响胃肠功能的药物

对于在 ICU 抢救的危重症患者,药物治疗是非常重要和常用的手段,但任何药物都有不同程度的毒副作用,ICU 常用的抢救药物更是如此。ICU 常用的血管活性药、镇静药、镇痛药、抗凝和抗血小板等药物都对危重症患者的胃肠功能存在不同程度的影响,临床医生在处理 AGI 时也应关注这些药物可能存在的不良影响,在工作中合理应用上述药物,将其对胃肠道的不良影响尽可能地降低。

一、影响胃肠动力的药物

(一)儿茶酚胺类

儿茶酚胺类药物经常用于危重症患者恢复血流动力学稳定和改善器官灌注。动物研究表明,不论从短期还是长期应用这类药物都可能存在对小肠运动的抑制作用。离体豚鼠回肠段的体外研究表明,儿茶酚胺类药物肾上腺素和去甲肾上腺素对小肠运动的抑制效力远大于多培沙明、多巴胺和多巴酚丁胺。肾上腺素的抑制作用大约是多巴酚丁胺和多培沙明的 500 倍。抑制作用的排序是肾上腺素＞去甲肾上腺素＞多巴胺＞多巴酚丁胺。根据上述研究结果,我们建议,对于危重的 AGI 患者应该尽量避免将肾上腺素作为血管活性药物。

(二)镇静药

一项包括综合 ICU 和外科 ICU 患者在内的描述性临床研究发现,吗啡和咪唑安定联合应用比异丙酚对胃排空的影响更大,食物潴留的发生率更高。但是一项在脑外伤患者的前瞻性随机对照临床研究中并未发现异丙酚相对于吗啡和咪唑安定联合应用的优势。根据上述研究结果,同时考虑到异丙酚的半衰期较其他镇静药物来得短,停药后对机体的影响时间也更短,我们建议,仅从胃肠功能的角度出发,危重症患者选择异丙酚镇静可能比其他药物对胃肠功能的影响更小。

(三)镇痛药

ICU 常用的镇痛药分为阿片类和非阿片类。ICU 常用的阿片类镇痛药主要包括吗啡、芬太尼、舒芬太尼、瑞芬太尼和哌替啶(杜冷丁)等。对胃肠功能的影响是阿片类药物常见的副作用之一。阿片类药物应用后可以出现恶心、呕吐、腹痛、腹胀和便秘等胃肠道症状,对于本身处于应激状态的危重症患者而言,上述 AGI 症状的发生率更高。如果患者长期使用这类药,90%左右的患者会出现便秘。其原因包括两方面:一方面是这类药通过局部作用以及中枢抑制作用,减弱便意和排便反射;另一方面,通过兴奋平滑肌,使肠道平滑肌张力增加,造成推进性蠕动波减弱或完全消失,肠内容物通过缓慢可使粪便变干,又阻碍了粪便沿结肠前进,造成便秘,甚至是顽固性便秘,久之还会出现麻痹性肠梗阻等。

因此,对于危重的 AGI 患者应用阿片类药物时应考虑到药物对胃肠功能的不利影响,严格把握应用指征,应用时应予以达到镇痛目标的最低剂量,从而尽可能减少药物对胃肠功能的不良影响。

非阿片类镇痛药主要是非甾体类解热镇痛药,其对胃肠动力的影响并不明显,主要的风险是胃肠道出血。

(四)钙离子拮抗剂

钙离子拮抗剂主要是一些降压药如硝苯地平、氨氯地平、拉西地平、地尔硫䓬等,这些药在降压的同时,会造成胃肠道平滑肌松弛,肠蠕动功能下降而造成便秘。对于危重的 AGI 患者,选择降压药时应将其对胃肠功能的影响考虑进去;对于 AGI Ⅱ级以上的危重症患者建议选择降压药时不首先考虑钙离子拮抗剂。

(五)抗胆碱药

抗胆碱药是具有阻滞胆碱受体,使递质乙酰胆碱不能与受体结合而呈现出与拟胆碱药相反作用的药物。此类药除了阿托品以外,临床常用的还有山莨菪碱(654-2)和东莨菪碱。抗胆碱药物在胃肠道方面的不良反应可以表现出平滑肌松弛,蠕动无力,无法排空,甚至引起排便困难。该药目前在 ICU 治疗中应用不多,对于危重的 AGI 患者,如果其存在明显的胃肠动力障碍,应尽量避免使用。

二、影响胃肠道正常菌群的抗生素药物

健康人的胃肠道内寄居着种类繁多的微生物,这些微生物称为肠道菌群。肠道菌群按一定的比例组合,各菌间互相制约、互相依存,在质和量上形成一种生态平衡,一旦机体内、外环境发生变化,特别是长期应用广谱抗生素,敏感肠菌被抑制,而未被抑制的细菌则乘机繁殖,从而引起菌群失调,导致肠道正常生理组合被破坏,产生病理性组合、引起临床症状,该症状称为肠道菌群失调症。危重症患者由于原发性或继发性感染常常须应用广谱抗生素治疗,抗生素应用后危重症患者胃肠道正常菌群会受到不同程度的影响,其中影响严重的可以表现为抗生素相关性肠炎。抗生素相关性肠炎是由于使用广谱抗生素而引起的以腹泻为主要临床症状的肠道菌群失调症。通常在应用抗生素 5~10d 出现,也可早至用药第 1d 或迟至停药后发病,属医源性感染。ICU 内抗生素相关性肠炎发生率较高,病情也较重。这与 ICU 危重症患者高危因素较多有关,特别是与临床上普遍应用广谱抗生素有关。国内外研究表明,除万古霉素外几乎所有的抗生素均可引起抗生素相关性肠炎。ICU 易导致抗生素相关性肠炎的抗生素主要是头孢三代、喹诺酮类、碳青霉烯类等。研究显示,抗生素抗菌谱愈广、联合使用种类愈多,引起抗生素相关性肠炎的发生率愈高,联合用药与单一用药的发病相比,差异有非常显著的统计学意义。

合理使用抗生素,减少患者不必要的抗生素暴露是预防危重症患者肠道菌群失调及抗生素相关性肠炎的关键。对于 ICU 重症感染患者,在当今重症感染患者经验用药所推崇的"重锤出击"策略下,选择广谱抗生素及其联用以尽可能覆盖感染的病原体是需要的,但应尽早将经验治疗转换成目标治疗或降阶梯治疗。同时根据各种抗感染指南、临床表现及降钙素原(PCT)等指标合理地确定抗生素疗程,避免不必要的延长抗生素疗程。

三、易导致胃肠道急性出血的药物

(一)溶栓、抗凝和抗血小板药

由于各种血栓性疾病发生率的升高,ICU 内各种需要溶栓、抗凝、抗血小板治疗的危重症患者日益增加,常用的抗凝药有低分子肝素、华法林、肝素,抗血小板药物有阿司匹林、氯吡格雷,溶栓药物有 rt-PA 和尿激酶等,这些药物都有导致胃肠道黏膜出血的副作用,临床应用时应合理确定剂量和疗程,及时监测与出凝血相关的各项指标。

(二)非甾体抗炎药

非甾体抗炎药(Nonsteroidal antiinflammatory drugs,NSAIDs)是一类不含有甾体结构的抗炎药,这类药物包括阿司匹林、对乙酰氨基酚、吲哚美辛、萘丁美酮、双氯芬酸、布洛芬、尼美舒利、罗非昔布、塞来昔布等,该类药物具有抗炎、抗风湿、止痛、退热和抗凝血等作用,常用于 ICU 患者退热和轻度疼痛的镇痛治疗。临床应用时可出现上腹不适、隐痛、恶心、呕吐、饱胀、嗳气、食欲减退等消化不良症状。在长期口服非甾体抗炎药的患者中,大约有 10%～25%的患者发生消化性溃疡,其中有小于 1%的患者出现严重的并发症如出血或穿孔。因此,我们建议应严格把握非甾体抗炎药的适应证,避免不必要的服用,而对服用该药后的危重症患者应密切观察消化系统变化,特别是处于人工气道和镇静状态下不能表达主观感受的危重症患者,故应采集胃肠引流标本和大便标本并密切关注其变化,同时予以隐血等相关检查。

(三)糖皮质激素

糖皮质激素能刺激胃酸、胃蛋白酶的分泌并抑制胃黏液分泌,降低胃黏膜的防御能力,故可诱发或加剧消化性溃疡,糖皮质激素也能掩饰溃疡的初期症状,以致出现突发出血和穿孔等严重并发症,应加以注意。特别是对于长期使用、大剂量使用以及联合应用其他有胃刺激作用的药物(如阿司匹林、吲哚美辛、苯丁唑啉)时更易发生此副作用。

综上所述,对于应用各种溶栓、抗凝、抗血小板、非甾体抗炎药和糖皮质激素等药物的患者,应关注其胃肠道的副反应,及时观察和检测胃肠管引流液及大便,一旦发现胃肠道出血应及时停药,争取做到早发现、早处理,以免出现胃肠道大出血甚至导致低血容量休克等严重后果。

参考文献

[1]Fruhwald S, Scheidl S, Toller W, et al. Low potential of dobutamine and dopexamine to block intestinal peristalsis as compared with other catecholamines[J]. Crit Care Med, 2000, 28(8):2893-2897.

[2]Nguyen N Q, Chapman M J, Fraser R J, et al. The effects of sedation on gastric emptying and intragastric meal distribution in critical illness[J]. Intensive Care Med, 2008, 34(3):454-460.

[3]Fruhwald S, Herk E, Petnehazy T, et al. Sufentanil potentiates the inhibitory effect of epinephrine on intestinal motility[J]. Intensive Care Med, 2002, 28(1):74-80.

[4]McArthur C J, Gin T, McLaren I M, et al. Gastric emptying following brain injury：effects of choice of sedation and intracranial pressure[J]. Intensive Care Med, 1995, 21(7):573-576.

第四节 规范实施肠内营养

随着人们对疾病的病理生理机制的深入理解,营养支持已经成为危重症患者治疗中不可缺少的重要部分。早期的临床营养支持多侧重于对热量和多种基本营养素的补充,随着对机体代谢过程认识的加深以及对各种营养底物代谢途径的了解,人们发现各种营养底物在不同疾病的不同阶段通过不同的代谢途径与给予方式,对疾病的预后有着显著不同的影响。例如,不同蛋白质(氨基酸)对细胞生长与修复、多种酶系统活性、核酸代谢、细胞因子产生、免疫系统功能等影响各异;而不同脂质的代谢则对细胞膜的功能和稳定,各种甾体激素与性激素水平,以及众多炎症介质和凝血过程有着不同的作用。碳水化合物在不同疾病状态和疾病不同时期的代谢也不一致。而一些维生素与微量元素除了作为多种辅酶起作用之外,还具有清除氧自由基的功能。因此,现代临床营养支持已经超越了以往提供能量,恢复"正氮平衡"的范畴,而通过代谢调理和免疫功能调节,从结构支持向功能支持发展,发挥着"药理学营养"的重要作用。危重症患者的营养支持观念已经向营养治疗转变,近年来尤其强调要努力减轻机体应激状态下的代谢反应,阻止细胞氧化损伤和调节免疫反应。

根据营养素补充途径,临床营养支持分为肠外营养支持(Parenteral nutrition,PN,通过外周或中心静脉途径)与肠内营养支持(Enteral nutrition,EN,通过喂养管经胃肠道途径)两种方法。随着临床营养支持的发展,营养支持方式已由 PN 为主要的营养供给方式,转变为通过鼻胃/鼻空肠导管或胃/肠造口途径为主的肠内营养支持。这种转换是基于我们对营养及其供给方面的深入了解和认识。危重症患者早期的营养支持治疗尤其是 EN,被证明是改善应激反应的积极治疗策略,可以降低疾病的严重程度,消除并发症,缩短 ICU 住院时间,改善患者的预后。肠内营养的顺利实施同样也有利于防止 AGI 及相关并发症的发生。临床医生在肠内营养实施过程中应遵循指南推荐意见,结合自身临床经验,根据患者的需求,权衡利弊,做出最优化临床决策。

一、营养评估

在实施肠内营养支持前对危重症患者进行营养评估是十分必要的。临床医生应对所有收入 ICU 且预计摄食不足的危重症患者进行营养风险评估[欧洲肠外肠内营养学会(ES-PEN)营养风险筛查(NRS－2002)(见表 7-1 和表 7-2)或 NUTRIC 评分量表(见表 7-3)]。而通过营养风险评估筛查出来的高营养风险患者最可能从早期肠内营养治疗中获益。营养评估应当包括对于合并症、胃肠道功能以及误吸风险的评估。尽量不要使用传统的营养指标或其替代指标,因为这些指标在 ICU 的应用并非得到验证。如果有条件且不影响测量准确性的因素时,应考虑应用间接能量测定——间接测热法(Indirect calorimetry,IC)来确定危重症患者的能量需求。当没有 IC 时,可使用已发表的预测公式或基于体重的简化公式 [25～30 kcal/(kg·d)]来确定能量需求。除能量监测外,还应连续评估危重症患者蛋白质供给的充分性。

表 7-1　欧洲肠外肠内营养学会(ESPEN)营养风险筛查(NRS-2002)初筛表

序　　号	问　　题	是	否
1	体质指数(BMI)<20.5?		
2	最近 3 个月内患者的体重有丢失吗?		
3	最近 1 个星期内患者的膳食摄入量有减少吗?		
4	患者的病情严重吗?（如在重症监护中)		

注:若任何一个问题的答案为"是",则按表 7-2 进行最终筛查;若所有问题的答案均为"否",每隔一周要重新进行筛查;若患者被安排有大手术,则要考虑预防性的营养治疗计划以避免大手术所伴随的风险。

表 7-2　欧洲肠外肠内营养学会(ESPEN)营养风险筛查(NRS-2002)最终筛查表

营养状况			疾病严重程度(≈需要量的增加)		
无	0 分	正常营养状态	无	0 分	
轻度	1 分	3 个月内体重丢失大于 5%;或前 1 周的食物摄入低于正常食物需求的 50%～75%	轻度	1 分	髋部骨折、慢性疾病有急性并发症、肝硬化、慢性阻塞性肺病、长期血液透析、糖尿病、恶性肿瘤
中度	2 分	2 个月内体重丢失大于 5%;或者体重指数在 18.5～20.5,且基本营养状况差;或前一周的食物摄入量为正常食物需求量的 25%～50%	中度	2 分	腹部大手术、脑卒中、重症肺炎、血液系统恶性肿瘤
严重	3 分	1 个月内体重丢失大于 5%(3 个月内大于 15%);或体重指数小于 18.5,且基本营养状况差;或前 1 周的食物摄入量为正常食物需求量的 0%～25%	严重	3 分	头部损伤、骨髓移植、重症监护的患者(APACHEⅡ>10)
分值			分值		
年龄	如果年龄≥70 岁,在总分基础上加 1 分		总分值:		

注:若分数≥3,则说明患者存在营养风险,需要营养支持;若分数<3,说明患者需要每周重测;若患者安排有重大手术,则要考虑实施预防性营养支持以避免联合风险状况的发生。

表 7-3　NUTRIC 评分量表

参　数	范　围	评分值
年龄（岁）	＜50	0
	50～75	1
	≥75	2
APACHEⅡ评分（分）	＜15	0
	15～20	1
	20～28	2
	≥28	3
SOFA 评分（分）	＜6	0
	6～10	1
	≥10	2
引发器官功能不全（个）	0～1	0
	≥2	1
入住 ICU 前住院时间（d）	≤1	0
	>1	1
IL-6（pg/mL）	≤400	0
	>400	1

二、肠内营养的时机

对于不能维持自主进食的危重症患者（如 NRS-2002 评分≥5 或不含 IL-6 的 NUTRIC 评分＞5），应在 24～48h 内通过早期 EN 开始营养支持治疗。对于需要营养支持治疗的危重症患者，应首选 EN 而非 PN 的营养供给方式。对于营养风险较低及基础营养状况正常、疾病较轻（如 NRS-2002 评分≤3 或不含 IL-6 的 NUTRIC 评分≤5）的患者，即使不能自主进食，住 ICU 的第 1 周内不需要特别给予营养支持治疗。对于多数内科重症监护病房（Medical intensive care unit，MICU）和外科重症监护病房（Surgical intensive care unit，SICU）患者，尽管启用 EN 时需要对胃肠道蠕动情况进行评估，但此前并不需要有肠蠕动的体征。对于具有误吸高危因素或不能耐受经胃喂养的危重症患者，应减慢 EN 输注的速度。经胃开始喂养是多数危重症患者可接受的 EN 方式。在血流动力学不稳定时，应当暂停 EN 直至患者接受了充分的复苏治疗和（或）病情稳定。对于正在撤除升压药物的患者，可以考虑谨慎开始或重新开始 EN。

三、肠内营养的剂量

对于急性呼吸窘迫综合征（Acute respiratory distress syndrome，ARDS）或急性肺损伤

(Acute lung injury, ALI)患者以及预期机械通气时间≥72h的患者,推荐给予滋养型或充分的肠内营养,这两种营养补充策略对患者住院第1周预后的影响并无差异。具有高营养风险患者(如NRS-2002评分＞5或不考虑IL-6情况下NUTRIC评分≥5)或严重营养不良患者,应在监测再喂养综合征的情况下在24～48h达到目标喂养量。为了在入院的第1周获得EN的益处应尽量争取于48～72h提供＞80％预计蛋白质与能量供给目标。应给危重症患者提供充分的蛋白质供给。蛋白质需求预计为1.2～2.0g/(kg·d)(实际体重),烧伤或多发伤患者对蛋白质的需求量可能更高。

四、耐受性与充分性的监测

应每日监测EN耐受性。应当避免不恰当的中止EN。患者在接受诊断性检查或操作期间,应尽可能缩短禁食状态的医嘱,以免肠梗阻加重,并防止营养供给不足。美国2016年营养支持指南认为,不应当把胃残留量(Gastric residual volume, GRV)作为接受EN的ICU患者常规监测的指标,但在没有找到更有效的监测肠内营养耐受性的客观指标之前,我们认为对部分误吸高风险患者进行GRV监测还是有必要的。临床医生应制定并实施肠内营养喂养方案,以提高实现目标喂养的比例。ICU病房应考虑采用容量目标为指导的喂养方案或多重措施并举的喂养方案。对接受EN的患者,应当评估其误吸风险,并主动采取措施以减少误吸与吸入性肺炎的风险。对于误吸风险高的患者,可改变喂养层级,放置幽门后喂养通路。对于高危患者或不能耐受经胃单次输注EN的患者,可采用持续输注的方式给予EN。对于存在误吸高风险的患者,一旦临床情况允许,即给予药物促进胃肠蠕动,如促动力药物(甲氧氯普胺或红霉素)。应采取相应护理措施降低误吸与呼吸机相关性肺炎(Ventilator-associated pneumonia, VAP)的风险。对于接受EN且有气管插管的所有ICU患者,床头应抬高30°～45°,使用氯已定进行口腔护理(2次/d)。无论食物蓝染抑或其他染色剂,均不能作为判断EN误吸的标记物。也不建议在ICU使用葡萄糖氧化酶试纸检测误吸。不要因ICU患者发生腹泻而自动中止EN,而应继续喂养,同时查找腹泻的病因以确定适当的治疗。

五、选择适合的肠内营养制剂

ICU患者在开始EN时应常规选择标准多聚体配方肠内营养制剂;MICU患者应避免常规使用各种特殊配方制剂;SICU患者应避免常规应用疾病专属配方肠内营养制剂。在MICU不应常规使用免疫调节型肠内营养制剂[精氨酸及其他药物,如二十碳五烯酸(EPA)、二十二碳六烯酸(DHA)、谷氨酰胺与核苷酸等]。上述制剂可用于颅脑创伤患者与SICU围术期患者。有关ARDS与严重ALI患者使用含有抗炎作用的脂肪(如ω-3鱼油、琉璃苣油)及抗氧化剂的肠内营养制剂的研究结果,目前临床资料尚存在相互矛盾的情况,仍需进一步深入研究。

成年危重病患者不应常规预防性应用混合纤维配方的商品化肠内营养制剂来提高肠动

力或预防腹泻。若有持续性腹泻表现,则可考虑应用含有混合纤维配方的肠内营养制剂。对于肠道缺血或严重胃肠道动力障碍的高危患者,应避免选择含有可溶性与不可溶性纤维的配方。对于持续性腹泻、可疑吸收不良、肠缺血或纤维耐受不佳的患者,可使用短肽型肠内营养制剂。但对于由于肠内营养液高渗而导致的渗透性腹泻,建议更换营养液制剂或将高渗营养液稀释后应用;对于消化能力不足的患者,可加服消化酶以改善消化功能,如复方消化酶、胰酶等,也要注意不能过长时间应用质子泵抑制剂,必要时可应用利胆药以促进胆汁排泄、改善消化功能;对于需要限制液体入量的患者,应选择高能量密度的肠内营养制剂。见图 7-1、图 7-2、图 7-3 和表 7-4。

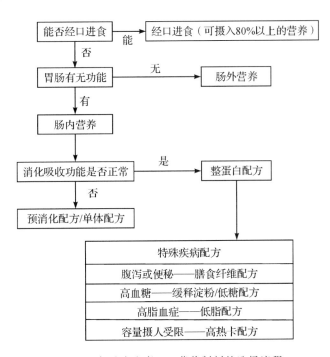

图 7-1　危重症患者 EN 营养制剂的选择流程

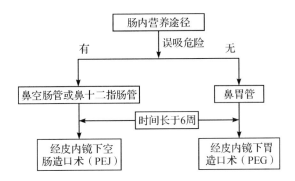

图 7-2　危重症患者肠内营养途径选择

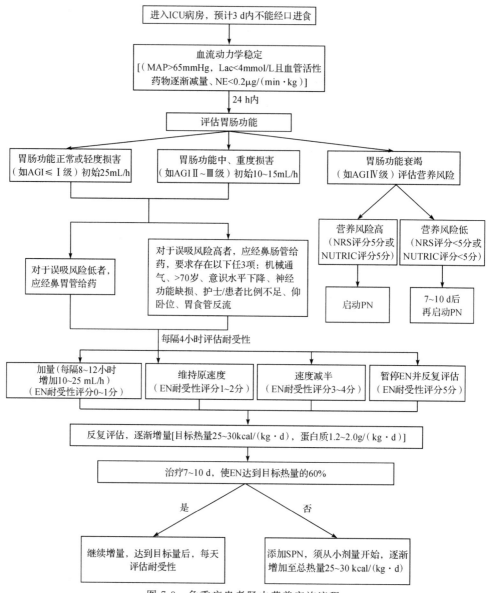

图 7-3　危重症患者肠内营养实施流程

表 7-4　EN 耐受性评分表

评价内容	计分内容			
分　值	0 分	1 分	2 分	5 分
腹　胀	无	轻度腹胀,无腹痛	明显腹胀或腹痛自行缓解或腹内压 15～20mmHg	严重腹胀或腹痛不能自行缓解或腹内压≥20mmHg
恶心/呕吐	无,或持续胃肠减压无症状	恶心,但无呕吐	恶心呕吐(不需胃肠减压)或 GRV>250mL	呕吐,且需胃肠减压或 GRV>500mL
腹　泻	无	稀便 3～5 次/d 且量<500mL	稀便≥5 次/d 且量 500～1500mL	稀便≥5 次/d 且量≥1500mL

注:若总分为 0～2 分,则需继续肠内营养,增加或维持原速度,对症治疗;若总分为 3～4 分,则继续肠内营养,减慢速度,2h 后重新评估;若总分≥5 分,则暂停肠内营养,重新评估或者更换输注途径。

六、EN 的禁忌证

当危重症患者出现肠梗阻、肠道缺血及严重腹腔感染时,EN 往往造成肠管过度扩张,肠道血运恶化,甚至肠坏死、肠穿孔,在这些情况下应避免使用 EN。

严重腹胀或腹腔间隔室综合征时,EN 增加腹腔内压力,高腹压将增加反流及吸入性肺炎的发生率,并使呼吸循环等功能进一步恶化,在这些情况下应避免使用 EN。

对于严重腹胀、腹泻,经一般处理无改善的患者,建议暂时停用 EN。

七、辅助治疗

血流动力学稳定的 MICU 与 SICU 患者,可考虑添加发酵性可溶性纤维(如低聚果糖、菊粉)。合并腹泻患者推荐添加 $10\sim20g$ 可溶性纤维,于 24h 内分次给予。虽然文献中临床研究所用的益生菌类别与菌种在综合 ICU 患者显示是安全的,但也仅限用于那些 RCT 研究证实安全且有益预后的内、外科患者,目前尚不能推荐此范围以外 ICU 患者常规使用益生菌制剂。对于需要特殊营养治疗的危重症患者,可依据有关文献报道的安全剂量补充抗氧化维生素与微量元素。肠内补充谷氨酰胺不应纳入危重症患者 EN 的常规处方中。

八、疾病的特殊营养

(一)呼吸衰竭患者的营养支持治疗

某些高脂/低碳水化合物特殊配方系根据呼吸熵与减少 CO_2 产生而设计,不建议将这种配方用于合并急性呼吸衰竭的 ICU 患者。急性呼吸衰竭患者考虑使用限制液体入量的高能量密度肠内营养配方(尤其在液体负荷过多时)。对于呼吸衰竭的 EN 患者应密切监测血磷浓度,必要时应适当给予补充。

(二)肾衰竭患者的营养支持治疗

患急性肾衰竭(Acute renal failure,ARF)或急性肾损伤(acute kidney injury,AKI)的 ICU 患者应使用标准肠内营养配方,并摄入 ICU 推荐的标准剂量蛋白质 $[1.2\sim2.0g/(kg\cdot d)(实际体重)]$ 与能量 $[25\sim30kcal/(kg\cdot d)]$。如果发生电解质明显异常,应考虑应用肾功能衰竭的特殊配方制剂(恰当的电解质和蛋白比例)。接受血液透析或 CRRT 的患者应增加蛋白质补充,最大剂量可达 $2.5g/(kg\cdot d)$。肾功能不全的患者不应为避免或延迟透析治疗而限制蛋白质摄入量。

(三)肝衰竭患者的营养支持治疗

由于肝硬化及肝衰竭患者腹水、血管内容量不足、水肿、门静脉高压及低蛋白血症等并发症,在使用能量及蛋白需要量的预测公式时,应采用干重或平时体重而非实际体重。与其他危重症患者相同,肝衰竭患者不应限制蛋白质摄入。急性和(或)慢性肝病的 ICU 患者优先选择肠内营养治疗方式。急性和慢性肝病的 ICU 患者选用标准配方肠内营养制剂。对于已经接受肠腔内作用抗生素及乳果糖一线治疗的肝性脑病患者,没有证据表明支链氨基酸型肠内营养配方能够改善昏迷的严重程度。

(四)急性胰腺炎患者的营养支持治疗

对于急性胰腺炎患者的初始营养评估应考虑疾病的严重程度,以指导营养治疗策略。由于病情严重程度可能迅速改变,对于喂养耐受性以及是否需要特殊营养治疗应进行反复评估。轻症急性胰腺炎患者不使用特殊营养治疗,如果能够耐受,应过渡到经口进食。如果发生意外并发症或 7d 内不能过渡到经口进食,则考虑进行特殊营养治疗。中度至重度急性胰腺炎患者留置经鼻肠内营养管,一旦液体复苏完成后(入 ICU24～48h 内)即开始滋养型喂养,并逐步过渡到目标营养。危重症急性胰腺炎患者开始 EN 时选择标准聚合物配方制剂。现有证据虽然令人鼓舞,但尚不足以推荐重症急性胰腺炎患者应用免疫增强配方 EN。需要营养治疗的重症急性胰腺炎患者优先选择 EN 而非 PN。重症急性胰腺炎患者可经胃或经空肠接受 EN,因为两种途径在耐受性与临床预后方面并无差异。对于不能耐受 EN 的中重度急性胰腺炎患者,应采取相应措施改善耐受性。接受早期 EN 的重症急性胰腺炎患者可考虑使用益生菌。

(五)外科危重症患者的营养支持治疗

与其他危重症患者相似,一旦创伤患者血流动力学稳定,应尽早(创伤后 24～48h)开始高蛋白配方肠内营养。严重创伤患者可给予富含精氨酸与鱼油的免疫调节配方肠内营养。与其他危重症患者相似,一旦颅脑创伤患者血流动力学稳定,在创伤后(损伤在 24～48h 内)立即开始早期肠内营养。颅脑创伤患者可使用含有精氨酸的免疫调节配方,或使用添加 EPA/DHA 的标准配方。没有肠道损伤的开放腹腔患者应尽早(伤后 24～48h)开始 EN。开放腹腔患者按照 15～30g/L 渗液丢失量额外增加蛋白质补充。能量需求与其他 ICU 患者相同。对于保留胃肠道功能且口服饮食不能达到预计能量需求的烧伤患者,应当给予 EN。不能实施 EN 或 EN 不能耐受时考虑给予 PN。有条件时使用 IC,每周重复测定以评估烧伤患者的能量需要。烧伤患者蛋白质补充量为 1.5～2.0g/(kg·d)。对于烧伤患者,应尽早开始 EN(如果可能,应在损伤后 4～6h 内开始)。

(六)全身性感染(脓毒症)患者的营养支持治疗

一旦复苏完成且血流动力学稳定,应当在诊断严重全身性感染或感染性休克后 24～48h 内给予 EN 治疗。在严重全身性感染或感染性休克的急性期,无论营养风险程度如何,不应给予完全 PN,或在早期 EN 的同时添加补充性 PN。鉴于研究结果相互矛盾,目前尚不能推荐全身性感染患者补充硒、锌及抗氧化剂。在全身性感染早期给予滋养型喂养策略(定义为 10～20kcal/h 或不超过 500kcal/d),如果耐受良好,则 24～48h 后开始增加喂养量,第 1 周内达到 80% 目标量,蛋白质供给量为 1.2～2.0g/(kg·d)。严重全身性感染患者不应常规使用免疫调节配方的 EN 制剂。

(七)外科大手术后(计划收入 SICU)患者的营养支持治疗

对所有 ICU 术后患者评估其营养风险(NRS-2002 或 NUTRIC 评分);传统指标即内脏蛋白水平(血浆白蛋白、前白蛋白与转铁蛋白)不应作为营养状态评价指标。如有可能,术后

24h 内应给予 EN,因为 EN 的预后较 PN 更好。对于需要 EN 治疗的 SICU 术后患者,应常规给予免疫调节配方肠内营养制剂(含精氨酸与鱼油)。对许多术后病情复杂的患者(如长期肠梗阻、肠吻合、开放腹腔手术后需要血管活性药维持血流动力学),应当在保证安全及临床判断的基础上进行个体化治疗。对于上消化道大手术且不能接受 EN 的患者,开始使用 PN(仅当预计 PN 治疗≥7d 时)。除非患者存在高营养风险,PN 不应在术后立即开始,而应延迟至 5~7d 后开始。如果患者术后可以进食,只要患者可以耐受,可进食固体食物,而无需将清流食作为第一餐。

(八)慢性及肥胖危重症患者的营养支持治疗

慢性危重症患者(定义为那些因持续存在器官功能不全需要住 ICU>21d 的患者)给予积极高蛋白质 EN 治疗,且如有可能,应制订抗阻力功能锻炼计划。肥胖患者不能经口摄食时,在收入 ICU 24~48h 内即开始早期 EN。对 ICU 肥胖患者进行营养评估时,除所有 ICU 患者的常规指标外,应重视代谢综合征的生物标志物,评价合并症,并确定炎症反应状态。ICU 肥胖患者的营养评估应注重中心型肥胖、代谢综合征,少肌症的表现,以及体重指数(Body mass index,BMI)>40、SIRS,或与肥胖相关的心血管疾病与死亡高风险的其他合并症。对于 ICU 肥胖患者,应给予高蛋白-低热量喂养,以保存瘦体组织,动员储备的脂肪,最大限度降低过度喂养导致的代谢并发症。对于不同程度的肥胖患者,EN 处方能量供给目标不应超过间接能量消耗(IC)测定的 65%~70%。不能进行 IC 测定时,使用基于体重的营养估算公式:对于 BMI 达 30~50 者,应予以 11~14kcal/(kg·d)(实际体重);对于 BMI>50 者,应予以 22~25kcal/(kg·d)(理想体重)。蛋白质供给量:对于 BMI 达 30~40 者,应予以 2.0g/(kg·d)(理想体重);对于 BMI≥40 者,应予以 2.5g/(kg·d)(理想体重)。如有可能,成年 ICU 肥胖患者应选用低能量密度、低非蛋白质热氮比配方的肠内营养制剂。虽然免疫调节型配方可能有益于调控肥胖患者过强的免疫反应,但目前尚缺乏预后数据,因此无法做出推荐。肥胖的危重症患者接受早期 EN 时,应加强监测,评估高血糖、高脂血症、高碳酸血症、液体负荷过多以及肝脏脂肪堆积等是否恶化。对于曾接受减肥手术治疗的 ICU 肥胖患者,开始静脉输注含葡萄糖液体或营养治疗前,应补充维生素 B_1(硫胺素)。此外,应考虑评价与治疗微营养素缺乏[包括钙、维生素 B_1、维生素 B_{12}、脂溶性维生素(A、D、E、K)与叶酸,以及微量元素铁、硒、锌、铜]。

参考文献

[1]McClave S A,Martindale R G,Vanek V W,et al. Guidelines for the Provision and Assessment of Nutrition Support Therapy in the Adult Critically Ill Patient:society of Critical Care Medicine(SCCM)and American Society for Parenteral and Enteral Nutrition(A. S. P. E. N.)[J]. JPEN J Parenter Enteral Nutr,2009,33(3):277-316.

[2]Kondrup J,Rasmussen H H,Hamberg O,et al. Nutritional risk screening(NRS 2002):a new method

based on an analysis of controlled clinical trials [J]. C lin Nutr, 2003,22(3): 321-336.

[3]Lbrahmi E H, Mehringer L, Prentice D, et al. Early versus late enteral feeding of mechanically ventila-ted patients: results of a clinical trial[J] . JPEN, 2002, 26(3): 174-181.

[4]Lewis S J, Egger M, Sylvester P A, et al . Early enteral feeding versus "nil by mouth"after gastrointes-tinal surgery: systematic review and meta-analysis of controlled trials [J]. Brit Med J,2001,323(16): 761-762.

[5]Marik P E, Zabga G P. Early enteral nutrition in acutely ill patients: a systematic review [J]. Crit Care Med, 2001,29(12): 2264-2270.

[6]Heyland D K. Nutritional support in the critically ill patients: a critical review of the evidence [J]. Crit Care Clin,1998,14(3): 423-440.

[7]Kreymann K G, Berger M M, Deutz N E, et al. ESPEN Guidelines on Enteral Nutrition: intensive care [J]. Clin Nurt, 2006, 25(2): 210-223.

第五节 喂养不耐受综合征的处理

危重症患者的胃肠耐受性较差,在进行肠内营养时极易发生各种并发症,积极防治由EN引起的各种并发症,已成为临床医护工作者探讨和研究的课题。喂养不耐受综合征(Feeding intolerance syndrome,FI)是指各种原因(呕吐、胃潴留、腹泻、胃肠道出血、肠外瘘等)导致的肠内营养不耐受。当经过 72h、20kcal/(kg·d)的能量供给目标不能由肠内营养途径实现,或者因任何临床原因停止肠内营养的,需考虑FI。对于发生以上情况时需予以积极的干预,主要措施有:改善 EN 耐受性、维护和恢复胃肠动力、控制腹内高压、合理的肠内营养方案和中医中药的应用(见图 7-4)。

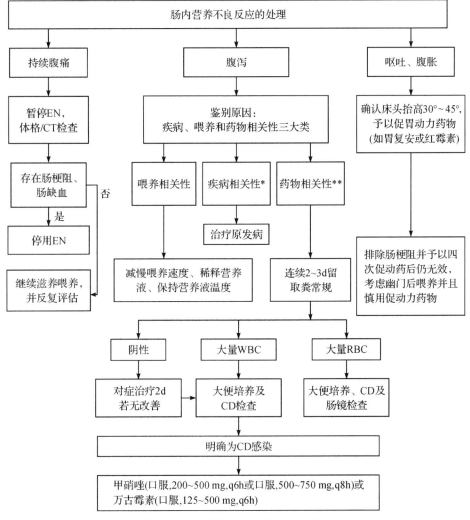

图 7-4 肠内营养不良反应的处理流程

注:＊可能引起腹泻的疾病有低蛋白血症、糖尿病等;＊＊可能引起腹泻的药物有抗生素、H_2-受体拮抗剂等各种抗酸药、乳果糖、ACE 抑制剂、β-受体阻滞剂、含山梨醇的药物等;CD指艰难梭菌。

一、改善 EN 耐受性

在 EN 输注过程中,以下常规措施有助于提高患者对 EN 的耐受性。①在接受肠内营养(特别是经胃)时应采取半卧位,最好达到 30°～45°。头高位可以减少误吸及其相关肺部感染的可能性。②经胃营养患者应严密检查胃残余量(GRV),避免误吸的危险,通常需要每隔 6 小时后抽吸 1 次胃残留量。2012 年的 AGI 指南建议:若 GRV<200mL,则可维持原速度;若 GRV≤100mL,则应增加输注速度 20mL/h;若 GRV>200mL,则应暂时停止输注或降低输注速度。③EN 开始营养液的浓度应由低到高;使用动力泵控制速度,输注速度逐渐递增;在喂养管末端夹加温器,有助于提高患者对 EN 的耐受性。④尽可能减少各种干预(手术、诊断或治疗性干预、拔管)导致的肠内营养中断,要每日评估肠内营养是否足够。

需要注意的是,对于 GRV 的临床价值和判断标准目前仍存在很多争议。有的指南甚至反对将 GRV 作为监测 EN 耐受性的指标。但是,根据我们的临床体会,目前除了 GRV 并无其他更好的更客观的预测 EN 耐受性的指标。因此,我们建议在没有更好的指标出现之前,GRV 还是可以作为一个有临床价值的指标进行 EN 耐受性的监测。另一个有关 GRV 监测的问题是目前国内都参考欧美的指南或文献中 GRV 的数据,但是,国内外的人种差异等因素并未被考虑,国内也无相关的高质量研究结果可供参考。许多国内专家认为中国人的胃潴留量标准应适度低于欧美国家标准。有国内专家提出,每隔 6 小时后抽吸 1 次胃残留量,若 GRV>100mL,则即应暂时停止输注或降低输注速度。我们建议参考危重症患者的体表面积、胃腔残留量动态变化及胃肠道症状综合考虑胃潴留量的具体判断标准和临床意义。

二、维护和恢复胃肠动力

维护和恢复胃肠动力的措施包括合理使用抑制胃肠动力的药物、应用促胃肠动力药物和泻药。

(一)尽量避免使用抑制胃肠道动力的药物

详见本章第三节"合理应用影响胃肠功能的药物"。

(二)促胃肠动力药物

1.多巴胺受体拮抗剂

(1)甲氧氯普胺(胃复安):是该类药物中最早用于临床的代表药,有循证医学证实其能有效地改善危重症患者胃动力,常用于治疗上消化道动力障碍,当危重症患者出现呕吐或胃潴留量增多等耐受不良时推荐使用。用法:肌内或静脉注射,成人,10～20mg/次,一日剂量不超过 0.5mg/kg;小儿,6 岁以下每次剂量为 0.1mg/kg,6～14 岁为 2.5～5mg/次。

(2)多潘立酮:是外周性 D_2 受体拮抗剂,是目前临床常用的胃肠动力药之一,其高度亲和力集中在上消化道近端胃肠道,可增加胃窦及十二指肠的蠕动幅度和频率,加强胃的收缩和蠕动,加快胃排空速度,还可协调胃窦和十二指肠运动;由于不易通过血脑屏障,故极少引起锥体外系的不良反应。多潘立酮广泛用于功能性消化不良等疾病,能改善呕吐和恶心等症状。用法：成人，口服，3～4 次/d，10mL/次（相当于 10mg），必要时剂量可加倍；儿童，口服，3～4 次/d，0.3mL/（kg·次）（相当于 0.3mg）。本品日最高剂量为 80mg。

2.5-HT$_4$ 受体激动剂

西沙必利、莫沙必利和替加色罗均为临床使用的 5-HT$_4$ 受体激动剂。该类药物以往临床应用较多，但缺乏改善危重症患者胃肠动力的循证医学证据，应谨慎使用。

（1）莫沙必利：选择性作用于上消化道，对结肠运动无影响，且不影响胃酸分泌，可减少因结肠运动亢进导致的腹痛、排便次数增加、腹泻和软便等副作用，由于其与多巴胺 D$_2$ 受体无亲和力，可避免因拮抗多巴胺 D$_2$ 受体导致的锥体外系反应及催乳素分泌增多等副作用；另外，本品无延长离体心室肌和蒲氏纤维动作电位时程的作用，故具有较好的安全性。成人口服剂量为 5～10mg/次，3 次/d，饭前服用。

（2）替加色罗：可使异常的胃肠动力正常化，具有加快小肠和结肠的转运速度，降低对肠道扩张的敏感性，缓解痉挛、腹部不适等作用。该药是 5-HT$_4$ 受体部分激动药，其活性只有完全激动药的 21%，因此，很少产生受体脱敏导致的快速抗药反应或耐受性。高度选择性使其和 5-HT$_3$ 受体、DA 受体和 M-胆碱受体没有亲和力；对心脏复极化没有影响，不引起 Q-T 间期延长；血脑屏障的穿透力弱；药物联合应用时相互作用少，具有良好的耐受性和安全性。该药为目前治疗便秘型肠易激综合征（IBS）的一级推荐药物，其在治疗功能性消化不良、慢性便秘、胃食管反流疾病的研究正在进行。若为成人，治疗剂量为 6mg/次，2 次/d，饭前口服。不推荐严重肾衰竭患者应用。

（3）西沙必利：可增加食管下段括约肌压力，增强食管底部平滑肌的蠕动收缩，减少胃酸反流，加快胃排空，并能协调胃窦和十二指肠的动力活动力，加快小肠和大肠的通过时间，从而发挥其"全胃肠动力作用"，对胃食管反流疾病、胃轻瘫、功能性消化不良、慢性胃炎、慢性便秘等多种胃肠动力疾病均有较好的疗效。但在西沙必利高敏患者中可出现 Q-T 间期延长或导致尖端扭转性室性心动过速，引起严重的心律失常，其在临床进一步应用还有着很大的争议。目前临床已较少应用。成人口服剂量应根据病情而定，一般每日总量为 15～40mg，分 2～4 次服用。

3.胃动素受体激动剂

胃动素能激动胃肠道的移行性复合运动（Migrating motor complex，MMC）Ⅲ相运动，促进胃肠蠕动。红霉素的分子结构使其空间构象及电荷分布与胃动素相似，能够结合并激动胃动素受体产生促动力作用。红霉素对全胃肠道均有不同程度的促动力作用：促进食管收缩及增加食管下段括约肌压力；促进胃窦收缩，改善胃窦-十二指肠功能的协调性；诱导 MMC；促进结肠运动及胆囊收缩等。循证医学研究表明，红霉素能有效改善危重症患者的胃肠动力，尤其是肠动力减退。除肠内营养耐受不良外，临床还可用于治疗胃食管反流疾病、胃轻瘫、假性肠梗阻、新生儿喂养不耐受等疾病。用法：0.9～1.2g/d，静脉滴注，分 1～2 次给药。

4.胆碱酯酶抑制剂

胆碱酯酶抑制剂的代表药物为新斯的明。新斯的明为季铵化合物，具有可逆性抑制胆碱酯酶活性的作用,使乙酰胆碱得以在突触部位蓄积,从而延长并加强乙酰胆碱的胆碱能作用。临床可用于治疗麻痹性肠梗阻及其他小肠或结肠动力下降导致的消化系统疾病。用法:口服或鼻饲新斯的明 15～30mg,或者皮下或肌内注射甲基硫酸新斯的明 0.5mg 或更多。

三、控制腹内高压

详见本章第六节"腹腔高压和腹腔间隔室综合征防治"。

四、合理的肠内营养方案

详见本章第四节"规范实施肠内营养"。

五、中医中药的应用

详见第四篇"中医药在危重症急性胃肠损伤中的应用"。

参考文献

[1]李亚轻,赵鹤龄.危重症患者胃残余量和促胃肠动力药的应用[J].中国危重症急救医学,2012,24(9):574-576.

[2]Karamanolis G,Tack J. Promotility medications-now and in the future[J]. Dig Dis,2006,24(3):297-307.

[3]Booth C M, Heyland D K, Paterson W G. Gastrointestinal promotility drugs in the critical care setting:a systemic review of the evidence[J]. Crit Care Med,2002,30(7):1429-1435.

[4]McClave S A, Martindale R G, Vanek V W, et al. Guidelines for the Provision and Assessment of Nutrition Support Therapy in the Adult Critically Ill Patient:society of Critical Care Medicine (SCCM) and American Society for Parenteral and Enteral Nutrition (A. S. P. E. N.)[J]. JPEN J Parenter Enteral Nutr,2009,33(3):277-316.

第六节　腹腔高压和腹腔间隔室综合征防治

腹腔高压(Intra-abdominal hypertension,IAH)是指持续或反复的腹内压(Intra-abdominal pressure，IAP)病理性升高≥12mmHg；腹腔间隔室综合征(Abdominal compartment syndrome,ACS)指持续性的腹内压＞20mmHg(伴或不伴腹腔灌注压＜60mmHg)并有新发生的器官功能不全或衰竭。这是 AGI 的严重并发症，常见于重症急性胰腺炎、弥漫性腹膜炎、严重肠坏死等，可能导致横膈上抬而影响肺的功能，也可能压迫肾血管而影响肾功能、减少尿量，甚至可能压迫下腔静脉，使其血液回流障碍而影响血流动力学的稳定。

一、腹腔间隔室综合征的预防

对于存在任何一项高危因素的危重或创伤患者，应加强腹内压监测，密切关注腹内压的动态变化，及时做出相应处理

IAH/ACS 的高危因素包括如下几方面。

(1)腹壁顺应性降低：腹部手术，严重创伤，严重烧伤，俯卧位等。

(2)脏器内容物增加：胃轻瘫、胃扩张或幽门梗阻，肠梗阻，结肠假性梗阻，肠扭转等。

(3)腹腔内容物增加：急性胰腺炎，腹腔扩张，腹腔积液/积血/气腹，腹腔感染/脓肿、腹内或腹膜后肿瘤，腹腔镜注气压力过大，肝功能障碍/肝硬化伴腹水，腹膜透析等。

(4)毛细血管渗漏/液体复苏：酸中毒，损伤控制性剖腹手术，低体温，高 APACHE Ⅱ /SOFA 评分，大量液体复苏或液体正平衡，大量输血等。

(5)其他因素：年龄，菌血症，凝血病，床头抬高，巨大切口疝修补，机械通气，肥胖或高 BMI，PEEP＞10cmH_2O(1cmH_2O＝0.0098kPa)，腹膜炎，肺炎，脓毒症，休克或低血压等。

为防止 IAH/ACS 的发生，对上述高危因素应加强监测，及时去除；若暂时不能去除高危因素，则尽力减轻其程度。

二、IAH/ACS 的处理

根据世界腹腔间隙学会腹腔高压和腹腔间隔室综合征 2013 版专家共识与诊疗指南，根据循证医学的证据级别等将处理措施分为推荐、建议和还不能做出推荐三个层次，现分别介绍如下。

1.推荐的措施

(1)危重症或创伤患者具备 IAH/ACS 的任何高危因素时，应该监测腹内压。

(2)临床研究中应采用经膀胱测压法作为腹内压监测的标准。

(3)要采用标准化的方案监测和处理 IAP。

(4)对于危重症或创伤患者，应采取努力和标准的方案防止持续性的腹腔高压，不应忽

视腹内压监测。

（5）对于发生 ACS 的成人危重症患者，ACS 明显时应进行开腹减压，不应采取保守治疗的策略。

（6）对于腹部有开放伤口的 ICU 患者，应该有意识并有计划地争取早期或至少在住院期间关闭腹壁筋膜。

（7）对于腹部有开放伤口的危重症或创伤患者，应该采用伤口负压治疗技术。

2. 建议的措施

（1）临床医师应保证危重症或创伤患者达到最佳的镇痛和焦虑缓解。

（2）短暂使用神经肌肉阻滞剂可以作为治疗 IAH/ACS 的临时性措施。

（3）对于 IAH/ACS 或具有相应高危因素的患者，应注意不适当的体位可能会加重腹内高压。

（4）对于 IAH/ACS 患者，如果存在胃/结肠扩张，应该使用鼻胃管或直肠管进行胃肠道的减压。

（5）对于常规治疗措施无效、有明确结肠梗阻的 IAH 患者，建议使用新斯的明。

（6）对于危重症/创伤患者，伴随 IAH/ACS 或具有高危因素时，在紧急复苏完成后应该有专门的方案尽力避免出现液体的正平衡。

（7）对大出血患者的复苏要提高血浆/浓缩红细胞的输注比例，不应采用低的输注比例或者忽视该问题。

（8）对于有明显腹腔积液的 IAH/ACS 患者，如果技术上可行，建议使用经皮穿刺置管引流（PCD）积液。能够降低此类患者开腹减压的需要。

（9）对于生理功能耗竭的创伤患者进行开腹手术时，建议实施预防性的腹腔开放策略，避免在术中将腹壁筋膜关闭而后需要处理可预见的 IAP。

（10）对于因为腹腔严重污染导致的脓毒症患者，急诊开腹手术时不应常规使用腹腔开放策略，除非 IAH 成为需要特别关注的问题。

（11）在腹腔开放的早期关闭手术中，不应常规使用生物补片。

3. 还不能做出推荐的措施

（1）在危重症或创伤患者的复苏和处理中应用腹腔灌注压（APP）这一指标。

（2）对于血流动力学稳定的 IAH 患者，在紧急复苏完成后使用利尿剂纠正液体平衡。

（3）对于血流动力学稳定的 IAH 患者，在紧急复苏完成后是否使用肾脏替代治疗纠正液体平衡。

（4）对于血流动力学稳定的 IAH 患者，在紧急复苏完成后是否使用白蛋白纠正液体平衡。

（5）对于生理功能耗竭、非创伤的外科急诊手术患者，是采用预防性腹腔开放策略，还是直接关闭腹壁筋膜而后需要处理可预见的 IAP。

（6）是否使用急性腹腔脏器分离技术以协助早期关闭腹壁筋膜。

4. IAH/ACS 的处理流程

IAH/ACS 的处理流程见图 7-5，其中降低 IAP 的非手术措施如下。

（1）增加腹壁顺应性：镇静/镇痛，使用神经肌肉阻滞剂，避免床头抬高大于30°。

（2）清空脏器内容物：鼻胃管减压，直肠减压，胃/结肠促动力药物。

（3）清除腹腔积液：腹腔穿刺，经皮穿刺置管引流。

（4）纠正液体正平衡：避免液体过度复苏，利尿，使用胶体液/高渗液，血液透析/超滤。

（5）脏器功能支持：优化通气，肺泡复张，监测气道跨壁压（Pplattm＝Plat－0.5×IAP）；考虑监测容量性前负荷指标；若使用 PAOP/CVP，则应监测跨壁压，PAOPtm＝PAOP－0.5×IAP，CVPtm＝CVP－0.5×IAP。

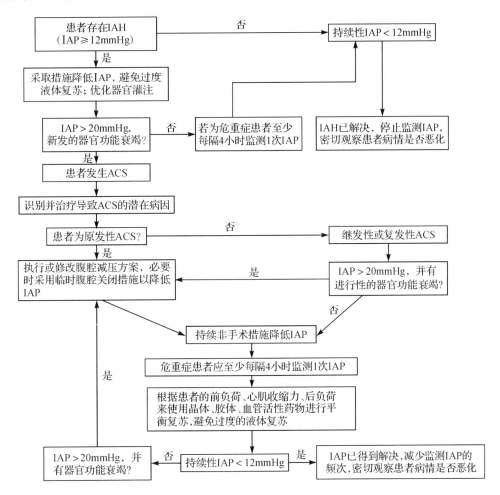

图 7-5 IAH/ACS 的处理流程

5.IAH/ACS 的非手术处理流程

IAH/ACS 的非手术处理流程见图 7-6。

（1）选择以下非手术处理措施及是否有效与患者导致 IAH/ACS 的病因及临床状况密切相关。对个体患者实施这些措施之前，必须评价每项措施是否合适。

（2）应该逐步使用以下的措施，直到患者的 IAP 降低。

（3）如某一措施无效，立即采取流程图中下一步骤。

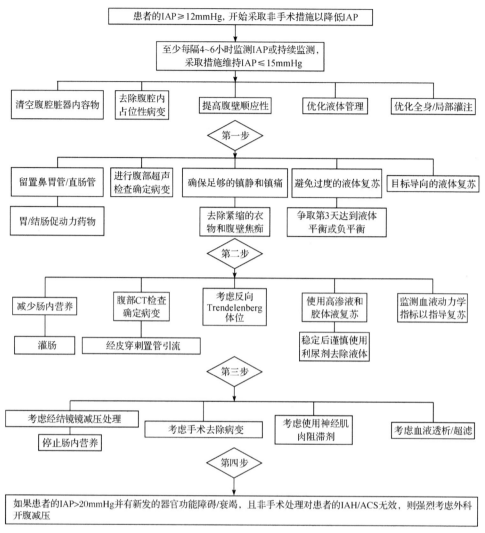

图 7-6　IAH/ACS 的非手术处理流程

参考文献

[1]Kirkpatrick A W, Roberts D J, De Waele J, et al. Intra-abdominal hypertension and the abdominal compartment syndrome: updated consensus definitions and clinical practice guidelines from the World Society of the abdominal compartment syndrome[J]. Intensive Care Med,2013,39(7):1190-1206.

[2]Malbrain M L, Cheatham M L. Definitions and pathophysiological implications of intra-abdominal hypertension and abdominal compartment syndrome[J]. Am Surg,2011,77(1):6-11.

[3]Cheatham M L, Malbrain M L, Kirkpatrick A, et al. Results from the international conference of experts on intra-abdominal hypertension and abdominal compartment syndrome[J]. Intensive Care Med, 2007,33(6):951-962.

[4]De Waele J J, Cheatham M L, Malbrain M L, et al. Recommendations for research from the international conference of experts on intra-abdominal hypertension and abdominal compartment syndrome[J]. Acta Clin Belg,2009,64(3):203-209.

第七节 危重症患者常见胃肠道症状的处理

一、呕吐的处理

呕吐是指发生任何可见的胃内容物反流,不管量的多少。呕吐可导致胃内容物反流误吸。肠内营养过程中应尽可能使头与床位成45°角,以防止呕吐时内容物反流,如果不能达到,尽量抬高床位。如果在喂养过程中出现呕吐可暂停肠内营养,或减慢输注速度及减少输注总量,同时寻找原因,可使用甲氧氯普胺等药物进行止吐对症处理。

二、胃潴留过多的处理

关于胃潴留量的多少不同国家地区有不同的定义,欧洲、加拿大等定义胃潴留的量为200~500mL。由于欧美国家与中国人种的差异,许多国内专家建议应采用更加保守的胃潴留判断标准,甚至有专家建议胃内残余量超过100mL即可诊断为胃潴留,我们建议应根据国人的体表面积和平时进食情况等,对胃潴留量做个体化调整,胃内残余量超过100~200mL即应引起高度重视,不应将国外的标准生搬硬套。胃潴留过多时呕吐误吸和吸入性肺炎的风险明显增高。因此,结合患者体表面积的动态胃残余量检测是可接受的危重症患者肠内营养最优化策略。

对于高胃潴留的患者,可静脉注射胃复安和(或)红霉素。同时应尽可能地避免或减少使用阿片类药物和深度镇静。若单次测量的胃潴留量超过100mL,则建议暂停使用胃内营养,并对患者胃肠耐受性进行再评价,超过24h仍不能改善时,应该考虑空肠内营养。针灸刺激可以促进神经外科ICU等中枢神经系统疾病患者的胃排空。

三、腹泻的处理

腹泻是指每天3次或以上的稀便或水样的大便,总重量超过200~250g/d(或体积超过250mL/d)。腹泻可导致水、电解质、酸碱平衡失调,导致肠内营养无法实施,严重危害患者疾病康复。其处理原则包括如下几方面。

(一)一般处理

补充液体和电解质、维持血流动力学稳定和脏器保护,如纠正低血容量以预防肾功能损害,同时还要积极寻找发病原因,尽可能停用可疑药物(如泻药、山梨醇、果糖、抗生素等)或采取针对性治疗措施(如吸收不良、炎症性肠病)。

(二)腹泻的处理

危重症患者肠内营养所导致的腹泻可能需要降低输注速度、重新定位营养管或稀释营养配方,增加配方中可溶性纤维的含量可延缓食物在胃肠道的通过速度。

(三)艰难梭菌感染的处理

严重的或复发性艰难梭菌感染(Clostridium difficile infection,CDI)亦是临床常见的腹泻原因。艰难梭菌是一种革兰氏阳性芽孢菌,通常通过粪-口途径传播,它是通过产生艰难梭菌毒素(肠毒素 A 和细胞毒素 B)引起疾病的,感染者可以表现为从无症状的携带者、轻度腹泻或结肠炎到伪膜性肠炎。艰难梭菌的感染率从 2000 年开始逐年增加,特别是近期住院或长期住在护理设施内的老年人,艰难梭菌在健康成人中携带的发生率为 5%～15%,但在新生儿和健康的婴儿可能高达 84.4%,在长期居住在护理设施内的居民高达 57%。间接传播途径主要来自污染的环境表面、卫生保健工作人员和受感染患者的手。两个最大的危险因素是暴露于抗生素和微生物中。其他危险因素包括胃肠道手术和抑制胃酸的药物(主要是质子泵抑制剂)。

1.轻度、中度和重度 CDI 的处理

(1)假如患者在检验前强烈怀疑 CDI,不管实验室测试结果如何,应考虑经验性治疗,阴性结果不能排除 CDI。

(2)如果病情允许,任何促进艰难梭菌感染的抗生素均应停用。

(3)轻度至中度 CDI 患者应该用甲硝唑 500mg 口服,q8h,治疗 10d。

(4)严重的 CDI 患者应予万古霉素 125～500mg,q6h,治疗 10d。

(5)甲硝唑治疗 5～7d 无效的,应改用标准剂量的万古霉素治疗。

(6)对于轻度至中度 CDI 患者对甲硝唑不耐受或过敏的,或孕妇及哺乳期妇女,应使用标准剂量的万古霉素。

(7)患者在口服抗生素时在部分肠道不能达到有效浓度的,如 Hartman'S 袋、回肠造口、结肠转移,可使用万古霉素灌肠治疗。

(8)对确诊或疑似 CDI,应限制或避免使用抗蠕动药物控制腹泻,因为它们可能会掩盖症状或合并疾病。

2.复杂重症 CDI 的处理

(1)所有患者的支持治疗,包括静脉补液,纠正电解质紊乱,药物静脉血栓栓塞预防。另外,对于不全性肠梗阻和严重腹胀者,继续口服或肠内营养。

(2)对于复杂的 CDI 患者,推荐行腹部及盆腔 CT 检查。

(3)口服万古霉素(125mg/d、q6h)加静脉注射甲硝唑(500mg、q8h)对无明显腹胀的、严重的、复杂的 CDI 患者是一种治疗方法。

(4)万古霉素口服(500mg/d,q6h)和灌肠(500mg 稀释至 500mL 液体,q6h)加静脉注射甲硝唑(500mg,q8h)治疗伴有肠梗阻或中毒结肠和(或)明显腹胀的复杂 CDI 患者。

(5)所有复杂 CDI 患者均应外科会诊。符合下列条件任何一条均应考虑手术治疗:①低血压需要血管加压药;②脓毒症及器官功能障碍(肾、肺);③神经系统状态变化;④白细胞计数$\geqslant 50000/\mu L$,乳酸$\geqslant 5mmol/L$;⑤药物治疗 5d 后病情未改善的。

3.复发 CDI 的处理

(1)第一次复发 CDI 可以用相同的治疗方案,若病情严重的话,则应使用万古霉素。第

2 次复发应使用加量的万古霉素方案。

（2）使用加量的万古霉素方案后的第 3 次复发,应考虑粪便菌群移植治疗。

（3）少量证据表明,使用益生菌可减少 RCDI 患者复发。

（4）目前还没有有效的免疫疗法。静脉注射免疫球蛋白（IVIG）没有很好的治疗效果,然而,它可能有助于治疗低丙种球蛋白血症。

4. CDI 合并其他疾病患者的处理

（1）所有住院治疗的活动期炎症性肠病患者均应行 CDI 检查。

（2）门诊 IBD 患者在非活动期出现腹泻,或暴露在危险因素（例如,近期住院过,或使用过抗生素）,应行 CDI 检查。

（3）炎症性肠病患者有严重的结肠炎,在等待 CDI 检查结果时应同时开始经验性治疗 CDI 和治疗炎症性肠病。

（4）炎症性肠病患者治疗 CDI 的同时,可继续使用免疫抑制药物,但应避免增强免疫抑制药物的使用。

（5）若炎症性肠病患者在外科结肠切除造瘘术后出现症状,则应行 CDI 检查。

（6）免疫功能缺陷（包括恶性肿瘤、化疗、皮质类固醇治疗、器官移植、肝硬化）患者患 CDI 的风险增加,这样的患者如果有腹泻症状,则应进行测试。

（7）若女性在怀孕期间或围产期有腹泻,则应及时检查难辨梭状芽孢杆菌。

5. CDI 患者的感染控制与预防措施

（1）医院获得性感染的控制可以减少 CDI 发病率。

（2）对于无腹泻症状的住院患者,不建议常规筛查难辨梭状芽孢杆菌;无症状携带者不需要治疗。

（3）加强抗生素管理可以降低 CDI 的风险。

（4）接触 CDI 患者应做好预防隔离措施直到腹泻好转。

（5）对于确诊或疑似 CDI 患者,应被安置在一个单独隔离房间或有另外一个 CDI 患者房间。

（6）手卫生和防护措施,包括手套和隔离衣,所有医疗卫生工作者和进入房间的人均应使用。

（7）应使用一次性的医疗设备预防 CDI 的传播。非一次性医疗器械应专用于患者的房间;CDI 患者使用其他设备后,应对其彻底清洗消毒。

（8）环境表面消毒建议使用针对难辨梭状芽孢杆菌的消毒剂。

（9）虽然有部分证据表明,两种益生菌（鼠李糖乳杆菌和布拉氏酵母菌）能减少抗生素相关腹泻的发生,但对于难辨梭状芽孢杆菌感染证据的不足。

四、肠道菌群失调的处理

正常情况下,肠道菌群在体内与外部环境保持着动态平衡,并对人体的健康起着重要作用。如果这种平衡在某些情况下被打破,便形成肠道菌群失调,其表现为肠道菌群在种类、数量、比例、定位和生物学特性上的改变。肠道菌群失调的主要表现是腹泻、便秘、腹胀、腹痛、消化不良等。危重症患者由于原发性疾病和抗生素应用等原因相比普通患者更易出现肠道菌群失调,而肠道菌群失调的危重症患者更易出现急性胃肠损伤及相关并发症,这些因素互相影响,有时甚至导致恶性循环。在 ICU 患者中,肠道菌群失调对 AGI 的发生、发展和转归有重要影响。

肠道菌群失调防治主要有以下三个方面。

1.积极治疗原发病

积极治疗原发病,纠正可能的诱发因素,如治疗各种肠道感染性疾病、代谢综合征、结缔组织病、改善肝肾功能受损的慢性疾病,避免滥用抗生素,以保护肠道正常菌群。处理好各种创伤、围手术期的治疗工作。若不治愈原发病,不仅难以防止肠道菌群失调的发生,而且菌群失调发生后也不易被纠正。对于 ICU 的危重症患者,避免滥用抗生素是最关键的措施。

2.调整机体的免疫功能和营养不良状态

健康机体的原生菌能防止外来菌的入侵,但在饥饿、营养不良、免疫功能低下等情况下,为肠道菌群失调的发生创造了条件。因而营养支持、提高机体免疫力对本病的治疗有积极的意义。对 ICU 的危重症患者,做好营养支持治疗,特别是肠内营养的顺利实施,对于防治肠道菌群失调有非常重要的意义。同时,危重症患者营养状态的改善也促进了免疫功能的恢复。肠道菌群失调对机体的免疫功能的不良影响已在动物实验和临床研究中得到证实,但应用免疫调节药物改善或影响危重症患者的肠道菌群失调目前尚未见报道,需要进一步探索。

3.合理应用微生态制剂

微生态制剂亦称微生态调节剂,是根据微生态学原理,通过调节微生态失调,保持微生态平衡,提高宿主的健康水平,利用对宿主有益的正常微生物或促进物质所制成的制剂。目前,国际上将其分成三个类型,即益生菌、益生元和合生素。

(1)益生菌:是指通过改善宿主肠道菌群生态平衡而发挥有益作用,达到提高宿主(人)健康水平和健康状态的活菌制剂及其代谢产物。目前应用于人体的益生菌有双歧杆菌、乳杆菌、酪酸梭菌、地衣芽孢杆菌等。

(2)益生元:是指能选择性地促进宿主肠道内原有的一种或几种有益细菌(益生菌)生长繁殖的物质,通过有益菌的繁殖增多,抑制有害细菌生长,从而达到调整肠道菌群,促进机体健康的目的。最早发现的这类物质是双歧因子,如寡糖类物质或称低聚糖。常见的有乳果糖、蔗糖低聚糖、棉籽低聚糖、异麦芽低聚糖、玉米低聚糖和大豆低聚糖等。这些糖类既不被人体消化和吸收,亦不被肠道菌群分解和利用,只能为肠道有益菌群如双歧杆菌、乳杆菌等利用,从而达到调整肠道正常菌群的目的。

(3)合生素:是指益生菌和益生元同时并存的制剂。服用后到达肠腔可使进入的益生菌在益生元的作用下,再行繁殖增多,使之更好地发挥益生菌的作用。微生态制剂在使用过程中需遵循以下原则:提倡应用原籍菌制剂,选用从正常人体微生物群分离的有益菌,选用对抗生素没有内在耐药性的制剂更为安全。原则上若不同时使用抗生素,特别是口服制剂,危重症患者不能停用抗生素时,可加大微生态制剂的剂量和服药次数,使之迅速恢复正常肠道菌群,也可加服益生元制剂。

五、消化道出血的治疗

消化道出血是指任何进入消化道管腔内的出血,在呕吐液、胃或粪便中可见血液。常见的消化道出血原因有胃十二指肠溃疡、食管胃底静脉曲张破裂出血、应激性胃肠黏膜病变、急性缺血性肠病等。处理措施:如果发生临床明确的消化道出血,根据血流动力学状态来采取处理方法。对于血流动力学不稳定的患者,内镜是可选择的诊断工具,但是进行性或大量的出血则排除了内镜检查的可能,此时更适合采用血管造影。推荐早期(24h 内)进行上消化道内镜检查,对于静脉曲张破裂出血的患者则应该更积极(12h 内)进行内镜检查,可以采用肾上腺素注射并结合止血夹、热凝或硬化剂注射等其他方法。不推荐常规进行二次内镜检查,但对再出血者应再次尝试内镜治疗。如果上消化道内镜结果阴性而存在消化道出血,则应该进行结肠镜检查;如果结果仍然阴性,则进行小肠镜检查。如果出血持续存在而内镜结果阴性,则应该考虑剖腹手术/术中内镜检查,或者介入治疗。应激性胃肠黏膜病变、急性缺血性肠病为危重症患者严重并发症,特单独罗列处理措施如下。

(一)应激性胃肠黏膜病变

应激性胃肠黏膜病变(Stress related mucosal disease,SRMD)又称应激性溃疡、急性胃黏膜病变、急性糜烂性胃炎和急性出血性胃炎等,是指机体在严重创伤、复杂手术、危重疾病等严重应激状态下发生的急性消化道黏膜糜烂、溃疡、出血等病变,严重者可导致消化道穿孔使患者全身情况进一步恶化。一般认为,原发病越重,SRMD 的发生率越高,且程度越重。

1. 应激性胃肠黏膜病变的预防

(1)将高危患者作为预防的重点人群,行胃肠监护,并应用药物进行预防。

很多因素都可能导致患者处于应激状态,进而造成机体内环境紊乱及消化道黏膜受损。根据临床研究和专家意见,下列情况列为应激性胃肠黏膜病变的高危人群。①高龄(年龄≥65 岁);②严重创伤,如头部损伤伴随 Glasgow 昏迷指数≤10 或无法服从简单的指示、全身烧伤面积>35%、多处创伤伴随创伤严重度评分≥16、脊髓损伤、创伤性休克;③呼吸衰竭(需要机械通气至少 48h);④凝血功能障碍[血小板计数<50×10^9/L,国际标准化比值(INR)>1.5,或部分凝血活酶时间(PTT)>正常值 2 倍];⑤合并休克或持续低血压;⑥严重全身感染;⑦器官功能不全,如多器官功能不全综合征、肝功能不全、急性肾功能不全等;⑧重度黄疸;⑨复杂手术,如复杂肝脏手术、器官移植、手术时间较长(>3h)等;⑩长期应用免疫抑制剂;⑪1 年内有溃疡病史;⑫长期禁食及肠外营养;⑬同时存在以下两种以上情况:脓毒症、入住 ICU>1 周、隐性或显性出血≥6d,皮质类固醇治疗(氢化可的松>250mg/d 或其他相当剂量的药物)。

(2)积极处理原发病,消除应激源;抗感染、抗休克,防治颅内高压,保护心、脑、肾等重要器官功能。

(3)胃肠道监护,插入胃管,可定时检测胃液 pH 或做 24h 胃内 pH 检测,并定期检测粪便隐血情况。

(4)对原有溃疡史者,在重大手术的围手术期前行胃镜检查,以明确有无合并溃疡。

（5）在药物预防方面，常予以抑酸药、抗酸药和黏膜保护剂，并根据停药指征预防应激性胃肠黏膜病变。①抑酸药：a.术前预防，对拟作重大手术的患者，估计术后有并发急性胃肠黏膜病变可能者，可在围手术前一周内应用口服抑酸药或抗酸药，以提高胃内 pH。常用的药物有质子泵阻滞剂（PPI）奥美拉唑，20mg，1 次/d；组胺受体阻滞剂法莫替丁，20mg，2 次/d；雷尼替丁，150mg，2 次/d；西咪替丁，400mg，2 次/d。b.对于严重创伤、高危人群的预防，应在疾病发生后静脉滴注 PPI，使胃内 pH 迅速上升至 4 以上，如应用奥美拉唑 40mg，2 次/d。②抗酸药：氢氧化铝、铝碳酸镁、5％碳酸氢钠溶液等，可从胃管内注入，使胃内 pH≥4。③黏膜保护剂：有硫糖铝、前列腺素 E 等，用药时间不少于 2 周。④预防应激性胃肠黏膜病变停药是以患者可耐受肠道营养、临床症状开始好转或转入普通病房为指征的。

（6）根据患者的情况，予以支持疗法。①若病情许可，鼓励早期进食，以中和胃酸，增强胃肠黏膜屏障功能。②若有低蛋白血症、电解质和酸碱平衡紊乱时，应及时补充与调整。

2.应激性胃肠黏膜病变并发消化道出血的治疗

一旦发现呕血或黑便等消化道出血症状，提示应激性胃肠黏膜病变已发生，此时除继续治疗原发病外，还必须立即采取各种止血措施及治疗应激性胃肠黏膜病变。

（1）立即输血补液，维持正常的血液循环。

（2）迅速提高胃内 pH，使之≥6，以促进血小板聚集和防止血栓溶解，创造胃内止血的必要条件。①推荐的用药是 PPI 针剂（如奥美拉唑，首剂 80mg，以后 40mg，q8h 维持或奥美拉唑，首剂 80mg 静脉推注，以后 8mg/h 维持）。②对于轻症患者，也可考虑 H_2 受体阻滞剂针剂，如法莫替丁 40mg 或西咪替丁 800mg 静滴，2 次/d。②视情况可联合应用生长抑素类药物、止血药物。④胃内灌注碱性药物（如氢氧化铝等），使胃液 pH 在 6 以上。

（3）对于烧伤等合并细菌感染者，为防止菌群易位，应加强黏膜保护剂和抗生素的应用。

（4）对于合并凝血机制障碍的患者，可输注血小板悬液、凝血酶原复合物等，以及其他促进凝血的药物。

（5）对于药物治疗后，仍不能控制病情者，若病情许可，应立即行紧急内镜检查，以明确诊断，可在内镜下行止血治疗。

（6）对于经药物和内镜介入治疗，仍不能有效止血者，为抢救患者的生命，在情况许可下，也可考虑外科手术治疗。

（7）在出血停止后，应继续应用抗溃疡药物，直至溃疡愈合。推荐使用的药物有 PPI、H_2 受体阻滞剂等，疗程为 3～4 周。

（二）缺血性肠病

缺血性肠病分为急性肠系膜缺血（Acute mesenteric ischemia，AMI）、慢性肠系膜缺血（Chronic mesenteric ischemia，CMI）和缺血性结肠炎（Ischemic colitis，IC）。随着人口老龄化、动脉硬化相关疾病发病率增加，缺血性肠病的患病率也有所增加，但目前有关缺血性肠病患病率的流行病学资料尚不多见。国外研究表明，急诊监护病房每 1000 例患者中就有 1 例 AMI 患者；我国 90％IC 患者为老年患者。ICU 中 AMI 和 IC 患者相对 CMI 更常见，本节重点阐述 AMI 和 IC 的防治。

1.一般治疗原则

对于怀疑肠系膜缺血的患者,应立即禁食,必要时行胃肠减压、静脉营养支持。应密切监测血压、脉搏、每小时尿量,必要时测中心静脉压或肺毛细血管楔压。积极治疗原发病。纠正水、电解质平衡紊乱。早期使用广谱抗生素预防菌血症。

2.对症治疗和药物治疗

(1)AMI的治疗:包括初期处理,早期应用广谱抗生素,应用血管扩张剂以及抗栓治疗。①初期处理:复苏,包括减轻急性充血性心力衰竭,纠正低血压、低血容量和心律失常等。②早期应用广谱抗生素:AMI患者血培养阳性的比例高。早期应用广谱抗生素以防肠缺血症状加重、诱发或加速肠管坏死;慎用肾上腺糖皮质激素,以免坏死毒素扩散,抗菌谱应该覆盖需氧及厌氧菌,尤其抗革兰氏阴性菌抗生素,常用喹诺酮类和甲硝唑,严重感染者可用三代头孢菌素。③应用血管扩张剂:AMI一经诊断应立即用罂粟碱30mg肌肉注射,继以30mg/h的速率经泵静脉输注,1~2次/d。疗程3~7d,少数患者可用至2周。同时尽可能避免使用血管收缩剂、洋地黄类药物以防肠穿孔。④抗栓治疗:急性期抗血小板治疗,可用阿司匹林200~300mg/d或氯吡格雷150~300mg/d,应密切观察。防治出血;抗凝及溶栓治疗,主要适用于肠系膜静脉血栓形成,确诊后尽早使用尿激酶50万U,静脉滴注,1次/d,溶栓治疗;并给予肝素20mg,静脉滴注,1次/6h,抗凝治疗,疗程2周;抗凝治疗虽不能溶解已形成的血栓,但能抑制血栓蔓延。配合机体自身的纤溶系统溶解血栓。对于急性肠系膜动脉血栓,一旦诊断,对有适应证者应尽早进行介入治疗。

(2)IC的治疗:包括对症治疗和药物治疗。①禁食。②静脉营养。③应用广谱抗生素。④积极治疗心血管系统原发病,停用血管收缩药(肾上腺素、多巴胺等)。⑤应用肛管排气缓解结肠扩张。⑥应用血管扩张药物:如罂粟碱30mg,肌肉注射,q8h,必要时可静脉滴注;前列地尔10μg,静脉滴注,qd;或丹参30~60mL加入250~500mL葡萄糖注射液中,静脉滴注,1~2次/d。疗程3~7d,少数患者需2周。⑦持续进行血常规和血生化监测,直到病情稳定。⑧若患者腹部触痛加重,出现肌紧张、反跳痛、体温升高及肠麻痹,表明有肠梗死,需立即行手术治疗。

3.介入治疗

(1)AMI的介入治疗适应证:①肠系膜上动脉主干阻塞、无明确肠管坏死证据、血管造影能够找见肠系膜上动脉开口者,可考虑首先采用介入技术开通阻塞,如果治疗技术成功(完全或大部分清除栓塞)、临床症状缓解,可继续保留导管溶栓、严密观察,不必急于手术。如果经介入治疗后症状无缓解,即使开通了肠系膜上动脉阻塞,亦应考虑手术治疗。②若存在外科治疗的高风险因素(如心脏病、慢性阻塞性肺气肿、动脉夹层等)、确诊时无肠坏死证据,则可以选择介入治疗。③外科治疗后再发血栓、无再次手术机会者,有进一步治疗价值者。

(2)AMI的介入治疗禁忌证:①就诊时已有肠坏死的临床表现;②导管不能找见肠系膜上动脉开口者;③存在不利血管解剖因素,如严重动脉迂曲、合并腹主动脉瘤或肠系膜上动脉瘤,预期操作难度大、风险高、技术成功率低;④存在肾功能不全,不是绝对禁忌证,但介入治疗后预后较差。

（3）AMI 的介入治疗方法：①溶栓治疗，可经导管选择性注入尿激酶 20 万 U、罂粟碱 30～120mg，同时配合全身抗凝及扩张血管药物的应用。②机械性清除栓子，可用导管抽吸栓子和血栓，或者用器械清除栓子和血栓。③其他治疗方法如术中给予解痉荆、用血管内保护器、置入支架等。

4.手术治疗

轻度肠系膜动脉狭窄性疾病的内科治疗能够取得较好的疗效，但是对于中重度肠系膜上动脉狭窄或闭塞的疗效较差，往往需要借助外科手术的方法才能取得较好的效果。

（1）手术适应证：①急性肠系膜动脉栓塞；②急性肠系膜动脉血栓形成；③慢性肠系膜动脉闭塞性疾病，内科保守治疗无效；④任何形式的肠系膜动脉缺血性疾病，并出现剧烈腹痛、压痛、腹肌紧张、腹腔抽出血性液体者均应急诊手术；⑤具有典型的症状和动脉造影确定肠系膜上动脉或腹腔干显著狭窄或闭塞者；⑥主动脉造影明确肾动脉和肠系膜上动脉狭窄同时存在，而施行肾动脉重建时，为预防肠梗死的发生，可考虑行主动脉肠系膜上动脉旁路术。

（2）手术禁忌证：①年老体弱合并严重的心、脑、肺血管疾病及重要脏器的功能障碍不能耐受手术、同时未发现肠坏死迹象者；②动脉造影显示主动脉、肠系膜上动脉和腹腔干动脉病变广泛，预计手术效果差者。

（3）手术方法：AMI 和 IC 常用的手术方法包括肠系膜上动脉切开取栓术、肠系膜上动脉远端与右髂总动脉侧侧吻合术、动脉移位手术和血管移植动脉搭桥手术。①肠系膜上动脉切开取栓术：取腹部正中切口入腹，动脉栓塞的部位通常发生在动脉分叉处，根据受累肠管范围初步推测栓塞部位，在控制出血的情况下，横行切开肠系膜动脉。利用 Fogarty 导管取出血栓，反复拖拉几次，至近端动脉喷血、远端明显返血为止，然后向动脉远端注入尿激酶10 万 U，用 6-0 血管缝合线缝合切口。待肠管血运恢复后，应仔细而耐心地观察肠管的血运情况。对有生命的肠管应亦予保留；对血管重建后肠管血运难以恢复，动脉无搏动，肠壁无弹性，多种迹象显示肠坏死者，应行肠切除手术。②肠系膜上动脉远端与右髂总动脉侧侧吻合术：多作为一种辅助手术。③动脉移位手术：肠系膜上动脉病变远端横断，再重新与腹主动脉吻合，主用于慢性肠系膜上动脉开口处狭窄或开口处闭塞。④血管移植动脉搭桥手术：对血栓范围较广、高度狭窄段较长、预计切开取栓效果较差者，常用肠系膜上动脉-腹主动脉搭桥手术，通常选择大隐静脉作为转流血管，也可选用人工血管，但远期通畅率不如自体血管。

六、下消化道麻痹（麻痹性肠梗阻）、肠扩张的处理

麻痹性肠梗阻是指肠蠕动减少导致的肠道排便功能障碍。临床表现为停止排便连续 3d 或者以上，需要除外机械性梗阻。肠鸣音可能存在或消失。肠扩张是指结肠直径超过 6cm（盲肠超过 9cm）或者小肠直径超过 3cm，通过腹部平片或者 CT 可以做出诊断。两者常合并存在，保守治疗原则一致。常发生于腹部手术后肠蠕动功能暂时丧失或蠕动功能不协调，腹膜炎等导致腹腔内的炎症刺激，胸腹部或脊柱中枢神经的损伤，感染出血肿瘤等腹膜后病变，肠系膜血管阻塞肿瘤扭转等相关疾病，以及腹部以外其他部位的感染或全身感染引起。

针对麻痹性肠梗阻及肠管扩张，应尽可能停用抑制胃肠运动的药物（如儿茶酚胺、镇静

剂、阿片类)、治疗原发疾病及纠正相关的因素(如高血糖、低钾血症)。促胃肠动力药物如多潘立酮、胃复安和红霉素可刺激上消化道(胃和小肠),可根据具体病情来选用。对于明确有胃肠胀气者,可进行鼻胃管减压、肛管排气等方法。对于盲肠直径大于 10cm 并且 24h 内病情没有改善者,可以考虑静脉使用新斯的明,刺激小肠和结肠。对于盲肠直径大于 10cm 并且经 24～48h 的保守治疗病情没有改善者,推荐使用结肠镜行非手术减压。结合结肠镜进行保守治疗的患者可以观察 48～72h,若盲肠直径大于 12cm,可能会导致致命性的肠穿孔,可予以手术治疗。对于合适的患者,使用腹腔镜和胸段硬膜外镇痛可以增强腹腔手术后的肠道功能,并可预防肠扩张。便秘患者在肠内营养配方时应加强补充水分,可选用含不溶性膳食纤维配方,以促进肠蠕动,必要时予以通便药物、低压灌肠或其他排便措施。传统中医药在麻痹性肠梗阻、肠扩张的治疗上有独到的优势,参见中医药防治相关章节。

七、便秘的处理

便秘是临床常见的复杂症状,而不是一种疾病,主要是指排便次数减少、粪便干结、排便费力等,如超过 6 个月即为慢性便秘。目前在临床上较为常用的治疗措施包括给予泻药和促进胃肠动力药物,以及予以器械辅助处理。

(一)泻　药

泻药是能增加肠内水分,促进蠕动,软化粪便或润滑肠道促进排便的药物。临床主要用于功能性便秘。分为容积性、刺激性和润滑性泻药三类。

1. 容积性泻药

容积性泻药分为非吸收的盐类和食物性纤维素等物质。

(1)非吸收的盐类:常用的有硫酸镁和硫酸钠,也称盐类泻药。在肠道难以吸收,大量口服形成高渗压而阻止肠内水分的吸收,扩张肠道,刺激肠壁,促进肠道蠕动。此外,镁盐还能引起十二指肠分泌缩胆囊素(cholecystokinin),此激素能刺激肠液分泌和蠕动。一般在空腹状态下应用,并大量饮水,1～3h 即发生下泻作用,排出液体性粪便。导泻作用剧烈,故临床主要用于排除肠内毒物及某些驱肠虫药服后连虫带药一起排出。其泻下作用较剧,需慎用。

(2)食物性纤维素:常用的有乳果糖和食物纤维素等。①乳果糖(Lactulose)为半乳糖和果糖的双糖。它在小肠内不被消化吸收,故能导泻。未被吸收部分进入结肠后被细菌代谢成乳酸等,进一步提高肠内渗透压,发生轻泻作用。成人:起始 30mL/d,维持 10～25mL/d;7～14 岁儿童:起始 15mL/d,维持 10～15mL/d;1～6 岁儿童:起始 5～10mL/d,5～10mL/d;婴儿:起始 5mL/d,维持 5mL/d。②食物纤维素包括蔬菜、水果中天然和半合成的多糖及纤维素衍生物如甲基纤维素、羧甲基纤维素等不被肠道吸收,增加肠内容积并保持粪便湿软,有良好通便作用,可防治功能性便秘。

2. 接触性泻药

接触性泻药旧称"刺激性泻药",是一类能影响肠道活动和对肠黏膜中水分和电解质吸收而引起导泻的药物。其包括蒽醌和二苯甲烷类,如大黄、番泻叶和芦荟等植物性泻药含有蒽醌甙类。其主要作用于大肠,对小肠吸收功能等无影响,故可用于急、慢性便秘。

（1）酚酞（phenolphthalein）：口服后在肠道内与碱性肠液相遇形成可溶性钠盐，能促进结肠蠕动。服药后6～8h排出软便，作用温和，适用于慢性便秘。口服，成人50～200mg/次，6岁以上儿童25～50mg/次，2～5岁儿童15～20mg/次。用量根据患者情况而增减，睡前服。

（2）蒽醌类（Anthraquinones）：大黄、番泻叶和芦荟等植物，含有蒽醌甙类，口服后被大肠内细菌分解为蒽醌，能增加结肠推进性蠕动。用药后6～8h排便，常用于急、慢性便秘。常用生大黄粉，3g/次（或相当于生大黄3g），3次/d；番泻叶2～6g，入煎剂宜后下，或开水泡服；芦荟可入汤剂或做成丸、散服用。

3.滑润性泻药

滑润性泻药是通过局部滑润并软化粪便而发挥作用。适用于老人及痔疮、肛门手术患者。

（1）液状石蜡（Liquid paraffin）：属于矿物油，不被肠道消化吸收，产生滑润肠壁和软化粪便的作用，使粪便易于排出。

（2）甘油（Glycerin）：以50％浓度的液体注入肛门，由于高渗压刺激肠壁引起排便反应，并有局部润滑作用，数分钟内引起排便。适用于儿童及老人。

（二）促进胃肠动力药物

详见本章第五节"喂养不耐受综合征的处理"。

（三）器械辅助

如果粪便硬结，停滞在直肠内近肛门口处或患者年老体弱、排便动力较差或缺乏者，可用结肠水疗、清洁灌肠或药物灌肠等方法。

参考文献

[1]《中华消化杂志》编委会.肠道菌群失调诊断治疗建议[J].中华消化杂志,2009,29(5):335-337.

[2]中华医学杂志编辑委员会.应激性溃疡防治建议[J].中华医学杂志,2002,82(14):1000-1001.

[3]Heyland D K, Dhaliwal R, Drover J W, et al. Canadian clinical practice guidelines for nutrition support in mechanically ventilated, critically ill adult patients[J]. JPEN J Parenter Enteral Nutr, 2003, 27(5): 355-373.

[4]Booth C M, Heyland D K, Paterson W G. Gastrointestinal promotility drugs in the critical care setting: a systematic review of the evidence[J]. Crit Care Med, 2002, 30(7):1429-1435.

[5]Berne J D, Norwood S H, McAuley C E, et al. Erythromycin reduces delayed gastric emptying in critically ill trauma patients: a randomized, controlled trial[J]. J Trauma, 2002, 53(3):422-425.

[6]Curry J I, Lander A D, Stringer M D, et al. A multicenter, randomized, double-blind, placebo-controlled trial of the prokinetic agent erythromycin in the postoperative recovery of infants with gastroschisis[J]. J Pediatr Surg, 2004, 39(4):565-569.

[7]Marino L V, Kiratu E M, French S, et al. To determine the effect of metoclopramide on gastric emptying in severe head injuries: a prospective, randomized, controlled clinical trial[J]. Br J Neurosurg, 2003, 17(1):24-28.

[8]Ozucelik D N, Karaca M A, Sivri B. Effectiveness of pre-emptive metoclopramide infusion in alleviating pain, discomfort and nausea associated with nasogastric tube insertion: a randomised, double-blind, pla-

cebo-controlled trial[J]. Int J Clin Pract，2005，59(12)：1422-1427.

[9]Takahashi T，Kurosawa S，Wiley J W，et al. Mechanism for the gastrokinetic action of domperidone. In vitro studies in guinea pigs[J]. Gastroenterology，1991，101(3)：703-710.

[10]Veysey M J，Malcolm P，Mallet A I，et al. Effects of cisapride on gall bladder emptying，intestinal transit，and serum deoxycholate：a prospective，randomised，double blind，placebo controlled trial[J]. Gut，2001，49(6)：828-834.

[11]Richards R D，Valenzuela G A，Davenport K G，et al. Objective and subjective results of a randomized，double-blind，placebo-controlled trial using cisapride to treat gastroparesis[J]. Dig Dis Sci，1993，38(5)：811-816.

[12]Goldin G F，Marcinkiewicz M，Zbroch T，et al. Esophagoprotective potential of cisapride：an additional benefit for gastroesophageal reflux disease[J]. Dig Dis Sci，1997，42(7)：1362-1369.

[13]Thürmann P A. Adverse drugs reactions：diagnosis and assessment[J]. Pathologe，2006，27(1)：6-12.

[14]Liu Z，Sakakibara R，Odaka T，et al. Mosapride citrate，a novel 5-HT$_4$ agonist and partial 5-HT$_3$ antagonist，ameliorates constipation in parkinsonian patients[J]. Mov Disord，2005，20(6)：680-686.

[15]L? tsch J，Skarke C，Schneider A，et al. The 5-hydroxytryptamine 4 receptor agonist mosapride does not antagonize morphine-induced respiratory depression[J]. Clin Pharmacol Ther，2005，8(3)：278-287.

[16]Scott L J，Perry C M. Tegaserod[J]. Drugs，1999，58(3)：491-498.

[17]Drici M D，Ebert S N，Wang W X，et al. Comparison of tegaserod (HTF 919) and its main human metabolite with cisapride and erythromycin on cardiac repolarization in the isolated rabbit heart[J]. J Cardiovasc Pharmacol，1999，34(1)：82-88.

[18]Peeters T L. Erythromycin and other macrolides as prokinetic agents[J]. Gastroenterology，1993，105(6)：1886-1899.

[19]Weber F H，Richards R D，McCallum R W. Erythromycin：a motilin agonist and gastrointestinal prokinetic agent[J]. Am J Gastroenterol，1993，88(4)：485-490.

[20]Bankhead R，Boullata J，Brantley S，et al. Enteral nutrition practice recommendations[J]. JPEN J Parenter Enteral Nutr，2009，33(2)：122-167.

[21]Martindale R G，McClave S A，Vanek V W，et al. Guidelines for the provision and assessment of nutrition support therapy in the adult critically ill patient：society of critical care medicine and american society for parenteral and enteral nutrition：executive summary[J]. Crit Care Med，2009，37(5)：1757-1761.

[22]Cheatham M L，Malbrain M L，Kirkpatrick A，et al. Results from the international conference of experts on intra-abdominal hypertension and abdominal compartment syndrome[J]. Intensive Care Med，2007，33(6)：951-962.

[23]de Keulenaer B L，de Waele J J，Malbrain M L. Nonoperative management of intra-abdominal hypertension and abdominal compartment syndrome：evolving concepts[J]. Am Surg，2011，77(1)：34-41.

[24]Anand R J，Ivatury R R. Surgical management of intra-abdominal hypertension and abdominal compartment syndrome[J]. Am Surg，2011，77(1)：42-45.

[25]Lepp? niemi A K，Hienonen P A，Siren J E，et al. Treatment of abdominal compartment syndrome with subcutaneous anterior abdominal fasciotomy in severe acute pancreatitis[J]. World J Surg，2006，30(10)：1922-1924.

[26]Reintam A，Malbrain M L，Starkopf J，et al. Gastrointestinal function in intensive care patients：terminology，definitions and management. Recommendations of the ESICM Working Group on Abdominal Problems[J]. Intensive Care Med，2012，38(3)：384-394.

第八节 危重症急性胃肠损伤治疗方案

一、AGI 分级和处理指南

胃肠道功能影响因素多种多样,因此,治疗方案往往涉及多方面,为综合治理措施,根据前文提及内容以及欧洲危重症医学会提出的 AGI 的分级以及处理指南,按照严重程度分为四级,分别处理如下(见图 7-6)。

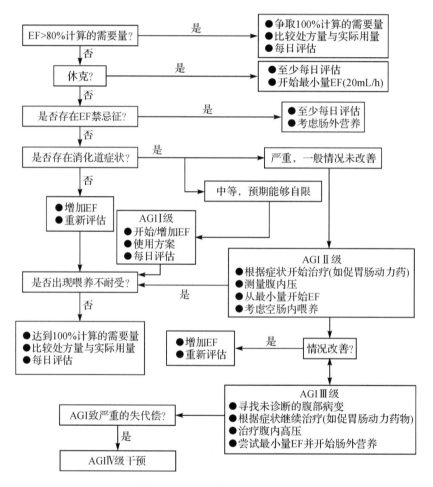

图 7-6 AGI 患者的处理流程

(一)AGI Ⅰ级(有发生胃肠功能不全或衰竭的风险)

AGI Ⅰ级指胃肠道功能部分受损,表现为病因明确的暂时的胃肠道症状。处理:除了静脉补液之外,通常在全身情况改善时不需要针对胃肠道症状进行特殊治疗,推荐伤后 24～48h 开始早期肠道喂养,并尽可能减少应用抑制胃肠动力的药物(详见本章第三节"合理应用影响胃肠功能的药物")。

（二）AGI Ⅱ级（胃肠功能不全）

胃肠道的消化吸收功能不能满足机体对营养物质和水的需求，但还没有影响到患者的全身情况。处理：需要采取措施对症治疗和预防胃肠功能衰竭，包括处理腹腔内高压、使用促动力药物以恢复胃肠道的运动功能。应该开始或继续使用肠道喂养。如果患者存在明显的胃潴留/反流或肠道喂养不耐受，应考虑尝试小剂量的肠内营养。对于胃瘫患者，若促胃肠动力治疗无效，则应考虑采用空肠营养。

（三）AGI Ⅲ级（胃肠功能衰竭）

胃肠功能丧失，尽管采取治疗干预，胃肠功能不能恢复而且全身情况没有改善。处理：必须采取措施预防胃肠功能衰竭的进一步恶化，例如，监测和目标性治疗腹腔内高压。应排除未诊断的腹部病变（例如，胆囊炎、腹膜炎、肠缺血），尽可能停用导致胃肠道麻痹的药物。早期肠外营养（ICU 住院 7d 内）增加院内感染的概率，应该尽可能避免。应该不断尝试小剂量的肠内营养。

（四）AGI Ⅳ级（胃肠功能衰竭并严重影响其他脏器的功能）

AGI 发展成为直接危及生命的因素，并伴有多脏器功能不全和休克。处理：需要剖腹探查或其他紧急干预（例如，结肠镜给予结肠减压）以挽救生命。目前尚没有证据表明保守治疗能够解决此状况。

（五）喂养不耐受综合征

喂养不耐受综合征（Feeding intolerance syndrome，FI）是指各种原因（呕吐、胃潴留、腹泻、胃肠道出血、肠外瘘等）导致的肠内营养不耐受。处理：需要采取措施维护/恢复胃肠功能，包括减少使用抑制胃肠道动力的药物，使用促胃肠动力药物和（或）泻药，控制腹腔内高压。应不断尝试小剂量肠内营养。对于不能够耐受肠内营养者，应该考虑使用补充性的肠外营养。最近的研究表明，与早期静脉营养相比。延迟到 1 周后开始的肠外营养更有利于患者康复。

（六）腹腔内高压和腹腔间隔室综合征

1. 腹腔内高压

腹腔内高压（Intra-abdominal hypertension，IAH）是指至少两次测得腹腔内压（IAP）为 12mmHg（1mmHg＝0.133kPa）或者更高，两次测量间隔为 1～6h。处理：必须进行监测以避免过度的液体复苏。对术后伴有原发性腹内高压的患者，采用持续胸段硬膜外镇痛可能会降低 IAP。建议使用鼻胃管/结肠减压以清除胃肠道的内容物。对于腹腔积液患者，推荐使用经皮置管引流。将床头抬高 20°以上是发生 IAH 的危险因素。神经肌肉阻滞剂可降低 IAP，但是，由于其不良反应较多，仅对特定的患者才考虑使用。

2. 腹腔间隔室综合征

腹腔间隔室综合征（Abdominal compartment syndrome，ACS）是指腹腔内压持续（至少测量两次，间隔 1～6h）超过 20mmHg（1mmHg＝0.133kPa）并伴有新发的器官衰竭。处理：

尽管手术减压仍然是 ACS 患者唯一明确的处理措,但确切的指征和时机仍然存在争议。对于其他治疗措施无效的 ACS 患者,目前推荐手术减压是救命性的措施。对于存在 IAH/ACS 多种危险因素的患者,在剖腹手术时可以考虑采取预防性减压。对于最严重的腹主动脉瘤破裂或腹部创伤患者,首次手术时可以考虑使用网孔材料关腹以避免发生 ACS。

（七）胃肠道症状

1. 呕　吐

呕吐是指发生任何可见的胃内容物反流,不管量的多少。处理:可以参照有关预防和处理术后恶心/呕吐的几个指南。目前还没有研究涉及机械通气的 ICU 患者呕吐的处理,所以没有明确的推荐意见。

2. 胃潴留量过多

胃潴留量过多是指胃潴留的量超过 200mL。处理:推荐静脉注射胃复安和(或)红霉素来治疗胃潴留量过多,不再建议使用西沙比利。不推荐常规使用促胃肠动力药。针灸刺激可以促进神经外科 ICU 患者的胃排空。应尽可能地避免/减少使用阿片类药物和深度镇静。若单次测量的胃潴留量超过 500mL,则建议停止使用胃内营养。此时,应该考虑空肠内营养。不主张常规使用空肠内营养,因为偶尔会引起严重的小肠扩张和肠穿孔。

3. 腹　泻

腹泻是指每天 3 次以上的稀便或水样的大便,总重量超过 200～250g/d(或体积超过 250mL/d)。处理:基本治疗包括补充液体和电解质、维持血流动力学稳定和脏器保护(例如,纠正低血容量以预防肾功能损害)。同时还须积极寻找发病原因,尽可能停药(如泻药、山梨醇、果糖、抗生素)或采取治疗(如吸收不良、炎症性肠病)。危重症患者肠内喂养导致的腹泻可能需要减慢输注速度、重新定位营养管或稀释营养配方,增加配方中可溶性纤维的含量可延长食物在胃肠道的通过速率。对于严重的或复发性难辨梭状芽孢杆菌感染相关的腹泻,口服万古霉素治疗优于甲硝唑。

4. 消化道出血

消化道出血是指任何进入消化道管腔内的出血,在呕吐液、胃液或粪便中可见血液。处理:如果发生临床明确的消化道出血,根据血流动力学状态来采取处理方法。对于血流动力学不稳定的患者,内镜是可选择的诊断工具,但是进行性或大量的出血则排除了内镜检查的可能,此时更适合采用血管造影。推荐早期(24h 内)进行上消化道内镜检查。对于静脉曲张破裂出血的患者,则应该更积极(12h 内),可以采用肾上腺素注射并结合止血夹、热凝或硬化剂注射等其他方法。不推荐常规进行二次内镜检查,但对再出血者应再次尝试内镜治疗。若上消化道内镜结果阴性而存在消化道出血者,则应该进行结肠镜检查。若结果仍然阴性,则进行小肠镜检查。若出血持续存在而内镜结果阴性,则应该考虑剖腹手术/术中内镜检查,或者介入治疗。

5. 下消化道麻痹(麻痹性肠梗阻)

下消化道麻痹(麻痹性肠梗阻)是指肠蠕动减少导致的肠道排便功能障碍。临床表现为停止排便连续 3d 或者以上,需要除外机械性梗阻。肠鸣音可能存在或消失。处理:应尽可能停用抑制胃肠运动的药物(如儿茶酚胺、镇静剂、阿片类)和纠正相关的因素(如高血糖、低钾血症)。由于泻药起效时间较慢,应该早期开始或者预防性应用。出于对长期的作用未知和安全性方面的考虑,不推荐常规使用阿片类拮抗剂。促胃肠动力药物如多潘立酮、胃复安和红霉素可刺激上消化道(胃和小肠),新斯的明则可刺激小肠和结肠。尽管缺乏良好的对照研究和充足的证据,仍然推荐标准化地应用胃肠动力药物来治疗胃肠运动失调。

6.异常的肠鸣音

异常的肠鸣音包括肠蠕动消失和肠蠕动增强。肠蠕动消失是指仔细听诊时仍未闻及肠鸣音。肠蠕动增强是指听诊时闻及过多的肠鸣音。处理:对于肠鸣音消失/异常没有特殊处理的建议。

7.肠扩张

肠扩张是指结肠直径超过 6cm(盲肠超过 9cm)或者小肠直径超过 3cm。通过腹部平片或者 CT 可以做出诊断。处理:尽管择期剖腹手术不推荐常规使用鼻胃管,但此时仅次于纠正水、电解质失衡,进行鼻胃管减压可能有益。在排除机械性肠梗阻之后,对于盲肠直径大于 10cm 并且 24h 内病情没有改善者,可以考虑静脉使用新斯的明。对于盲肠直径大于 10cm 并且经 24～48h 的保守治疗病情没有改善者,推荐使用结肠镜行非手术减压。结肠镜减压对超过 80% 的患者有效,但有死亡和并发症的风险。对于结合结肠镜进行保守治疗的患者,可以观察 48～72h,除非盲肠直径大于 12cm。如果保守治疗无效就有手术指征,因为可能会导致致命性的肠穿孔。对于合适的患者,使用腹腔镜和胸段硬膜外镇痛可以增强腹腔手术后的肠道功能,并可预防肠扩张。

8.肠内喂养方案

遵循欧洲肠外肠内营养学会的指南,尽可能减少各种干预(手术、诊断或治疗性干预、拔管)导致的肠内营养中断,要每日评估肠内营养是否足够。

参考文献

[1]王吉文,张茂.欧洲危重症医学会关于急性胃肠损伤的定义和处理指南[J].中华急诊医学杂志,2012,21(8):812-814.

[2]Reintam A,Malbrain M L,Starkopf J,et al. Gastrointestinal function in intensive care patients: terminology, definitions and management. Recommendations of the ESICM Working Group on abdominal problems[J]. Intensive Care Med,2012,38(3):384-394.

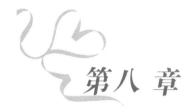

第八章

危重症急性胃肠损伤的护理

俗话说"三分医疗,七分护理",这句话虽然并不十分准确,但却反映了护理工作在医疗工作中的重要作用和地位。对于危重症急性胃肠损伤患者,护理则显得更为重要。不论是对危重症急性胃肠损伤的监测,还是营养支持的实施,或是对胃肠道症状的处理,以及开展中医药防治危重症急性胃肠损伤的工作,都需要护理工作的密切配合和支持。本章根据前面几章临床诊治危重症急性胃肠损伤重点内容的护理工作需求进行了相关的阐述,主要包括危重症急性胃肠损伤的常规监测和护理常规、危重症急性胃肠损伤肠内营养的监测和护理、危重症常见胃肠道症状的护理、腹腔间隔室综合征的监测和护理、危重症急性胃肠损伤中医药应用的护理五个方面。本章的侧重点在于阐述危重症急性胃肠损伤患者与普通患者不同的护理方法和相关内容;对于相关的常规护理内容,本章则不再做详细阐述。

第一节 危重症急性胃肠损伤的常规监测和护理

一、监测要点

1.严密监测患者生命体征、意识、瞳孔、关注出入量平衡,监测中心静脉压。

2.评估患者胃肠功能损伤情况须分为四级。

(1)危重症急性胃肠损伤Ⅰ级(存在胃肠道功能障碍和衰竭的危险因素):有明确病因,胃肠道功能部分受损。

(2)危重症急性胃肠损伤Ⅱ级(胃肠功能障碍):胃肠道不具备完整的消化和吸收功能,无法满足机体对营养物质和水的需求。胃肠功能障碍未影响患者的一般状况。

(3)危重症急性胃肠损伤Ⅲ级(胃肠功能衰竭):给予干预处理后,胃肠功能仍不能恢复,整体状况得到没有改善。

(4)危重症急性胃肠损伤Ⅳ级(胃肠功能衰竭伴有远隔器官功能障碍):急性胃肠损伤逐步进展,多器官功能障碍综合征和休克进行性恶化,随时有生命危险。

3.评估患者皮肤温度、湿度、色泽及有无瘀斑,预防肠黏膜缺血缺氧,维护黏膜屏障功能。

4.密切监测腹内压变化，重视腹部体征的观察。观察患者有无腹痛腹胀、肠鸣音减弱或消失等现象。

5.定时监测血气分析、电解质和尿量、尿比重。严重颅内高压、电解质紊乱如低钾血症会抑制肠蠕动，应及时报告医生，予以处理。

6.评估呕血与便血的量、次数和性状。估计出血量的方法有：①大便潜血试验阳性，提示出血量 5mL 以上；②出现黑便，提示出血量在 50～70mL，甚至更多；③胃内出血量达 250～300mL，可引起呕血；④柏油便则提示出血量为 500～1000mL。

二、护理措施

(1)体位：应抬高床头 30°～45°，头侧向一边，防止呕吐物进入气道，导致误吸发生。

(2)肠内营养支持：对于昏迷患者或无法经口进食者，可留置胃管，每隔 4 小时回抽 1 次胃内容物，根据回抽量及时调整管饲速度、浓度和总量。

(3)误吸应对：对于有反流误吸风险的患者，可留置鼻肠管进行幽门后喂养，并使用营养泵进行持续喂养，喂养期间应用温开水冲洗管路，防止堵管的发生。

(4)减轻胃肠道压力：对于腹胀患者，应使用胃肠减压、肛管排气来减轻胃肠道压力。同时可加用中医护理方法，如生大黄鼻饲、芒硝腹部外敷、新斯的明足三里穴位注射等。

(5)选择性肠道去污：对于严重感染、休克等肠功能未恢复的患者，护理上可采用机械清洗的方法，给予硫酸镁或乳果糖口服导泻或等盐水不保留灌肠，需严密观察粪便的颜色和量，灌肠效果、体温及血象的变化。对于腹泻患者，应注意肛周皮肤的护理。

(6)对症护理：持续监测中心静脉压，遵医嘱给予胃黏膜保护药和抗酸药，以助及时改善肠黏膜灌注，促进胃肠蠕动。

(7)监测腹内压：以膀胱压替代，经导尿管三通管连接无菌测压管读取数值。

(8)心理和社会支持：患者发生肠功能衰竭时，不仅有焦虑、抑郁情况的存在，还会有很强的失望、无助和挫折感。肠造口患者还会出现自我形象紊乱，医务人员应积极与患者沟通，以高尚的品质和精湛的技术赢得患者的认同和信任，给予心理支持，使患者建立战胜疾病的信心，并使其积极主动配合治疗和护理。

参考文献

[1]马晓春.欧洲危重症学会(2012)急性胃肠损伤共识解读[J].临床外科杂志,2013,21(3):159-161.

[2]杨琪.浅议消化系统疾病护理常规[J].护理研究,2013,7(5):168-169.

[3]洪秀凤,朱家沂.早期液体复苏、肠道去污联合肠内营养治疗重症急性胰腺炎的护理[J].当代医学,2009,36(191):138-139.

[4]罗红梅.ICU 危重症患者肠内营养的护理[J].临床医学工程,2010,17(7):115-116.

[5]王娟,温桂芬.肠道清洁和早期肠内营养在重症急性胰腺炎治疗中的应用及护理[J].现代临床护理,2008,7(6):29-31.

第二节　危重症急性胃肠损伤肠内营养的监测和护理

一、临床护理

(一)喂养管的护理

1.妥善固定喂养管,在喂养管进入鼻腔或腹壁处做好标记,检查频率为 4h/次,以识别喂养管有无移位。

2.保持喂养管通畅,输注营养液前、后及连续管饲过程中每隔 4～6 小时及特殊用药前后,都应用 20mL 以上的温开水冲洗喂养管。药丸经研碎、充分溶解后,应直接被注入喂养管,以避免因加入营养液后与之不相容而凝结成块黏附于管壁或堵塞管腔。若温水冲洗无效,可采用活化的胰酶制剂冲洗;确实不通的,则需及时更换。

3.每日更换输注管道 1 次,注意无菌操作。

4.胃、空肠造瘘患者每隔 2～3 天更换 1 次辅料,更换时需注意有无皮肤感染、渗血、渗液、缝线松动等。

(二)患者的护理

1.根据喂养管位置及病情,置患者于合适的体位。对于伴有意识障碍、胃排空迟缓、经鼻胃管或胃造瘘管输注营养液的患者,应抬高床头 30°～45°,以防营养液反流和误吸。

2.每天用油膏涂拭鼻腔黏膜,起润滑作用;对胃、空肠造瘘者,保持造瘘口周围皮肤干燥、清洁。

3.对患者加强观察,若患者突然出现呛咳、呼吸急促或咳出类似营养液的痰液,则应疑有喂养管移位并致误吸的可能,应鼓励和刺激患者咳嗽,以排出吸入物和分泌物,必要时经鼻导管或气管镜清除误吸物。

4.经空肠造瘘输注营养液者,须注意以下事项。①注意观察患者有无腹部症状。若患者突然出现腹痛、胃或空肠造瘘管周围有类似营养液渗出,或腹腔引流管引流出类似营养液的液体,应怀疑喂养管移位、营养液进入游离腹腔。应立即停输营养液并报告医师,尽可能协助清除或引流出渗漏的营养液。②按医嘱应用抗生素,避免继发性感染或腹腔脓肿的发生。

(三)营养液的输注

1.控制营养液的浓度,从低浓度开始滴注营养液,再根据患者胃肠道适应程度逐步递增,以避免因营养液浓度和渗透压过高而引起的胃肠道不适、肠痉挛、腹胀和腹泻。

2.控制营养液的输注量和速度,营养液宜从少量开始,逐渐达到全量。交错递增量和浓度将更有利于患者对肠内营养的耐受。输注速度应视患者的适应程度逐步增加,以输液泵控制滴速为佳。

3.保持营养液的适宜滴注温度,营养液的滴注温度以接近正常体温为宜,过烫可能灼伤胃肠道黏膜,过冷则刺激胃肠道,引起肠痉挛、腹痛或腹泻。可在输注管近端自管外加热营养液,但须防止烫伤患者。

4.避免营养液污染、变质,营养液应现配现用;保持调配容器的清洁、无菌;悬挂的营养液在较凉快的室温下放置时间小于8h,每天应更换营养泵管。

(四)用药护理

某些药物,如含镁的抗酸剂、电解质等可致肠痉挛和渗透性腹泻,须经稀释后再经喂养管注入。对严重低蛋白血症者,遵医嘱先输注人体血清蛋白或血浆,以提高血浆胶体渗透压。

二、临床监测

1.喂养管的监测

喂养前确认喂养管的位置,做出明确标志。长期带管者,可因活动、胃肠蠕动、长期喂养、喂养管固定不牢等原因导致喂养管位置改变或脱出。对于置管位置不当者,应予以重新调整。对于食管、胃肠手术后的患者,若喂养管不慎脱出,不可盲目插入,应在通知医师后,遵医嘱调整。

2.喂养不耐受的监测

在每次输注肠内营养液前及期间,应注意患者是否出现呕吐、腹胀、腹泻、腹痛或胃潴留等情况,必要时加用胃动力药物(如甲氧氯普胺、红霉素等)或改为幽门后喂养,以防胃潴留引起反流而致误吸。

3.营养方式的监测

定期测定体重、三头肌皮肤皱褶厚度、上臂中点肌围、淋巴细胞总数、血白蛋白、氮平衡等数值,可根据患者的具体情况对容易缺乏的营养素进行测定及补充。

4.代谢分泌的测定

每天统计液体出入量,定期检测肝肾功能、血常规、电解质、凝血类物质、尿素氮水平。

三、肠内营养的并发症及防治

(一)机械性并发症

1.喂养管放置不当

喂养管放置不当主要发生在鼻-胃或鼻-十二指肠及空肠置管者。插管时,若误将喂养管置入气管、支气管内,严重者可穿破肺组织及脏层胸膜,引起气胸、血气胸、脓胸、气管胸膜瘘及肺出血。一旦发现喂养管有误插,应立即将导管拔出,并观察有无气胸、血胸等表现,如有这些问题,应做相应处理。预防的方法:仔细操作,严格执行插管的操作程序,输注营养液前应做X线检查以确定导管位置是否正确。

2.喂养管堵塞、脱出、拔出困难

喂养管堵塞的最常见原因是膳食残渣和粉碎不全的药片碎片黏附于管腔内或是药物膳食不相容造成混合液凝固。发生堵塞后,可应用温水、胰酶等冲洗。喂养管固定不牢或长期置管、固定导管的缝线松脱及患者神志不清、躁动不安或严重呕吐,均可导致喂养管脱出。一旦发生喂养管脱出,不仅使肠内营养不能进行,而且在造口置管的患者中尚有引起腹膜炎的可能,因此,置管后应牢固固定导管、加强护理与观察,严防导管脱出。肠内营养时,导管可停留在胃肠壁上并嵌入黏膜中或在胃肠内扭结;此时,喂养管拔除困难,必要时应在胃镜下处理。

3.鼻咽、食管、胃损伤

鼻咽、食管、胃损伤有两种情况:①插管时的机械性损伤。预防的关键是插管时应选用质地软、口径细的聚氨酯和硅胶导管,操作动作应仔细轻柔,遇有阻力应查明原因,不可贸然硬插。②粗硬的橡胶或聚乙烯导管长期置管,会压迫鼻咽、食管、胃黏膜引起糜烂、坏死、溃疡、出血等。一旦发生上述情况,可暂时拔出导管,解除压迫和刺激,待症状消失后再行插管。亦可选用其他途径,如胃造口或空肠造口行肠内营养。

4.鼻窦炎和中耳炎

鼻窦炎和中耳炎主要发生在鼻胃、鼻空肠或十二指肠置管者。由于长期置管,使鼻腔堵塞,妨碍鼻窦口的通气引流及压迫咽鼓管开口而发生。预防的方法是:应采用质地柔软、口径细的喂养管,注意清洁鼻腔,每日应用润滑剂或抗生素溶液向插管侧鼻孔内滴入。一旦发生鼻窦炎或中耳炎,应拔除喂养管改用其他途径喂养或自另外一侧鼻孔插管继续肠内营养,同时采取相应的措施进行治疗。

5.喂养管周围瘘或感染

喂养管周围瘘或感染主要发生在经胃造口和空肠造口行肠内营养的患者,表现为导管周围有胃液或肠液溢出,四周皮肤发红、糜烂,甚至化脓。局部可用氧化锌软膏保护皮肤,及时更换敷料,全身应用抗生素,同时注意消化道远端有无梗阻,营养液灌注应减少或停用。

6.肠梗阻

肠梗阻常由于空肠与腹壁固定不当,造成肠管扭曲、内疝形成或行 Witzel 造口时,导管过粗和浆肌层包埋过多引起。一旦出现,应立即停止灌注营养液,行胃肠减压,有肠绞窄时应及时手术处理。

(二)胃肠道并发症

1.恶心、呕吐、腹胀

肠内营养患者约有 $10\%\sim20\%$ 可发生恶心、呕吐、腹胀。主要是由于输注速度过快,乳糖不耐受、膳食有怪味,脂肪含量过多等原因所致,处理时针对病因采取相应措施,如减慢滴速或更改膳食品种。

2.腹　泻

腹泻是肠内营养最常见的并发症,常见原因有以下几方面:①同时应用某些治疗性药物。②低蛋白血症和营养不良,使小肠吸收能力下降。③乳糖酶缺乏者应用含乳糖的肠内营养膳食。④肠腔内脂肪酶缺乏,脂肪吸收障碍。⑤应用高渗性膳食。⑥细菌污染膳食。⑦营养液温度过低及输注速度过快。一旦发生腹泻,应首先查明原因,去除病因后症状多能改善。必要时,可对症给予收敛和止泻剂。为预防腹泻发生,应从以上病因入手并采取相应措施。

3.肠坏死

该并发症虽罕见,但死亡率高。起病时间多在喂养开始后 $3\sim15d$,患者无机械性肠梗阻和肠系膜血管栓塞病史。主要与输入高渗性营养液和肠道细菌过度生长引起腹胀,导致肠管缺血有关。一旦怀疑有该并发症出现,应立即停止输入营养液,改行肠外营养,同时行氢离子呼出试验、营养液细菌培养,以尽早明确原因并进行处理,防止肠坏死发生。

4. 肠黏膜萎缩

尽管肠内营养与肠外营养及禁食相比,在维持肠黏膜功能方面有更好的作用,但是,长期应用亦可导致肠黏膜萎缩,尤其是应用要素膳食者。在肠内营养的同时,可应用谷氨酰胺、神经降压素及生长激素。

(三)代谢性并发症

肠内营养代谢性并发症的发生率远较肠外营养为低;但在患者原发疾病对代谢干扰较大、同时采用其他药物治疗,以及应用特殊配方膳食者,偶有发生。

1. 高糖血症和低糖血症

高糖血症常见于接受高热量喂养者,以及合并由糖尿病、高代谢、皮质激素治疗的患者。监测血糖、尿糖和酮体是发现高糖血症的有效方法。一旦出现,应行胰岛素治疗。低糖血症多发生于长期应用肠内营养而突然停止者。因此,在停用肠内营养时,应逐渐进行,必要时可适当补充葡萄糖。

2. 高渗性非酮性昏迷

高渗性非酮性昏迷甚为少见,偶发生于有糖尿病史者、严重胰腺功能不足者、应用激素者。预防的方法:输注以糖为主要能源的膳食时,速率不宜过快;定期查血糖、尿糖和酮体,使尿糖保持阴性;补充足够的水分和电解质。一旦发生,应积极抢救。

3. 电解质紊乱和高碳酸血症

由于膳食用量不足或过大、腹泻等原因,可导致低钠或高钠血症、高钾或低钾血症等。预防的方法:定期检查血电解质,及时补充。当机体摄入大量碳水化合物时,分解后产生 CO_2 增加,若肺功能不佳,则可产生高碳酸血症。

4. 再进食综合征

严重营养不良患者行肠内营养时,可导致一系列症状,如严重肌无力、精神状态改变、弥散性感觉丧失、心律失常、心力衰竭等,这组症状称为再进食综合征。预防其发生的关键:在开始行肠内营养时,应给予少于实际需要的热量、钠和体液,以避免心脏超负荷及电解质的迅速改变。

(四)感染性并发症

1. 吸入性肺炎

肠内营养支持中,误吸发生后,出现吸入性肺炎,是其严重的并发症,常见于幼儿、老年人及意识障碍的患者。通过鼻饲进行肠内营养支持的患者发生吸入性肺炎的可能性比经胃造瘘或空肠造瘘进行肠内营养支持要大得多。防止胃内容物潴留及反流是预防吸入性肺炎的根本,一旦发现患者有吸入胃内容物的征象时,须采取如下措施。①立即停止肠内营养液的输注,并吸尽内容物;②立即行气管内吸引;③若食物颗粒进入气管,则应立即行气管镜检查并清除之;④改用肠外营养,输入一定量的白蛋白,减轻肺水肿;⑤必要时行机械通气支持;⑥鼓励患者咳嗽,咳出误吸的液体;⑦应用抗生素防治肺部感染,必要时应用糖皮质激素,以改善症状。

2.营养液污染

临床上常用鼻胃管进行胃肠内营养,插管时就可能将咽部细菌带入胃内,在胃内繁殖生长,进而导致肠炎、腹泻,甚至更为严重的全身感染。营养液和输送管道器械在配液时和更换管道时也有可能被污染,主要是操作不符合规范所致。局部管道清洗不及时,配成的营养液在空气中暴露时间长,也是引起营养液污染的一个重要环节。一般来说,营养液在室温下可保持12h不发生细菌生长。在营养液的配置和肠内营养支持插管时,应严格遵守操作规范,避免因不规范操作引起的污染。

(五)精神心理方面并发症

肠内营养通常采用置入鼻胃管的方式,部分患者对此不易接受。患者自感口渴、失去对味觉的体会或是对营养液的味道感觉异常,都会引起患者对胃肠内营养支持耐受力的下降。由于管饲患者失去了咀嚼食物、吞咽食物的感觉,限制了咀嚼运动,见到食物后会有饥饿感。由于鼻胃管的存在,患者常经口呼吸,引起口干,流鼻涕。鼓励用鼻呼吸,改进置管的方式和管的质量。在营养液中加入一些佐料,使其有一种特殊的可口味道。病情允许时,应鼓励患者进行咀嚼运动,多活动,以满足其心理需要。

参考文献

[1]陈翠霞.老年患者肠内营养的护理[J].全科护理,2012,11(10):3081-3082.

[2]赵晓辉,刘晓联,闫书展,等.老年卧床患者鼻饲并发症的护理干预[J].山西医科大学学报,2003,34(6):516-518.

[3]李宁.肠功能障碍的肠内营养策略[J].肠外与肠内营养,2010,17(4):193-194.

[4]张晓红,李筠.危重症患者早期肠内营养的临床应用与护理[J].护理研究,2005,19(11):2353-2355.

[5]陆新容,吴文玲.肠内营养护理指引在危重症患者中的应用[J].现代临床护理,2009,8(8):64-66.

[6]朱早兰.危重症患者经鼻胃管肠内营养的护理效果观察[J].当代护士,2005,5(2):47-48.

[7]罗红梅.ICU危重患者肠内营养的护理[J].临床医学工程,2010,17(7):115-116.

[8]郗晓红.ICU危重患者肠内营养的护理[J].护理研究,2011,18(3):1660.

[9]洪楚云,苏真娇,魏霞,等.危重症患者肠内营养并发症的原因分析与护理对策[J].护理实践与研究,2013,10(16):34-35.

[10]肖秋媚,胡红英,吕霞,等.鼻饲肠内营养老年患者预防堵管的循证护理[J].护理研究,2014,28(5):1810-1812.

[11]McClave S A, Taylor B E, Martindale R G,et al. Guidelines for the Provision and Assessment of Nutrition Support Therapy in the Adult Critically Ill Patient:Society of Critical Care Medicine (SCCM) and American Society for Parenteral and Enteral Nutrition (A. S. P. E. N.)[J]. JPEN J Parenter Enteral Nutr,2016,40(2):159-211.

第三节 危重症常见胃肠道症状的护理

一、恶心、呕吐

两者可单独发生,但多数患者先有恶心,继而呕吐。呕吐频繁且量大者,可引起水电解质紊乱、代谢性碱中毒。长期呕吐伴纳差者可致营养不良。

(一)护理评估

1.病史的评估内容包括如下:呕吐发生的时间、频率、原因或诱因,与进食的关系;呕吐的特点及呕吐物的性质、量;呕吐伴随的症状,如是否伴有腹痛、腹泻、发热等。患者的精神状态,有无疲乏无力,有无焦虑、抑郁及其程度,呕吐是否与精神因素有关。

2.身体状况的评估内容包括如下:生命体征、神志、营养状况,有无失水表现,腹部检查。

3.实验室及其他检查的评估内容包括如下:必要时做呕吐物毒物分析或细菌培养等检查;对于呕吐量大者,应注意有无水电解质紊乱、酸碱平衡失调。

(二)常用护理诊断

1.有体液不足的危险(与大量呕吐导致失水有关)。

2.活动无耐力(与频繁呕吐导致失水、电解质丢失有关)。

3.焦虑(与频繁呕吐、不能进食有关)。

(三)目 标

1.患者生命体征在正常范围内,无失水、电解质紊乱和酸碱失衡。

2.呕吐减轻或停止,逐步恢复进食。

3.能保证机体所需热量、水分、电解质的摄入。

4.活动耐力恢复或有所改善。

5.焦虑程度减轻。

(四)护理措施及依据

1.有体液不足的危险

(1)监测生命体征:定时测量和记录生命体征直至稳定。血容量不足时可发生心动过速、呼吸急促、血压降低,特别是体位性低血压。持续性呕吐致大量胃液丢失而发生代谢性碱中毒时,患者呼吸表现为浅、慢。

(2)观察失水征象:准确测量和记录每日的出入量、尿比重、体重。动态观察实验室检查结果,例如,血清电解质、酸碱平衡状态。观察患者有无失水征象,依失水程度不同,患者可出现软弱无力、口渴、皮肤黏膜干燥、弹性降低,尿量减少、尿比重增高,并可有烦躁、神志不清甚至昏迷等表现。

(3)观察呕吐情况:观察患者呕吐的特点,记录呕吐的次数,呕吐物的性质、量、颜色和气味。

（4）积极补充水分和电解质：剧烈呕吐导致不能进食或发生严重水、电解质失衡时，主要通过静脉输液给予纠正。口服补液时，应少量多次饮用，以免引起恶心呕吐。若口服补液未能达到所需补液量时，仍需静脉输液以恢复和保持机体的液体平衡状态。

2.活动无耐力

（1）生活护理：协助患者进行日常生活活动。患者呕吐时，应帮助其坐起或侧卧，头偏向一侧，以免误吸。吐毕给予漱口，更换污染衣物、被褥，开窗通风以去除异味。按医嘱应用止吐药及开展其他治疗，促使患者逐步恢复正常饮食和体力。

（2）安全：患者突然起身可能出现头晕、心悸等不适。故坐起时，应动作缓慢，以免发生体位性低血压。

3.焦　虑

（1）评估心理状态：关心患者，通过观察和与患者及家属交谈，了解其心理状态。

（2）心理疏导：耐心解答患者及家属提出的问题，向患者解释精神紧张不利于呕吐的缓解，特别是有的呕吐与精神因素有关，紧张、焦虑还会影响食欲和消化能力，而治病的信心及情绪稳定则有利于症状的缓解。

（3）应用放松技术：常用深呼吸、转移注意力等放松技术，减少呕吐的发生。

（五）评　价

1.患者的生命体征稳定在正常范围，无口渴、尿少、皮肤干燥、弹性减退等失水表现，血生化指标正常。

2.呕吐及其引起的不适减轻或消失，逐步耐受及增加进食量。

3.机体获得足够的热量、水分、电解质和各种营养素，营养状态改善。

4.活动耐量增加，活动后无头晕、心悸、气促或体位性低血压的出现。

5.能认识自己的焦虑状态并运用适当的应对技术。

二、胃潴留

（一）护理评估

1.病史的评估内容包括如下：胃潴留发生的时间、起病原因或诱因、病程长短；胃潴留物的性状、量和颜色；有恶心呕吐、发热等伴随症状；有无失水表现。

2.身体状况的评估内容包括如下：应观察患者的生命体征、神志、尿量、皮肤弹性等；注意有无水、电解质紊乱、酸碱失衡、血容量减少；腹部检查。

3.实验室及其他检查的评估内容包括如下：注意监测血清电解质、酸碱平衡状况；腹部B超等。

（二）常用护理诊断

1.胃潴留（与肠道疾病或全身性疾病有关）。

2.有体液不足的危险。

（三）目　标

1.患者的胃潴留及其引起的不适减轻或消失。

2.能保证机体所需水分、电解质、营养素的摄入。

3.生命体征、尿量、血生化指标在正常范围。

（四）护理措施及依据

1.一经发现胃潴留患者,应立即禁食,通知医生,必要时胃肠减压。

2.指导患者取半卧位,一般将床头抬高 30°～45°,这样可以防止鼻饲液反流,避免呛咳或误吸的发生;对于有呕吐或反流者,应让其头偏向一侧卧位,同时立即清除呕吐物,防止误吸。

3.确定胃潴留性质,遵医嘱合理、准确用药,并及时评估患者服药效果及胃潴留情况。

4.纠正水、电解质及酸碱失衡,并准确记录 24h 出入量。

5.注意鼻饲液的渗透压、温度、性质,鼻饲结束后可给予腹部按摩,促进胃肠蠕动。

6.用鼻饲泵或输液泵有效控制滴速至 80～100mL/h,这样可以避免因滴速过快而造成胃的急性扩张而导致胃潴留,同时也可以更好地监测患者的血糖值。

7.合理安排鼻饲时间,缓慢持续地输注营养液,减轻胃的负担。

（五）评　价

1.患者的胃潴留及其伴随症状减轻或消失。

2.机体获得足够的热量、水分、电解质和各种营养物质,营养状态改善。

3.生命体征正常,无失水、电解质紊乱的表现。

三、腹　泻

腹泻是指排便次数多于平日习惯的频率,粪质稀薄。腹泻多由于肠道疾病引起,其他原因有药物、全身性疾病、过敏和心理因素等。发生机制为肠道蠕动亢进、肠分泌增多或吸收障碍。

（一）护理评估

1.病史的评估内容包括如下:腹泻发生的时间、起病原因或诱因、病程长短;粪便的性状、次数和量、气味和颜色;有无腹痛及疼痛的部位,有无里急后重、恶心呕吐、发热等伴随症状;有无口渴、疲乏无力等失水表现;有无精神紧张、焦虑不安等心理因素。

2.身体状况的评估内容包括如下:急性严重腹泻时,应观察患者的生命体征、神志、尿量、皮肤弹性等,注意有无水电解质紊乱、酸碱失衡、血容量减少;慢性腹泻时,应注意患者的营养状况,有无消瘦、贫血的体征;腹部检查;肛周皮肤检查(有无因排便频繁及粪便刺激,引起肛周皮肤糜烂)。

3.实验室及其他检查的评估内容包括如下:正确采集新鲜粪便标本以做显微镜检查,必要时做细菌学检查;对于急性腹泻者,应注意监测血清电解质、酸碱平衡状况。

（二）常用护理诊断

1.腹泻（与肠道疾病或全身性疾病有关）。

2.有体液不足的危险（与大量腹泻引起失水有关）。

（三）目　标

1.患者的腹泻及其引起的不适减轻或消失。

2.能保证机体所需的水分、电解质、营养素的摄入。

3.生命体征、尿量、血生化指标在正常范围。

（四）护理措施及依据

1.腹　泻

（1）病情监测：包括排便情况、伴随症状、全身情况及血生化指标的监测。

（2）饮食选择：饮食以少渣、易消化食物为主，避免生冷、多纤维、味道浓烈的刺激性食物。急性腹泻应根据病情和医嘱，给予禁食、流质、半流质或软食。

（3）活动与休息：急性起病、全身症状明显的患者，应卧床休息，注意腹部保暖；可用热水袋热敷腹部，以减弱肠道运动，减少排便次数，并有利于腹痛等症状的减轻。慢性轻症者，可适当活动。

（4）用药护理：腹泻的治疗以病因治疗为主。应用止泻药时注意观察患者排便情况，腹泻得到控制时及时停药。应用解痉止痛剂如阿托品时，应注意药物副作用如口干、视力模糊、心动过速等。

（5）肛周皮肤护理：排便频繁时，因粪便的刺激，可使肛周皮肤损伤，引起糜烂及感染。排便后，应用温水清洗肛周，保持肛周清洁干燥，涂无菌凡士林或抗生素软膏以保护肛周皮肤，促进损伤处愈合。

（6）心理护理：慢性腹泻治疗效果不明显时，患者往往对预后感到担忧，害怕做纤维结肠内镜等检查所带来的痛苦，再加上某些腹泻如肠易激综合征与精神因素有关，故应注意患者心理状况的评估和护理，通过解释、鼓励来提高患者对配合检查和治疗的认知，稳定患者情绪。

2.有体液不足的危险

（1）动态观察液体平衡状态：急性严重腹泻时丢失大量水分和电解质，可引起脱水及电解质紊乱，严重时导致休克。故应严密监测患者生命体征、神志、尿量的变化；有无口渴、口唇干燥、皮肤弹性下降、尿量减少、神志淡漠等脱水表现；有无肌肉无力、腹胀、肠鸣音减弱、心律失常等低钾血症的表现；监测血生化指标的变化。

（2）补充水分和电解质：及时遵医嘱补充液体、电解质、营养物质，以满足患者的生理需要量，并补充额外丢失量，使人体恢复和维持正常血容量。一般可口服补液，而严重腹泻、伴恶心与呕吐、禁食或全身症状显著者，经静脉补充水分和电解质。注意调节输液速度；老年患者尤其应及时补液并注意调整输液速度，因老年人易因腹泻发生脱水，也易因输液过量、过快引起循环衰竭。

（五）评　价

1.患者的腹泻及其伴随症状减轻或消失。

2.机体获得足够的热量、水分、电解质和各种营养物质,营养状态改善。

3.生命体征正常,无失水、电解质紊乱的表现。

四、消化道出血

消化道出血常见于胃及十二指肠以及门静脉高压引起的食道、胃底静脉曲张破裂之后,也可见于应激性胃肠黏膜病变、急性缺血性肠病等。严重者可发生急性周围循环衰竭而危及生命。熟练掌握抢救程序和抢救技术,严密观察病情,准确评估出血量,及时有效地实施抢救和护理是成功挽救患者生命的关键。

（一）护理评估

1.病史的评估内容包括如下:呕血或便血发生的时间、频率、原因或诱因;呕血及便血的色、质、量;呕血及便血伴随的症状,如是否伴有腹痛、腹泻、发热等;患者的精神状态,如有无疲乏无力,有无焦虑、抑郁及其程度。

2.身体状况的评估内容包括如下:观察血压、中心静脉压、体温、脉搏、呼吸的变化,有无休克表现;观察神志、末梢循环、尿量、呕血及便血的色、质、量;腹部检查。

3.实验室及其他检查的评估内容包括如下:监测血气分析、电解质、血常规、网织红细胞、尿比重、大便隐血实验;腹部 B 超、胃镜、肠镜等。

（二）常用护理诊断

1.有体液不足的危险(与消化道出血有关)。

2.活动无耐力(与失血性周围循环衰竭有关)。

3.有潜在受伤的危险(与消化道出血、食管胃底黏膜长期受压、治疗囊管压迫气道、血液或分泌物反流有关)。

（三）目　标

1.维持生命体征平稳,无出血迹象,纠正血容量不足。

2.维持水、电解质、酸碱平衡。

3.预防或及时发现并发症。

（四）护理措施及依据

1.常规护理

首先,在急性出血期,首要任务为严密监测出血的发生及生命体征与意识变化,尽量在出血早期发现患者的异常情况。病情危重者,须绝对卧床休息,注意保暖,床上大小便,防止晕倒、摔伤及因活动而加大出血。出血量大时,取休克卧位或将下肢抬高30°,呕血时头偏向一侧,防止窒息。同时准备好一切急救物品及药物,要做到发现病情变化及时、报告医生及时、抢救处理及时,以便采取有效的治疗及处理措施,同时加强基础护理,减少并发症的发生。

2.病情观察

(1)密切观察病情变化,大出血应用升压药时,要注意观察患者的神志、面色、出血量、血压等,一般15～30min测量生命体征1次,根据血压情况,调节补液及升压药给药的速度,必要时进行心电监护、吸氧。根据医嘱进行输血治疗。

(2)注意观察患者休克状态有无改善,若患者面色逐渐转为红润,皮肤温暖,出汗停止,血压上升,则提示好转。

(3)注意观察尿量,若患者出现少尿或无尿,则高度提示周围循环不足或并发急性肾衰竭,故要准确记录24h出入量,有休克时留置尿管,测量每小时尿量,应保持尿量>30mL/h。

(4)定期复查红细胞计数、血细胞比容、血红蛋白、网织红细胞计数、大便潜血试验,以了解贫血情况,判断出血是否停止。

(5)应结合患者的原发病进行全面的病情观察,若因胃黏膜病变引起上消化道出血者,则应观察是否伴有腹痛,有无胃穿孔等。

(6)注意观察呕吐物,大便的性质、颜色、量、次数等,做好记录及床边、书面交班。

3.心理护理

消化道出血患者由于突然呕血及便血,易产生紧张、恐惧的情绪,从而加重出血,所以,特别要加强心理护理。

4.饮食护理

对出血量少,又无呕吐,临床表现无明显活动出血者,可选用温凉、清淡、无刺激性流食,如胃、十二指肠溃疡出血的患者。而对于急性大出血,食管、胃底静脉破裂出血者,则应暂禁食。

(五)评　价

对经过积极抢救的患者,待其病情稳定后,应进行出血是否停止以及再出血可能性的判断。下列情况提示继续出血或再出血。

1.反复呕血或黑便次数增加,质更稀,血色更为鲜红,伴肠鸣音亢进。

2.经足量补充血容量后,休克表现未见好转。

3.红细胞计数、血红蛋白、红细胞比容等继续下降,网织红细胞及血尿素氮持续增高。

五、下消化道麻痹(麻痹性肠梗阻)、肠扩张

(一)护理评估

1.病史的评估内容包括如下:患者的年龄;有无腹部感染或全身感染;有无腹部手术及外伤史;有无胸腹部或脊柱中枢神经的损伤;有无感染、出血、肿瘤等腹膜后病变;有无肠系膜血管阻塞、肿瘤扭转等。

2.身体状况的评估内容包括如下:评估局部和全身各种体征出现的时间及动态变化的过程。肠梗阻患者由于体液丢失出现相应的脱水体征,如皮肤弹性差、眼窝凹陷、血压下

降、心律失常等。

3.实验室及其他检查的评估内容包括如下：血气分析、电解质、腹部 X 线、腹部 B 超等。

（二）常用护理诊断

1.组织灌注量异常（与肠梗阻致体液丧失有关）。

2.疼痛（与肠内容物不能正常运行或通过肠道障碍有关）。

3.舒适的改变，腹胀、呕吐（与肠梗阻致肠腔积液、积气有关）。

4.体液不足（与呕吐、禁食、肠腔积液、胃肠减压有关）。

5.电解质酸碱失衡（与肠腔积液、胃肠道液体大量丢失有关）。

6.潜在并发症（与肠坏死、腹腔感染、休克有关）。

7.营养失调，低于机体需要量（与禁食、呕吐有关）。

（三）目 标

1.维持生命体征平稳。

2.减轻疼痛。

3.缓解腹胀、呕吐等不适。

4.维持水、电解质、酸碱平衡。

5.预防或及时发现并发症。

6.摄入足够的营养。

（四）护理措施及依据

肠梗阻的治疗原则主要是解除梗阻和矫正因梗阻引起的全身性生理紊乱。具体的治疗方法应根据肠梗阻的类型、部位和患者的全身情况而定。

1.非手术治疗的护理

（1）饮食：肠梗阻患者应禁食。若患者梗阻缓解，排气、排便，且腹痛、腹胀消失后，则可进流质饮食，忌食易产气的甜食和牛奶等。

（2）胃肠减压：是治疗肠梗阻的重要措施之一。通过连接负压装置来持续实行胃肠减压，吸出胃肠道内的积气、积液，减轻腹胀、降低肠腔内的压力，改善肠壁的血液循环，有利于改善局部和全身情况。胃肠减压期间，应注意观察和记录引流液的颜色、性状和量，若发现有血性液，则应考虑有绞窄性肠梗阻的可能。

（3）缓解疼痛：在确定无肠绞窄或肠麻痹后，可应用阿托品类抗胆碱药物，以解除胃肠道平滑肌痉挛，使患者腹痛得以缓解。但不可随意应用吗啡类止痛剂，以免影响对患者病情的观察。

（4）呕吐的护理：患者呕吐时，应坐起或头侧向一边，及时清除口腔内呕吐物，以免误吸引起吸入性肺炎或窒息；护士应观察、记录呕吐物的颜色、性状和量；呕吐后给予漱口，保持口腔清洁。

（5）记录出入液量：准确记录输入的液体量，同时记录胃肠引流管的引流量、呕吐物及排泄物的量、尿量，并估计出汗及呼吸的排出量等，为临床治疗提供依据。

(6)缓解腹胀:除行胃肠减压外,热敷或按摩腹部,针灸双侧足三里穴;如无绞窄性肠梗阻,也可从胃管注入液状蜡油,20~30mL/次,可促进肠蠕动。

(7)纠正水、电解质紊乱和酸碱失衡:是一项极为重要的措施。基本溶液为葡萄糖、等渗盐水;对于病情危重者,尚须输给全浆或全血。输液所需的种类和量,应根据呕吐情况、胃肠减压量、缺水体征、尿量,并结合血清钠、钾、氯和血气分析结果而定。

(8)防治感染和毒血症:应用抗生素可以防治细菌感染,减少毒素产生。

(9)严密观察病情变化,定时测量、记录体温、脉搏、呼吸、血压,严密观察腹痛、腹胀、呕吐及腹部体征情况。若患者症状与体征不见好转或反而有加重,则应考虑有绞窄性肠梗阻的可能。

2.术后护理

(1)观察病情变化:观察生命体征变化;观察有无腹痛、腹胀、呕吐及排气等。如有腹腔引流时,应观察、记录引流液的颜色、性质及量。

(2)体位:血压平稳后,应给予半卧位。

(3)饮食:术后禁食,禁食期间应给予补液。肠蠕动恢复并有排气后,可开始进少量流质,进食后无不适,逐步过渡至半流质;对于肠吻合术后患者,其进食时间应适当推迟。

(4)术后并发症的观察与护理:术后尤其是绞窄性肠梗阻后,如出现腹部胀痛,持续发热、白细胞计数增高,腹部切口处红肿,以及流出较多带有恶臭味液体,应警惕腹腔内感染及肠瘘的可能,并予以积极处理。

(五)评 价

1.生命体征平稳,组织灌注量恢复正常。

2.疼痛减轻。

3.患者处于舒适状态,腹痛、腹胀、呕吐得到缓解,肠蠕动恢复正常。

4.是否补充足够的液体,脱水或电解质酸碱失衡是否得到相应的处理。

5.并发症是否得到预防或及时发现。

6.是否摄入足够的营养。

六、便 秘

便秘指正常的排便形态改变,排便次数减少,排出过干、过硬的粪便,且排便不畅、困难。

(一)护理评估

1.病史的评估内容包括如下:便秘发生的原因或诱因;排便间隔时间、大便性状、便后有无出血。

2.身体评估的内容包括如下:全身情况(生命体征、神志、营养状况);腹部检查。

3.实验室及其他检查的评估内容包括如下:腹部 B 超、腹部 X 线等。

(二)常用护理诊断

有腹部高压的危险(与便秘有关)。

（三）目 标

消除便秘症状。

（四）护理措施及依据

1. 培养定时排便的习惯。

2. 观察排便间隔时间、大便形状、便后有无出血、腹部有无硬块、有无腹痛等情况。

3. 合理安排膳食,保证饮食中纤维素的含量和充足的水分摄入。

4. 进行适当的运动。

5. 提供适当的排便环境,为患者提供单独隐蔽的环境及充裕的排便时间。

6. 协助患者采取最佳的排便姿势,以合理地利用重力和腹内压。最好采取坐姿或抬高床头;对手术患者,在手术前有计划地训练其在床上使用便器。

7. 进行适当的腹部按摩,顺结肠走行方向做环行按摩,刺激肠蠕动,帮助排便。

8. 指导或协助患者正确使用简易通便法,如使用开塞露、甘油栓等。

9. 指导患者正确使用缓泻剂,但应告之患者长期使用缓泻剂的危害,即会使肠道失去自行排便的功能,甚至造成患者对药物生理、心理上的依赖。

10. 必要时予以灌肠。

（五）评 价

便秘症状解除。

参考文献

[1] 朱秀琴,刘墨宇.消化系统疾病患者食物不耐受状况及饮食护理[J].护理学杂志,2010,25(3):80-81.

[2] 王丽娟,程云.鼻饲患者胃潴留研究进展[J].护理学杂志,2013,28(10):94-97.

[3] 吕红利,倪元红,胡林峰,等.腹部按摩对行肠内营养危重症患者胃潴留量的影响[J].解放军护理杂志,2014,31(18):26-28.

[4] 李建荣.便秘患者的护理[J].护理研究,2005,19(7):1227-1228.

[5] 兰春容,陈广玲,邓晓琼,等.上消化道大出血的护理体会[J].中国医药指南,2013,11(13):438-439.

[6] 于桂红,王丛杰.消化道出血的护理措施[J].临床护理,2009,6(34):194-195.

[7] 许英.消化系统疾病整体护理综述[J].中国医药指南,2009,7(24):189-190.

[8] 蒋洋洋.危重患者肠内营养期间喂养不耐受护理干预研究[D].南京:南京医科大学,2011.

[9] 池月英,曾庆红,黄少华.肠内营养相关性腹泻原因分析及护理对策[J].中国实用护理杂志,2006,22(4):19-20.

第四节　腹腔间隔室综合征的监测和护理

一、腹内压的监护

(一)腹内压的监测

1. 直接测压

置管于腹腔内,然后连接压力传感器或是腹腔镜手术中通过自动气腹机对压力进行连续监测。

(1)接腹腔内穿刺测压:是将针头刺入或导管置入腹腔(脐与髂前上棘连线中点处穿刺),接生理盐水并将通过三通与换能器或输液器连接,测量时以腋中线为零点测压,此法的缺点是有一定创伤、导管易堵塞和有腹腔感染的风险。

(2)通过微导管测压:是将尖端带有微电极的导管置入腹腔内(于脐与髂前上棘连线中点处穿刺),连接监测仪进行测压。此法可连续监测,并具有测量准确的优点,缺点是价格较贵、有一定创伤和感染风险。

2. 间接测压

通过测量下腔静脉压力、胃内压力及膀胱压力来间接反应腹腔内压力。

(1)经股静脉置管测压:通过股静脉置管来测定下腔静脉压力,其与腹内压力变化有较好的相关性。放置股静脉置管时,导管尖端应达腹腔下腔静脉位置(30cm左右为宜),通过三通连接压力换能器和股静脉置管进行测压,患者取平卧位,以腋中线为零点,在呼气末进行测量,测压管路需连接肝素生理盐水以抗凝。

(2)经膀胱测压:包括传感器测压法和手工测压法。①传感器测压法在临床上应用广泛,其优点是操作简单,并发症少,且危重症患者多数有放置尿管,不需要重新再留置尿管。一般为患者安置平卧位,留置三腔或双腔 Foley 尿管,测压前保证尿液引流通畅,待其排空膀胱后,夹闭尿管,连接 Y 型管(三腔)连接传感器。以腋中线平耻骨联合处为零点,应用50mL 注射器向膀胱内注入生理盐水 25mL,通过传感器连接监护仪读取监护仪上的压力读数,即为腹腔内压力,单位为 mmHg。②手工测压法是临床上另一项常用的测压方法。为患者安置平卧位,留置 Foley 导尿管,准备 100mL 生理盐水的输液袋,插上一个普通输血器,排净空气,将输血器前端有橡胶管的一段硬的一端去掉,保留橡胶管与三通接头连接。三通的另两端分别连接尿管和测压管。测压前,先将测压橡胶管内充满盐水至玻璃管"0"刻度处,然后夹闭测压管。将输液袋抬高与地面垂直,让盐水缓慢注入膀胱,当输液管内液面不再下降时,夹闭输液管,开放测压管,可见液体进入测压玻璃管内,直接读出玻璃管水柱的高度(毫米水柱),就是腹腔内压力。

(3)经胃测压法:用于经膀胱测压法不适合时,也可用来估计腹内压。首先,抽尽胃内容物,经鼻胃管或胃造口管向胃内缓慢注射 50～100mL 生理盐水,通过连接的输液器或压力传感器进行测压,以腋中线为零点。当腹内压低于 20mmHg 时,胃内压与膀胱压有一定的相关性。

另外,经测量 pHi 的胃张力计的胃内气囊测压和直接腹内压测压也具有很好的相关性。置入胃张力计后,抽空胃内容物,经气囊注入 1～2mL 空气,连接换能器后空气校零点,在呼吸末进行测压。此方法无需连接液体和冲洗装置,谓之"干性测压",不需要液体输注,但也会受到肠内营养的影响,在测压前需停止肠内营养 4～6h,并尽可能抽尽胃内的气体。在同时监测胃 pHi 和胃黏膜 CO_2 分压时采用,可同时提供腹腔内压力和影响胃肠道黏膜血液供应情况。

(二)腹内压监测的护理要点

1. 制定腹内压监测护理常规和操作流程。要求每位护士知晓监测护理常规和流程内容,关注腹内压数值,腹内压值增高明显时,及时向医生汇报,以对病情进行分析、判断。

2. 掌握腹内压的相关概念,提高护理人员对腹内压监测的认识。正常人体腹腔内压力与大气压基本相等,当腹腔内容物体积病理性增加以及非正常物质的积聚都可能使腹内压升高。腹内压可分为 4 级:Ⅰ级(10～14mmHg);Ⅱ级(15～24mmHg);Ⅲ级(25～35mmHg);Ⅳ级(>35mmHg)。通常将腹内压>1.96kPa(20cmH_2O)确定为腹内高压。若患者的腹内压>2.45kPa(25cmH_2O),患者出现少尿、气道压升高、低氧血症、心排血量减少、酸中毒甚至低血压性休克等临床表现中的一项或多项,即可诊断为 ACS。

3. 掌握腹内压的影响因素。膀胱本身因素会影响腹内压的监测,如既往有膀胱炎、膀胱手术史、膀胱肿瘤等。腹内压受多种因素的影响,如任何外力施加在腹腔都会使腹内压增高,影响病情的判断,所以,在测腹内压之前需充分评估有无使腹内压增高的外源性因素,如患者未采取平卧位、棉被过重压迫腹部、使用的胸腹带、频繁咳嗽咳痰、使用正压机械通气尤其是呼气末正压通气(PEEP)、出现人机对抗、患者烦躁不安、屏气、呼吸困难等因素都会不同程度地影响腹内压的监测。原有腹部手术史,如腹膜粘连,可引起腹腔局限性高压,此类患者即使膀胱测压正常,也不能排除腹内高压的存在,而应结合临床及其他检查才能明确诊断。

4. 做好腹内压值的观察与记录。腹内压值会随着病情的变化而变化,故应动态观察腹内压测量值。对异常增高的腹内压值,应结合临床相关因素,给予重复测量,排除假性增高,以提供准确的腹内压值。有文献报道,危重症患者急性反应期实施早期肠内营养时,应确保无腹内高压。所以,测量腹内压>15mmHg(腹内高压),并出现胃肠功能不全时,应暂停肠内营养。

5. 腹内压测量操作过程中应注意如下问题。①患者处于安静状态,协助其取平卧位,去除棉被压迫,操作前做好充分的物品准备,操作过程中注意无菌操作,导尿管与测压装置连接前应常规消毒,防止发生泌尿系统感染。向膀胱内注入的生理盐水量,成人为 50mL 或 100mL。生理盐水温度以 37～40℃ 为宜,过冷过热会对膀胱产生刺激,可使膀胱压增高。生理盐水注入速度要缓慢,快速注入会引起膀胱肌肉收缩,使膀胱压升高。利用测压管测量时,测压管必须与地面垂直。利用压力转换器测量时,压力传感器的位置应固定在耻骨联合平脐中线水平,高于耻骨联合水平可使测量值偏小;低于耻骨联合水平可使测量值偏高。对于应用机械通气及 PEEP 的患者,测压读数时,应在病情允许的情况下脱离呼吸机片刻,以排除正压通气对腹内压的影响。

6. 膀胱损伤、神经性膀胱、膀胱挛缩的患者是经膀胱测压的禁忌证,而胃手术后、胃潴留、胃肿瘤是经胃测压的禁忌证,需改用其他方法测量。直接测压法和经股静脉测压无绝对禁忌证,但是存在创伤和感染的风险。

7.无论何种测压方法,均应动态监测或持续监测并根据临床症状和表现来判断病情进展情况。患者体位、正压通气和呼吸对腹内压测量有一定的影响。测压时均应取平卧位。机械通气时,可将 PEEP 降为 0cmH_2O 或暂时脱机片刻,测压时应注意无菌操作。经膀胱测压时,每次须排空膀胱,注入的生理盐水量须相等,以便比较。若采取经胃测压法,要求患者排空胃内容物,避免肠内营养对压力测定产生影响。

二、呼吸功能监护

腹压升高时,患者膈肌抬高、呼吸功耗增加,可引起高碳酸血症、低氧血症和呼吸功能衰竭。从患者的心肺系统表现及动脉血气监测方面来评估呼吸功能的变化,特别注意患者潮气量、呼吸频率、脉搏及血氧饱和度的改变,认真留取动脉血样并行动脉血气分析,准确记录氧疗效果,及时根据医嘱调整氧疗策略,详细记录呼吸机的各项参数,做好人工气道管理。

三、肾功能监护

肾动、静脉受压亦会导致腹内压增高。肾血流灌注压不足,其临床表现有时出现较早,主要为少尿或无尿,尿素氮及肌酐升高。为及早发现肾功能的异常,应严格记录 24h 出入量,监测患者每小时尿量和尿比重,每隔 4 小时监测 1 次尿液 pH,动态评价心排血量和肾组织血流灌注量,维持尿量不小于 $0.5\sim1mL/(kg \cdot h)$,并遵医嘱留取血标本,进行血清尿素氮、肌酐及各项相关生化检查。由于患者全身水肿明显,皮肤张力较高,且活动少,易发生皮肤破溃甚至压疮,在此期间应做好皮肤护理,防止发生压疮。

四、血流动力学监护

ACS 的病理生理改变在心血管系统的主要表现:由于腹内压增高,导致下腔静脉受压,引起下肢静脉和门静脉回流受阻,心脏前负荷明显下降,导致心输出量减少,外周血管阻力增加,心率加快。早期充分的液体复苏对保证重要脏器灌注、防止全身并发症至关重要。一旦临床诊断明确,应尽快进行积极的液体复苏,6h 内达到复苏目标:中心静脉压(CVP)8～12cmH_2O;平均动脉压≥65mmHg;尿量≥0.5mL/(kg·h)。护士应及时向医生反馈病情,进行液体复苏治疗,严格控制输液速度,准确记录每小时中心静脉压、平均动脉压、尿量、尿比重、出入量及生命体征变化。维持酸碱平衡,减少组织缺血再灌注损伤的发生。

五、神经系统监护

ACS 所致的胸腔内压和 CVP 升高致使颅内静脉回流受阻,引起颅内压升高、脑灌注压下降,临床可有精神症状。患者在 ACS 早期即可出现不同程度的意识恍惚、谵妄、躁动等神经系统受损表现,此时极易发生意外脱管及护理意外,应加强护理意外的防范,派专人护理;在患者躁动时,应加强看护和给以适当的保护性约束,并使用床挡加强保护,防止发生意外。另外,特别注意妥善固定气管插管、输液管道、腹腔灌洗引流管等各种管道;有效防止急性精神障碍患者的意外脱管,避免护理意外事件的发生。

六、预防深静脉血栓和肺栓塞

腹内高压可直接压迫下腔静脉和门静脉,导致静脉回流受阻、血液瘀滞,而下肢静脉就极有可能发生深静脉血栓。下肢深静脉血栓一旦形成,在进行大量液体复苏时,栓子可能脱落,导致肺栓塞。发生肺栓塞时,由于病情危重,导致患者来不及做过多的检查以明确诊断,因此,护士应熟练知晓抢救流程,备好紧急抢救药品及器材,以便及时进行生命支持,配合医生抢救。

七、剖腹腹腔减压手术治疗的护理

若患者腹内压在3级以上,则行剖腹腹腔减压手术。由于腹壁张力大,导致手术中缝合腹壁困难,为了防止切口裂开,术中将3L静脉营养输液袋缝于腹壁筋膜,用"真空填塞三明治"式遮盖伤口并暂时关腹,引流管从3L静脉营养输液袋口引出且持续负压吸引,通过将床头抬高45°并采取半卧位进行体位引流,使腹腔渗液不断引出,再通过透明的3L静脉营养输液袋密切观察腹腔内渗液、引流情况,以及肠管和其他腹内脏器颜色改变,及时发现腹内压和组织灌注的变化,进而尽早采取相应处理措施。术后,将患者安置在装配有万级新风空气净化设备的单人房间内,遵守消毒隔离原则,并且调节负压值为0.02～0.04MPa,保证吸引有效,从而使腹腔内渗液及时被排出,并且严密观察伤口情况,严格遵守无菌操作。患者在术后5～7d,待腹内压降至1～2级时,采取二次手术关腹,预防伤口感染。一旦发生腹腔严重感染,患者的死亡率将极高。

八、通里攻下减压治疗的护理

积极施行通里攻下减压治疗,遵医嘱早期给予硫酸镁、大承气等导泻剂保留灌肠,可促进胃肠蠕动,降低腹内压,保护胃肠道屏障功能,减少细菌及内毒素移位,促进腹腔渗液的吸收。灌注后,护士可采用物理方法促进胃肠道蠕动恢复,即以脐为中心,沿腹部顺时针方向环形按摩,并嘱患者做深呼吸,以按压的方式刺激肠蠕动,力争在患者入院24h内使肠功能恢复,从而减轻腹胀。为防止通里攻下减压治疗后患者排便次数增多导致肛周红肿甚至破溃渗出、继发感染,应加强肛周皮肤的保护,避免发生肛周皮肤损害。

参考文献

[1]倪元红,王新颖,彭南海.腹腔间隔室综合征患者肠内营养支持的观察与护理[J].解放军护理杂志,
　　2007,24(9B):39-41.
[2]杨新平,姜洪池.腹腔内高压与腹腔间隔室综合征[J].中国普外基础与临床杂志,2002,9(6):451-453.
[3]方桂珍,葛琴灵.危重症患者胃肠道症状与腹腔间隔室综合征的相关性分析[J].中华护理杂志,2009,44
　　(8):698-700.
[4]黄秀峰,李继东,周惠,等.腹腔间隔室综合征的救治[J].中国中西医结合外科杂志,2009,15(5):515-517.
[5]齐艳.腹腔内高压和腹腔间隔室综合征评估及处理流程[J].现代预防医学,2013,40(2):398-400.
[6]许秀娟,张庚,李玉花,等.中医药综合防治ICU患者腹腔间隔室综合征的疗效评价[J].中华中医药学
　　刊,2012,30(7):1584-1586.
[7]杜春艳,栾敏,赵萍,等.腹腔间隔室综合征临床研究进展[J].护理研究,2009,23(12):3206-3209.

第四篇　中医药在危重症急性胃肠损伤中的应用

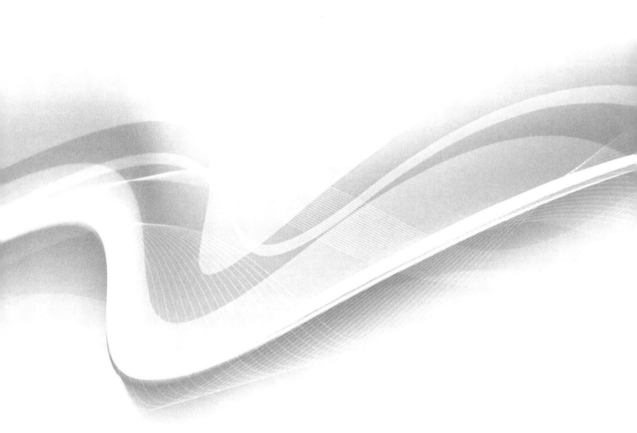

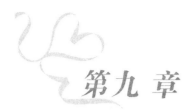

第九章

中医对危重症急性胃肠损伤的认识

目前,西医对危重症急性胃肠损伤的临床意义虽有较高的认识,但尚无统一和明确的定义,对其发生发展的认识尚不深入,也缺乏权威和准确的监测指标。中医文献中没有"急性胃肠损伤"的病名,但其临床症状,在我国历代医学文献中并不鲜见,对其病因病机、临床表现及辩证分型也都有较为详尽的阐述。随着医学的进步,中医对危重症急性胃肠损伤有了新的、更深入的认识,取得了不少新的成果。

在本章中,我们将分别就中医对胃肠生理功能的认识、危重症急性胃肠损伤的认识沿革、研究现状等方面展开论述。

第一节 中医对胃肠生理功能的认识

早在《素问·灵兰秘典论篇》就已指出:"脾胃者,仓廪之官,五味出焉;大肠者,传导之官,变化出焉;小肠者,受盛之官,化物出焉。"这句话精辟地阐明了胃肠的生理功能。当食物被摄入后,必须经过消化、分解、吸收,再化生成精微物质、转变成气血津液,供全身脏腑组织利用,剩余糟粕、废液向下排泄,这一系列"化糟粕、转味而入出"的消化过程与西医消化系统的生理功能是不谋而合的,因此,祖国医学的脾、胃、小肠与胃肠道生理功能密切相关,而其中脾胃的功能尤其重要,被称为"后天之本"。

一、脾、胃、小肠、大肠的生理功能

(一)脾的生理功能

脾位于中焦,在膈之下,《医贯形景图》记载:"膈膜之下有胃,盛受饮食而腐熟之。其左有脾,与胃同膜而附其上。"《素问·太阴阳明论》记有:"脾与胃以膜相连耳"。其主要生理功能是主运化、升清和统摄血液。与胃相为表里,均为主要的消化器官,为"气血生化之源""后天之本",其开窍于口,其华在唇,在体合肌肉,主四肢。机体生命活动的维系及气血津液的化生,都有赖于脾胃精微物质的化生与布散。

1. 主运化

脾的"主运化"功能指脾具有把水谷化为精微及将精微物质吸收转输至全身的生理功

能,包括运化水谷精微及运化水液两个方面。中医认为,饮食经脾、胃消化吸收后,只有脾功能健全,才能将水谷化为精微物质,同时只有通过皮的转输及散精功能,才能将水谷精微布散全身,以期营养五脏六腑、四肢百骸等各组织器官。脾失健运,则会出现食欲不振、腹胀、便溏、消化不良、消瘦、乏力、倦怠等气血生化不足的表现。脾主运化水液,指脾对水液的吸收、转输及布散作用。若脾运化水液功能健全,则能防止水液在体内停滞,防止痰、湿、饮等病理产物的生成;反之,若痰、湿、饮等病理产物在体内停聚,则会发生水肿、泄泻、痢疾等疾病。

2.主升清

脾的"主升清"功能包括两个方面内容:一是,将水谷精微物质上输于心肺,通过心肺的作用化生气血,营养全身;二是,主升提,以维持机体内脏的正常位置。若脾失升清,水谷精微上升布散失职,则可出现神疲乏力,头晕目眩,腹胀、泄泻等症;若脾气下陷,则可引发内脏下垂,如胃下垂、久泻脱肛等。

3.主统血

脾的"主统血"功能指脾能统摄血液,使之正常地循行于脉内,而不溢出于脉外,脾气虚弱,统血失健,血不循经而溢于脉外,可见呕血、便血、皮下出血等血证表现。

(二)胃的生理功能

胃为六腑之一,是消化道中最膨大的、可以盛物的中空器官,位于膈下腹腔左上部,上接食管,下接小肠,古代就有对胃大小、形态、位置及重量的记载。如《灵枢·肠胃》记有:"胃纡曲屈,升之长二尺六寸,大一尺五寸,径五寸,大容三斗五升",《灵枢·平人绝谷》记有:"胃大一尺五寸,径五寸,长二尺六寸,横曲受水谷三斗五升,其中之谷,常留二斗,水一斗五升而满"。具有"传化物而不藏"(即传化食物和水液)的主要功能,具有受纳腐熟水谷之功,以通降为顺。

1.主受纳,主腐熟水谷

胃的"主受纳"功能指胃具有接受和暂时储存容纳食物的功能,"主腐熟水谷"指胃受纳食物后,通过胃的蠕动及胃液的作用,使食物变成食糜的过程。在消化过程中,食物入口,经过食管,容纳于胃,经过胃的腐熟后,下传于小肠,其精微物质经过脾的运化、升清之功而营养全身,故有"胃为仓廪之官""水谷气之海""五脏六腑之海"之称。

2.主通降,以降为和,以通为用

胃的"主通降"功能即通下和降,胃气的和降通达,下降不逆。胃为"水谷之海",饮食入胃,经胃腐熟后,必须下行小肠,才能对食物进一步消化,并将营养物质吸收,化为气血津液,输送全身。在这个过程中,胃的通降功能发挥着重要作用,胃以降为和,胃主通降主要指的是降浊,《素问·阴阳应象大论》曰:"浊气在上,则生䐜胀"。胃的通降亦有调畅气机的作用,故胃失和降,胃气郁滞,则出现脘腹胀满、不欲饮食、便秘等;若胃失和降,胃气上逆,则出现呃逆、嗳气、恶心、呕吐等症状。

胃的上述生理功能是相互联系、相互作用的有机整体。胃的受纳,离不开正常的通降功能,胃的通降是降浊,降浊是受纳的前提条件。另外,胃的正常生理功能的体现离不开脾的运化及升清功能的配合协调,只有正常的运化功能,水谷才能化为精微,化生气血津液,再通过脾的"升清"作用来供养全身。

(三)小肠的生理功能

小肠为六腑之一,位于腹中,其上口与胃之幽门相接,下口与大肠相连,呈回环迭积的管状器官,是消化、吸收食物,输布精微,下传糟粕的重要器官。《素问·灵兰秘典论》曰:"小肠居胃之下,受盛胃中水谷而分清浊,水液由此而渗入前,糟粕由此而归于后,脾气化而上升,小肠化而下降,故曰化物出焉",具有受盛化物,泌别清浊之功,是人体消化吸收的主要场所和器官。

1. 主受盛化物

小肠的主"受盛化物"功能指食糜进入小肠后,在小肠内暂时停留,得到进一步消化,降水谷化为精微,由脾输布全身,营养机体,故有"受盛之官,受盛之腑"之称。

2. 泌别清浊

小肠的"泌别清浊"功能指小肠将消化后的水谷精微和大部分水分吸收后,经肝脏转输,上输心肺,输布全身,而把食物残渣(糟粕)推入大肠,成为粪便排出体外。小肠泌别清浊功能还与尿的形成密切相关,《诸病源候论·淋病诸候·诸淋候》曰:"水入小肠,下于胞,行于阴,为溲便"。《医贯·内经十二官论》曰:"小肠泌别其浊,清者渗出小肠,而渗入膀胱;污秽之物,则转入大肠。"故小肠泌别清浊之功异常,则会出现大便稀薄,小便短少等症状。

因此,小肠的受盛化物和泌别清浊的功能,实际上是脾胃升清降浊功能的具体体现。所以,小肠功能失调既可以出现清气在下的表现如便溏、泄泻,也可以出现浊气在上的腹胀、腹痛、呕吐、便秘等症状。

(四)大肠的生理功能

大肠位于腹中,其上口在幽门处与小肠相接,下至肛门的管道器官。其主要生理功能是传导功能,主传化糟粕。《灵枢·本输》曰:"肺合大肠,大肠者传导之腑。"《素问·灵兰秘典论》曰:"大肠者,传导之官,变化出焉。"大肠接受小肠泌别清浊后剩下的食物残渣,再吸收其中残余水分,形成粪便,传导至肛门排出。大便的传导变化作用,实际上是胃的降浊功能的延伸,同时也与肺的肃降功能有关,大肠的传导还与肺肾密切相关,正如唐容川指出:"大肠之所以能传导,以其为肺之腑。肺气下达,故能传导",而"肾主二便",肾气气化功能失调,则大便异常。

二、脾胃为后天之本

脾胃与人体的五脏关系极为紧密,它的功能决定着五脏六腑的功能。《阴阳应象大论》云:"谷气通于脾。六经为川,肠胃为海,九窍为水注之气。九窍者,五脏主之。五脏皆得胃气,乃能通利。"《经脉别论》又云:"食气入胃,散精于肝,淫气于筋。食气入胃,浊气归心,淫精于脉。脉气流经,经气归于肺,肺朝百脉,输精于皮毛。毛脉合精,行气于腑,腑精神明,留于四脏。气归于权衡,权衡以平,气口成寸,以决死生。饮入于胃,游溢精气,上输于脾。脾气散精,上归于肺,通调水道,下输膀胱。水精四布,五经并行,合于四时五脏阴阳,揆度以为常也"。运化水谷和水液,是脾主运化功能的两个方面,两者对于人体的生命活动至关重要,故称脾胃为"后天之本,气血生化之源"。

气机的升降出入,是人体生命活动存在的前提和基本方式。《素问·刺禁论篇》曰:"肝生于左,肺藏于右,心部于表,肾治于里,脾为之使,胃为之市",是言五脏气机的升降出入,肝气从左而升,肺气从右而降。心为阳脏,气布于表;肾为阴脏,气治于里。但这些升降出入运动,均有赖于脾胃的转枢作用。脾胃位居中州,对各脏之间气机的运转和协调,起着重要的中轴转枢作用。如《血证论》即说:"其气上输心肺,下达肝肾,外灌溉四旁,充溢肌肉,所谓居中央,畅四方者如是。"

脾胃共主受纳、运化。脾气升,不仅能助胃进一步消化,且能吸收、转输水谷的精微和水液;同时还能统摄、升提内脏,不使下陷,以保持诸脏各安其位。胃气降,不仅能使饮食得以下行,而且能将初步消化后的水谷精微物质移交小肠而供给脾以运化转输,上奉于心肺,布散周身,心肺肝肾均赖其水谷之精气以供养。脾胃受纳、运化功能正常,水谷精微物质充盛,营卫方能协调,五脏始得安和。至于肝之升发、肺之肃降,心火下降、肾水上腾,肺主呼气、肾主纳气等,也无不配合脾胃以完成其升降运动。

脾胃不仅能促进各脏气机的正常运转,使之不至于停滞为病,同时有制约各脏气机的过度升降,维持其调和状态的作用。正是基于脾胃之气对人体五脏之气的这种转枢、斡旋,所以,脾胃运纳升降的矛盾运动一旦遭到破坏,不仅会使消化功能发生紊乱,从而引起食欲不振、恶心呕吐、脘腹胀闷、大便稀溏等症状;而且也将波及其他脏腑,心肺肝肾均将受其影响。所以,《慎斋遗书》有言:"脾胃一伤,四脏皆无生气。"李东垣在《脾胃论》中也指出:"内伤脾胃,百病由生。"另外,五脏气机升降失常的病证,往往可以通过治疗脾胃而获效。

综上所述,胃肠功能的正常是人体赖以生存的基础,是疾病发展的第一道防线,也是疾病好转之基石。

参考文献

[1]李乾构,周学文,单兆伟.实用中医消化病学[M].1版.北京:人民卫生出版社,2001.

[2]崔林华,邢潇,石晓明.常见胃肠病的中西医诊治[M].1版.西安:西安交通大学出版社,2010.

[3]陈素美.近二十年对中医脾生理功能的现代研究进展[J].中国中医基础医学杂志,2010,16(4):348-351.

[4]危北海.有关脾胃学说的理论探讨及临床诊治经验[J].中医药学刊,2006,24(7):1189-1194.

第二节　中医对危重症急性胃肠损伤的认识

根据由欧洲重症监护医学会(European Society of Intensive Care Medicine，ESICM)提出的急性胃肠损伤(AGI)的概念，结合其临床症状，符合祖国医学中的"痞满"、"泄泻"和"血证(便血、呕血)"等疾病的范畴。

一、历代医家对痞满、血证和泄泻的认识

(一)痞满的沿革

1.病名沿革

痞满是以胸脘痞塞满闷不舒，按之柔软，压之不痛，视之无胀大之形为主要临床特征的一种脾胃病证，多由表邪内陷、饮食不节、痰湿阻滞、情志失调、脾胃虚弱等导致脾胃功能失调，升降失司，胃气壅塞而成的。值得注意的是，不论仲景所云之"痞"，抑或景岳所云之"痞满"，其部位均在胸膈至心下(即胃脘部)，而临床所见急性胃肠损伤之腹胀却在全腹，不局限在胃脘部，故此用"痞满"来概括急性胃肠损伤显然不太合适。翻阅文献，内经中的"肠痹""六府胀"，朱丹溪所言之"胀满"均不同程度地涵盖了急性胃肠损伤中毒性肠麻痹的症状，但又不能尽皆符合。故本书中我们仍采用"痞满"这一常用病名。但需了解痞满的症状表现与急性胃肠损伤有所不同，当赋予古病名以新的含义。

"痞"作为一个独立的病证首次出现在《内经》，被称为否、满、否塞、否膈，《素问·异法方宜论篇第十二》云："北方者……藏寒生满病。"《素问·至真要大论》曰："太阳之复，厥气上逆……心胃生寒，胸膈不利，心痛否满"，指出本病胸膈满闷，心下痞塞的症状。

东汉张仲景秉承《内经》的思想，在《伤寒论》中对"痞"的症状做了较为详细的表述，他说："脉浮而紧……则作痞，按之自濡，但气痞耳"。他形象地把痞证的一般特征"按之自濡"描述出来，并进一步指出："心下痞硬而满""但满而不痛者，此为痞"。他不仅明确指出其病位在"心下"，即胃脘部，而且还说明"痞"是指心下满闷不舒，或有微痛之证。

隋代巢元芳在《诸病源候论·痞噎病诸候》中提出"八痞""诸痞"之名，包含了胃痞在内，并对痞做了初步的解释："痞者，塞也。言腑脏痞塞不宣通也"。

及至明代张景岳创立了"痞满"病名，指出："痞者，痞塞不开之谓。满者，胀满不行之谓。盖满则近胀，而痞则不必胀也。"

2.病因病机

病因方面，早在《内经》就已指出饮食起居失节致病，《素问·太阴阳明论》云："饮食不节、起居不时者，阴受之……阴受之则入五脏……入五脏则䐜满闭塞"。病机方面，指出有因寒致痞，如《素问·异法方宜论》之"藏寒生满病"；有气机失调逆乱致痞，如《素问·阴阳应象大论》之"浊气在上则生䐜胀"。并进一步将气机闭塞致痞责之于脾胃，如《素问·五脏生成篇》云："腹满䐜胀……过在足太阴阳明"。

及至东汉张仲景,认为痞证之成因有外感内伤之分:外感之痞每因误治传变,本虚标实所为;内伤之痞多由脾胃不充或痰食水饮等造成。

《诸病源候论》曾论其病因,指出:"风邪外入,忧恚气积,坠堕内损,盖其病机有营卫不和,阴阳隔绝,血气壅塞,不得宣通,其病腹内结气胀满,时时壮热是也。"还说:"……腹满者是热入腹……故令腹满,若毒而满者,毒气乘心,烦懊者死。"这说明腹胀可累及心而致病情恶化。

及至金元时期,关于痞满的理论有较大的发展。李东垣提倡脾胃内伤理论,更清楚地揭示了痞满的实质,他认为饮食不节,寒温不适,劳役过度,精神刺激皆可内伤脾胃,脾胃既伤,升降失常,气机不畅则生满闷之病。此外,他还开创性地提出:"脾无积血不痞""伤寒痞者,从血中来……杂病痞者亦从血中来"。对此,朱丹溪也有类似见解,认为:"痞者……由阴伏阳蓄,气与血不运而成",针对痞与胀满之别指出:"与胀满有轻重之分,痞则自觉痞闷,而外无胀急之形"。

3. 辨证治疗

痞证的治疗,《内经》首先提出消导之法,如《素问·阴阳应象大论》云:"中满者,泻之于内"。东汉张仲景认为当随所宜而行之,论中创立"五泻心汤""桂枝生姜枳实汤""人参汤""半夏加茯苓汤"等方,为后世广泛应用。

唐代孙思邈在《千金要方》中对"痞"虽无专论,但其所载之方药,却可借用于治痞,如"槟榔散""温脾丸""消食丸""白术散"等。宋代医家在痞病治疗上也积累了丰富的经验,创立了许多治痞方药,兹不赘述。

及至金元时期,李东垣在用药上主张"消补兼施、苦泄辛散",创"消痞丸""枳实消痞丸""橘皮枳术丸"和"中丸"等方。朱丹溪谓痞"治宜升胃气,以血药治之""既痞,同湿治,惟宜上下分消其气,如果有内实之证,庶可略与疏导",并指出世人治痞之弊端:"世人苦于痞塞,喜行利药,以求其速效,暂时快通,痞若再作,益以滋甚"。

明代虞抟所著的《医学正传》秉承了朱丹溪学说,并结合自己的实践指出"心下痞,宜升胃气,以血药兼之。若全用利气之药导之,则痞尤甚。痞甚而复下之,气愈下降,必变为中满鼓胀,皆非其治也"。《景岳全书》论"痞"最为精湛,以虚实辨治痞病,指出:"凡有邪有滞而痞者,实痞也;无物无滞而痞者,虚痞也;有胀有痛而满者,实满也;无胀无痛而满者,虚满也。实痞实满者,可散可消;虚痞虚满者,非大加温补不可",确为至理。

清代对本病的认识更趋完备,李用粹在《证治汇补》中指出在治"痞"时,应结合病者体质情况。沈金鳌在《杂病源流犀烛》中指出了痞满的治疗原则:"虚则补其气,实则消食、豁痰、除湿、清热、消导,但不可用峻剂。"林佩琴在《类证治裁·痞满》中将痞满分为伤寒之痞和杂病之痞,把杂病之痞又分作寒滞停痰,饮食寒凉伤胃,脾胃阳微,中气久虚,精微不化,脾虚失运,胃虚气滞等若干证型,分寒热虚实之不同而辨证论治,对临床很有指导意义。至此,痞满的理法方药基本完备。

(二)泄泻的沿革

1. 病名沿革

泄泻一病,《内经》时期以"泄"称之,《难经》有五泄之分,其谓:"泄凡有五,其名不同。有胃泄,有脾泄,有大肠泄,有小肠泄,有大瘕泄,名曰后重"。汉唐方书多称"下利",如东汉张仲景在《金匮要略》中指出:"呕吐哕下利病脉证治方",将泄泻和痢疾统称为"下利"。宋代以后,则将其统称"泄泻"。隋代巢元方所著的《诸病源候论》中属于泄泻的病名有伤寒利候、伤寒病后胃气不和利候、伤寒病后霍乱候、时气热利候、热病下利候、温病下利候;明代张景岳所著的《景岳全书》中属于泄泻的病名有伤食泄、气虚泄、真阴虚泄、肾泄、脾泄、暴泄、酒泄、气泄、风泄等九泄之论;明代李中梓在《医宗必读》中提出了泄泻七证:肾泄、鹜溏、飧泄、洞泄、痰泄、火泄、直肠泄;明代《孙文垣医案》有称线泄泻者;清代《杏轩医案》有称暑泻者;清代尤在泾所著的《医学读书记》中有气泄症者;清代雷丰所著的《时病论》按伏邪之有无,把泄泻分为伏气泄泻和时邪泄泻两大类,另外,又根据病性将其具体地分成飧泄、洞泄、寒泻、火泻、暑泻、湿泻、痰泻、食泻等八个证型。综上可以看出,各家对泄泻的命名并无一致原则,全凭医家主见。或以疾病发展之势态命名,或以病因、病机命名,或以脏腑命名,不一而足,但都不离"泄泻"二字。现临床一般统称"泄泻"。

2.泄泻的病因病机

《内经》所论泄泻的病因主要责之于风、寒、湿、热等外邪;或内伤情志、饮食不节而致脾、胃、大小肠、肝肾等功能失调,食物的消化、吸收、转输等机能障碍所致。具体包括:①感受外邪引起泄泻。外感六淫,由表入里,侵及脾胃,致升降失司,清浊不分,水谷混杂而下,则发生泄泻。外邪主要指风、寒、热、湿等邪,其中以湿邪为主,如《素问·六元正纪大论》"湿胜则濡泄,甚则水闭胕肿";风邪引起的飧泄,如《素问·脉要精微论》曰"久风为飧泄";寒邪引起的泄泻,如《灵枢·师传》曰"肠中寒,则肠鸣飧泄";热邪引起的泄泻,如《素问·至真要大论》曰"暴注下迫,皆属于热"。②饮食不节引起泄泻。如《素问·太阴阳明论》曰:"饮食不节,起居不时者,阴受之……则满闭塞,下为飧泄。"《素问·痹论》又说:"饮食自倍,肠胃乃伤。"③情志失调引起泄泻。烦恼郁怒,肝气不疏,横逆克脾,脾失健运,升降失调;或忧郁思虑,脾气不运,土虚木贼,升降失职,而成泄泻之症。由于肝主疏泄而调情志,而肝与脾在五行配属上有密切关系,因此情志失调成为脾虚泄泻之重要诱因。《素问·举痛论》曰:"怒则气逆,甚则呕血及飧泄。"病机方面,《内经》认为泄泻的病机是多方面的:①关系到脾、胃、大小肠。其运化失常,水谷不能腐熟、消化、清浊不分而下泄。泄泻以脾胃病变机理为关键。长期饮食不节、饥饱失调,或劳倦内伤,或久病体虚,或素体脾胃虚弱,不能受纳水谷、运化精微,则水反为湿,谷反为滞,清浊相混,水走肠间而为泄泻。如《素问·脉要精微论》指出:"胃脉虚则泄。"又如《素问·脏气法时论》曰:"脾病者,虚则腹满肠鸣,飧泄,食不化。"②与肝、肾等脏的病变相联系。肝气郁实,横逆于脾胃而发泄泻。如"春伤于风,夏生飧泄"。春伤于风,肝气内郁,使脾胃受病而发飧泄。如《素问·宝命全形论》曰:"土得木而达。"故此,肝气失和,郁结不疏,横逆乘脾,或土虚木贼,气机失调,亦见泄泻。再有,肾阳衰微,脾失温养,肾为胃之关,关门失守,可成泄泻。如《灵枢·邪气脏腑病形》说:"肾脉小甚为洞泄。"

在继承《内经》有关泄泻病因病机理论的基础上,后世医家对泄泻的病因病机做了补充。①继承并完善了《内经》泄泻的病因病机。东汉张仲景在《金匮要略·呕吐哕下利病脉证方治》中认识到"下利有虚、实、寒、热之分,有因宿食、痰饮、热结之不同"。金代李东垣对外感病因进行了补充,其所著的《脾胃论·脾胃损在调饮食适寒温》曰:"肠胃为市,无物不受,无物不入,若风、寒、暑、湿、燥,气偏胜亦能损害脾胃,观证用药者,宜详审焉"。元代朱丹溪在《丹溪心法·泄泻》中认为"泄泻有湿、火、气虚、痰积、食积"之分,也是以病因作为分类依据。明代张三锡在《医学准绳六要·泄泻》指出:"谨按泄泻之病,湿、火、痰、虚、暑、积、风、冷八者之殊。"认为其病主要在脾、肝、肾三脏之虚,而脾虚是由于饮食所伤,肝虚是忿怒所伤,肾虚是色欲所伤。三脏虚泻,"唯脾泻恒多耳"。②明确提出了"脾肾阳虚的五更泄泻"概念。在《内经》肾阳不足可致泄泻认识的基础上,后世明确提出了"脾肾阳虚的五更泄泻"概念。认为久病之后,肾阳受损;或年老体弱,肾气不足;或起居不时,房劳无度,命门火衰,脾失温煦,运化失职,导致腹痛、泄泻。如《景岳全书·杂病谟》指出:"肾为胃关,开窍于二阴,所以二便之开闭,皆肾脏之所主,今肾中阳气不足,则命门火衰,而阴寒独盛,故于子丑五更之后,阳气未复,阴气盛极之时,即令人洞泄不止也。"清代林珮琴在《类证治裁·泄泻》中记有更为详尽的论治:"肾中真阳虚而泄泻者,每于五更时,或天将明时,即洞泄数次。此由丹田不暖,所以,尾闾不固,或先肠鸣,或脐下痛,或经月不止,或暂愈复作,此为肾泄。盖肾为胃关……今肾阳衰,则阴寒甚,故于五更后,阳气未复,即洞泄难忍。"③补充并完善了肝郁脾虚泄泻的机制。后世在《内经》理论的基础上,进一步补充并完善了肝郁脾虚泄泻的机制,认识到"土虚木乘,肝脾不和,脾受制于肝,运化失常而致泄泻"。清代唐宗海在《血证论》中记有:"木之性主于疏泄,食气入胃,全赖肝木之性以疏泄之,而水谷乃化,设肝不能疏泄水谷,渗泻中满之证,在所不免。"④从五行之性探究泄泻与脏腑的关系。明代张介宾明确指出:"泄泻之因,唯水、火、土三气为最。夫水者寒气也,火者热气也,土者湿气也,此泄利之本业。虽曰木亦能泻,实以土之受伤也。金亦能泻,实亦金水同气,因其清而失其燥也。知斯三者,若乎尽矣。然而三者之中,则又唯水火二气足以尽之。盖五行之性,不病于寒,则病于热。大都热者多实,虚者多寒。"⑤从运气太过与不及论泄泻。明代楼英对运气太过与不及以及六淫所致的泄泻有专门论述,其在《医学纲目·泄泻》中指出:"运气泄泻有六。一曰土助脾湿、盛而泄泻;二曰风木攻脾虚而泄泻;三曰热泻;四曰寒泄;五曰热中寒中泄;六曰燥泄。"总之,通过后世的补充,泄泻的病因病机更为系统和全面。

  3. 泄泻的辨证治疗

  治疗上,《内经》虽未开针对具体症候提出一法一方的先河,但总体上着重寻找出根本的原因,病机的变化,辨清泄泻的寒热虚实而进行治疗。如《素问·至真要大论》就有"必伏其所主,而先其所因"的论述。在处理本病与其他疾病的标本关系时,《内经》阐明了泄泻合并其他病的治疗原则,如他病而并泄泻者,先治他病,病去则泄泻自止;如因泄泻而引起其他疾病者,先将泄泻治愈,然后据病施治。在《素问·标本病传论》中就明确提出了"先病而后泄者治其本,先泄而后生他病者治其本,必且调之,及治其他病"的重要指导原则。另外,针对泄泻的具体类型,可参照《内经》提出的治疗疾病的常见原则与方法进行。比如,湿邪泄泻的治疗,可据治湿的用药原则施治,如《素问·至真要大论》曰:"湿淫于内,治以苦热,佐以酸淡,以苦燥之,以淡泄之",又如《素问·阴阳应象大论》记载的"风胜湿"等。

  后世基于对《内经》所述的泄泻辨证治疗的认识,将之发挥于历代医书中,对泄泻治疗有明确的记载。①确立泄泻辨证论治的体系。张仲景在《伤寒杂病论》中所论"下利"实包括泄泻于内,并认识到下利有虚实寒热之分,有因宿食、痰饮、热结之不同,从而确立泄泻辨证论治的体系。其治疗涉百余论、二十余方。仲景对泄泻辨治以解表升清、表里双解、清利小便、攻下祛邪、温肾固摄、温里回阳、调和肝脾、益气升提、运脾化湿、针灸等十法总论之。例如,《伤寒论·辨太阳病脉证并治》篇说:"伤寒,服汤药,下利不止,心下痞硬,服泻心汤已,复以他药之下,利不止,医以理中与之,利益甚,理中者,理中焦,此利在下焦,赤石脂禹余粮汤主之,复利不止者,当利其小便。"《金匮要略》中提出虚寒下利的症状、治法和方药,如《金匮要略·呕吐哕下利病脉证治》云:"下利清谷,里寒外热,汗出而厥者,通脉四逆汤主之。"②多种治法的应用。由于泄泻致病不离湿邪为患,众医家均强调祛湿。如明代张景岳在《景岳全书·杂病谟》中写道:"泄泻之病,多见小水不利,水谷分则泻自止,故曰:'治泻不利小水,非其治也'。"明代孙一奎在《赤水玄珠·泄泻》篇中又说:"泄泻多是湿,治湿泻之法,宜燥脾利水,胃苓汤、五苓散之类⋯⋯有热加黄芩、木通、滑石之类,减桂。"明代李中梓所著的《医宗必读·泄泻》在总结前人治泄经验的基础上,提炼出治泻九法,即:淡渗、升提、清凉、疏利、甘缓、酸收、燥脾、温肾、固涩,且每种治法都有其具体而生动的论述,如在论及"利小便而实大便"的淡渗一法时,则谓"如农人治涝,导其下流,虽处卑监,不忧巨浸",这些治法对后世有较大的影响。元代朱丹溪在《平治荟萃·泄》中也提到:"故凡泄泻之药,多用淡渗之剂利之。"这一方法,多为后世所接受。对于肾阳虚为主之泄泻的治疗,明代张景岳在《景岳全书·杂病谟》中主张"若必欲阳生于阴,而肾气充固,则又惟八味地黄丸为宜。"清代程钟龄主张针对病因分而论治,其《医学心悟·泄泻》曰:"书云,湿多成五泻,泻之属湿也,明矣。然有湿热,有湿寒,有食积,有脾虚,有肾虚,皆能致泻,宜分而治之。"对于泄泻日久不愈,不仅脾胃受病,而且影响到肝,脾胃虚弱,肝旺乘脾,肝脾同病,以致虚实寒热夹杂之证。对此,明代吴昆在《医方考·泄泻门》中说:"泻责之脾,痛责之肝,肝责之实,脾责之虚,脾虚肝实,故令痛泻。"其特点是泻必腹痛。故应从肝、脾二脏着手治疗。清代名医叶天士也指出,对此类泄泻仅从脾或肾着手,往往难以取效,肝脾同治,方能奏效。其对久泻的病机做了很好的阐释,并指出:"阳明胃土已虚,厥阴风木振动。"因此,肝郁脾虚是慢性泄泻的基本病理机制。针对此类泄泻,叶氏创立的"泄木安土"治法十分切合。另外,明代江瓘在《名医类案·泻》中尚有针刺、艾灸、外用贴剂等治法之体现。总之,通过后世的补充,泄泻的辨证治疗更为系统和全面。

(三)血证的沿革

1.血证病名的沿革

血证是各种出血性疾病的总称,中医对血证的认识历史悠久。早在《内经》一书中,已有衄血、咯血、呕血、溺血、溲血、便血等病症记载,并把各类出血症状统称为"血溢"或"血泄"。东汉张仲景在《金匮要略》中将呕血、便血等出血性疾病统称为"吐衄下血"。到了隋代,巢元方在《诸病源候论》中将呕血、便血等各类出血症统称为"血病",及至明代,虞传在《医学正传》中将呕血、便血等各类血证做了归纳总结,并首次提出"血证"这一病名,沿用至今。

2.血证的病因病机

历代医家和医学著作,对呕血、便血的病因病机有了深刻的认识。《内经》中就已明确指出,出血是由于脉络损伤引起的,《灵枢·百病始生篇》云"阳络伤则血外溢,血外溢则衄血,阴络伤则血内溢,血内溢则后血",并将出血的原因初步归纳为外感六淫、情志失调、饮食劳倦等几方面,这是后世血证病因认识的基石。《素问·举痛论篇》云:"怒则气逆,甚则呕血",这是对呕血病机的最早阐述。《金匮要略·惊悸吐衄下血胸满瘀血病脉证治》曰:"心气不足,吐血,衄血,泻心汤主之。"《金匮要略》对血病大概分为血虚、出血、瘀血三类。其后,巢氏在《诸病源候论》中对各类血证的病因做了详细的阐释,如在《诸病源候论·吐血候》中首先提出吐血是"因损伤胃口"。巢氏的这些阐释,为后世对血证认识和治疗奠定了更为详尽的基础。及至宋代,严用和在《济生方·失血调治》中从总体上对出血的病因做了详细的论述,认为"所致之由,因于大虚损,或饮酒过度,或强食过饱,或饮啖辛热,或忧思恚怒",对血证的病机,尤其强调邪热因素。宋代严用和在《济生方》中提出"夫血之妄行,未有不热而发";李东垣在《脾胃论》中更提出"诸见血皆责于热";明代张介宾在《景岳全书》中提出"动血之初多由火,及火邪既衰而仍不能止者,非虚即滑也""血动之由,唯火与气耳";清代叶天士在《临证指南医案·吐血》中云:"若夫外因起见,阳邪为多,盖犯是症者,阴分先虚,易受天之风热燥火也。至阴邪为患,不过其中之一二耳。"这些都体现了呕血、便血急性期的病机为火热蒸灼,迫血妄行。唐氏《血证论》云:脾统血,血之运行上下,全赖于脾,脾阳虚,则失其统血。明代张介宾在《景岳全书》中曰:"脾胃气虚而大便下血者,其色不甚鲜红,或紫色,或黑色,此阳败而然。"以上观点均可以看出多数医家认为脾不统血,阳虚有寒,离经之血下走大肠而成远血。都体现了脾阳虚寒,脾不统血导致出血的观点,

3.血证的辨证治疗

《内经》认为出血的病机无非热、瘀、虚三个方面,而尤以热迫血行为主。治疗遵循"寒者热之,热者寒之"的原则。东汉张仲景的《伤寒论》《金匮要略》进一步阐述了血证的病因病机,并总结了临床辨证论治的规律,对各种血证的辨证治疗、选方用药都有确切的论述,柏叶汤、泻心汤、黄土汤等方沿用至今,是临床治疗吐血、便血的常用方,而张氏根据血汗同源理论提出的"衄家不可汗""亡血家不可发其表"的告诫,至今仍对临床辨治有着积极的指导意义。唐代孙思邈在《千金要方·吐血》中载有治吐血的方剂25首,其中包括著名的犀角地黄汤及生地黄汁、大黄末等方药,为现今治疗吐血所广泛应用。宋代朱肱在《活人书》中提出吐血亦可因热毒入深,结于五脏,脉络壅滞,瘀血内结所致,其治疗采用抵当丸、桃仁承气汤等化瘀止血方剂。明代医书《先醒斋医学广笔记·吐血》提出了著名的治吐血三要法,即"宜行血不宜止血,宜补肝不宜伐肝,宜降气不宜降火"这三种治法,一直为后代医家所推崇。明代张介宾的《景岳全书》认为治血在于治血治气,即"察火者但察其有火无火,察气者但察其气虚气实"。清代唐容川《血证论》是论述血证的专书,其立论鲜明,列证最详,辨证施治,理法方药皆系统完备。该书指出"存得一分血,保得一分命",视"止血为第一要法",提出"血之为物,热则行,冷则凝,见黑即止,遇寒亦止"的止血通则,并概括出"止血、消瘀、宁血、补血"的治血四法,确实是治疗呕血、便血等血证之大纲。针灸治疗亦有记载,如《千金翼方》:"治吐血法,虚劳吐血,灸胃管三百壮……吐血腹痛雷鸣,灸天枢百壮";又如明代《神应经》:"治呕血法,灸曲泽、神门、鱼际,治便血法,灸承山、复溜、太冲、太白"。

二、现代医家对危重症急性胃肠损伤的认识

(一)现代医家对痞满的认识

而近代中医对危重症急性胃肠功能损伤也做了大量的研究,对病因病机有了更进一步的阐述。

1.病因病机

对于脓毒症引起的危重症急性胃肠损伤,国内研究较早的当属首都医科大学附属北京友谊医院急救医学科王今达教授。早在 20 世纪 80 年代,他就对 100 例重症感染合并多器官功能衰竭的患者进行中医临床辨证,提出了"三证三法",把重症感染合并多器官功能衰竭即严重脓毒症,分为 3 个主要中医证型以开展辨证论治:热毒证与清热解毒法、血证与活血化瘀法、急性虚证与扶正固本法。近年来,王教授意识到急性胃肠损伤在严重脓毒症发病及治疗中的重要性,又提出"四证四法",即:活血化瘀法治疗血瘀证、清热解毒治疗毒热证、扶正固本法治疗急性虚证、通里攻下法治疗腑气不通证。此后,越来越多的医家认识到急性胃肠损伤对患者的危害,故关于危重症急性胃肠损伤的认识与研究也日益增多。沈氏等提出胃肠功能衰竭是"热从毒化,变从毒起,瘀从毒结"的结果之一,其病理机制是毒瘀互结,治疗机制为解毒通瘀。钱静华认为急性胃肠损伤的病因病机主要分为三类:首先,久病劳倦,脾胃虚损。脾主运化,胃主受纳。饮食入胃后,必须依赖于脾的运化升清作用,方能将饮食物转化为水谷精微并输布至全身。年老体衰,脏腑功能减退,加之久病迁延不愈,脾胃之气更虚。脾失健运,清阳不升,胃失和降,导致急性胃肠损伤,消化吸收功能紊乱,出现腹痛、腹胀、呕吐、腹泻等临床表现。其次,疠气外伤,气血逆乱。疠气外伤侵袭性强,不但能够侵及体壮盛实之人,更易侵犯久病体虚之老年人,通过各种途径直接或间接损伤人体的皮肤、肌肉、骨骼、血络、脏腑等,最终使脏腑功能紊乱,气血阴阳失调,出现诸如气虚、气滞、血瘀、血虚、阴虚、阳虚、阴阳两虚等病理改变,脾胃功能亦受到干扰,不能司其职。再次,暴病伤脾,亡阴亡阳。久病迁延不愈将会导致人体脏腑功能耗竭,如心衰、呼衰、肝衰、肾衰等,只能依赖于靠现代医疗设备和药物来维持其功能。从中医的角度来看,此时患者脏腑功能衰竭主要表现为气血阴阳的脱失,进而导致亡阴亡阳,阴阳离决,生命乃绝的不良后果。"肾为先天之本,脾为后天之本"。脾胃为气血生化之源,脾胃功能的正常运行有赖于气血的濡养和肾气的温煦及推动,气虚血脱导致胃肠失于气血的濡养以及肾失于温煦之职,致机体生理功能难以正常运行,进而脾胃不能化生气血,这样就形成了恶性循环,最终导致亡阴亡阳,阴阳离决。脾肾虚极,亡阴亡阳往往出现在疾病的危重阶段,在重症医学科中尤为常见,此种情况往往需要中西医结合治疗,但预后较差。

2.证候分型

本病尚无统一规范的中医辨证分型和疗效判断标准,有学者对急性胃肠损伤的辨证分型展开了研究。

在王今达教授的四证中就有腑气不通证,指出患者多表现有腹胀、呕吐、无排便排气、肠鸣音减弱或消失、高热,甚至谵语神昏、舌红、苔黄、厚腻、脉洪大等,但是并没有提出系统的辨证

分型。钱静华将危重症急性胃肠损伤中医证型分为四类。①湿浊内阻:主要表现为胸脘痞满、腹胀、食物停滞于胃,舌苔厚腻而白,脉滑。由脾胃虚弱、运化失司导致水谷、精微停留积滞而成,多见于疾病早期,虚实夹杂。治疗以健脾助运,消食导滞为主。②肝胃不和:主要表现为胸胁胀闷、腹胀、饮食减少或食物积于胃,神情抑郁或烦躁,舌苔薄黄,脉弦。多见于突然起病或久病不愈,患者往往心里不能接受患病的现实或厌世,导致情绪不稳、抑郁或烦躁不安,使肝气犯胃或肝脾失调。治宜疏肝理气,健脾和胃为主。③脾胃两虚:主要症状有腹胀、纳呆、进食后腹胀更甚、大便溏薄或失禁,神疲乏力,面色苍白或萎黄,形体消瘦或水肿,舌质淡,苔薄白,脉缓而弱。多见于久病失调或急性大出血后气随血脱所致的脾胃气虚。治宜补气健脾,和胃助运。④脾胃阴虚:主要症状有口干唇裂、舌红卷缩、苔光剥、脉细数,饮食停滞于胃,肠鸣音消失。多见于久病阴津耗伤或暴病大出血、阴虚津乏而致胃阴虚损。治宜益胃生津。

李玉花等对重型脑外伤合并急性胃肠损伤患者进行了总结,认为总属本虚标实之证,疾病初期病在脾胃,中期病位在肠,认为常见证型有五类。①脾胃虚弱型:常见有精神萎靡,肤色萎黄无光泽,四肢无力,大便溏薄,舌淡、苔薄白,脉细弱。②气滞型:常见有腹胀明显,胃排空差,腹部膨隆,甚至上气喘急,肠鸣音弱或消失,舌边红,脉弦有力。③脾虚胃热型:常见有发热,腹胀,汗出,四肢肌肉消瘦,形如蛙状,大便失调,苔腻微黄。④肠胃不和型:症见腹胀满,腹泻,稀水便,胃排空差,伴恶心呕吐、舌质红、苔薄黄、脉弦数。⑤食积型:症见腹满胀痛,嗳气吞酸,呕吐,大便泄泻,舌苔厚腻黄。

孔立等对80例脓毒症急性胃肠损伤患者进行观察分析后认为,脓毒症急性胃肠损伤的中医证候特点是实证、虚证并见,以实证为主,以脾胃气虚证、胃阴亏虚证多见。实证包括如下四类。①肠热腑实证:以发热口渴,腹胀硬满、疼痛拒按,大便秘结,或热结旁流,大便恶臭,小便短黄,甚则神昏谵语、狂乱,舌质红、苔黄少津,或焦黑起刺,脉沉数(或迟)有力等为常见的证候。②胃热气滞证:以胃脘痞痛、胀痛或灼痛、拒按,嗳气,口臭,便结,舌红、苔黄,脉弦数等为常见的证候。③痰湿蕴脾证:以腹胀纳呆,便溏不爽,身体困重,或面目发黄,或身热不扬,汗出不解,舌红、苔黄腻,脉滑数或濡数为常见的证候。④瘀滞胃肠证:以胃脘、腹部刺痛、拒按,或触及包块,或呕血、便血色暗成块,舌有瘀点,脉弦涩等为常见的证候。虚证包括如下二类。①脾胃气虚证:以食欲不振,脘腹痞胀,食后尤甚,大便溏薄,神疲,肢体倦怠,舌淡、脉弱等为常见的证候。②胃阴亏虚证:以口干唇燥,嘈杂,干呕,饮食减少,或吞咽不利,食后胸闷,口干欲饮,大便干结,舌红少苔,脉细数为常见的证候。

3. 中药内治

(1)单味药的临床应用:大黄是传统的中草药,别名川军、锦文等,其味苦性寒,归脾、胃、大肠、肝、心包经,具有泻下攻积、清热泻火、凉血解毒、逐瘀通经,兼能清泄湿热。《神农本草经》云:"大黄可荡涤胃肠,攻下泻火,清热解毒,推陈致新,安和五脏",临床应用甚为广泛。其主要作用机理:促进胃肠道电活动,促进肠蠕动,清除肠内腐败物质和毒素;改善肠微循环,增加组织灌流量,促进胃肠道新陈代谢和肠道营养的恢复;对多种病原微生物具有抑制或杀灭作用,有利于保持肠道内菌群的平衡;尽快恢复胃肠营养,改善危重症患者的营养状况;可以减轻肠道黏膜的再灌注损伤,保护肠黏膜功能,防止肠道内毒素入血;减轻胃肠道炎症反应;对氧自由基有清除功能。

(2)中药验方的临床应用:临床医家及学者通过自己的观察与实践总结了很多对危重症胃肠功能障碍有效的方剂。陆红等在西医常规治疗的基础上加用参苓白术散并观察该药对危重症胃肠功能障碍的疗效,结果显示,在反流、呕吐、腹痛、腹胀等观察指标上治疗组明显优于对照组,两组差异有统计学意义,这肯定了参苓白术散的疗效。沈震等将76例患者随机分成两组,对照组开展常规治疗及对症支持治疗,治疗组在对照组治疗的基础上加用中药汤剂香砂六君子汤;结果显示,治疗组在应激性溃疡出血、便秘、腹泻、肠麻痹、不能耐受肠内营养和胃肠功能评分等方面均优于对照组。王跃将40例住院实施肠内营养支持的危重症胃肠功能障碍患者分为两组,均实施肠内营养支持,治疗组加用枳实消痞方开展鼻饲治疗,连用10d;结果发现,与对照组相比,治疗组患者胃肠道不良反应和营养不良事件的发生率降低,免疫功能增强。陈凤娟等观察了中西医结合疗法对危重症胃肠功能障碍患者胃动素的影响,将78例患者随机分为对照组与治疗组,两组均予以常规治疗,而治疗组加用香砂六君子汤加减;结果发现,两组治疗后胃动素的变化有显著性差异,表明中西医结合方法能改善危重症胃肠功能障碍。

(3)中成药的临床应用:中成药在危重症胃肠功能障碍患者的治疗上有着较好的治疗效果。蒋华等用血必净注射液治疗MODS患者,观察到治疗前后的Marshall评分、胃肠功能障碍评分、中医症状评分均明显改善。梁东明用复方丹参注射液治疗胃肠功能衰竭患儿,结果发现,治疗组有效率明显高于对照组。这表明复方丹参注射液能较快地消除腹胀,促进肠鸣音的恢复,缩短胃肠功能障碍持续时间,减少多脏器功能障碍的发生率,且无明显不良反应。董军等将140例MODS患者随机分为莫沙必利组和通腑颗粒组,观察用通腑颗粒治疗MODS患者胃肠功能障碍的临床疗效,发现两组治疗后胃肠功能评分、APACHEⅡ评分及Marshall评分均有所降低。

4.中医外治

(1)中药敷脐:朱波等将84例胃肠功能障碍患儿随机分为两组,对照组用常规治疗方法,生大黄粉敷脐组在常规治疗的基础上,加用生大黄粉敷脐治疗,结果表明,在常规治疗的基础上加用生大黄粉敷脐能降低胃肠功能障碍患儿MODS的发生率及死亡率,能明显改善患儿的预后。

(2)针刺疗法的临床应用:有学者用电针治疗胃肠肿瘤术后功能性胃肠动力障碍,结果显示,电针组及对照组在肛门排气、排便、腹胀、腹痛、胃肠减压引流量及肠鸣音方面均有改善,且电针组在腹胀、肛门排气、排便、胃肠减压引流量、肠鸣音方面优于对照组;这表明电针结合胃肠外科术后常规处理,在治疗胃肠肿瘤术后功能性胃肠动力障碍方面的疗效优于单纯胃肠外科术后常规处理。李立仲等采用针刺内关、公孙、阳陵泉、足三里、上巨虚、三阴交等穴位治疗外科术后出现胃肠功能障碍患者50例,结果发现,针刺组治愈28例,有效19例,无效3例,总有效率为94%,表明针灸治疗胃肠肿瘤术后胃肠功能障碍效果满意,是一种简便易行、安全可靠的治疗办法。

(3)穴位注射:郑秀萍等对40例胃肠功能障碍患者采取足三里穴位注射新斯的明治疗,

结果提示,常规治疗加用足三里穴位注射新斯的明对危重症胃肠功能障碍患者的治疗效果较好。其机制为针刺足三里穴可兴奋该区穴位的感受器和传入神经,从而引起针感,针刺足三里穴所产生的针感通过坐骨神经和股神经上传,胃肠道受自主神经系统支配,包括交感神经和副交感神经中的迷走神经,其纤维均到达胃肠道,对胃肠道运动产生影响。新斯的明为抗胆碱酯酶药,对胃肠道的兴奋作用较强,因此,采取足三里注射新斯的明治疗胃肠功能障碍的效果较好。

中医药对急性胃肠功能损伤的理法方药认识由来已久,能从本质上认识该病的根源,通过内服外敷、针灸、穴位或静脉注射针剂的方法开展治疗,取得非常好的疗效。

(二)现代医家对泄泻的认识

1. 病因病机

孙光荣认为泄泻的病位主要在脾胃、大小肠,也与肝肾有关,主要病理因素是湿,发病的关键是脾虚湿盛。其中以脾失健运最为重要,因脾运不健,大肠传导失司,则水反为湿,谷反为滞,清浊不分,合污而下,而成泄泻。国医大师郭子光教授认为,本病泻下日久者多为脾阳亏虚。由于脾阳虚衰,阴寒内盛,脾失健运则水谷停滞,清浊不分,混杂而下,遂成久泻。国医大师方和谦教授认为,慢性腹泻与脾气虚寒密切相关。脾主升清,运化水谷精微;胃主降浊,受纳腐熟水谷。如脾胃受损,寒邪侵袭,使升降失常,运化无权,水湿精微下注则成为泄泻。如《内经》所言:"清气在下,则生飧泄;浊气在上,则生䐜胀。"张氏认为五更泄有以下几种病因病机:肾阳亏虚,脾失温煦;肝气横逆,木乘土位;脾虚湿盛,阻遏阳气;肺气郁闭,腑传失司;瘀阻肠络,津门不利;寒积内结,遏伤太阴;饮食自倍,劳伤脾元;酒积酿热,火生寅卯。

2. 辨证论治

现代医家多根据各自对泄泻的认识将之分为若干证型后,再用古方加减或用各自的经验方进行治疗,由于这方面文献较多,本文择要作以简述。张恩乐等将泄泻分为寒湿困脾、脏腑湿热、食积停滞、脾气下陷、肝旺脾虚、脾肾阳虚、脾阴亏虚和肠络瘀阻型,分别运用平胃散、半夏泻心汤、小承气汤、补中益气汤、痛泻要方、四神丸合附子理中汤、乌梅丸合培土增液汤、少腹逐瘀汤等加减治疗106例患者。陈福安将泄泻分为风寒泄泻、寒湿泄泻、暑湿泄泻、湿热泄泻、伤食泄泻、脾胃气虚、脾胃阳虚、脾胃阴虚、肝气乘脾、脾肾阳虚等10个类型;并以三加减正气散(药用:广藿香12g、厚朴15g、白茯苓20g、陈皮10g、净薏苡仁30g、杏仁10g、白芍20g、甘草10g)作为基本方。对于风寒泄泻者,应加紫苏、防风各10g;对于寒湿泄泻者,应加苍术15g、炮姜10g;对于暑湿泄泻者,藿香减半加滑石30g、银花20g;对于湿热泄泻、中湿重于热者,应加佩兰12g、连翘10g;对于热重湿轻者,应去厚朴加葛根30g、黄连6g、黄芩15g;对于伤面食者,应加麦芽15g、谷芽30g;对于伤肉食者,应加山楂20g;对于伤生冷者,应加草果10g;对于脾胃气虚者,应在原方上去厚朴、杏仁加党参30g、白术15g;对于脾胃阳虚者,茯苓、陈皮减半,加太子参30g、乌梅10g;对于脾肾阳虚的五更泄者,应加吴茱萸6g、五味子10g。对于五更泄泻,王松坡提出除了脾肾阳虚外,还有脾虚肝乘、脾胃阴虚、肾精亏虚、湿热下注、瘀血阻络等证型。在辨证与治法上,赵嘉泉提出:①急性发作辨寒热;②慢性发作辨脏腑;③顽固泄泻宜疏肝解郁;④治泻需顾护胃气的辨证方法、治疗思路及需注意的问题。

廖志峰提出：①泄泻多因湿，湿聚由脾虚；②治湿利小便，分利泻自止；③暴泄不可涩，祛邪乃为先；④补脾不过甘，清热不过苦；⑤升阳助中气，风药胜湿邪。罗伟明确提出治泄用风药的主张，他列举该药在临床应用上主要有三个方面：①外感六淫，祛风胜湿；②脾胃虚弱，升举胃阳，如升麻、柴胡之类；③肝脾不和，调达气机，临床运用防风、柴胡、薄荷之类，可疏肝理气、助脾健运，又可使气机条达、有助止痛。卢惠荣提出了解表化湿、健脾利湿、升提酸收、抑肝扶脾、温中益脾、温脾导滞和温肾固涩七法，对应各治法分别选方。藿香正气散或金不换正气散、胃苓汤、葛根芩连汤合健脾理气和胃之药、补中益气汤、痛泻要方、附子理中汤、温脾汤加减、真武汤合四神丸，其选方有代表性。

3. 目前有关泄泻研究的不足

大多数研究只是从研究者本人的实践出发，在结合前人经验的基础上，提出辨证分型与用药特色，虽有效而散、杂；有的虽运用统计方法对用药进行初步统计，但也只是对中药的使用频数进行简单统计后，再根据药物功效或归类进行某些说明，而未深入探讨证、症与药的内部联系，也未对辨证用药与辨病用药进行统计学的分析判断。

(三)现代医家对血证的认识

1. 病因病机

(1)病因方面：血证包括呕血和便血。现代医家将呕血、便血的病因归纳为外感六淫、内伤七情、饮食不节、体虚血瘀、药物或外物损伤等。杨氏在呕血、便血的病因学研究中提到气象因素(外感)是诱因，认为临床所谓"诱因不明显"及多次反复出血者，有相当数量的患者与气温下降、气压降低等气象因素有关。他亦指出，在季节上，出血发病有12—2月、4—5月两个高峰，以及8月一个小高峰。王氏发现年份和节气的气压变化、气温变化、湿度变化对呕血、便血的中医证型都有着直接的影响。彭氏等认为，呕血、便血的病因病机多是平素饮酒过多，或食辛辣、香燥、油腻之品，以致燥热蕴结于胃肠，灼伤血络。刘氏则指出，在男性患者中因饮食不节，好烟嗜酒，胃热炽盛，迫血妄行，呕吐便血多见。李氏亦认同肝气伤胃之说，认为暴怒伤肝，肝气横逆，伤及胃络，而后导致呕血。刘氏研究表明，青壮年男性都有情绪紧张，口干口苦等情志郁结化火之象，认为肝郁火热耗伤胃阴而使血溢脉外导致出血。杨氏研究表明，劳倦在单因素病因中仅次于伤食，为上消化道出血的第二大病因。张氏观察发现，老年人发病以瘀血证多见，体虚多与瘀血夹杂为病。邓氏结合西医理论认为，出血部位黏膜愈合组织纤维化、疤痕化必然导致微血管结构的减少、紊乱，这与中医临床的血瘀证是相符合的。随着西医学的发展，更多的药物及诊疗手段进入临床，在非甾体类药物、内镜、手术治疗的普及，药物及外物损伤脉络引起的呕血、便血中，也常常能见到。

(2)病机方面：现代医家认为，呕血、便血的病机错综复杂，虚实夹杂兼见，多数医家将其责之于"热"与"虚"，即火热迫血妄行及气虚不能摄血，以利于临床实践及研究，认为热者多由酒食不节，情志不遂致火热内蕴，灼伤血络；虚者多因劳倦过度、脾胃气虚，久病体虚致中焦虚寒，脾气亏虚，气不摄血，血溢脉外。此外，瘀血阻络所致出血亦不能忽视。杨明均等认为，火热、气逆乃失血之因，脾虚实乃热迫血行，气随血耗或气随血脱的并发症，即脾虚乃失血之果。张惠臣将其归结为"热""郁""瘀""虚"。热分胃热、湿热、血热、火气上逆或肝火犯胃等;郁分肝郁、肝郁气滞;瘀分单纯瘀血及瘀热阻络;虚分脾气虚、脾阳虚、脾胃虚寒、胃阴虚、气衰血脱、气血暴脱等。吴致中提出胃热脾虚为基本病机,脾虚为本,胃热为标。刘要聿指出,出血之后皆有气虚血亏,临床上重用党参及人参治疗可获效。庞宇舟认为,火热(实热)熏灼,迫血妄行是呕血、便血发病的主要病机,临床呕血、便血初期及急性出血以火盛迫血的实证、热证居多。在急性出血、大量出血或出血不止初期,患者可表现出明显寒象,其实质是出血后气随血耗、血亏气虚的伴发症,虽然虚象突出导致实热本质被掩盖,但切不能见虚补虚,被表面现象所蒙蔽,仍施以"泻火止血"之法,方能有效地达到止血的目的,同时血证亦不能完全排除虚证、寒证存在,其病机演变至一定阶段,即会发生实热、虚寒转化,应重视补泄的取舍,而不可囿于"泻火止血"一法。刘丽玲认为,呕血、便血与虚、瘀相关,气血虚弱、瘀血阻络是导致反复发作的病机。著名国家级名老中医杨继荪认为,出血之证有寒热虚实之分,但以血热迫血妄行及气不摄血为多见,凡动血之证必有热,只是实热与虚火区分,局部的病灶有无会影响到整体的程度差别,以及病久至虚中有实、实中有虚的相兼并存的差异而已,据此在治疗气虚证的消化道出血时,在益气健脾、扶阳益肾之中,必兼以清热除火、化瘀行滞之味。欧阳汝忠认为,上消化道出血的本质是络伤血溢,引起络伤血溢的病机均责之于火盛和气虚。火热之邪中又分实火和虚火,气虚之中又分单纯气虚和气损及阳而致阳气虚衰等两种情况,且常发生实证向虚证转化。此外,瘀血是导致发病的另一个重要机理。热灼、寒凝、气虚均可导致血瘀阻络,血不归经而溢于脉外。

2.中医内治

(1)中医辨证治疗:现代医家在继承先贤经验的基础之上,结合现代中医药研究及个人临床经验,发挥中医特长及优势,对呕血、便血进行辨证施治,因呕血、便血临证表现多虚实夹杂且多变,病机复杂,故分型众多,其中以胃热壅盛、肝火犯胃、脾虚不摄、瘀阻胃络和气随血脱等证型较为多见,亦不乏将其简化统一为胃热和脾虚两型者,这些辨证治疗皆取得了较为满意的临床疗效,为呕血、便血的规范化中医辨证论治积累了经验。赖祥林等治疗呕血、便血101例,对于中医辨证分型为脾胃虚弱、气虚不摄证者,方用归脾汤或四君子汤;对于中医辨证分型为肝气犯胃、胃络受损证者,方用四逆散或柴胡疏肝散;对于中医辨证分型为胃阴亏损、胃失濡养证者,方用养胃汤或沙参麦冬汤;对于中医辨证分型为瘀血阻络、血不归经证者,方用丹参饮或失笑散;治疗结果显示总有效率为96%。陈芳将360例呕血、便血患者分为胃热内盛与气虚血溢两型,并提出气随血脱者用红参,血止后用归芍六君子汤,治疗总有效率为94.4%。韩汉意等将462例呕血、便血患者随机分为两组,治疗组予中医辨证施治:对于胃中热毒型者,治以土大黄煎服,3次/d;对于瘀血停滞型者,治以失笑散煎服,3次/d;对于阴虚血热型者,治以旱莲草煎服,3次/d;对照组予西药常规治疗;结果发现,治疗组总有效率为98.3%,显著高于对照组。蒙旭光对1997年以来省级及以上中医药刊物公开报道的呕血、便血患者3800余例的中医辨证进行统计,认为以胃火炽盛、肝火犯胃、脾虚不摄、瘀阻胃络和气随血脱最为常见,其次为脾胃虚寒、阴虚胃热和肝郁气滞等。杨继荪认为呕血、便血的辨证治疗方法如下。①火热内盛(火盛型),胃中积热,治宜清胃泻火、化瘀止血,方用泻心汤加味。②肝胃郁火,治宜泻肝火、清胃热、凉血止血,方用清热泻肝之品合犀角地黄汤加味。

③气不摄血(气虚型)又分为中气不足和脾胃虚寒。a.中气不足,治宜扶中健脾、益气摄血,兼清火化瘀,方用补中益气汤加减;b.脾胃虚寒,治宜健脾益肾、温阳止血,兼清热行瘀,药用淡附片、炮姜炭、白芨、参三七等,有瘀热相兼者,选大黄为伍,行瘀除热止血,同时在急性大失血时,应予紧急抢救,在开展内、外科治疗方案的同时,早期应给予中西医结合救治,可采用扶元救脱、回阳益气及清泻瘀热并施的方法。

(2)验方汤剂:蓝伟等应用复方旱莲汤(旱莲草、岗稔根、刺觅菜根、甘草)治疗呕血、便血患者 210 例,治愈 194 例,无效 16 例。蒋晓清用三黄乌芍止血汤(三七、大黄、郁金、贝母、茜草、半夏、甘草、乌贼骨、赤芍、藕节、地榆)治疗呕血、便血患者 114 例,总有效率为 98.2%。陈天慧等总结成都中医药大学附属医院应用甘草人参汤治疗呕血、便血患者 362 例,治宜健脾益气固脱,处方为生甘草 60g,红参 30g,水煎频服;结果发现,痊愈 307 例(占 84.8%),显效 33 例(占 9.1%),有效 9 例(占 2.5%),无效 13 例(占 3.6%),且未发现任何不良反应及毒副作用。赵立军等认为,不论气脱、血脱总以益气固脱为要,以独参汤为抢救中的主方,当脱回神苏后,随证续用独参汤合当归补血汤或人参营养汤等补益气血的方药调治。王啸等运用黄土汤加味治疗 41 例老年呕血、便血患者,结果显示,黄土汤加味配合西医基础治疗总有效率为 97.56%,优于纯西药治疗组的总有效率 80.49%;经过对患者服用中药前及用药后 24、48、72h 的空腹胃液进行检测,发现黄土汤能有效升高空腹胃液 pH 值。

(3)丸散剂治疗:王治忠使用自制止血粉口服治疗呕血、便血患者 36 例,处方用紫珠草 50g,白芨粉 20g,煅花蕊石粉、赤石脂粉各 15g;结果显示,总有效率为 97.2%,平均疗程 2.5d。李玄等用二白一黄散(白芨粉 5g、云南白药 0.5g、生大黄粉 5g)治疗呕血、便血患者 40 例,3~4 次/d;结果发现,痊愈 39 例,治愈率为 97.5%,止血时间最短 11h,最长 4d,平均 1.6d。苏廷如应用大黄三七粉(大黄粉 15~20g、三七粉 5~10g)冷开水冲服,治疗呕血、便血患者 100 例;结果发现,痊愈 88 例,显效 8 例,总有效率为 96%。

(4)单味药治疗:方基水用生大黄治疗 53 例呕血、便血的患者,据体重用生大黄 10~20g,开水浸泡,凉后口服或鼻饲,以 3 次/d 为度,总有效率为 93.3%。孔昭遐单用白芨制剂治疗呕血、便血 124 例;A 组 56 例,用白芨粉 3g,B 组 68 例,用白芨胶浆(经白芨颗粒加水蒸煮、消毒、灭菌后制成)20~30mL,3 次/d,口服;结果显示,总有效率为 98.4%。

(5)中成药治疗:①云南白药胶囊。大量研究报道了云南白药胶囊在治疗呕血、便血中具有肯定的疗效。余幼鸣口服云南白药胶囊(由云南白药制药厂生产),1g/次,3 次/d,治疗轻中度呕血、便血患者 193 例,总有效率为 81%。②康络宁胶囊。侯果圣等用康络宁胶囊(三七、人参、鹿茸、仙鹤草、白芨、乌贼骨、紫珠草、侧柏叶、地榆、旱莲草、白花蛇舌草、鸡内金、芦根、阿胶、贝母,若出血不止,则上药炒黑使用)治疗 308 例呕血、便血患者,总有效率为 97.7%。③独一味胶囊。谭章报道使用独一味胶囊治疗呕血、便血患者 56 例,总有效率为 93.6%。④血塞通软胶囊。柳立焕报道使用血塞通软胶囊(主要成分为三七皂甙),治疗呕血、便血患者 50 例,总有效率为 100%。⑤血宁冲剂。陈健使用血宁冲剂(黄连、大黄、黄芩)治疗呕血、便血患者 40 例,总有效率为 97.5%。⑥生脉(参麦)注射液。李晓春等应用生脉注射液治疗 34 例呕血、便血致失血性休克患者,给予生脉注射液静脉推注或滴注,必要时重复使用,以患者血压回升、呼吸平稳、肢暖安静、汗出有尿、脉缓有力为疗效标准,总有效率为91.1%。⑦参附注射液。李素娟认为,上消化道出血量多,对于有气脱血虚表现者,可予参附注射液60mL,静滴,1次/d。

(6)针灸治疗

《针灸学》治则:泻肝、清胃、宁血。处方:膈俞、胃俞、公孙、内关、足三里。方义:膈俞为血之会穴,取之理血宁血;公孙通冲脉,冲为血海,配内关和胃止呕,统血止血,胃俞配足三里降逆和胃止呕。随证配穴:胃热配内庭,肝火配行间,久病体虚配关元、气海及灸隐白。操作:毫针刺,用泻法,1~2次/d,每次留针30min。

3.现代中药药理研究

(1)五倍子:其性酸、湿、寒,归肺、大肠、肾经,有敛肺降火,涩肠止泄,固精、止遗、敛汗、止血之功。据国内外文献报道,其止血效果肯定,止血时间短,尤以对消化性溃疡所致的呕血、便血效果好,其止血机制可能包括如下几方面。①抑制胃液分泌,抑制胃蛋白酶活性,抑制胃肠平滑肌的蠕动,减少机械性损害,利于局部血栓形成;②五倍子含有大量没食子酸,其对蛋白有凝固作用,可在出血创面形成一层薄膜,使小血管被挤压收缩,血液凝固止血;③经抑菌试验证实,五倍子液对幽门螺杆菌有抑菌作用,可促进溃疡修复及炎症消散。

(2)大黄:其性苦、寒,归脾、胃、大肠、肝、心经,有泻下攻积、清热泻火、止血、解毒、活血化瘀之功。现代药理研究证明,大黄内主要成分儿茶精具有收缩小血管,升高血压,增强肾上腺素、乙酰胆碱的活性和减弱组织胺活性的作用。大黄酚能促进骨髓制造血小板,并使毛细血管致密,改善脆性,有利于缩短血液凝固时间。陈德伟报道,大黄止血的有效成分是儿茶素及没食子酸,其作用机理包括如下几方面:①促进血小板的黏附和聚积,有利于血栓形成;②可以使血小板数量、纤维蛋白原含量增加,凝血时间缩短;③降低抗凝血酶Ⅲ的活性,已知抗凝血酶Ⅲ是活性最强的生理性抗凝物质,其活性降低,可促进血液凝固。大黄还能使损伤局部的血管收缩,血管通透性降低,出血时间缩短。大黄的蒽醌类衍生物能促进血小板生成,显著增加纤维蛋白原含量,缩短凝血时间,生大黄能显著降低胃液量、胃内游离酸及胃蛋白酶活性,还能促进胃肠蠕动,阻止胆汁反流,保护胃黏膜,有抑菌抗毒、排除胃内积血、减少毒素的吸收、提高危重症患者胃黏膜血流灌注的作用,有利于胃黏膜修复及胃肠内营养的恢复。大黄还含有丰富的钙、铁离子,能促进凝血及纠正贫血。

(3)人参:其性甘、微苦、微温,归心、肺、脾经,有大补元气、补脾益肺、生津、安神之功。张树臣报道,人参花皂苷、人参皂苷能够明显地抑制胃液分泌量,降低胃酸酸度及胃蛋白酶的活性,能有效防止大鼠实验性胃出血。林桦等认为,人参二醇组皂苷通过抑制失血性休克时交感-肾上腺髓质系统的过度兴奋,改善微循环灌流状态,证实人参对于失血性休克有一定的治疗作用。但不能解决失血性休克的根本原因,其疗效存在不确定性。

(4)甘草:其性甘、平,归心、肺、脾、胃经,有补中益气、清热解毒、祛痰止咳、缓急止痛、调和药性之功。现代药理研究证实,甘草对消化性溃疡引起的呕血、便血能从多方面起到治疗作用,甘草所含的草黄酮、甘胃舒、甘珀酸(生胃酮)能明显抑制胃酸分泌;增加胃黏液分泌,抑制胆汁反流;抑制胃蛋白酶激活,并在酸性溶液中与胃蛋白酶结合发生沉淀以抑制其活性;可延长溃疡部位上皮细胞的寿命,促进组织再生及溃疡愈合;其水煎液能明显增加胃黏膜细胞的己糖胺成分,利于胃黏膜修复;还具有缓解平滑肌痉挛,减慢胃肠蠕动,促进促肾上腺皮质激素分泌,以利于止血。甘草有类似肾上腺皮质激素样作用,对组织胺引起的胃酸分泌过多有抑制作用。

(5)白芨:其性苦、甘、涩、寒,归肺、胃、肝经,有收敛止血、消肿生肌之功。现代药理研究证实,其含有多种聚糖,还含挥发油、淀粉,有缩短凝血时间及抑制纤溶的作用。临床医家多局部使用单味药止血而获效。有学者报道,给家兔静脉注射白芨胶液,可显著缩短凝血时间及凝血酶原形成时间,将动物较大的动脉结扎,以白芨水浸出物覆盖出血创面,其可自行粘着使出血停止,对实质性脏器静脉性出血也有可靠的止血作用。白芨所含的胶状成分能聚集并粘着于血管外,修补血管缺损而不致阻塞较大血管和血液的流通。

(6)三七:其性甘、微苦、温,归脾、胃经,有化瘀止血,活血定痛之功。现代药理研究证实,三七能增加血液中的凝血酶,使局部血管收缩。有学者在使用电镜技术观察发现,10%的菊三七和参三七注射液均能使血小板产生伸展伪足、聚集、变形等黏性变形运动,并使血小板胞膜破损、部分溶解及发生脱颗粒反应,类似凝血酶对血小板的作用,推断三七能诱导血小板释放、血小板因子等止血活性物质,表现为促凝血作用。三七对血液凝固过程具有双向作用,即它具备促凝和抗凝双重功效,主要与其所含的三七皂甙具有溶血作用有关。

参考文献

[1]赵胜,廖小明,钟小兰.简谈中西医对重症胃肠功能衰竭的认识和中医治则[J].贵阳中医学院学报,2006,28(6):7-8.

[2]张淑文.多脏器功能障碍综合征诊断标准、病情严重程度评分及预后评估系统和中西医结合证型诊断[J].中华危重病急救医学,2008,1(20):1-3.

[3]曹书华,王金达,李银平.从"菌毒并治"到"四证四法"——关于中西医结合治疗多脏器功能障碍综合征辩证思路的深入与完善[J].中国危重病急救医学杂志,1989,21(3)5-8.

[4]吴勉华,王新月.《中医内科学》[M].9版.北京:中国中医药出版社,2012,54-58.

[5]范铁兵,杨志旭.中医药防治危重症胃肠功能障碍研究进展[J].中国中医急症,2012,21(5):770-772.

[6]郭任.论"胃家实"本质[J].河南中医,2010,30(1):26-27.

[7]王素月.清热活血法治疗小儿胃肠功能衰竭48例[J].江西中医药,2003,34(6):23.

[8]危重病胃肠功能障碍中医证型探讨[J].中国中西医结合急救杂志,2006,13(5):313-314.

[9]钱静华.危重病胃肠功能障碍中医证型探讨[J].中国中西医结合急救杂志,2006,13(5):313-314.

[10]李玉花,胡马洪,金东.重型脑外伤胃肠功能障碍的中医认识[J].中国中医急症,2010,19(5):793-794.

[11]孔立,郭琪钰,赵浩,等.脓毒症胃肠功能障碍中医证候分布规律探讨[J].中国中西医结合急救杂志,2013,10(3):134-137.

[12]杨建军,李彦知,张文娟,等.中医大师孙光荣教授中和医派诊疗胃肠病学术经验点滴[J].中国中医药现代远程教育,2011,9(14):129-133.

[13]周天寒.郭子光运用经方验案[J].实用中医药杂志,1994,13(1):6-7.

[14]崔蔽莉.方和谦教授以培中升清法治疗疑难杂症举隅[J].北京中医,1999,7(5):3.

[15]张晓峰,杨志新.五更泄辨治[J].中国临床医生,2004,32(6):55-56.

[16]张恩乐,马骏.泄泻证治八法体会[J].中国中西医结合脾胃病杂志,1997,5(3):175.

[17]陈福安.三加减正气散治疗泄泻41例疗效观察[J].中国中西医结合脾胃病杂志,1997,5(2):116.

[18]王松坡.五更泻中医辨治探讨[J].中医研究,2002,15(5):39.

[19]赵嘉泉,邢玫.结肠炎辨治四则[J].中国医药学报,1999,14(2):77.

[20]廖志峰.泄泻证治经验[J].中国医药学报,2003,12(18):736.

[21]罗伟.试论治泻伍用风药[J].中医研究,1997,10(2):11.

[22]卢惠荣.泄泻八法辨治[J].中医研究,2001,14(5):28.

[23]杨洪涌.上消化道出血之病因学研究[J].新中医,1991,10(5):8-12.

[24]王兰英,张竹君,王自立.年代节气变化与上消化道出血中医证型的关系[J].中国中医药信息杂志,2008,15(12):27-28.

[25]彭绍杰,蒙定水.急性上消化道出血100例临床疗效对比观察[J].广西中医药,1989,12(6):4-6.

[26]刘雯聿.自拟参及连胶汤治疗上消化道出血42例小结[J].甘肃中医学志,1998,11(2):4.

[27]李明兰.辨证论治非曲张静脉上消化道出血46例临床观察[J].中医药临床杂志,2004,16(4):319-320.

[28]张梅涧,周晓白.内镜下300例上消化道出血分析[J].南京中医学院学报,1993,9(4):13-15.

[29]邓建梅,徐进康.中医药改善胃黏膜微循环在防治消化性溃疡复发中的作用[J].山东中医药大学学报,2011,35(2):187-188.

[30]杨明均.血宁冲剂治疗上消化道出血103例报告[J].中医杂志.1986,3(5):31.

[31]庞宇舟.略论泻火止血在血证治疗中的意义及其运用[J].广西中医药,1997,20(3):41-42.

[32]刘丽玲.反复性上消化道出血的中医证治分析[J].湖北中医杂志,2004,26(9):29-30

[33]俞仰光,潘智敏.杨继苏名老中医治疗上消化道出血的经验[J].实用中医内科杂志,2007,21(7):16-17.

[34]冯伟励,王评,张毅之.欧阳汝忠治疗上消化道出血经验[J].世界中医药,2011,6(6):477-478.

[35]赖样林.中西医结合治疗上消化道出血101例临床观察[J].广西中医药,1988,11(10):3.

[36]陈芳.中药为主治疗急性上消化道出血临床分析[J].吉林中医药,1993,4(6):27.

[37]韩汉意,任光荣.辨证分型治疗上消化道出血367例报告[J].甘肃中医,1995,8(5):19-20.

[38]蒙旭光.中医治疗上消化道出血近况[J].中国中西医结合急救杂志,1999,6(11):526-528.

[39]蓝伟.复方旱莲汤治疗上消化道出血210例[J].广西中医药,1988,11(1):44.

[40]蒋晓清.三黄乌芍止血汤为主治疗急性上消化道出血114例小结[J].湖南中医杂志,1993,9(4):17.

[41]陈天慧,卢云.甘草人参汤治疗上消化道大出血362例[J].中国中医急症,1998,7(5):215-216.

[42]赵立军,金东明.从休克谈血脱辨治[J].吉林中医药,2008,28(11):849-850.

[43]王啸,龙涛,张沛生等.黄土汤治疗老年消化性溃疡合并上消化道出血的临床分析[J].实用心脑肺血管病杂志,2010,18(10):1509-1510.

[44]王治忠.110止血粉治上消化道出血36例疗效观察[J].福建中医药,1981,2(4):46-49.

[45]李玄,邓小琴.二白一黄散治疗上消化道出血40例[J].湖南中医杂志,1991,7(2):14.

[46]苏廷如.大黄三七粉治疗上消化道出血100例[J].国医论坛,2002,17(2):40.

[47]方基水.生大黄治疗肝硬化并上消化道出血53例临床观察[J].安徽中医学院学报,1997,16(4):13-14.

[48]孔昭遐.白及制剂治疗急性上消化道出血124例[J].中国中医急症,1998,7(6):225.

[49]余幼鸣.中医辨证配合云南白药治疗上消化道出血 193 例疗效观察[J].新中医,2004,36(7):19.

[50]侯果圣.康络宁胶囊治疗上消化道出血 308 例[J].陕西中医,1993,14(7):301.

[51]谭章.独一味胶囊治疗消化性溃疡合并出血临床研究[J].中华临床医药,2004,5(10):47.

[52]柳立焕.血塞通软胶囊治疗上消化道出血 50 例[J].实用中医药杂志,2004,20(7):383.

[53]陈健.血宁冲剂治疗上消化道出血的临床观察[J].中国中医急症,1993,2(3):110.

[54]李晓春,马卫琴.生脉注射液治疗失血性休克刍议[J].陕西中医函授,1998,5(3):37.

[55]李素娟.辨证分型治疗上消化道出血 260 例[J].中医研究,2004,17(5):45.

[56]孙国杰.针灸学[M].上海:上海科学技术出版社,1997,13(5):317.

[57]陈德伟.生、制大黄止血效果比较[J].中药材,1988,11(6):38.

[58]张树臣.人参花皂甙与人参皂甙 Re 抗大鼠实验性胃溃疡作用的研究[J].中药通报,1985,10(7):43-44.

[59]林桦,李杨,赵雪俭,等.人参二醇组皂甙对休克细胞的保护作用及其机理的实验研究[J].白求恩医科大学学报,1992,18(2):123.

[60]雷载权.中药学.上海[M].上海:上海科学技术出版社,1995:284.

[61]郑虎占,蜜泽宏,佘靖.中药现代研究与应用(第一五卷)[M].北京:学苑出版社,1997:224-383,419-436.

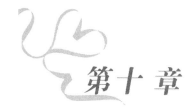

第十章
中医药防治危重症急性胃肠损伤

现有的临床观察及实验研究表明,尽早纠正急性胃肠损伤,恢复肠道屏障功能,可逆转MODS的进程,改善患者预后,具有极其重大的意义。目前,临床针对危重症急性胃肠损伤,西医常用制酸剂、胃黏膜保护剂、氧自由基清除剂、胃肠动力药等药物;遗憾的是,由于胃肠道解剖结构及功能的复杂性,疗效均不理想。近年来,虽有不少有关危重症急性胃肠损伤治疗的研究,但尚无实质性进展,有些药物尚处于动物实验阶段,有的药物只是在一定程度上改善胃肠功能、修复及保护胃肠黏膜,减少细菌移位的发生。故一旦发生胃肠功能衰竭,则其治疗手段有限。

中医药在危重症急性胃肠损伤方面做出了较为深入的研究,对中医药治疗急性胃肠损伤的理论依据、治疗方法和疗效机制进行了较为深入的探讨。在此基础上,根据祖国医学理论采取中医集束化的综合措施,对危重症急性胃肠损伤开展预防和治疗,显示出了良好的临床效果,这很好地补充了西医治疗的不足。本章重点介绍中医的辨证施治、中医药的集束化治疗和急性胃肠损伤的预防。

第一节 危重症急性胃肠损伤的中医辨证施治

目前,中医尚未对危重症急性胃肠损伤给以统一的病名,根据其临床症状及体征,当属中医"反胃""胃痛""泄泻""痞满""肠结""便秘""腹痛""关格"等范畴,由于危重症患者病情危重或昏迷而无法表述主观感受,临证时主要依靠医护人员对患者症状体征(如胃肠减压引流量大、胃肠胀气明显、进食后腹泻不止或便秘等)的观察,来确定相应的中医病名。我们通过长期的临床观察,将 AGI 分别归类于"痞满""泄泻""便血""呕血"范畴,并分别对其病因病机、治法方药进行了总结,现分述如下。

一、痞 满

(一)病因病机

总的来说,痞满的病因病机错综复杂、变化多端。我们认为,常见病因为外感六淫、饮食不节、情志所伤、误下体衰,在其基础上气机升降失司、脾胃失和导致痞满。但无论以何种因素为主,基本病理转归都会导致气机不畅、湿浊内阻、痰瘀互结、脾胃失和。痞病之初,因为气滞、食积、湿、痰、瘀等实邪相干于胃,导致清阳不升、浊阴不降、升降失常、受纳运化呆滞,日久渐至损阴戕阳,从而产生虚实、寒热错杂之证。如邪气久羁,损耗正气,发展成虚痞,则各种兼证迭生。

1.外感六淫

风、寒、暑、湿、燥、火六淫之邪为四时不正之气,凡人被六淫之邪所侵,即能积久成病。对于本病,以寒、暑、湿、火更为常见。如《素问·异法方宜论》云:"寒由外侵……脏寒生满病",叶天士在《临证指南医案卷四·痞》中也言及"寒热由四末以扰胃""暑湿热内伏"等因素。寒热互结于中,升降失序,气聚而成痞满之证。外感六淫病邪与现代医学中的感染不谋而合。在ICU中,胃肠功能衰竭的主要原因为感染及休克,大量炎症因子及毒素的释放,胃肠道缺血、缺氧,导致肠道黏膜屏障的损伤。

2.饮食不节

饮食不节是痞满常见的致病之由。由于脾胃属土,寄旺四时,无所不受。因此,本病与饮食因素尤为密切。正所谓"饮食自倍,肠胃乃伤"。王纶《明医杂著》云:"惟饮食不节,起居不时,损伤脾胃,胃损则不能纳,脾损则不能化,脾胃俱损,纳化皆难,元气斯弱,百邪易侵而饱闷、痞积等证作也";《医学正传》中亦云:"致病之由,多因恣纵口腹,嗜好辛酸,恣饮热酒煎煿,复餐寒凉生冷,朝伤暮损,日积月深"所致,饮食不节,损伤脾胃,以致食谷不化,水反为湿,郁久化热,阻滞胃脘,升降失司,胃气壅塞,而成痞满。

在ICU中,常见的饮食致病因素多为饮食相对过量及饮食不规律。因ICU患者多为有创通气,口不能言,难以沟通交流,肠内营养增加过快,一旦发生胃肠动力障碍或消化不良,医护往往无法及时发现,继续施行肠内营养往往易致饮食相对过量。此外,在ICU中,多为胃肠道持续营养,这也打破了患者的饮食规律,往往导致脾胃功能的损伤。

3.情志所伤

"思伤脾",情志因素可以影响脾胃功能。《素问·举痛论》云:"思则气结";此外,《类证治裁》云:"暴怒损伤,气逆而痞"。多思则气结,暴怒则气逆,悲忧则气郁,惊恐则气乱等,会造成气机逆乱,升降失职,形成痞满。其中尤以肝郁气滞致痞为多见。肝主疏泄,喜条达而恶抑郁,一遇情志不畅,或暴怒伤肝,气机郁滞或逆乱,横逆犯胃,则浊气不降,蕴积于中,酿生痞满。故《景岳全书·痞满》有"怒气暴伤,肝气未平而痞"之说。

在ICU中,患者由于医疗环境的嘈杂恶劣、对本身疾病的担忧绝望,因此而产生思结、怒逆、忧郁等多种情志因素。

4.误下体衰

关于痞的成因,张仲景多认为是误下体衰所致。如所谓的"病发于阴,而复下之,因作痞也"。误下之后,脾胃受损,在此基础上导致痞满,因此,误下致痞的主要病机实为脾胃虚弱。李东垣《兰室秘藏·中满腹胀论》云:"脾胃久虚之人,胃中寒则生胀满,或脏寒生满病";张景岳在《景岳全书》中亦论及:"虚寒之痞……或脾胃素弱之人而妄用寒凉克伐之剂,以致重伤脾气者,皆能有之"。这些均说明平素脾胃不健,或年老体弱,中气久虚皆能导致胃纳呆滞,而为痞满。

在ICU中,危重症急性胃肠损伤所致的腹胀患者并不鲜见,由于缺乏辨证,或辨证不准确,一旦腹胀,则多以承气类治之,而致患者中气亏虚;此外,ICU中广谱抗生素的应用也相当于寒凉克伐之剂,多可致脾气损伤;更有老年患者,大多存在基础疾病,病程较长,多有脾胃虚弱,中气不足,纳运失职,升降失调,胃气壅塞,而生痞满。

(二)诊断与鉴别诊断

1.中医诊断标准

参考普通高等教育中医类规划教材《中医内科学》(第6版),并结合ICU病患特点:①自觉腹部胀满、痞塞或胀痛不适;②起病或急骤或缓慢,时轻时重,有反复发作特点;③发病常与饮食、情志、起居、寒温等诱因有关。

凡具备以上①、②两条,参考③项及其他症状、舌苔、脉象,即可做出诊断。

2.鉴别诊断

(1)胸痹:可有脘腹满闷不舒,痞满常伴有胸膈满闷,但二者有病在心胸和病在胃脘之不同。胸痹以胸痛、胸闷、短气为主症,伴有心悸、脉结代等症;痞满以胃脘痞塞、满闷不舒为主症,多伴饮食减少,得食则胀,嗳气则舒等症状,心电图和胃镜等检查有助于鉴别诊断。

(2)鼓胀:与痞满同为腹部病证,且均有胀满之苦。腹胀外观示腹部胀大膨隆,痞满则自觉满闷痞塞,外无胀大之形,鼓胀按之腹皮绷紧,痞满按之柔软;鼓胀有胁痛、黄疸、积聚等疾病病史,痞满可有胃痛、嘈杂、吞酸等胃病病史。B超和胃镜等检查有助于二者的鉴别。

(三)辨证施治

1.治疗原则

危重症急性胃肠损伤的基本病位在脾胃,病因有邪滞中焦之实和脾胃之虚,故临证时当分虚实。邪盛以祛邪为急,正虚以扶正为先,虚实夹杂者,则当祛邪扶正并举。对于素体壮实的初病、新病患者,在遭受创伤、休克、感染等急性打击后,机体正气尚足、气血旺盛,正邪斗争激烈,气滞腑实为发病之标,瘀热内结加重病情,湿浊内阻致病程长久难愈。对于此类患者,治疗原则常本着实者泻之,分别施以泻热、消食、化痰、理气、祛瘀等法。然而,就久病劳倦或年老体衰者而言,脾胃虚损,脏腑功能进行性减退,加之久病迁延不愈,久病卧床耗散元阳,脾胃之气更虚,此时疠气更易侵犯,最终使脏腑功能紊乱,气血阴阳失调,甚则暴病伤脾,亡阴亡阳。故此类患者常虚实夹杂,治疗时常本着消补并用。

再者,危重症急性胃肠损伤的基本病位在脾胃,胃主降浊,喜润恶燥,推糟粕下行而外出,且与大肠、小肠关系密切,"六腑以通为用",故治疗当以"通"为法则。临床上应根据不同的病机而采用不同的治法:属于寒者,驱散寒邪即为通;属于热者,清热除邪即为通;属于气滞者,理气解郁即为通;属于痰湿者,燥湿化痰即为通;属于血瘀者,活血化瘀即为通;属于气虚者,补益气机即为通;属于血虚者,补血和血即为通;属于阴虚者,滋阴益胃即为通;属于阳虚者,益气温阳即为通;属于脾虚者,温运脾阳即为通。总之,"通"法应贯穿危重症急性胃肠损伤治疗的始终。

2.分型论治

(1)气滞实阻型:可分为轻症和重症。

1)轻　症

主症:腹胀,腹痛,便秘,呕恶、呃逆。

次症:低热,舌偏红,苔薄黄,脉弦数。

病机:脾胃失和,气机阻滞。

治法:通降胃气。

方药:枳实导滞丸(大黄 9g、枳实 9g、神曲 9g、茯苓 6g、黄芩 6g、黄连 6g、白术 6g、泽泻 6g)加减。

方中以大黄攻积泻热,使积热从大便而下;以枳实行气消积,除脘腹之胀满;佐以苦寒之黄连、黄芩清热燥湿,又可厚肠止痢;茯苓、泽泻甘淡,渗利水湿而止泻;白术甘苦性温,健脾燥湿,使攻积而不伤正;神曲甘辛性温,消食化滞,使食消则脾胃和。诸药相伍,积去食消,湿去热清,诸症自解。腹胀满较甚、里急后重者,可加木香、槟榔等以助理气导滞之功。

2)重　症

主症:腹胀如鼓,腹皮绷紧,呕吐臭秽,便结不通。

次症:高热、烦躁、谵语,舌红或红绛,苔黄燥或黄腻,脉弦数或滑数。

病机:燥实内结,腑气不通。

治法:急下存阴。

方药:大承气汤[大黄 9g、生军 12g(后下)、芒硝 9g(冲)、厚朴 24g、枳实 12g]加减。

方中大黄苦寒通降,泻热通便,荡涤胃肠实热积滞。芒硝咸寒润降,泻热通便,软坚润燥,以除燥坚。硝、黄配合,相须为用,泻下热结之功益峻。实热内阻,腑气不行,故佐以厚朴下气除满、枳实行气消痞,合而用之,既能消痞除满,又使胃肠气机通降下行以助泻下通便。四药相合,共奏峻下热结之功。若兼气虚者,则宜加人参以补气,以防泻下气脱;若兼阴津不足者,则宜加玄参、生地等以滋阴润燥。

此法多适用于危重病早期,由于药性峻猛,药量大,长期使用容易伤胃气,故往往短期使用,中病即止,并适当顾护胃气。

现代药理学研究表明,该疗法主要作用有:①促进胃肠道平滑肌的蠕动,能够明显增加肠腔容积,机械性刺激肠壁,能够增强推进性蠕动幅度。②增加肠祥血流量,降低血黏度、血管通透性,提高渗透压,从而减轻组织水肿。③加快坏死组织吸收,起到抑菌抗炎作用。④直接中和、降解内毒素,减少血液和肠组织中肿瘤坏死因子(TNF)的含量,降低血和肠组织中黄嘌呤氧化酶(XOD)和过氧化脂质(LPO)水平,提高还原型谷胱甘肽(GSH)的含量,显著提高肠组织中二胺氧化酶(DAO)的含量,降低模型动物肠黏膜和肠细胞膜通透性,减轻肠黏膜组织的病理损害。⑤具有良好的免疫调理作用。

(2)湿热内阻证

主症:脘腹痞满,呕恶厌食,嗳气呃逆,或泄泻不爽。

次症:腹中满痛,舌红苔黄腻,脉濡数。

病机:湿热内阻,壅遏气机。

治法:燥湿导滞,健脾助运。

方药:平胃散合加味香连丸等[苍术 10g、黄连 5g、黄芩 12g、厚朴 15g、枳壳 15g、槟榔 30g、木香 10g、豆蔻 6g(后)、米仁 30g、薏苡仁 6g(后)、陈皮 10g、吴茱萸 3g]加减。

方中以苍术辛香苦温,入中焦能燥湿健脾,使湿去则脾运有权,脾健则湿邪得化。黄连、黄芩,清热燥湿,止泻痢。湿邪阻碍气机,且气行则湿化,故方中厚朴、枳壳、槟榔、木香行气和中。与苍术、黄连、黄芩相伍,行气以除湿,燥湿以运脾,使滞气得行,湿浊得去。豆蔻、米仁芳香化湿,行气宽中,畅中焦之脾气;薏苡仁甘淡性寒,渗湿利水而健脾,使湿热从下焦而去。佐以陈皮,理气和胃,燥湿醒脾,以助苍术、厚朴之力。吴茱萸温中燥湿止泻,也制苦寒之品。

现代药理学研究表明,此法的主要作用有:①减轻肠道炎症反应,显著减轻肠黏膜炎症充血、炎细胞浸润,防治糜烂及溃疡形成。②调节胃肠道运动。③改善酶的调节。④有效的抗菌作用,改善肠道微生态。⑤增强机体的免疫功能。

(3)气滞血瘀证

主症:腹胀纳呆,腹痛如刺,嗳气泛酸,呕血,便血。

次症:舌淡紫暗,舌底脉络迂曲,甚者全身瘀斑,苔薄白,脉细涩。

病机:气滞血瘀,脾胃失和。

治法:行气活血。

方药:桃红四物汤、桃核承气汤[桃仁 10g、红花 6g、大黄 10g(后)、芒硝 10g(冲)、桂枝 6g、当归 12g、川芎 10g、赤芍 10g、生地 10g、炙甘草 9g]加减。

方中桃仁、红花活血化瘀;大黄苦寒,下瘀泻热,三者合用,瘀热并治。芒硝咸苦寒,泻热软坚,助大黄下瘀泻热;生地、当归滋阴补肝、养血调经;赤芍活血养血,以增补血之力;川芎活血行气、调畅气血,以助活血之功。桂枝辛甘温,通行血脉,既助桃仁活血祛瘀,又防硝、黄寒凉凝血之弊。炙甘草护胃安中,并缓诸药之峻烈。全方配伍得当,使瘀血祛、新血生、气机畅。临证可加用莪术、丹参加强破血祛瘀的功效;伴气滞者,可加用枳壳、厚朴、大腹皮。

现代药理学研究表明,活血化瘀药的主要作用有:①能改善微循环,纠正机体缺氧的状况,促进胃肠道黏膜修复,减少应激性溃疡的发生。②具有降低血液黏稠度、抗血小板聚集、改善机体微循环、抗缺血缺氧、抗氧自由基等多种作用。③能增加 CD_4^+、CD_8^+ 细胞及浆细胞数量,减少血浆内毒素含量,调节机体免疫功能,有效防护免疫细胞的损伤,激活 T 淋巴细胞免疫应答,增强浆细胞分泌 S-IgA 的能力,从而预防肠道屏障功能障碍引发的 SIRS 和内毒素血症。长期大剂量使用活血药,尤其虫类药(如水蛭),有出血风险,在临床使用过程中要注意监测凝血功能。

(4)脾虚胃弱证

主症:腹胀而软,食则益甚,便溏失禁。

次症:面色苍白,神疲乏力,舌淡苔白,脉沉弱。

病机:脾虚胃弱,升降无权。

治法:益气健脾,和胃助运。

方药:香砂六君子汤[党参 10g、白术 10g、茯苓 15g、制半夏 10g、陈皮 10g、木香 10g、砂仁 6g(后)、炙甘草 6g]加减。

方中党参补脾益气;白术健脾燥湿,扶助运化;配以茯苓甘淡渗湿,健脾和胃;陈皮、木香行气止痛;制半夏燥湿化痰;砂仁健脾化湿,温中止呕;炙甘草甘温益气,并可助诸药达补气健脾之功。对于腹胀明显者,可加用枳壳、厚朴;对于气虚血瘀者,可加用桃仁、红花。

现代药理学研究认为,此法具有以下作用:①减轻肠源性感染所致的肠黏膜炎症病理损伤,降低脓毒症大鼠肠黏膜通透性,降低肠道细菌易位的发生率。②提高机体局部和全身免疫功能。③通过对平滑肌的直接作用及抗胆碱作用,达到解痉作用。④减少胆汁反流,促进胃动素分泌,改善呕吐、腹痛、腹胀和腹泻的症状。⑤减少机体血浆白蛋白的丢失等。

3.单味中药

单味中药以大黄应用最广,研究最多。大黄是传统的中草药,别名川军、锦文等,其味苦性寒,归脾、胃、大肠、肝、心包经,具有泻下攻积、清热泻火、凉血解毒、逐瘀通经、兼能清泄湿热,《神农本草经》有云:"大黄可荡涤胃肠,攻下泻火,清热解毒,推陈致新,安和五脏"。现代药理学研究证实,大黄具有以下作用:①保护胃肠道黏膜屏障,使细胞与细胞保持紧密联结,维持细胞结构的完整性,显著降低胃液量、胃液内游离酸及胃蛋白酶活性。②促进血小板生成,具有局部收敛、止血作用。③促进肠蠕动恢复及肠道细菌和毒素的排泄,从而解除肠麻痹,维持肠道菌群平衡,保护黏膜屏障。④抗感染、抗炎抑菌的作用,抑制肠菌繁殖,加固黏膜屏障,拮抗系统炎症反应,抑制肿瘤坏死因子(TNF-α)基因表达,降低血液 TNF-α 浓度。⑤加快胃肠功能的恢复,保护胃肠道黏膜屏障。⑥免疫调节的作用。⑦降低内毒素所致的胃肠道微血管的通透性,促进胆汁排泄,改善微循环障碍,抑制肠道细菌易位和内毒素的吸收。因此,应用大黄灌胃或灌肠或贴敷治疗,均有利于脓毒症性 AGI 的防治。

4.中成药

众多医家学者通过自己的经验与实践在一定程度上扩大了部分中成药的应用范围,在AGI 的防治上,主要集中在如下几类药物。

(1)益气养阴、回阳固脱类药物:如参附注射液、参麦注射液等。阴阳乃生命之根本,《素问·生气通天论》曰:"阴平阳秘,精神乃治;阴阳绝离,精气乃绝",说明了阴阳平衡是机体健康的基础。参附液用后可明显改善重度脓毒症模型大鼠异常的血清 TNF-α、IL-10 和回肠组织丙二醛(Malonaldehyde,MDA)、超氧化物歧化酶(Superoxide dismutase,SOD),减轻回肠黏膜的病理改变,减少回肠黏膜上皮细胞凋亡,降低异常增高的 Bax/bcl-2,增加 Occludin 蛋白的表达,从而显著改善重度脓毒症模型大鼠的肠黏膜屏障功能。

(2)清热解毒类药物:如血必净。血必净注射液可以改善 MODS 患者的 Marshall 评分、AGI 评分、中医症状评分,提高生存率,改善预后,是治疗 MODS 的临床有效药物。

(3)活血化瘀类药物:如复方丹参注射液、川芎嗪等。临床研究表明,复方丹参注射液能较快地消除腹胀,促进肠鸣音的恢复,缩短 AGI 持续时间,减少多脏器功能障碍的发生率,且无明显不良反应。一项有关川芎嗪对肠黏膜保护作用的实验研究表明,川芎嗪可改善肠道微循环,降低血液黏稠度,增加肠黏膜供血或抑制中性粒细胞的黏附而减轻缺血再灌注的损伤程度,减少氧自由基的产生,可以有效减轻肠道黏膜缺血缺氧状态,保护肠道黏膜屏障功能。

(4)健脾化湿类药物:如藿香正气软胶囊,能够明显降低血清 TNF-α 水平,降低血浆中二胺氧化酶(Diamine oxidase,DAO)活性,并显著提高小肠上皮细胞的细胞膜流动性,从而有益于保持肠上皮细胞的完整性,维持肠道黏膜机械性屏障功能的正常。

5.针刺疗法

中医理论认为,足阳明胃经属胃络脾,有调理脾胃、助理运化之功。故在治疗上,常采用阳明经穴为主,配伍脾经、小肠经、肝胆经等穴位,针刺足三里、上巨虚、公孙、太冲、悬钟等穴位在治疗 AGI 方面历来有着公认的良好疗效。中医针刺治疗素有"肚腹三里留",马丹阳在天星十二穴中就指出"足三里能通心腹胀,善治胃中寒"。电针是传统毫针与电刺激结合用于临床的一种针刺疗法,与一般针刺相比,既能长时间、稳定、持续地产生作用,从而节省人力,又能比较客观地控制刺激量。研究表明,针刺疗法能调节血浆胃动素的含量,减轻炎症反应,改善胃肠起搏细胞(Cajal 间质细胞)的数量、结构和功能,促进胃肠蠕动和排空功能的恢复,促进血管活性肠肽的合成与释放,增加胃黏膜血流量及 NO 的含量,改善肠道黏膜通透性,同时还可以改善机体的免疫功能,从而达到改善胃肠功能的治疗目的。

施针时,取 30 号 3 寸毫针,捻转行针,采用平补泻法,得气后连接电针仪,调至疏密波,频率 20Hz,强度以针柄轻微颤动、患者能耐受为度,留针 30min,1～2 次/d。

6.穴位注射

穴位注射又称水针,是传统针灸与现代医学的肌肉注射相结合而产生的治疗方法,可发挥针刺和药物的协同作用。穴位注射疗法取穴以足三里为主,用药可分为如下几类。

(1)调节胃肠动力的药物:如新斯的明、甲氧氯普胺(胃复安)、异丙嗪、山莨菪碱(654-2)等。其中以新斯的明最为常用,该药具有拟胆碱作用,对骨骼肌、胃肠及膀胱平滑肌的选择性高,能增强胃肠蠕动和膀胱张力,促进排气、排便、排尿。使用新斯的明注射液 0.5～1.0mg 行足三里穴注射,对胃肠道功能具有显著的双向调节作用,使胃痉挛趋于弛缓,胃蠕动强者蠕动减弱,胃蠕动弱者蠕动增强,未蠕动者发生蠕动,从而促进排便、排气,有效地改善 AGI。

(2)地塞米松等激素:具有抗炎、免疫调理、消除腹胀、止吐等作用,临床可予双侧足三里穴位注射地塞米松各 2.5mg。

(3)B_1、B_6、B_{12} 等维生素:B 族维生素在能量代谢中起辅酶作用,能促进碳水化合物和脂肪的代谢,并能提供神经组织所需的能量,防止神经组织萎缩和退化,维持正常的食欲、肌肉的弹性和健康的精神状态。其中以维生素 B_{12} 最为常用,可取维生素 B_{12}1mg＋0.9％NS(生理盐水)2mL 于双侧肢体的内关及足三里进行穴位注射;维生素 B_1 也较为常用,可予双侧足三里穴位注射维生素 B_1 各 50～100mg。

7.穴位贴敷

穴位贴敷是一种将药物贴敷和经络穴位理论相结合的治疗方法,同样能达到防病治病的目的。对于 AGI 的患者,可取穴"神阙""足三里"等,其中又以"神阙"穴更为常用。神阙穴位于腹中部,肚脐中央,又名"脐中""气舍""维谷""气合",同时神阙穴为任脉经穴,任脉行于人体胸腹正中,与六经均有联系,刺激神阙穴可调节全省诸阴经经气,对全身可起调节作用。

较常用的治疗方法有:将大黄粉 5g 加入凉开水中调成糊状,并将其敷于脐部;取皮硝 30～90g,打碎,布包,将其敷于脐部;取吴茱萸粉、丁香粉各 2g,用酒调成糊状,将其敷于脐部;也可采用消胀贴(乳香、没药、沉香、冰片、吴茱萸等)等自制中药复方。

8. 中药灌肠

中药灌肠给药能局部软化大便,同时药物直接经由直肠黏膜吸收入血,不经过胃和小肠,减轻了药物对消化道的刺激,避免了消化酶及酸碱对药物的影响和药物在肝脏的首过效应,能提高生物利用度,并能避免药物对肝肾等组织器官的毒副作用。常用药物如大承气汤、大黄甘草汤、桃红四物汤等,也可根据患者症状辨证用药。大承气汤灌肠能促进胃肠道动力、消化吸收及免疫屏障功能,增强肠道黏膜的免疫和屏障功能,减少菌群易位,有效地降低了内毒素血症的发生。

灌肠时以 33℃ 药液温度效果最佳;多采用侧卧位,也可根据患者依从性灵活变化,然后在肛管前端涂以润滑液,插入直肠约 10～15cm,使药液徐徐进入直肠,灌入后宜变换体位以使药液充分接触肠道黏膜;灌入的药液量以 100mL 为宜,过多则保留困难,患者常有里急后重的感觉,尤其老年人更难保留。药液保留时间越长,其效果越好。

9. 艾灸治疗

艾灸,是促进胃肠功能恢复的另一种安全、简便、经济、快速、有效的方法,简便易行,无任何副作用。《医学入门》有记载:"药之不及,针之不到,必须灸之。"

(1)常用穴位:运用灸法治疗 AGI,取穴常可分三类。①腹部的神阙、天枢、中脘、下脘、气海、关元、三角灸穴等。②背部的大肠俞、小肠俞、关元俞等。③手足的合谷、内关、手三里、曲池、足三里、上巨虚、下巨虚、丰隆等。

(2)常用艾灸方式:有隔姜灸、悬灸、温针灸。

1)隔姜灸:将鲜生姜切成直径约 2～3cm,厚约 0.2～0.3cm 的薄片,中间以针穿刺数孔,上置艾柱并将其放在应灸的穴位,然后点燃施灸,当艾柱燃尽后,可易炷再灸。一般灸 5～10壮,以皮肤红晕而不起泡为度。

2)悬灸:按其操作方法可分为如下几类。①温和灸。将艾卷一端点燃,对准应灸腧穴部位或患处,距离皮肤 2～3cm 熏烤,以使局部有温热感而无灼痛为宜,一般每穴灸 10～15min,至皮肤红晕为度。②雀啄灸。取清艾条或药艾条一支,将艾条燃着端对准所选穴位,采用类似麻雀啄食般的一起一落、忽近忽远的手法施灸,给以较强烈的温热刺激。一般每次灸 5～10min 左右。亦有以艾条靠近穴区灸至患者感到灼烫提起为一壮,如此反复操作,每次灸 3～7 壮。不论何种操作,都以局部出现深红晕湿润或患者恢复知觉为度。③回旋灸。多采用平面回旋灸,将艾条点燃端先在选定的穴区或患部熏灸测试,至局部有灼热感时,即在此距离做平行、往复、回旋施灸,每次灸 20～30min。

3)温针灸:是针刺和艾灸相结合的一种方法,在针刺得气后,将针留在适当的深度,于针柄上或裹以纯艾绒的艾团,或取约2cm长之艾条一段,套在针柄之上。无论是艾团还是艾条段,均应距皮肤2～3cm,再从其下端点燃施灸,直待燃尽,除去灰烬,再将针取出。

10.药蜡灸

药蜡灸是受已故名老中医金文华的金氏药饼灸启发,将生大黄粉20g放入500mL75％的酒精中,做成药酒,然后利用60℃的液态石蜡的温度,将大黄透过皮肤导入体内,从而起到治疗作用。药蜡灸治疗时不需用火,避免了用火意外的可能,同时蜡袋温度可以长时间均匀地保持在60℃,操作更加简单方便,不用反复换艾炷。液态石蜡具有较强的可塑性,能与皮肤密切接触。与普通的蜡疗相比,这种改良的方法不会因蜡液流出而烫伤患者,无污染,不浪费蜡源,加热过程中也无须由专人看管。

治疗时,将事先准备好的蜡袋放入设定熔点为62℃的恒温水箱中完全熔化。取患者脐水平腹部为治疗部位,放置4层蘸上药酒的纱布,覆盖1层保鲜薄膜,再覆盖薄布1块,然后放上熔化的蜡袋,将蜡袋紧密地固定在腹部,在蜡袋的外侧可覆盖适量的保温物体如毛毯等,每次留置1h,1次/d。连续治疗5d后休息2d,再进行下一次治疗。

11.耳穴压豆

耳穴压豆,是指选用一些大小合适、质硬、光滑的小颗粒或药丸、磁珠等(现临床多用王不留行籽),贴压于耳穴上以防治疾病的一种方法。其优点在于方法安全简便,无痛苦、无创伤、无副作用且能达到持续刺激的作用。耳穴压豆能有效解除膈肌痉挛,能增加血浆胃动素(MTL)浓度,降低血浆血管活性肠肽(VIP)浓度,促进胃肠道功能恢复,其作用机制可能与兴奋副交感神经相关。

对于重症急性胃肠损伤患者,可选取耳穴中脾、胃、贲门、十二指肠、小肠、大肠、内分泌、三焦为治疗部位,将王不留行籽贴附在0.5cm×0.5cm大小的胶布中央,贴敷在选用的耳穴上,每日按压3～5次,每次每穴按压30～60s,以使耳朵感到酸、麻、微痛及热感为宜,每隔3～7天更换1次,双耳交替。

对于痞满型危重症急性胃肠损伤患者的治疗,需要根据患者病情需要,将各种中医干预方法进行整合,形成以中药汤剂口服、穴位贴敷以及电针双侧足三里为主的中医集束化治疗方案,辨证论治,才能有助于改善肠道的屏障功能,促进危重症急性胃肠损伤患者的恢复。

二、泄　泻

(一)病因病机

泄泻是以排便次数增多,粪便稀溏,甚至泻出如水样为主症的病症。多由脾胃失健,湿邪内盛而致清浊不分,并走大肠而成。脾虚湿盛是导致泄泻的基本病机。急性暴泻以湿盛为主,病属实证。慢性久泻以脾虚为主。其他如肝气乘虚脾或肾阳虚衰所引起的泄泻。而湿盛与脾又往往相互影响,互为因果,故暴泻迁延日久,每可从实转虚;久泻复因外感、饮食所伤,可引起急性发作,表现虚中夹实的复杂症候。

（二）诊断与鉴别诊断

1.诊断要点

（1）以粪质清稀为诊断的主要依据。或大便次数增多，粪质清稀，甚则如水样；或次数不多，粪质清稀；或泻下完谷不化。常先腹胀、腹痛，旋即泄泻。

（2）暴泻起病急，泻下急迫而量多；久泻起病缓，泻下势缓而量少，且有反复发作病史。

2.鉴别诊断

（1）痢疾：二者均表现为便次增多，但泄泻以排便次数增多、粪便稀溏、甚至泻出如水样为主症；痢疾以腹痛、里急后重，便下赤白黏液为主症。泄泻亦可有腹痛，但多与肠鸣腹胀同时出现，其痛于便后即减；而痢疾之腹痛是与里急后重同时出现的，其痛于便后不减。

（2）霍乱：二者均有大便稀薄。但霍乱是一种呕吐与泄泻同时并作的病证，其发病特点是起病急、变化快，病情凶险，起病时突然腹痛，继则吐泻交作，亦有少数病例不见腹痛而专为吐泻者；所泻之物多为夹有大便的黄色粪水，或如米泔而不甚臭，常伴恶寒、发热，部分患者在吐泻之后，津液耗伤，筋失濡养而发生转筋、腹中绞痛；若吐泻剧烈，则见面色苍白、目眶凹陷、指螺皱瘪、汗出肢冷等阴竭阳亡之危象。而泄泻仅以排便异常为主要表现，粪便稀溏、便次频多，其发生有急有缓，且不伴有呕吐。

（三）辨证论治

1.治疗原则

泄泻的基本病机为脾虚湿盛，故其治疗原则为运脾化湿。急性暴泻以湿盛为主，应着重化湿，辅以淡渗利湿；同时根据寒湿、湿热不同，分别采用温化、清热之法，结合健运脾胃。慢性久泻以脾虚为主，当以健运脾胃为要、佐以化湿利湿；若夹有肝郁者，则宜配合抑肝扶脾；若为肾阳虚衰者，则宜补火暖土。

2.注意事项

（1）急泻：不可骤用补涩，以免闭门留寇，但久泻者亦未必无实邪，只要湿热未尽，或夹寒、热、痰、瘀、郁、食等病变，不可忙于补涩。

（2）久泻：不可分利太过，以防劫伤阴液。"泄泻不利小便，非其治也"，这是指泄泻来势急暴，水湿聚于肠道，洞泻而下，唯有分利水湿，从前阴分利，利小便而实大便，故适用于暴泻。久泻多为脾虚失运或脏腑生克所致，虽有水湿，乃久积而成，非顷刻之病变，轻者宜芳香以化之，重者宜苦温燥之，若利小便则伤正气。

（3）寒热错杂，或虚实并见者：当温清并用，虚实兼顾。久泻原因复杂，在病程中寒热夹杂、虚实互见者常常有之，临证宜于复杂多变的症状中把握辨证关键，辨明何者为标，何者为本，治疗应掌握先后缓急，如辛开苦降、调和肝脾等法乃为此类病证而设。乌梅丸、诸泻心汤、连理汤、柴芍二君汤、黄连汤等可随证选用。

（4）"健脾"与"运脾"灵活运用

"湿"为泄泻之主因，临床治疗久泻应注意以下两个方面。

1）健脾化湿：脾虚失健则运化失常，湿邪内生，故当健脾以化湿，方如参苓白术散、四君子汤之类。

2)运脾化湿:脾为湿困,则气化遏阻,清浊不分,故应以运脾胜湿为务。运脾者,燥湿之谓,即芳香化湿、燥能胜湿之意,药如苍术、厚朴、藿香、白豆蔻者是也。临床因脾虚致泻者,宜健脾;因湿困脾者,宜运脾。脾为湿困,中气下陷,则须振奋脾气,宜加入升阳药,使气机流畅,恢复转枢。如升麻、柴胡、羌活、防风、葛根之类。少少与之,轻可去实。

3.分型论治

(1)急性泄泻

1)寒湿困阻证

主症:泻下清稀伴腹痛肠鸣;舌苔薄白或白腻、脉濡缓。

次症:脘闷食少;或见恶寒发热,鼻塞头痛,肢体酸痛。

病机:寒湿侵袭,肠腑失司。

治法:芳香化湿,疏表散寒。

方药:藿香正气散(广藿香 12g、白术 9g、茯苓 15g、陈皮 9g、法半夏 9g、厚朴 9g、大腹皮 9g、紫苏 9g、白芷 9g)加减。

本方既可解表和中散寒,又能理气化湿,除满健脾,适用于外感寒邪,内伤湿滞的泻下清稀,腹痛肠鸣,恶寒头痛之证。方中藿香能散寒化湿,芳香化浊为君药,配以紫苏、白芷辛香发散,助藿香外散风寒,兼可芳化湿浊;厚朴、大腹皮理气消满燥湿;半夏、陈皮燥湿和胃,降逆止呕;茯苓、白术健脾畅中,加泽泻以利小便以实大便。综合全方,具有表里双解,化湿辟秽,升清降浊、理气和中之功,能使风寒外散,湿浊内化,气机通畅,脾胃调和,则吐泻自愈。

加减:表邪较重,周身困重而骨节酸楚,加荆芥 9g、防风 9g 以增强疏风散寒之力;湿邪偏重,胸闷腹胀尿少,肢体困重,苔白腻,可用胃苓汤以健脾燥湿,淡渗分利;腹泻甚加车前子、猪苓等;腹痛剧烈加干姜、草豆蔻等。

临证注意事项:①本证治疗要点重在芳香化湿,湿邪得除,泄泻自止。且勿妄投收涩、补益之品。②除服药外,尚宜服热米粥以助药力,并注意腹部保暖。③如病情较重,泄泻次数较频,可每隔 4～6 小时服药 1 次。

2)湿热蕴肠证

主症:泻下急迫、泻如水样或泻而不爽,大便色黄而臭;舌质红,苔黄腻,脉濡数或滑数。

次症:腹痛,烦热口渴,小便短赤,肛门灼热。

病机:湿热侵袭,大肠传化失司。

治法:清热利湿。

方药:葛根芩连汤(葛根 30g、黄芩 9g、黄连 9g、陈皮 9g、木香 6g、车前草 6g、甘草 3g)加减。

本方解表清里,升清止泻,用于胃肠湿热,表邪未解,以泻下急迫,肛门灼热,口渴为主证者。方中重用葛根,葛根甘辛而平,既能解肌清热,又能升发脾胃清阳之气而止下利;臣以黄芩、黄连清热燥湿,厚肠止利;使以甘草甘缓和中,协调诸药;加用木香以顺气畅中;加车前草以清热除湿,利水止泻。

加减:腹痛剧烈者,应加白芍、延胡索等;热毒甚者,应加白头翁、马齿苋等;水样便者,应加茯苓、车前子等;泻下物黄臭而不爽者,应加枳实、大黄等;湿浊甚者,应加苍术、制厚朴等;湿邪偏盛者,应加藿香、厚朴、茯苓、猪苓等;若出现毒热炽盛,清浊不分者(高热、烦渴、衄血、尿短赤、腹痛、腹泻,蛋花样或海蓝色水稀便;重则舌质红绛,四肢厥冷,神志昏迷),则需清热解毒,醒神开窍,予加用金银花、连翘、公英、败酱草、栀子、大青叶、紫花地丁等清热解毒药联合安宫牛黄丸清凉开窍;若出现热盛阴耗,清浊不分者(高热不退,或日晡潮热,口干欲饮或不欲饮,颧红或五心烦热,舌红脉数),则需养阴益气,清热解毒,佐以分利清浊,加用玄参、麦冬、鲜生地黄、石斛、鳖甲、白芍、熟地、白茅根、西洋参等养阴益气之品。

临证注意事项:①葛根芩连汤意在清热、利湿、解毒,具有坚阴厚肠胃的作用。故苦寒燥湿而无伤脾之虑。但苦寒之品用量不宜过大或过久。②注意区分热重或湿重,调整清热药与化湿药的剂量。

3)饮食停滞证

主症:泻下粪便臭如败卵,夹有不消化之物,腹痛肠鸣、泻后痛减;舌苔垢浊或厚腻,脉滑。

次症:脘腹胀满,嗳腐酸臭、不思饮食。

病机:宿食内停,阻滞肠胃。

治法:消食导滞。

方药:保和丸(山楂9g、神曲9g、莱菔子9g、陈皮6g、茯苓15g、连翘15g)加减。

本方消积和胃,清热利湿,治疗食滞内停之泻下大便臭如败卵,腹胀嗳腐之证。方中重用山楂,山楂能消一切饮食积滞,尤其消肉食油腻之积,为君药;神曲消食健脾,能化酒食陈腐之积,莱菔子下气消食,长于消谷面之积,两者并为臣药;半夏、茯苓、陈皮和胃理气,除湿降逆,连翘清热散结,共为佐药。诸药相合,共奏消食和胃,清热祛湿之功。

加减:食滞较重,脘腹胀满,泻下不爽者,加生大黄6g(后下)、枳实6g、槟榔6g;或用枳实导滞丸以消导积滞,清利湿热,或加黄连9g、栀子9g,以清肠胃;呕吐甚者,加生姜6g、竹茹6g、白蔻仁6g等以和胃降逆止呕,有表证者加藿香等。

临证注意事项:①食泻重在消食,食消则脾胃复常,其泻亦自止;②如为食物中毒所引起者,应立即阻断致病因素,洗胃导泻,还要加用解毒药物,甚至给予吐法、泻法,使邪有出路。

(2)慢性泄泻

1)肝气乘脾证

主症:泄泻腹痛,每抑郁恼怒或情绪紧张而诱发,腹痛欲泻,泻后痛减;舌苔薄白或薄腻,脉细弦。

次症:平素多伴胸胁胀闷,嗳气食少,矢气频作。

病机:肝气乘脾,脾运无权。

治法:抑肝扶脾。

方药:痛泻要方(白芍15g、防风9g、白术15g、陈皮6g)加减。

本方善于补脾柔肝,祛湿止泻。方中白术苦甘而温,补脾燥湿以治土虚,为君药。白芍酸寒,柔肝缓急止痛,与白术配伍,于土中泻木,为臣药。陈皮辛苦而温,理气燥湿,醒脾和胃,为佐药。配伍少量防风,具升散之性,与术、芍相伍,辛能散肝郁,香能疏肝气,具有胜湿以助止泻之功,又为脾经引经药,兼具佐使之用。四药合用,可以补脾胜湿而止泻,柔肝理气而止痛。

加减:肝血不足者,加当归、枸杞子以柔肝;肝气郁结明显,胸胁脘腹胀痛者,加柴胡、青皮、香附以疏肝;脾虚明显者,加黄芪、炒白扁豆、党参以健脾益气;胃失和降者,加姜半夏、木香以和胃降逆;反复发作不已者,可加乌梅、五倍子、石榴皮以酸敛收涩。

2)脾胃虚弱证

主症:大便时溏泻,反复发作,若饮食稍有不慎,则大便次数增多,可见完谷不化,舌质淡,苔白,脉细弱。

次症:饮食减少,脘腹胀闷不适,面色少华,肢倦乏力。

病机:脾胃虚弱,运化无权。

治法:健脾益气。

方药:参苓白术散[党参 15g、炒白术 15g、茯苓 15g、炙甘草 6g、炒白扁豆 9g、炒薏苡仁 15g、山药 15g、莲子 6g、砂仁(后下)6g、桔梗 6g、陈皮 6g]加减。

本方补气健脾,渗湿和胃,适用于脾虚神疲、倦怠纳少、大便溏烂者。方中人参、白术、茯苓具有健脾、益气、渗湿的功效,为君药。配伍山药、扁豆、莲子、薏苡仁助健脾渗湿,为臣药。佐以砂仁醒脾和胃,桔梗宣肺利气。甘草健脾和中,调和诸药,为使药。诸药合用,补其中气,渗其湿浊,恢复脾胃收纳与健运之职,则诸症自除。

加减:脾阳虚,阴寒内盛,腹中冷痛,手足不温,宜用附子理中丸加吴茱萸 6g、肉桂 6g 以温中健脾;久泻不止,中气下陷,滑脱不禁甚或脱肛,可用补中益气汤以益气升提,并重用黄芪、党参等。

临证注意事项:慢性泄泻治本在于脾虚,其中以脾气虚或脾阳虚最为常见,少数为脾肾阳虚。然纯虚者少,挟实者多。实邪以湿为主,可兼寒或热,甚至寒热相兼,或兼食滞,有时兼有肝气淤滞。

3)肾阳虚衰证

主症:泄泻多在黎明之前,脐腹作痛,继则肠鸣而泻,完谷不化、泻后则安;舌质淡,苔白,脉沉细。

次症:形寒肢冷,腹部喜暖,腰膝酸软。

病机:肾阳虚衰,火不暖土。

治法:温肾健脾,固涩止泄。

方药:四神丸(补骨脂 15g、肉豆蔻 9g、吴茱萸 3g、五味子 6g、生姜 6g)加减。

本方温肾暖脾,固涩止泻。适用于命门火衰,泻下完谷不化,形寒肢冷,腰膝酸软之症。方中补骨脂辛苦大温,补命门之火以温养脾土,故为君药。肉豆蔻辛温,温脾暖胃,涩肠止泻,为臣药。五味子酸温,固肾益气,涩精止泻,吴茱萸辛苦大热,温暖肝脾肾以散阴寒,共为佐药。生姜暖胃散寒,为使药。诸药合用,火旺土强,肾泻自愈。

加减:肾阳虚衰明显者,加附子(先煎)9g、肉桂 6g 以温补肾阳;脾阳不足明显者,加干姜 6g、莲子 9g、芡实 9g 以暖脾止泻;阳虚内寒腹痛者,可加蜀椒 1g、小茴香 6g 以温里散寒止痛;滑脱不禁、合桃花汤或真人养脏汤以固涩止泻;如五更泻反见心烦嘈杂者,为寒热错杂之证,可改用乌梅丸加减寒热两调,和中补虚。

4.单方验方

(1)车前子包煎 15g(或车前草 30～60g),广藿香 9g,生姜 6g。用水煎服,适用于寒湿泄泻。

(2)槟榔适量,烧炭存性为末,口服,5g/次,1～2 次/d,开水冲服。适用于湿热兼有积滞者。

5.针　灸

主穴:天枢、神阙、大肠俞、上巨虚、三阴交等。寒湿困阻者,加脾俞、阴陵泉;湿热蕴肠者,加合谷、下巨虚;饮食停滞者,加中脘、建里;肝气乘脾者,加期门、太冲;脾胃虚弱者,加脾俞、足三里;肾阳虚衰者,加肾俞、命门、关元。若为实证,则针用泻法;若为虚证,则针用补法。寒湿困阻、脾胃虚弱者,可隔姜灸、温和灸或温针灸;肾阳亏虚者,可隔附子针灸。

6.食　疗

芡实、百合各 60g,煮粥共食,治脾虚泄泻。

三、血证

(一)病因病机

呕血是指血由胃或食管等上消化道而来,经口呕出或吐出的病证,可由脾胃积热、脾气虚弱、瘀血阻滞等多种原因,使胃络受损,胃失和降所致;其病位在胃,与肝脾密切相关;其出血部位多来自屈氏韧带以上的上消化道,如食管、胃、十二指肠、胰腺、胆道,以及胃、空肠吻合术后的上段空肠等部位。一般出现呕血,则多提示出血量大或出血速度较快。

便血是指血自肛门排出的病证,包括血随便出,或便黑如柏油状,或粪便潜血试验阳性,或单纯下血。多因脾胃虚弱,气不统血,或胃肠积热、湿热蕴结、气滞血瘀等所致;病位在胃、肠,与肝、脾密切相关;其出血部位既可来自上消化道,亦可来自屈氏韧带以下部位的下消化道,如小肠、大肠。

一般呕血都伴有黑便,而黑便不一定伴有呕血。如短期出血量大,常可导致惊厥、气脱之危候。常见于西医的消化道出血、痔疮等。

(二)诊断与鉴别诊断

1.诊断要点

呕血:呕吐液呈咖啡色或暗红色,呕血量多者可呈鲜红色,多夹有食物残渣,混有胃液;初起常有恶心、胃部不适或疼痛,脘腹有压痛,肠鸣音活跃;出血量多者可见头晕心慌,面色苍白,汗出肢冷,甚或晕厥,以及心率增快、血压下降。

便血:血液随大便而下,或血与粪便夹杂,或下纯血;出血部位偏下消化道者,多见便下鲜血；出血部位偏上消化道者，血色污浊而暗，或色黑呈柏油状；可伴有畏寒、头晕、心慌、气短及腹痛等症；出血过多，可见昏厥、肢冷汗出、心率增快、血压下降、腹部压痛。

2.鉴别诊断

（1）衄血：与呕血均为上部出血，但衄血是指来自口腔、鼻腔、咽喉等部位的出血，血色鲜红，不夹食物残渣，亦可出血由咽入胃内再经口呕出。而呕血则是由消化道而来的。

（2）咯血：与呕血一样，其血液均经口而出。咯血之血来自呼吸道，大多随咳嗽而出，血色鲜红，常混有痰液及泡沫，呈碱性反应，多无黑便，咯血之前有咳嗽、胸闷、咽痒等症状，常有呼吸系统疾病史。呕血之血来自上消化道，经呕吐而出，常先有恶心，呕出暗红色血，混有食物，呈酸性，多伴有黑便，多有消化系统疾病史。

（3）痢疾：与便血一样，其均有大便带血。痢疾多发生于夏秋季，其主要临床表现为发热、腹痛、腹泻、里急后重、泻下脓血样大便，起病前常有不洁饮食史。而便血则无此症状。

（4）痔疮：属外科疾病，内痔的主要症状是便血，其出血的特点是出血发生在排便时或便后，常为间断便血，血色鲜红，量不多，有的仅是血染便纸，多数为排便时点滴，少数为射血，大出血很少见，常伴有肛门异物感或疼痛，肛门直肠检查可发现痔疮。

（三）辨证施治

1.治疗原则

呕血、便血多缘于火热扰动，迫血妄行；或气失统摄，血溢脉外。治疗当治火、治气、治血。治火分清热泻火、滋阴降火；治气分清气降气、益气摄血；治血以止血为要，或凉血止血，或收敛止血，或祛瘀止血。按阶段，分为止血、宁血、消瘀、补血四个步骤。按部位，血出于胃者，以清胃止血为主，兼以降气；血出于肠，以清肠止血为主，常合风药。按缓急，急性出血，以清热凉血为主，如气随血脱，则大剂补气固脱；慢性出血，以补气摄血为主；阴虚者，治以滋阴降火。

2.分型论治

（1）胃热炽盛证

主症：呕血量多，色红或紫暗，舌质红，苔黄，脉滑数。

次症：夹有食物残渣，脘腹胀闷，甚或疼痛，口臭便秘，或大便色黑。

病机：胃热伤络，迫血上溢。

治法：清胃泻火，宁络止血。

方药：泻心汤（黄连6g、黄芩9g、大黄6g、焦栀子9g、生地黄15g、炒白芍15g、地榆15g、白芨9g、仙鹤草15g、茜草15g）加减。

本方为清胃泻火的常用方剂。黄芩、黄连、大黄苦寒泻火止血；加用焦栀子清热凉血；加茜草、仙鹤草以清热、凉血、止血；加白芨以收敛、止血。另外，茜草兼有活血化瘀的作用，故有止血而不留瘀的优点。

加减：出血不止者，合以十灰散以加强止血之功；口渴喜饮者，加石膏（先煎）30g、知母9g，以加强清热泻火之力；郁热伤阴，舌红少苔者，加麦冬15g、石斛15g、旱莲草15g、玄参15g以滋阴清热，凉血止血；热郁血瘀，阻滞胃络，吐血紫暗，舌质紫或有瘀斑，加三七粉（冲服)3g、五灵脂(包煎)9g、花蕊石(先煎)15g以化瘀止血;胃气上逆,恶心呕吐者,加代赭石(先煎)30g,旋复花(包煎)9g,竹茹6g以和胃降逆;出血量多,气随血脱者,予独参汤加山茱萸15g以益气固脱。

(2)肝火犯胃证

主症:吐血、色鲜红或紫暗,嘈杂泛酸,胃脘痞胀灼热,舌质红,苔黄,脉弦数。

次症:心烦易怒,胁痛口苦,大便色黑如柏油状。

病机:肝火犯胃,迫血妄行。

治法:泻肝清胃,凉血止血。

方药:龙胆泻肝汤(龙胆草3g、黄芩9g、栀子9g、生地黄15g、炒柴胡6g、泽泻9g、炒当归9g、大黄6g、侧柏叶15g、白茅根15g、甘草3g)加减。

本方清肝泄热,清利湿热止血,适用于肝火犯胃的呕血。方中龙胆草能上清肝胆实火,下清肝胆湿热,为君药。黄芩、栀子两药苦寒,泻火解毒,燥湿清热,为臣药。泽泻清热利湿,使邪有出路,用以为佐药;生地黄、炒当归滋阴养血,使邪去不伤正,而炒柴胡舒畅肝胆,共为佐药,甘草则为使药。加用白茅根、侧柏叶加强凉血止血。诸药合用,共奏泻肝清胃,凉血止血之功。

加减:肝火暴盛,面红目赤者,加代赭石(先煎)30g、石决明(先煎)30g、羚羊角粉(冲服)0.6g以镇逆降火;心烦不宁者,加莲子心3g、黄连3g、淡竹叶9g以清心火;血热妄行,出血量多,加水牛角(先煎)15g、牡丹皮9g、赤芍9g以凉血止血;木郁作酸、泛酸口苦、加黄连6g、吴茱萸1g、海螵蛸15g、白芨9g、浙贝母9g以制酸止血。胁痛甚者,加郁金、制香附以理气、活络、定痛。

(3)瘀血阻络证

主症:吐血紫暗,胃脘疼痛,固定不移,痛如针刺,舌质紫或有瘀斑,苔薄,脉涩。

次症:口干不欲饮,或便血紫暗,面色暗滞或黧黑,或见赤丝蛛缕,胁下痞块。

病机:胃络瘀阻,血溢脉外。

治法:活血通络,化瘀止血。

方药:膈下逐瘀汤[桃仁9g、红花9g、赤芍6g、五灵脂6g、川芎6g、玄胡索3、香附6g、牡丹皮9g、当归9g、三七粉(冲服)3g、甘草3g]加减。

本方善于理气活血通络,达到瘀去血止的效果。方中当归、川芎、赤芍养血活血,与逐瘀药同用,可使瘀血祛而不伤阴血;牡丹皮清热凉血,活血化瘀;桃仁、红花、五灵脂破血逐瘀,以消积块;配香附、玄胡索行气止痛;尤其川芎不仅养血活血,更能行血中之气,增强逐瘀之力;用甘草调和诸药。全方以逐瘀活血和行气药物居多,使气帅血行,更好地发挥其活血逐瘀之力。加用三七粉,在逐瘀的同时能止血,止血的同时不留瘀。

加减:瘀郁化热,加制大黄6g、地榆15g以清热化瘀;瘀阻寒凝,加艾叶9g、炮姜6g以温阳化瘀;脘痛如刺,加延胡索10g、炙五灵脂(包煎)10g以通络止痛。

(4)肠道湿热证

主症:大便下血,色暗红或紫黑如赤豆汁,舌红,苔黄腻,脉滑数。

次症:或下血污浊腥臭,便解不畅,或大便稀溏,腹痛,口苦口干。

病机:湿热蕴肠,血溢于下。

治法:清肠化湿,凉血止血。

方药:地榆散合槐角丸(地榆 15g、黄连 6g、黄芩 9g、栀子 9g、茜草 15g、水牛角(先煎) 15g、牡丹皮 9g、槐角 9g)加减。

两方均能清热化湿、凉血止血,但两方比较,地榆散清化湿热之力较强,而槐角丸则兼能理气活血,可根据临床需要酌情选用或合用。地榆、茜草、槐角凉血止血;栀子、黄芩、黄连清热燥湿、泻火解毒;水牛角清热泻火、凉血止血。诸药合用,达到清热化湿,凉血止血的目的。

加减:大便秘结者,加大黄 9g 以泄热通便、凉血止血;腹痛明显者,加白芍 15g、甘草 3g 以缓急止痛、助肝藏血;便血日久、营阴亏损者,加生地黄 15g、阿胶(烊化)15g、当归 9g 以养阴清肠。若便血日久、湿热未尽而营阴已亏者,则应清热除湿与补益阴血双管齐下,虚实兼顾,扶正祛邪,可酌情选用清脏汤或脏连丸。

(5)气虚不摄证

主症:吐血反复不止,时轻时重,血色暗淡,胃脘隐痛,喜按,舌质淡,苔白,脉细弱。

次症:或便溏色黑,或便血暗红,食欲不振,神疲乏力,心悸气短,自汗,面色苍白。

病机:脾气亏虚,统血无权。

治法:益气摄血,健脾和胃。

方药:归脾汤[炙黄芪 20g、党参 15g、炒白术 9g、炒当归 9g、龙眼肉 15g、炒白芍 15g、木香 6g、阿胶(烊化)15g、海螵蛸 15g、白芨 9g、仙鹤草 15g、炙甘草 6g]加减。

本方补气生血、健脾养心,适用于吐血、便血、神疲气短、心悸乏力、舌淡脉细等。方中黄芪补脾益气,龙眼肉补脾气养心血,共为君药。人参、白术加强补脾益气之功,当归滋养营血,共为臣药。木香理气醒脾,使之补不碍胃,为佐药。甘草补气健脾,调和诸药,为使药。加用白芨收敛止血,仙鹤草凉血止血。诸药合用,共奏健脾摄血之功。

加减:中气下陷、腹部坠胀、脱肛者,加升麻 3g,炒柴胡 5g 以益气升陷;脾胃虚寒、脘腹隐痛、喜按喜暖、畏寒肢冷者,用黄土汤[灶心土(包煎)30g、附子(先煎)6g、炒白术 10g、生地黄 15g、阿胶(烊化)15g、黄芩 6g、甘草 6g]加减以温中健脾,养血止血。

3.单方验方

(1)海螵蛸、白芨、甘草各等分,研极细末,口服,3g/次,3 次/d。适用于上消化道出血。

(2)三七粉、白芨粉各等分,口服,6g/次,藕粉调服,3 次/d。

(3)乌梅 90g,烧存性用,为细末,好醋打米糊为丸,如梧桐子大,每服 70 丸,空腹,食前用米饮送下。治大便下血不止。

4.中成药

(1)云南白药:口服,0.25~0.5g/次,4 次/d,温开水送服。

(2)紫地宁血散:口服,8g/次,3~4 次/d。用于治疗胃及十二指肠溃疡或胃炎引起的吐血、便血,属胃中积热者。

5.针　刺

主穴:中脘、胃俞、足三里。肝火犯胃者,加期门、公孙、内关、行间、肝俞;瘀血阻络者,加膈俞、三阴交;肝胃阴虚者,加三阴交、太溪;脾胃虚寒者,加脾俞、肾俞。若为实证,则针用泻法;若为虚证,则针用补法或平补平泻法。

参考文献

[1]崔克亮,曹书华,王今达.大承气汤对多器官功能障碍综合征防治作用的临床研究[J].中国中西医结合急救杂志,2003,10(1):12-14.

[2]王友清,叶子.通腑清下汤对急性胰腺炎患者肠道屏障保护作用的影响[J].中医杂志,2007,48(4):325-326.

[3]张春梅.通里攻下中药治疗脓毒症胃肠功能障碍的临床观察[D].天津:天津医科大学,2014.

[4]高文强,王益琼,谭桂兰,等.平胃散对湿滞脾胃证大鼠血清胃动素胃泌素分泌的影响[J].中华中医药学刊,2010,28(7):1470-1472

[5]周艳霞,黄秀深,秦玉花,等.平胃散对湿困脾胃证模型大鼠肠道生物屏障调控的实验研究[J].四川中医,2009,27(10):16-17

[6]张贵龙.燥湿健脾治疗慢性结肠炎36例临床分析[J].内蒙古中医药,2015,34(12):11.

[7]席建堂,杨敏生,孙明忠.香连丸对胃肠功能的影响[J].陕西中医,2006,27(4):503-504.

[8]智屹惠,王坤根,江荣林,等.理气活血法治疗胃肠功能衰竭临床疗效观察[J].中华中医药学刊,2013,31(6):1414-1416.

[9]张仁岭,张胜华,冯寿全.四君子汤加大黄对脓毒症大鼠肠黏膜屏障功能的保护作用[J].中国中西医结合消化杂志,2006,14(3):160-163.

[10]陆红.参苓白术散治疗危重病患者胃肠功能障碍40例观察[J].浙江中医杂志,2011,46(2):107-107.

[11]陈德昌,景炳文,陈基岱.大黄对内毒素所致肠源性感染治疗作用的实验研究[J].中国中医急症,1994,3(2):84-86.

[12]饧建军,景炳文,陈德昌.大黄对肠黏膜屏障的影响[J].中国中医急症,1998,7(3):131-132

[13]李玉,陈晓理,张正,等.大黄对小鼠肠黏膜屏障保护作用的机理探讨[J].四川大学学报(医学版),2005,36(2):210-212.

[14]李冰,朱志宏,田万管,等.血必净对脓毒症大鼠肠黏膜屏障及巨噬细胞抗体表达的作用[J].中华急诊医学杂志,2009,18(5):479-482.

[15]张超,刘占奎,姜军.丹参注射液对胃黏膜Na^+-K^+-ATPase活性和胃黏膜屏障功能的影响[J].中华胃肠外科杂志,2004,7(1):72-74.

[16]张锦棠,邹劲林,朱金彩.复方丹参注射液治疗急性胰腺炎的临床研究[J].中国临床实用医学,2010,9(5):28-30.

[17]王万铁,林丽娜,王卫,等.川芎嗪对肠黏膜屏障功能的保护作用[J].中国病理生理杂志,2001,17(9):882-885.

[18]谢肄聪,唐方.藿香正气软胶囊对肠屏障功能保护作用的机理研究[J].中国中药杂志,2004,29(5):

456-458.

[19]吴建浓,朱美飞,雷澍,等.电针对脓毒症患者肠道通透性的影响[J].中国针灸,2013,33(3):203-206.

[20]胡森,张立俭,白慧颖,等.电针足三里穴对腹腔脓毒症大鼠肠缺血及氧自由基损伤的作用研究[J].中国危重病急救医学,2009,21(8):485-487.

[21]王磊.电针足三里对烫伤大鼠胃肠道功能障碍的影响及机制的研究[D].北京:中国人民解放军军医进修学院,2008.

[22]王建新.不同给药部位注射地塞米松对肺癌化疗所致胃肠道反应的疗效分析[J].中国现代药物应用,2014,8(3):162-163.

[23]邓春梅,余玲莉,宋瑶.穴位注射对重症脑卒中患者胃残留量的影响[J].中国临床护理,2016,8(1):22-23.

[24]赵振霞,赵振敏,朱毅新,等.中西医结合治疗腹部术后胃瘫疗效观察[J].现代中西医结合杂志,2015,24(26):2888-2890.

[25]姚坤.大承气汤灌肠疗法对脓毒症肠功能障碍患者的临床疗效[J].济南:山东中医药大学,2012.

[26]Wan W,Jiang R L,Wang L C,et al. Effect of Shenfu injection on intestinal mucosal barrier in a rat model of sepsis[J]. Am J Emerg Med,2015,33(7):1237-1243.

第二节 危重症急性胃肠损伤中医药应用的护理

近年来,随着对危重症疾病的深入研究,人们逐渐意识到胃肠功能在危重症疾病的发展中起着至关重要的作用。危重症患者一旦出现急性胃肠损伤,则提示病情加重或预后不良。中医认为"胃气一败,百药难施"。药物入口,须借脾胃运化之功能行于诸经,以见药效。若脾虚运化无力,则药物难达诸脏腑,药效无以发挥。无论中医辨证如何准确,脱离了胃气的施治方案是不可能有良效的。总之,危重症患者胃气之存亡,在很大程度上决定生命的存在与否。脾胃在运化水谷精微的同时,也在运化"药物",这是药物起效的关键,是救治的前提。中医药在防治危重症患者并发胃肠功能衰竭研究方面取得了丰硕的成果,因此,需要临床做好中医药治疗危重患者胃肠功能的护理。

一、中药内服(大承气汤鼻饲)

大承气汤由大黄、芒硝、厚朴和枳实 4 味药组成。方中大黄苦寒通降,泻下实热积滞;芒硝咸寒润降,泻热通便,软坚散结;厚朴、枳实为下气除满、行气消痞。四药合用具有峻下热结的功能。

大承气汤鼻饲时,应做好相应的护理措施:大黄 12g、厚朴 15g、枳实 12g、芒硝 9g,温热鼻饲注入,注意经胃管需要分次灌注,或者使用输注泵滴入。输注中药前,检查鼻胃肠管的刻度,使用注射器回抽,抽出黄色液体证明鼻胃肠管位于胃或空肠内,方可注药滴注。患者取半卧位,将床头抬高 30°～45°,以减少反流及误吸的可能。给药后,注意观察患者胃管内或口腔内有无反流,以免造成误吸。观察胃液量、色、质及变化,大便性状,肠鸣音变化,腹胀变化,以及肠内营养状况。用药 10min 后,消化道推进性运动明显增加,此时,注意肠鸣音情况,做好排便护理。应用较大剂量时,常出现腹泻情况,应予以肛周外涂美宝软膏,防止肛周皮肤红肿、破溃。每次输注前后,用生理盐水 50mL 冲洗管道,保持管道清洁通畅。每日更换输注器,输注药物前后冲洗管道,药物于 1h 内输注完毕,如遇特殊情况 4h 内未能输注的,则为避免药物液变质或受到污染,应将剩余药液丢弃,不可再用。

二、中药灌肠

中药灌肠给药能局部软化大便,同时药物直接经由直肠黏膜吸收入血,不经过胃和小肠,减轻了药物对消化道的刺激,避免了消化酶及酸碱对药物的影响和药物在肝脏的首过效应,能提高生物利用度,并能避免药物对肝、肾等组织器官的毒副作用。大承气汤灌肠能促进胃肠动力、消化吸收及免疫屏障功能,增强肠道黏膜的免疫和屏障功能,减少菌群易位,有效地降低了内毒素血症的发生。

大承气汤灌肠时,应做好相应的护理措施:灌肠时以 33℃ 药液温度效果最佳;多采用侧卧位,也可根据患者依从性灵活变化,然后在肛管前端涂以润滑液,插入直肠约 10～15cm,使药液徐徐进入直肠,灌入后宜变换体位以使药液充分接触肠道黏膜;灌入的药液量以

100mL 为宜,过多则保留困难,且患者常有里急后重的感觉,尤其老年人更难保留。药液保留时间越长,其效果越好。

三、中药外敷

(一)芒硝外敷

芒硝具有止痛消炎,改善局部循环,刺激肠道蠕动,防止肠麻痹的作用。神阙穴(肚脐)位于任脉,而任脉属阴脉之海,与督脉相表里,共同司管人体诸经之百脉,所以,脐和诸经百脉相通,脐又为冲任循行之所,而且任脉、督脉、冲脉为一源三岐,故三脉经气相通。此外,神网穴为经络之总枢,经气之海,通过任、督、冲、带四脉而统属全身经络,有行气利水、散结通滞、理肠止泻的功能,主治吐泻肠鸣。

芒硝外敷时,应做好相应的护理:根据患者体形缝制 2 个透气性强的双层棉质布袋。将 300～500g 芒硝粉末置入袋中,平放于腹部,用一次性腹带固定,松紧度宜适合。注意观察外敷部位的皮肤有无红肿、发热、水泡等皮肤刺激症状,可在皮肤与芒硝之间覆盖一层油纱布加以预防。外敷前在患者床单下垫治疗巾,以防床单被套受潮引起不适。敷药期间要经常观察患者皮肤有无红肿、疹痒、皮疹等情况,如有上述情况,应暂时停止芒硝外敷。芒硝袋潮湿致皮肤潮湿后,应及时更换芒硝袋,擦干患者皮肤,防止患者着凉。

(二)复方大黄膏穴位贴敷

大黄是传统中草药,味苦、性寒,归脾、胃、大肠、肝、心包经。《神农本草经》谓:"大黄可荡涤胃肠,攻下泻火,清热解毒,推陈致新,安和五脏。"穴位贴敷是以中医经络学说为理论依据,应用中草药配制成丸、散、膏等不同剂型,直接贴敷于相应的穴位或患处(阿是穴),通过药物对穴位的刺激和药理作用,以达到调整机体和治疗的目的。

复方大黄膏穴位贴敷时,应做好相应的护理措施:①取穴不可过多,少选关节或其他活动度较大的部位的穴位,避免药物脱落。②配制好的药物不可放置过久,药物宜密闭、低温保存。③治疗期间禁食生冷、海鲜、辛辣刺激性食物。④对于久病、体弱、消瘦者,用药量不宜过大,贴敷时间不宜过久,在贴敷期间应密切注意病情变化、有无不良反应。⑤对于药物过敏者,不宜贴敷;对于严重皮肤病患者、疾病发作期患者、热性疾病及严重心肺功能疾病患者,不能采用;孕妇应慎用。⑥观察局部及全身情况,若出现红疹、瘙痒、水泡等过敏现象,则应停止使用,并立即报告医生,遵医嘱予以处理。

四、耳穴压籽

耳通过经络与人体脏腑、肢节、器官联系,耳穴压籽并刺激相应穴位可调节脏腑气血、经络平衡。治疗胃肠功能衰竭时,将王不留行籽粘附于胶布中,贴在一侧耳廓有关穴位上(以食道、贲门、胃、小肠等为主穴;配神门、肾穴等穴位)。将王不留行籽贴附在 0.5cm×0.5cm 大小的胶布中央,贴敷在选用的耳穴上。用拇指以中等力度揉捏药丸 3～5min,以局部产生酸麻微痛及热感为宜,4～6 次/d,3d 后改贴另侧耳穴,交替应用至胃肠道功能恢复正常为止。此方法经济、安全、疗效可靠,对人体组织无伤害,不造成感染,没有毒性作用和不良反应,操作简单,易学易懂,便于掌握。

耳穴压籽治疗期间应做好相应的护理措施:①防止胶布潮湿和污染。②对于胶布过敏者,可缩短贴压时间。③按压时,切勿揉搓,以免搓破皮肤,造成感染,尤其对于糖尿病患者更要注意。④对于耳廓局部有炎症、冻疮者,不宜贴压。

五、针刺治疗

针刺可以有效促进胃肠道蠕动,中医以健运脾胃,补中益气为主,选穴位双侧足三里、上脘、中脘、下脘、天枢、关元、内关等穴位,穴位可根据原发病的不同进行加减。例如,对于肾功能不全者,可适当增加补益肾气、化湿泄浊的方法;对于肝功能不全者,采用疏肝理气,活血化瘀等手段,行补法,每次针刺 1 次,留针 30min,7d 为 1 个疗程,一般为 7 个疗程左右,待患者消化功能改善后暂停治疗。现代医学证实,针刺能调节胃蠕动的电生理,促进胃泌素和胃动素的分泌,保护胃黏膜,改善胃血液循环。

六、灸法治疗

艾灸也能促进胃肠功能的恢复和改善,简便易行,可与药物、针刺治疗联合应用,也可单独应用。艾灸常用的穴位包括腹部的神阙、天枢、中脘、下脘、气海、关元、三角灸穴等,背部的大肠俞、小肠俞、关元俞等,手足部的合谷、内关、手三里、曲池、足三里、上巨虚、下巨虚、丰隆等。艾灸的方式常用的有隔姜灸、悬灸、温针灸等。具体操作方法详见第十章第一节。

灸法作为传统的外治疗法,具有温经通络、行气活血、回阳救逆等功效,尤其对于慢性虚弱性疾病起到保健治疗作用。采用传统灸法,悬灸 10min,选双侧足三里、关元等穴位,以使局部皮肤温热为宜,避免产生瘢痕,3d 为 1 疗程。操作过程中应避免因局部皮温过高而产生烫伤,要求护理人员在操作期间密切观察皮肤颜色,适当调整悬灸距离以掌握温度,且尽量选择隔离、通风的独立病室操作,将灸法所产生的烟气放散,使 ICU 内清洁。

综上所述,在治疗原发病的基础上,采用中医特色护理疗法,结合中医外治手段,能有效减少患者胃肠功能衰竭的发生,调整内环境稳定、激素水平,改善微循环、减轻胃肠道黏膜屏障功能损害。重视胃肠功能衰竭的早期表现和危险因素,并积极予以合理、有效的干预,可使胃肠功能衰竭及 MOF 发生率明显下降。这种胃肠道护理措施,不仅体现了中医在危重症中的治疗特点,也弥补了胃肠动力药在治疗本病时的局限,提高了疗效及家属满意度。

参考文献

[1]运苛政,武慧.中医药防治胃肠功能衰竭研究概况[J].河南中医,2011,31(7):818-820.

[2]赵丽君.中医特色治疗 ICU 患者胃肠功能衰竭的护理[J].实用中医内科杂志,2014,28(9):138-139.

[3]葛洪霞,许翠萍,褚梁梁,等.复方大承气汤促进食管癌术后胃肠动力的观察及护理[J].中华护理杂志,2011,46(6):576-578.

[4]于爱琴.TPN 联合复方大承气汤治疗胃大部切除术后胃瘫观察和护理[J].实用医技杂志,2006,13(7):2335-2336.

[5]宋诚菊.复方大承气汤合并芒硝外敷促进腹部术后胃肠动力的观察与护理[J].黑龙江医药,2014,27(2):442-443.

第三节　危重症急性胃肠损伤的中医药预防

祖国医学强调,疾病的预防重于治疗,早在《素问·四气调神大论》即有云:"圣人不治已病治未病,不治已乱治未乱,此之谓也。夫病已成而后药之,乱已成而后治之,譬犹渴而穿井,斗而铸锥,不亦晚乎!"对于危重症患者,预防急性胃肠损伤的发生,重点在于未病先防,既病防变。

脾胃为"后天之本""气血生化之源",脾的功能旺盛则是保证机体健康与抵御外邪的重要因素。只有脾升胃降功能正常,方能腐熟、运化水谷,下传精微,促进肠道传化功能。脾胃的受纳运化功能统称为"胃气"。"得胃气则生,无胃气则死"这句话说明"胃气"在生命活动过程中具有极其重要的作用。故在危重症患者急性胃肠损伤的预防中,需将"顾护胃气"贯穿始终,则能有效预防急性胃肠损伤的发生。

一、何为胃气

"胃气"一词,最早见于《内经》。《灵枢·五味》说:"胃者,五脏六腑之海也,水谷皆入于胃,五脏六腑皆禀气于胃"。祖国医学中的气,是指构成和维持人体生命活动的一种精微物质。胃气即是胃腑中促进和维持其生理活动的基本物质。脾与胃共同参与饮食的消化吸收,脾胃的受纳运化功能又统称为"胃气"。

《素问·平人气象论》中提出:"平人之常气禀于胃,胃者平人之常气也。人无胃气曰逆,逆者死。"《伤寒论》十分重视脾胃在人体发病和辨证论治中的作用,无论外感还是内伤、治未病还是治已病、遣方用药还是煎服调护、补益还是攻邪,处处都体现出"顾护胃气"的思想。《金匮要略》首篇即"宗内经理论",提出"四季脾旺不受邪",实际上揭示了胃气对机体功能活动的重要性。李东垣继承发展了张仲景的"脾胃学术"的思想,在《脾胃论》中云"人以胃气为本";又云:"元气之充足,皆脾胃之气所无伤,而后能滋养元气";提出了"内伤脾胃,百病由生"的内伤学说。张景岳认为:"夫胃气之关于人者,无所不至,即脏腑,声色,脉候,形体,无不皆有胃气,若失,便是凶候",是对"有胃气则生,无胃气则死"的很好诠释,并明确提出"欲察病之进退吉凶者,但当以胃气为主"。喻昌在《医门法律》中更鲜明地概括为一句话:"胃气强,则五脏俱盛;胃气弱,则五脏俱衰。"不难看出,虽然历代医家学有所长、术有专攻,但其均重视"胃气则一"。诊断上审察胃气,治疗上顾护胃气,养生上调摄胃气,为各派、各家共同所宗。

二、危重症急性胃肠损伤治疗中顾护胃气的重要性

(一)胃气得复,脾胃气机升降协调是疾病好转的前提

脾胃位居中央,通上彻下,升清降浊,为气机升降之枢。只有脾升胃降,纳运正常,才能维持清阳出上窍,浊阴出下窍;斡旋上下,使心、肝、肺、肾功能得到正常发挥与协调。脾升清

方能补五脏之虚,胃降浊方使六腑传化有常。所以,恢复和维持气机升降出入的有序状态,使脏腑功能紊乱、气化失司的无序状态得以纠正,是危重病症治疗的目标。治疗的关键在于调理中焦,畅达气机,顺脾胃之性而时时顾护胃气。胃气存,气机升降有序才有可能;正气得复,病可向愈。

(二)胃气得复有助于胃肠动力的恢复

胃肠动力可以用"胃纳脾运"来概括。脾主运化功能失常,就会表现出一系列消化系统功能的异常,尤其是胃肠动力方面的改变。气机升降有序,是胃肠协调运动的前提条件;气机升降失调,是胃肠动力障碍的主要病机特点。脾胃同为后天之本,仓廪之官,生理上相互配合,病理上相互影响。脾气上升需胃阳之助,胃气下降需脾阴之濡,二者互相协调而完成升降之能。只有迅速恢复脾胃气机,气血津液方得化生与输布,糟粕才能排出体外,胃肠动力才能恢复。

(三)胃气得复有助于危重症患者的营养支持

营养是维持人体生命活动的物质基础,也是危重症患者康复的必要条件。祖国医学指出,脾胃的功能包括了现代营养学中的摄入、吸收、转化、利用等多个环节,供应和维持人体需要的各种营养物质。只有脾胃运化、受纳的功能正常,才能化为生生之气,生化无穷,使人体五脏得养,气血充盛,从而富有活力。

"有胃气"是危重症患者脏器功能恢复的基础。胃肠道是代谢非常活跃的器官:一方面,是消化、吸收的器官,为机体各脏器、各系统提供营养物质;另一方面,又是营养需求相当大的器官。危重症患者机体处于高代谢状态,营养支持被作为最基本、最重要的治疗措施。由于全肠外营养的诸多弊端,营养支持必须尽早和尽量利用胃肠道的消化和吸收功能,即肠内营养,这一观点已经成为共识。肠道黏膜70%的营养是直接从胃肠道的食物中摄取的,长期肠内营养的缺乏可造成肠黏膜屏障功能受损,进一步导致多器官功能损害。早期进行肠内营养可增加肠黏膜血流量,有利于肠黏膜屏障功能的修复与维持,同时提供机体所需的营养需求,恢复患者的免疫调节功能。所以,胃气的强健和维持不仅是营养支持治疗成败的关键,也是其他脏器功能恢复的基础,直接关系到 MODS 的预后。顾护胃气可改善营养支持的效果,增强机体免疫力,调节机体功能,减少或消除营养支持的不良反应。

(四)胃气得复有助于药效发挥

脾主运化,既运化营养物,也运化药物直达病所。诸药入口,必借脾胃运化之力行于诸经,以发挥药效。若脾虚运无力,则药物难运诸经,药效难以发挥。正如张介宾在《类经》中所说:"凡治病必先藉胃气以为行药之主,若胃气实则攻之则去,而疾常愈,以此胃气强而药力易行也;胃气虚攻亦不去,此非药力不去病也,以胃虚本弱,攻之则益弱,而药力愈不能行也。"因此,顾护胃气,是保证施救药物发挥作用的前提。李中梓认为"胃气一败,百药难施"。无论中医辨证如何准确,脱离了胃气的施治方案是不可能有良效的。而目前西药胃肠动力药物亦基本为口服药物,因此,脾胃功能的恢复也能促进西药更好地发挥作用。

三、危重症急性胃肠损伤治疗中顾护胃气的方法

结合重症医学专科的具体特点,在急性胃肠损伤的治疗中,我们总结"顾护胃气"主要体现在以下几个方面。

(一)通过胃肠道的适当休息来"顾护胃气"

《内经》云:"饮食自倍,肠胃乃伤。"饮食不节是中医学的一个重要病因,很多疾病与之相关。若胃气本弱,再给予过多的饮食,必然造成胃肠道负担过重,胃气更伤。《伤寒论》明确指出:"患者脉已解,而日暮微烦,以病新差,人强与谷,脾胃气尚弱,不能消谷,故令微烦,损谷则愈。"因此,在急性胃肠损伤表现出严重腹胀、腹泻,甚至中毒性肠麻痹或消化道大出血时,应该让胃肠道得到适当的休息,才有利于胃气的恢复。此时,全肠外营养是监护室常用的营养方法,既提供了机体所需要的营养素,又使胃肠道得到了适当的休息,有效地达到了"顾护胃气"的目的。

(二)通过适当的饮食来"顾护胃气"

脾胃发病,良由饮食所伤,合理科学的饮食,对脾胃病的康复至关重要。"饥饱伤脾",过饱伤胃气,饥饿也伤胃气。对于胃肠道功能衰竭的患者,不能完全依赖全肠外营养,如胃肠道长期处于饥饿状态,将导致肠黏膜屏障的损伤,同样也可损伤胃气。此时,应尽量利用胃肠道的功能,选择恰当的途径,给予胃肠道适当的饮食。近年来,肠内营养越来越受重视,给予肠道适当的饮食,有助于维持肠黏膜细胞结构与功能的完整性,保护肠黏膜屏障。无需等到腹胀完全消除、肠鸣音恢复,只要肠内营养不会导致胃肠道功能衰竭症状的加重,就可早期进行肠内营养;对于消化功能不全的患者,可以选择要素饮食。尽早、适当的饮食是维持脾胃正常功能的重要因素,是"顾护胃气"的重要手段。

《素问·热论》有云:"热病少愈,食肉则复,多食则遗,此其禁也",也就是说,热病之后,脾胃虚弱、消化力差,所以,食肉则复,多食则遗。这指导我们要重视胃肠道功能的重要性,一旦发生胃肠功能障碍,应尽早启动肠内营养以保护胃肠功能,同时又不可过量,以防脾胃负担过重而生他变。饮食宜寒温适度,不可过冷过热,要注意饮食的质与量的合理调配,做到饥饱适宜。一般来讲,每餐最好只吃八分饱,可使人体始终保持旺盛的食欲和良好的消化、吸收能力;进餐定时,能使胃酸等的分泌具有良好的节律性;粗粮、细粮搭配,多吃蔬菜、水果,既可均衡营养,又能保证摄入必要的维生素;力戒烟酒,以免损伤脾胃。此外,可根据体质不同,合理饮食:对于阳虚体质者,应注意少食冷饮和寒凉食物,如梨、冬瓜等,多食性温的食物,如羊肉、狗肉、鹿肉、鸡肉等;对于气虚体质者,平时可多食用健脾补气的食物,如山药、党参、黄芪、糯米、蜂蜜、大枣等;对于气郁体质者,可适当食用一些有行气作用的食物,如萝卜、陈皮、砂仁、玫瑰花等。

(三)通过保持胃肠道通畅来"顾护胃气"

"六腑以通为用",即胃肠道的通畅反映了胃肠道处于一个较好的功能状态。在急性胃肠损伤的治疗中,恰当、及时地运用通里攻下的方法,可以控制病情的发展,避免胃气更大的

损伤,促进病理改变的消退,从而达到"顾护胃气"的目的。在危重症的治疗过程中,不论胃肠功能障碍发生与否,均应适当使用调理气机的药物,如陈皮、厚朴、木香、苏梗等,如出现腹胀便秘、痞满食少等,则应加用大黄、枳实以通腑泄浊。胃肠功能衰竭应用通腑法时,应注意中病即止,勿使胃气更伤。而在疾病的后期,则多以"养阴和胃""健脾和胃""益气健脾"等法,使用生地黄、麦冬、党参、茯苓、扁豆、砂仁等。

(四)通过适当运动、劳逸结合来"顾护胃气"

《素问·举痛论》中提到"劳则气耗",类似的中医观点还有"久卧伤气"等,说明过度疲劳与过度安逸都会损伤脾胃元气。而脾胃虚弱是消化系统发病的根本原因。因此,为预防胃肠损伤,应对患者进行被动的运动,或鼓励患者进行适当运动,太极拳是行之有效的选择之一,其动作柔和缓慢、难度不大、动静兼修、内外并练,其运动量也可随本人的健康情况加以调节。习练太极拳可使血液流畅、循环加强,各脏器的供血增加,同时由于腹式呼吸可使腹腔内各脏器受到柔和、持久而有节律的按摩,促进消化液的分泌,加强胃肠的蠕动,使局部供血得到改善;同时,肠管的蠕动亦因腹压改变的按摩作用和局部微循环增加而加强,吸收与输转功能也会大大改善。

(五)通过精神的调理来"顾护胃气"

《内经》云:"人有五脏化五气,以生喜怒悲忧恐",情志失调是脾胃病的重要原因。监护室患者由于所处环境的嘈杂恶劣,对疾病的恐惧、担心、甚至绝望,对各种有创治疗方法的不适应,非常容易出现情志失调,导致精神抑郁,甚至谵妄。情志失调可以损伤胃气,若肝气郁结、"木横乘土"、脾气呆滞,则易发生腹胀、腹痛。临床上应重视脾胃疾病的精神调护,须知精神调理对于巩固疗效,促使康复有着至关重要的意义。若心情舒畅,则无思无忧、无郁无怒,脾胃中的元气得以舒展,从而有利于疾病的早日恢复。临床上不仅要教导患者调畅情志,对于部分短期内自我调适困难的患者,可配合少量抗抑郁、焦虑的西药应用。在ICU临床实践中,更需要医护人员与患者积极沟通、耐心解释,尽量减轻患者痛苦,帮助患者树立战胜疾病的信心,积极配合治疗,使其心情舒畅,从而达到"顾护胃气"的目的。

(六)通过恰当的治疗来"顾护胃气"

危重症患者中合并感染性发热者占很大比例,"人之伤于寒则为病热""壮火食气",在热病过程中,阳热久羁,势必伤阴耗气,故对于毒热者,须清热解毒;燥热内结,最易损伤胃气,伤及胃阴,必急下之,使得"存一分津液,便有一分生机"。遣方用药时,应注意中病即止,避免滥用攻伐,避免胃气凝滞、温燥伤胃、滋腻滞胃,时刻扶持胃气,使得脾升胃降功能正常;若正气存内,则邪不可干,而病自愈。

此外,许多中医外治法,如捏脊疗法、电针足三里、足三里穴位按摩、腹部按摩、振腹疗法等,同样可以通过显著兴奋腹部自主神经,加快胃肠蠕动,改善胃肠道的血供,调节内分泌、调畅情志等起到预防胃肠损伤的作用。

《素问·四气调神大论》强调:"圣人不治已病治未病,不治已乱治未乱。"因此,在中医学治疗原则中,"未病先防"是最理想的积极措施。但在ICU中,患者由于有创通气的原因,存在交流困难,一旦出现胃肠功能障碍的初步症状时,往往无法表述,而此时由于病变不著,体检多难及时发现,往往是发展到一定程度,甚至达到胃肠功能衰竭后才去进行治疗。这时往往为时已晚,很难逆转。这就提示我们,在临床上一定要多给予患者人文上的关怀,做好医患交流沟通,及时了解患者所苦,强调体检的重要性,早期发现患者病情变化,及时给予相应治疗。针对胃肠功能障碍高发人群,如重症感染、休克、胃肠道术后等患者,早期应用理气和胃药物;或针对患者病机,及时进行干预,以预防急性胃肠损伤的发生,把中医药"治未病"的思想与方略,贯彻到预防胃肠功能障碍、病理改变的始终。

参考文献

[1]李莹.太极拳健身作用与原理[J].辽宁中医学院学报,2001,3(1):82.

[2]王晓燕,吴富东,王世军,等.电针足三里穴对胃肠功能紊乱模型大鼠脏器微循环的影响及穴位脏腑相关性理论探讨[J].浙江中医药大学学报,2011,35(3):415-417.

[3]李家明.胃肠功能紊乱症的按摩治疗[J].按摩与导引,1993,15(2):5-8.

[4]Zhu M F, Xing X, Lei S, et al. Electroacupuncture at Bilateral Zusanli Points (ST36) Protects Intestinal Mucosal Immune Barrier in Sepsis[J]. Evidence-Based Compl Alter Med,2015,101(3):63-74.

索　引